Susanne Finzel + Cornelius Reinke

Ernährung verstehen

Err
run

Susanne Finzel +
Cornelius Reinke

näh
gver
stehen

1.
2.
3.
4.

1.

Vorwort

Gesundheit fängt in der Zelle an, erkannte vor rund 150 Jahren der berühmte Arzt und Zellularpathologe Rudolf Virchow, der Vater der modernen Schulmedizin. Neue zellmolekulare Untersuchungen bestätigen: Jeder Mensch ist nur so gesund, jung und vital wie jede einzelne seiner Körperzellen. Schwache und ungeschützte Zellen führen zu einer bedeutsamen Schwächung nicht nur des Körpers, sondern auch des Lebensgefühls und der Stimmung.

Der Körper eines Erwachsenen besteht aus durchschnittlich 70 Billionen Körperzellen, und in jeder Sekunde unseres Lebens finden pro Zelle mehr als 360.000 Stoffwechselprozesse statt. Damit diese unzähligen Abläufe alle reibungslos funktionieren und sinnvoll aufeinander abgestimmt sind, muss der Körper ausreichend mit Nährstoffen versorgt sein, aus denen er zum Beispiel Nervenbotenstoffe, Hormone und Enzyme bildet.

Eigentlich ist unser Körper das reinste Wunderwerk — und doch haben wir ein Programm nicht gespeichert: Recycling. Deshalb sind wir im wahrsten Sinne des Wortes »unersättlich« — unsere Nahrung wird verwertet und danach ausgeschieden, eine Wiederverwertung findet nicht statt. Unser Körper braucht also ständig neue Nährstoffe, um sich gesund und am Leben zu erhalten. Besäßen wir ein »Recyclingprogramm«, könnten die Restaurants schließen und unser Alltag wäre um einiges ärmer. Schließlich ist Essen mehr als Bereitstellung von Bausteinen für unseren Stoffwechsel — es ist auch Lebenskultur und Genuss. Wir essen sowohl für den Leib als auch für die Seele. Es erfordert allerdings einiges Wissen und Fingerspitzengefühl, um die physiologischen und die genießerischen Aspekte der Ernährung miteinander zu verbinden. Genau dabei will Ihnen dieses Buch auf die Sprünge helfen.

Die Autoren dieses Buches vermitteln den Zusammenhang von Gesundheit und Ernährung aus jeweils unterschiedlicher Perspektive — der des Arztes

und der der Ernährungswissenschaftlerin. Da sich die Informationen nicht nur an Fachleute, sondern vor allem an den interessierten Laien richten, sind medizinische und ernährungswissenschaftliche Zusammenhänge vielfach verkürzt und vereinfacht dargestellt. Hier eine kurze Übersicht, was Sie erwartet:
Im roten Kapitel, dem medizinischen Teil dieses Buches, lesen Sie, dass sich Leben als Energietransformation verstehen lässt — von der Zelle als kleinster Funktionseinheit über die einzelnen Organsysteme bis hin zum komplexen Organismus. Dieses Kapitel stellt keine Abhandlung über die Anatomie, Physiologie und Biochemie des Menschen dar und auch keine über Krankheiten. Es zeigt hingegen auf, wie jede Struktur des Körpers eine eigene Aufgabe erfüllt und dabei zugleich Teil einer übergeordneten Struktur und an Steuerungs- und Regelungsprozessen des ganzen Organismus beteiligt ist.
Im blauen Kapitel, dem ernährungswissenschaftlichen Teil des Buches, lernen Sie die Bestandteile unserer Lebensmittel (= Mittel zum Leben) kennen: die Makronährstoffe Kohlenhydrate, Fette und Eiweiße, die Mikronährstoffe, zu denen Vitamine, Mineralstoffe und Spurenelemente gehören, und die sekundären Pflanzenstoffe (= Bioaktivstoffe), die erst in den letzten 15 Jahren ins Visier der Ernährungswissenschaft gelangt sind. Sie erfahren auch das Wichtigste über die Rolle von Sauerstoff und Wasser, können Ihr Wissen über die Entstehung von Übergewicht vertiefen und lesen, welche Rolle die Chronobiologie dabei spielt.
Im grünen Kapitel, dem Lexikonteil dieses Buches, finden Sie über 90 Lebensmittel und Substanzen von A bis Z, die Sie im Zusammenhang mit einer gesunden Ernährung unbedingt kennen sollten. Sie werden sehen: Unsere Nahrung stellt ein Riesenangebot an lebenserhaltenden und lebensverlängernden rezeptfreien biologischen Nahrungsmitteln dar, die wir auch als »Lebensmittel-Apotheke« bezeichnen können. Wohl bekomm's!

2

Rotes Kapitel

Die Beziehung der Ernährung zur Struktur und Funktion des Organismus

2. 1. Leben ist Energietransformation

Das rote Kapitel unseres Buches ist keine Abhandlung über die Anatomie, Physiologie oder Biochemie des Menschen. Entsprechende Inhalte werden nur so weit besprochen, wie sie zum Verständnis einer optimalen Energietransformation unseres Organismus notwendig sind. Es ist auch kein Kapitel über Krankheiten. Vielmehr geht es darum, die interaktive Funktionsweise unseres Organismus zu skizzieren. Wir wollen sehen, wie jede Struktur des Körpers eine eigene Aufgabe erfüllt, dabei zugleich Teil einer übergeordneten Tätigkeit und darüber hinaus an Steuerungs- und Regelungsprozessen des ganzen Organismus beteiligt ist. Das soll an einem Beispiel erläutert werden [siehe Abbildung 1]:

Abbildung 1 Multifunktionalität der Organe

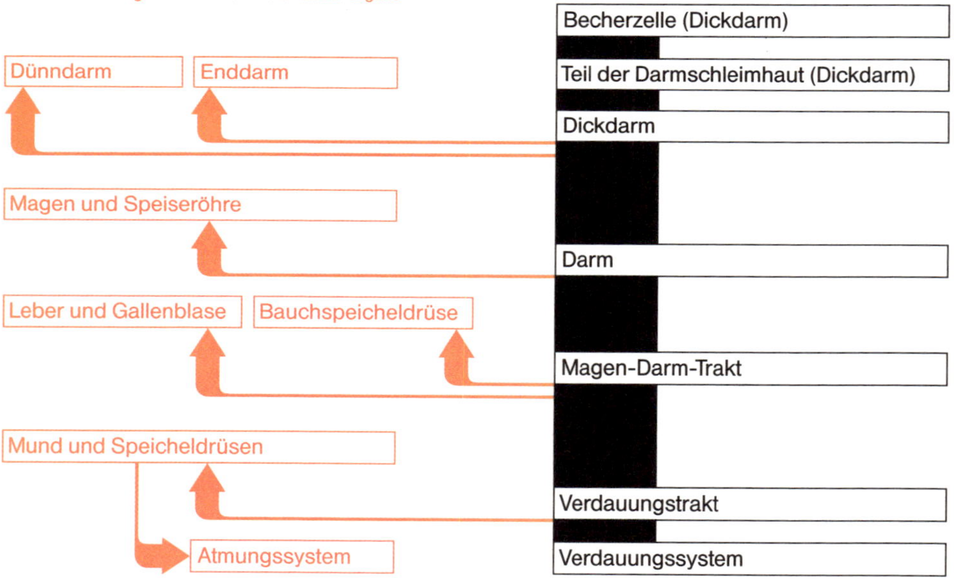

Die Becherzelle ist ein Teil der Schleimhaut des Dickdarms und hat bestimmte Verdauungsaufgaben zu erfüllen. Der Dickdarm bildet zusammen mit dem Dünn- und Enddarm den gesamten Darm, den man mit einem Schlauch vergleichen kann. Nach oben stellen der Magen und die Speiseröhre die Fortsetzung dieses Schlauches dar — alle Teile zusammen bezeichnet man als Magen-Darm-Trakt.

Die Verdauungsorgane Leber mit der Gallenblase und Bauchspeicheldrüse geben ihre Verdauungssäfte in den Magen-Darm-Trakt ab, weshalb man für Darm und Verdauungsorgane den Oberbegriff Verdauungstrakt gewählt hat. Dieser hat oberhalb des Kehlkopfes ein Stück gemeinsamen Weg mit der Atemröhre, bevor beide im Mund enden. Wir haben also die Situation, dass zwei unterschiedliche Organsysteme, das Atmungssystem und das Verdauungssystem, einen gemeinsamen Eingang im Mund haben. Wir werden später sehen, dass diese Gegebenheit durchaus eine Bedeutung für ihre Funktion, aber auch für ein eventuelles Krankheitsgeschehen hat.

Wir wollen herausfinden, was der Mensch benötigt und was er tun sollte, damit er in dieser Komplexität und Interaktivität unter allen Bedingungen gut funktioniert. Was unter Interaktivität zu verstehen ist, soll folgende alltägliche Erfahrung illustrieren:
Es ist ein warmer, sonniger Tag. Sie haben gerade Ihr Lieblingsgericht (zu) ausgiebig genossen. Eigentlich hätten Sie Lust zum Spazierengehen, Tennisspielen oder Baden. Aber stattdessen werden Sie unheimlich müde. Warum? Nun, Ihre Verdauungsorgane sind mit dem Mittagsmenü beschäftigt und benötigen dafür Energie, viel Energie. Diese steht dann z. B. dem Gehirn nicht zur Verfügung. Darüber hinaus signalisieren Ihre Bauchorgane: »Bitte, nicht bewegen!« Diese Information breitet sich über Nerven, Hormone, Blutkreislauf, Lymphe (und andere Informationswege?) auf die nicht zur Verdauung benötigten Organe aus und zwingt sie zur Untätigkeit.
Was der Mensch benötigt und was er tun sollte, bezieht sich im Kontext dieses Buches in erster Linie auf den Stoffwechsel (Ernährung, Atmung, Blutkreislauf), die Bewegung (Skelett, Muskulatur), die Steuerung der Organfunktionen (Nerven- und Hormonsystem) und seinen Schutz (Immunsystem, Haut, Schleimhäute). Sie merken schon, es geht im Grunde um Energie, um Lebensenergie. Unsere Ernährung spielt eine besondere Rolle für die Lebensenergie. Nicht umsonst sprechen wir ja von Lebensmitteln — den Mitteln zum Leben.
Der Mensch besteht aus unendlich vielen Zellen — etwa 1000-mal mehr, als die Milchstraße Sterne hat, die ständig in Aktion sind. Bei einer simplen Armbewegung arbeiten mehrere Hundert Muskeln, die vom Gehirn und Nervensystem koordiniert werden. Die Lunge atmet mehr Sauerstoff und das Herz pumpt mehr Blut durch die Blutgefäße, damit die aktive Muskulatur genügend Sauerstoff und Nährstoffe erhält. Und ständig werden über die Sinnesorgane und das Immunsystem Informationen aus der Umwelt aufgenommen. Das alles bedarf Energie. Diese Energie nimmt der Mensch in Form von Nahrung, Wasser, Luft, Licht und Magnetfeldern (Strahlung des Kosmos und der Erde) zu sich. Aber er nimmt mit der Atemluft, dem Trinkwasser und der Nahrung auch negative Energie in Form von Schadstoffen und schädlicher Strahlung auf. Er verwandelt diese in chemisch gebundene Energie, um dem Körper Struktur (z. B. Muskulatur) und Funktion (z. B. Nervenleitung) zu geben. Er verwandelt sie auch in physikalische Energie bei der Bewegung der Organe (z. B. Darmbewegung), der äußeren Bewegung (z. B. Armbewegung) und bei der Wärmeregulation. Nach der Nutzung dieser Energie gibt der Mensch sie aber in veränderter Form wieder ab, als Wärme, als Flüssigkeit (z. B. Schweiß) [siehe S. 21, Kapitel Wärmeregulation], als Bewegungsenergie (z. B. Werfen eines Gegenstandes) und als chemische Energie in unseren Exkrementen, die ja in früheren Zeiten zur Düngung genutzt wurden.
Neben dieser materialisierten Energie scheint es aber auch energetische Prozesse zu geben, die wir mit den uns bisher bekannten Sinnen nicht erfassen. Jeder hat schon einmal das Gefühl gehabt, in bestimmten Räumen, in der Nähe bestimmter Tiere und Menschen besonders gut oder schlecht »gestimmt« zu sein. Hier findet offensichtlich eine immaterielle Energieübertragung in Form von Informationen statt, die erst durch Verarbeitung in unserem Körper materialisiert werden, indem wir etwas tun oder eben nicht tun.

Wenn auch nicht immer so direkt angesprochen, wird sich wie ein roter Faden der Gedanke »Leben ist Energietransformation« [siehe Abbildung 2] durch unsere Abhandlung verfolgen lassen.

Abbildung 2 Leben ist Energietransformation

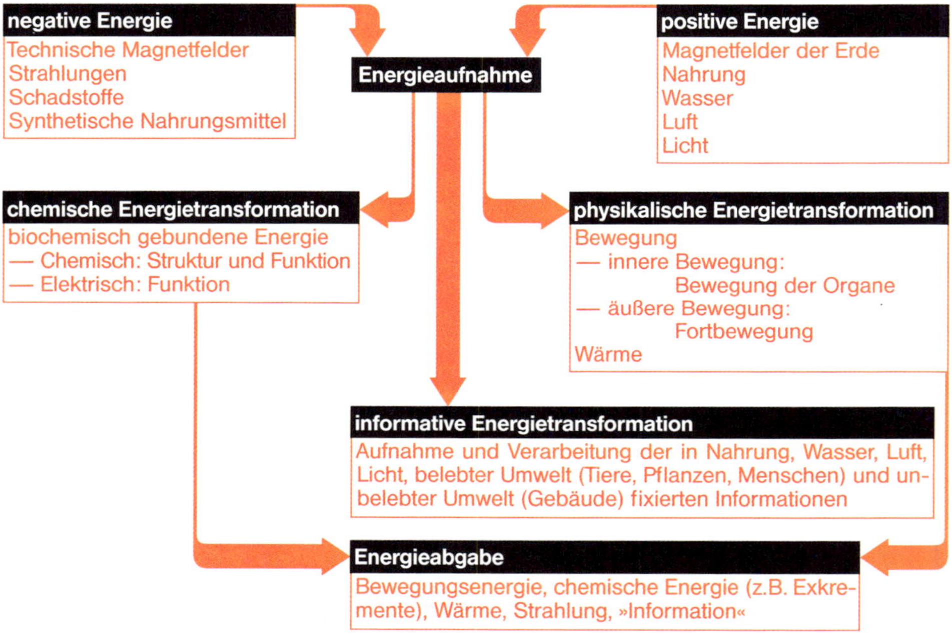

2. 2. Die Zelle als kleinste Funktionseinheit

Stellen Sie sich vor, Sie wollen ein Haus bauen. Sie erwerben ein Grundstück, kaufen Sand und Kalk (für Steine und Fundament), Holz (für Dach, Türen, Böden), Kupfer (für Rohrleitungen) und Erdöl (für die Isolierung). Sie schütten alles auf einen Haufen, gießen etwas Wasser darüber, und nach einiger Zeit steht Ihr Traumhaus da — mit hübschem Vorgarten, kuscheligem Kamin, moderner Hightechkommunikation und schönen Bildern an den Wänden. Ein faszinierender Gedanke.
Gehen Sie ruhig noch einen Schritt weiter und malen Sie sich aus, dass Sie einfach zwei Sandkörner nebeneinander auf die Erde legen, regelmäßig wässern und abwarten — und siehe da: Nach einigen Monaten ist ein fertiges Haus daraus geworden. Das wäre doch genial. Und so etwa funktioniert die Menschwerdung! Der Mensch entsteht, mit wenigen Ausnahmen, aus der freundlichen Beziehung zweier Zellen, einer weiblichen Eizelle und einer männlichen Samenzelle.

2. 2. 1. Alle Zellen enthalten dieselbe Erbinformation

Während der menschlichen Entwicklung werden aus diesen beiden Anfangszellen nahezu 100 Billionen Zellen von bis zu 200 unterschiedlichen Zelltypen. Weil jeder dieser Zelltypen eine einzigartige Struktur und Funktion hat, können sie zusammen einen komplexen Organismus bilden. Das ist umso erstaunlicher, als alle Zellen dieselben Erbanlagen in sich tragen — nicht nur die für sich selbst, sondern auch die für alle anderen Zellen des Menschen. Sie enthalten die gesamte Erbinformation der Menschheitsgeschichte mit allen grundlegenden Veränderungen, die in Millionen von Jahren vor sich gegangen sind. Die gesamten Erbanlagen nennt man Genom, und sie sind in ca. 25.000 Genen auf der DNS des Zellkerns lokalisiert. Gene sind ganz bestimmte Abschnitte auf der DNS, welche die Herstellung ebenfalls ganz bestimmter Eiweiße oder Nukleinsäuren für die Bildung von Körperformen und Körperfunktionen steuern. Damit nun aber nicht alle Menschen rote Haare oder blaue Augen haben müssen, gibt es wieder andere Gene, welche die »Produktionsgene« an- oder abschalten können. Schon in der Eizelle gibt es solche Signalstoffe, sogenannte Transkriptionsfaktoren. So werden stufenweise immer andere Gene aktiviert oder inaktiviert, bis sich durch fortwährende Zellteilung schließlich Gewebe (Zellen gleicher Bauart) gebildet haben.

Es gibt vier Grundtypen von Geweben:

Epithelgewebe	bildet die Oberfläche des Körpers und der Organe, es kleidet innere Hohlräume aus und hat Schutz- und Stoffwechselfunktionen.
Binde- und Stützgewebe	schafft die Struktur des Körpers (Knochen, Knorpel, Organhüllen) und sorgt für die Kraftübertragung bei der Bewegung (Sehnen, Bänder, Gelenkkapseln).
Muskelgewebe	erzeugt die Bewegung des Körpers (Skelettmuskel), die Bewegung bestimmter Organe (glatte Muskulatur, Herzmuskel).

Die Zellen werden umhüllt von einer netzartigen Grundsubstanz, bestehend aus Eiweißen und Zuckern. Dieses Netz schafft die Festigkeit und zugleich Elastizität eines Gewebeverbandes. Man könnte die extrazelluläre Grundsubstanz mit dem Mörtel in einem Mauerwerk vergleichen. Allerdings ist dieser biologische »Mörtel« etwas Besonderes, denn seine Elemente (Glukane) spielen nach neueren Erkenntnissen auch eine wichtige Rolle in der Kommunikation zwischen den Zellen.
Es sind wieder Gene, die den Zusammenschluss verschiedener, aber genau bestimmter Gewebe zu einem Organ steuern.
Während des Lebens teilen sich die meisten Zellen fortwährend und andere sterben ab. Jede Zelle hat eine programmierte Lebensdauer. So haben die Schleimhautzellen der Gebärmutter einen sehr kurzen Lebenszyklus, alle Frauen und manche Männer kennen ihn. Rote Blutkörperchen leben dagegen etwa 100 bis 120 Tage. Diese Vorgänge funktionieren ohne eine »Oberaufsicht« als selbstregulierendes System.

2. 2. 2. Der Organismus produziert seine Bauteile selbst

Seit etwa 3,5 Milliarden Jahren gibt es Leben auf der Erde, und in letzter Konsequenz ist jede jetzt lebende Zelle eines irdischen Organismus in einer unvorstellbar langen Folge von Zellteilungen aus Zellen entstanden, die damals existierten.
Es ist uns allen klar, dass bei einem System, das aus Elementen besteht (z.B. ein Haus), erst die Einzelteile vorhanden sein müssen, die sich dann zu einem Ganzen fügen. Niemand würde wohl den oben beschriebenen Versuch

eines Hausbaus ernsthaft durchführen wollen. Es braucht eben nicht des Kalks, sondern des Kalksteins, nicht des Kupfers, sondern der Kupferrohre, und nicht des Erdöls, sondern der Isolierungen, Dämmungen usw. Und es bedarf möglichst fachkundiger Bauleute. Unser Haus ist nun einmal kein lebender Körper — auch wenn wir vielleicht mitunter mit ihm sprechen. Wäre es das aber, verhielte sich die Sache anders. Organismen produzieren ihre Bauelemente selbst. Es muss also zuerst ein ganzer Organismus vorhanden sein, der dann die Teile produziert, um entweder sich selbst zu erneuern (Regeneration) oder einen neuen Organismus entstehen zu lassen. Im Sinne der Evolution ist es wichtig, dass die Elterngeneration wenigstens einige Nachfahren erzeugt, die die gleichen Fähigkeiten zur »Teileproduktion« besitzen.

2. 2. 3. Die Zelle funktioniert wie ein kleines, komplexes Familienunternehmen

Nachdem wir schon so viel über die Zelle als kleinste Funktionseinheit des Körpers geredet haben, wollen wir uns ansehen, wie sie eigentlich funktioniert. Eine Schematisierung soll uns dabei behilflich sein [siehe Abbildung 3].

Abbildung 3 Darstellung der Zelle

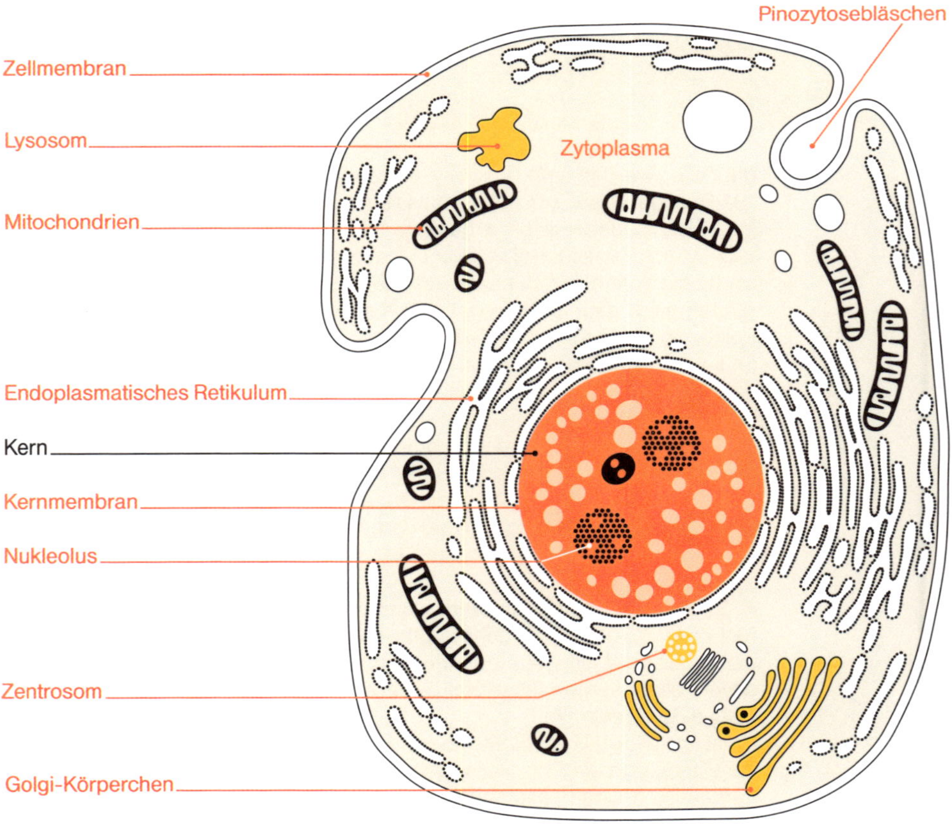

Es gibt im menschlichen Körper etwa 200 verschiedene Zellformen, die jedoch alle denselben grundsätzlichen Aufbau und dieselbe grundsätzliche Funktionsweise haben. Die Struktur und Funktion einer Zelle kann man mit der eines kleinen, komplexen Familienunternehmens vergleichen:
Rohstoffe für unser Unternehmen werden angeliefert. Die Zelle erhält sie als Monosaccharide, Fettsäuren, Aminosäuren und Sauerstoff über den Blutkreislauf. Die Funktion des Pförtners übernimmt dabei die Zellmembran. Aus den Rohstoffen fertigt sie alles, was sie für ihren eigentlichen Bestimmungszweck, d.h. ihre Funktion in einem Organ, benötigt. Sogar für ihre Energieversorgung, ihre Renovierung und eventuellen Neubau sorgt sie selbst. Die Zelle hat hierfür »Technik«, die Zellorganellen.
Das Management unseres Unternehmens übernimmt der Zellkern. Es ist so etwas wie das Gehirn für den ganzen Organismus. Im Zellkern ist das Know-how des Betriebes gespeichert als vollständige Erbinformation auf einer fast zwei Meter langen DNS-Spirale (Desoxyribonukleinsäure). Es sind Informationen über die Herstellung der eigenen Technik, die Produktionspläne, die Kundenlisten usw. Nach diesen Informationen fertigt die Zelle ihre Produktionsmittel in Form von Struktur- und Funktionseiweißen. Dabei wird zuerst eine Kopie des Originalbauplans angefertigt, die sogenannte messenger-RNS (mRNS, Ribonukleinsäure). Das Original verbleibt im Management. Die mRNS wird aus der Chefetage entlassen und gelangt durch die Kernhülle in die Produktionshalle, das Zytoplasma. Dort gibt es die Ribosomen, die nach dem Abbild der mRNS neue Eiweiße aus den Aminosäure-Rohstoffen herstellen. Die Ribosomen sind universelle »Maschinen«, die alle benötigten Einzelteile herstellen können. Weil diese Maschinen so wichtig sind, werden sie in einem speziellen Bereich des Managements, den Kernkörperchen, innerhalb des Zellkerns, also in unserem Unternehmen selbst produziert.
Die Protein-Einzelteile werden dann mittels unseres unternehmenseigenen Transportsystems, dem Endoplasmatischen Retikulum (ER), verteilt. Das ER ist ein System aus Kanälen und Zisternen, welches sich über die ganze Zelle ausbreitet. Das ER ist aber nicht nur ein Transportsystem, sondern zugleich die »Hightechabteilung«, in der aus den Einzelteilen sehr komplexe Moleküle, quasi Endprodukte, erzeugt werden. Es werden u.a. Eiweiße mit Zuckern oder Fetten verbunden, Kohlenhydrate verwandelt, Hormone und Regulator-Proteine (Enzyme) hergestellt und die Grundbausteine für die Zellmembranen erzeugt. Und das ER kann noch mehr. Es baut alle in die Zelle gelangten giftigen Stoffe ab.
Alle Endprodukte, die im Endoplasmatischen Retikulum hergestellt wurden und die für eine bestimmte Funktion innerhalb anderer Abteilungen unseres Unternehmens vorgesehen sind oder gar exportiert werden sollen, d.h. an anderen Stellen im Körpers benötigt werden, kommen in Container. Das sind Bläschen, die die Makromoleküle einschließen und zum Golgi-Apparat transportieren. Der Golgi-Apparat ist unsere unternehmenseigene Spedition, die die Endprodukte verpackt, adressiert und in Firmenfahrzeugen, den Bläschenvehikeln, zu ihrem Bestimmungsort bringt.
Alles, was im Produktionsprozess beschädigt wird oder verschleißt, kommt in die unternehmenseigene Reparaturwerkstatt, die Lysosomen. Hier wird mittels eines effektiven Verdauungssaftes, dem Lysozym, der ganze Schrott aufgelöst und einer erneuten Verwendung zugeführt.

Der Raum unseres Unternehmens teilt sich etwa so auf: 10% beansprucht das Management (Zellkern), 20% der Maschinenpark (Zellorganellen) und 70% sind frei von Gerätschaften, aber keinesfalls leer. Diese 70% sind ein Flüssigkeitsraum, das Zytosol, in dem entscheidende vorbereitende Schritte der Energieproduktion erfolgen. So werden hier die Zuckermoleküle zu Pyruvat abgebaut und die Fette zu Fettsäuren. Welche Bedeutung das hat, werden wir später sehen.

Die Energie für die gesamte Produktion, die Verwaltung und das Management liefern die Mitochondrien, winzig kleine, aber hoch effektive Energieerzeuger. Diese verbrennen Pyruvat und Fettsäuren mithilfe von Sauerstoff. Die dabei frei werdende Energie ist das ATP (Adenosintriphosphat), sozusagen der Strom für unser Unternehmen.

Für jedes Unternehmen stellt die Energieversorgung ein zentrales Problem dar, und man hat das Ziel, eine weitgehende Autonomie anzustreben. Die Zelle hat ihre energetische Unabhängigkeit durch die Mitochondrien erreicht. Diese Unabhängigkeit ist der Natur so wichtig, dass sie eigens für die Mitochondrien einen genetischen Code geschaffen hat, der unabhängig von der eigentlichen Erbsubstanz funktioniert.

2. 2. 4. Die Evolution — ein Wettlauf um Lebensraum

Entstanden ist der genetische Mitochondrien-Code bereits vor etwa 1,5 Milliarden Jahren. Damals lebten die meisten Organismen, z.B. Algen, Bakterien und niedere Pflanzen, im Meerwasser und kamen ohne Sauerstoff aus, den es ja auch noch nicht gab. Sie vermehrten sich, und es wurde langsam eng. Und so eroberten einige Algen und Pflanzen das Land, um es mit der bis dahin giftigen Atmosphäre unseres Planeten aufzunehmen. Sie lernten Kohlendioxid, Ammoniak, Methan zu verarbeiten und produzierten selbst Sauerstoff. So begann sich die Erdatmosphäre mit Sauerstoff anzureichern. Daraufhin entstanden Bakterien, die vom Sauerstoff leben konnten. Irgendwann wurden höher entwickelte, aber noch im Wasser lebende Einzeller (Eukaryoten) der Feuchtigkeit überdrüssig und wollten lieber an die Sonne. Da sie aber noch nicht atmen konnten, weil ihnen die Zellorganellen fehlten, kidnappten sie sauerstoffverarbeitende Bakterien, wahrscheinlich Purpurbakterien, nahmen sie in sich auf und nutzten deren Energiegewinnung für sich selbst. Damit schufen sich die Eukyryoten einen entscheidenden evolutionären Vorteil: Zu dem schon durch das Leben im Wasser entwickelten Stoffwechsel »ohne Luft« (anaerob) gesellte sich nun der Stoffwechsel »mit Luft« (aerob). Dies sind zwei Stoffwechselwege mit unterschiedlicher Bestimmung. Die anaerobe Energiegewinnung verleiht dem Menschen die Fähigkeit, für kurze Zeit sehr schnelle und kräftige Bewegungen zu vollführen. Die aerobe Energiegewinnung ermöglicht ihm eine weniger kraftvolle und langsame Bewegung über einen langen Zeitraum hinweg. Bildlich gesprochen ist die Koexistenz von anaerobem und aerobem Stoffwechsel die Basis, um einerseits dem Säbelzahntiger zu entkommen und andererseits ausdauernd nach Beeren zu suchen. Der aerobe Stoffwechsel ist mit der effektivsten Energieproduktion verbunden und bestimmt die »Lebensausdauer« eines Organismus.

Eine Zelle besteht zu 60% aus Flüssigkeit, eben Wasser. Der Extrazellularraum, also der Raum, der die Zellen umgibt, besteht ebenfalls weitgehend aus Wasser. Dementsprechend haben die Organe in Abhängigkeit von ihrer »Zelldichte« auch ein sehr hohes Wasservolumen. Wenn wir uns eine Statistik [siehe Tabelle 1] ansehen, könnten wir zu der Schlussfolgerung kommen, dass der Mensch eigentlich nur aus Wasser besteht. Und man kann getrost davon ausgehen, dass das bei Tieren und Pflanzen ähnlich ist.

Tabelle 1 Wassergehalt verschiedener Gewebe

Lymphe	96 %	Lungen	78 – 79 %	Haut	72 %
Blutplasma	91 – 92 %	Pankreas	78 %	Erythrozyten	64 – 65 %
Testes	86 %	Darm	77 %	Knorpel	55 %
Graue Gehirnsubstanz	83 – 85 %	Thymus	77 %	Elastisches Gewebe	50 %
Nieren	77 – 84 %	Schilddrüse	76 %	Fettgewebe	30 %
Gesamtblut	78 – 83 %	Muskel	73 – 76 %	Skelett	20 – 25 %
Bindegewebe	80 %	Leber	70 – 80 %	Zahnstein	10 %
Myokard	79 %	Weiße Gehirnsubstanz	68 – 73 %	Zahnschmelz	0,2 %

2. 2. 5. Kein Leben ohne Wasser

Zuerst muss festgestellt werden, dass Wasser eigentlich keine typische Flüssigkeit ist. Es hat nach Ammoniak die höchste Wärmekapazität. Dies bedeutet, dass es große Wärmemengen aufnehmen oder abgeben kann, ohne selbst seine Temperatur zu ändern, was von entscheidender Bedeutung für die Wärmeregulation von Mensch und Tier ist.

Wasser hat wie ein Magnet eine starke Polarität. Umgeben sich Ionen (elektrisch geladene Teilchen) mit einer Wasserhülle (Hydrathülle), können sie sich unabhängig von ihrer eigenen elektrischen Ladung frei bewegen. Ohne diese Hülle würden z.B. Natriumionen wegen ihrer starken elektrostatischen Anziehung verklumpen und könnten ihre Funktionen im Zellstoffwechsel nicht ausführen. Gleiches gilt für Kalium, Magnesium und Kalzium. Wassermoleküle und auch Eiweißmoleküle sind untereinander über elektrisch sehr schwache Bindungen verknüpft, sogenannte Wasserstoffbrücken. Die Wasserstoffbrücken garantieren die räumliche Stabilität des Moleküls (Kristallform des Wassermoleküls). Da sie leicht zu lösen sind, kann sich das Wasser- oder Eiweißmolekül aber auch allen räumlichen Gegebenheiten anpassen. Wasser gelangt daher überall hin.

Wasser ist aufgrund seiner Polarität Reaktionspartner der meisten biochemischen Reaktionen im Körper. Beispielsweise verbinden sich zwei Moleküle Glukose (Monosaccharide) unter Abspaltung eines Moleküls Wasser zu dem Disaccharid Saccharose. Den umgekehrten Weg, die Anlagerung eines Wassermoleküls, nennt man Hydrolyse. Mittels Hydrolyse werden im Energiestoffwechsel aus Polysacchariden die Monosaccharide, aus Glyzerin die Fettsäuren, aus Eiweißen die Aminosäuren. Ein Beispiel für diesen Vorgang zeigt eine Abbildung [siehe S. 22, Abbildung 4].

Wasser ist notwendig für die Regulation des Milieus im Organismus. Das Milieu wird bestimmt von dem Mengenverhältnis an Säuren und Basen und gemessen durch den pH-Wert. Der pH-Wert gibt auf einer Skala von 0 bis 14 an, wie sauer oder basisch eine Flüssigkeit ist. Dabei bedeutet 0 extrem sauer, 7 neutral und 14 extrem basisch. Die Konstanz des pH-Wertes innerhalb und außerhalb der Zellen ist die Voraussetzung für ein optimales Funktionieren fast aller Stoffwechselprozesse. Allgemein ist der pH-Wert innerhalb der Zelle niedriger als außerhalb. Das liegt daran, dass die meisten enzymatischen Reaktionen ein leicht saures Milieu verlangen. Wir sehen also, der Mensch besteht zwar nicht nur aus Wasser, aber ohne Wasser wäre er nicht lebensfähig.

Abbildung 4 Durch Anlagerung von Wasser (Hydrolyse) wird das Disaccharid Laktose (Milchzucker) in ein Monosaccharid Glukose (Traubenzucker) und ein Monosaccharid Galaktose gespalten.

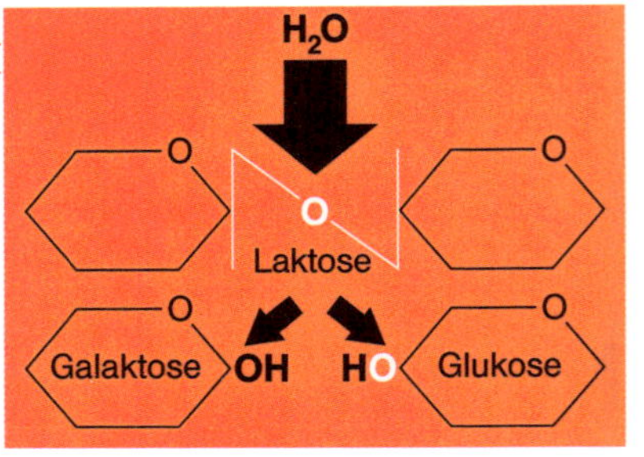

2. 2. 6. Was der Organismus sonst noch zum Leben braucht

Es gibt aber neben dem Wasser noch andere anorganische Stoffe, ohne die Menschen und Tiere nicht lebensfähig wären. Von den bisher bekannten 118 chemischen Elementen haben sich 24 als lebensnotwendig erwiesen, weil ihre Verfügbarkeit und chemischen Eigenschaften sie befähigt haben, sich in der Evolution durchzusetzen.

Man findet in der Wissenschaft unterschiedliche Methoden der Einteilung dieser Elemente. In der Ernährungswissenschaft gibt es eine Einteilung in Mengen- und Spurenelemente. Da der Körperbestand und -bedarf von Natrium, Kalium, Kalzium und Magnesium um ein Vielfaches höher ist als der von z.B. Selen, Eisen, Zink oder Mangan, zählt man die einen zu den Mengenelementen und die anderen zu den Spurenelementen. Diese Einteilung sagt jedoch nichts über die Bedeutung eines Elementes, die mit seiner Funktion verbunden ist, aus. In der Biochemie finden wir daher eine funktionsbezogene Einteilung. Die grundlegende Unterscheidung ist die in Metalle und Nichtmetalle.

Die Metalle beeinflussen die Funktion fast aller Stoffwechselprozesse durch ihre Fähigkeit, Komplexe zu bilden. Man unterscheidet drei Formen von Metallen:

1 Alkalimetalle (Natrium, Kalium) vollziehen die Erregungsleitung an Membranen von Nerven und Muskeln.
2 Erdalkalimetalle (Magnesium, Kalzium) wirken als Botenstoffe innerhalb der Zellen, indem sie z.B. die Muskelkontraktion auslösen oder die Freisetzung von Hormonen anstoßen.
3 Übergangsmetalle (Eisen, Kupfer, Molybdän, Kobalt, Zink) beteiligen sich an Oxidations- und Reduktionsprozessen. So ist z.B. für die Umwandlung von Stickstoff aus der Luft in Ammoniak unbedingt Molybdän erforderlich. Kobalt ist der entscheidende Wirkstoff im Vitamin B_{12}, ohne Zink funktioniert das Immunsystem nicht, und Eisen ist für die Hämoglobinsynthese unerlässlich.

Die Nichtmetalle sind im Wesentlichen Wasserstoff, Kohlenstoff, Sauerstoff und Stickstoff. Die verschiedenen Kombinationen dieser Elemente bestimmen den Aufbau und Stoffwechsel des Organismus, wobei die entscheidende Rolle dabei dem einfachen Zuckermolekül (Glukose) zukommt. Auf ihrem geschilderten Evolutionsweg vom Meerwasser ans Land haben die Pflanzen nicht nur gelernt, aus Kohlendioxid Sauerstoff zu produzieren, sondern auch aus Kohlendioxid Glukose herzustellen. Aus der Glukose stellen tierische und pflanzliche Zellen unter Verwendung von Ammoniak weitere Bausteine her:

- Aminosäuren für die Eiweißsynthese,
- sogenannte aromatische Basen für die Erbsubstanz und Eiweißsynthese,
- Fettsäuren und andere Fette für Zellmembranen, Hormone u.a.

Die Einzelmoleküle werden in den Ribosomen der Zelle [siehe S.18] zu Makromolekülen verarbeitet. Diese sind schließlich Ausgangspunkt für die Bildung von Zellen, Geweben und Organen [siehe Abbildung 5]. Das ist ein Grund dafür, dass Mensch und Tier auf pflanzliche Kost angewiesen sind.

Abbildung 5 Hierarchische Organisation biologischer Strukturen

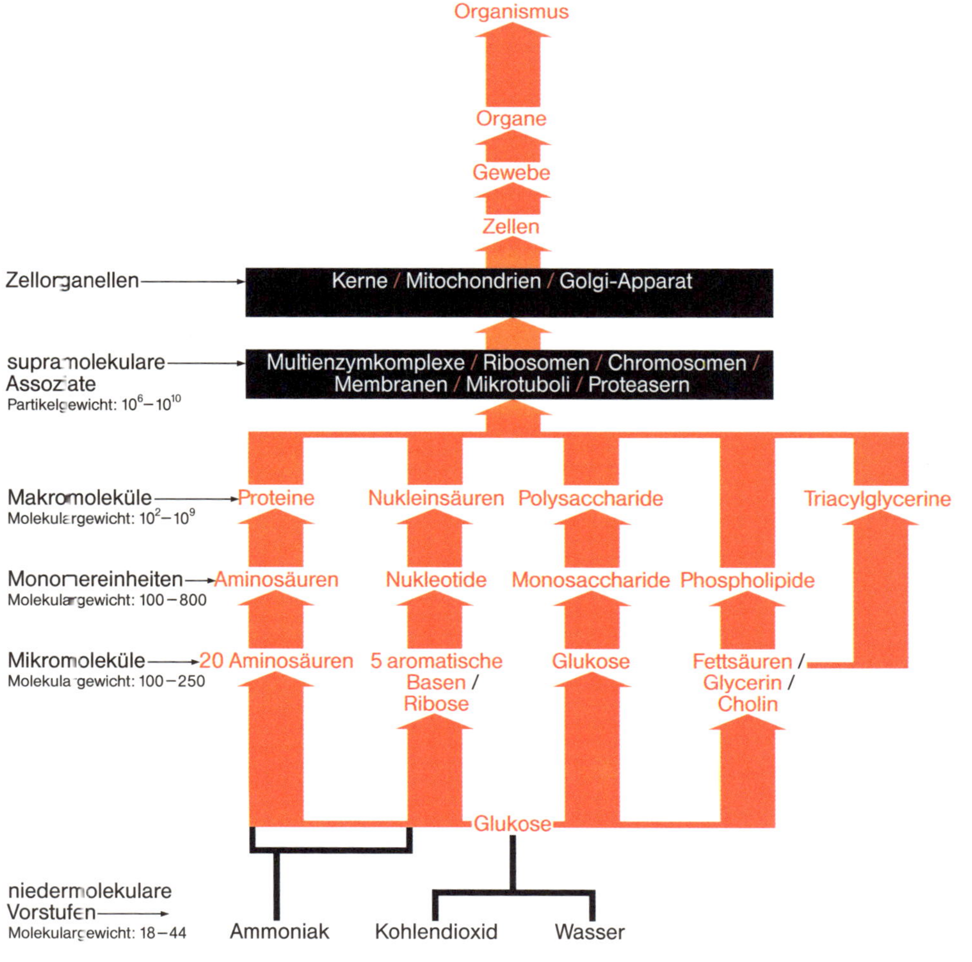

2. 3. Die Basis der Energieversorgung

2. 3. 1. Das Verdauungssystem

Im letzten Abschnitt haben Sie erfahren, wie sich der Körper hierarchisch selbst organisiert — von den Organellen einer Zelle bis zum Organismus als Ganzes. Ein Rädchen greift ins andere, und jedes auch noch so kleine Teilchen hat eine elementare Bedeutung.

Um seine Strukturen und seine Funktionen aufrechtzuerhalten, sich zu reparieren und sich weiterzuentwickeln, benötigt der Körper Energie. In der Energieversorgung bzw. -produktion geht die Natur nun genau den umgekehrten Organisationsweg. Die Energie kommt nicht wie bei einer Fernheizung aus irgendeiner Zentrale, sondern jede einzelne Körperzelle stellt sie selbst her und zwar genau in der Menge, in der sie benötigt wird. Als Ort der Energieproduktion haben wir bereits die Mitochondrien kennengelernt. In unserem »Familienunternehmen Körperzelle« entscheidet also nicht das Management über die Energieversorgung. Nein, jeder Arbeiter (Zellorganelle) regelt seine Energieversorgung selbst und ist damit im Bedarfsfall (z. B. bei Krankheit) unabhängig von seinem Nebenmann. Jede Zelle ist aber nun Bestandteil eines Gewebes, dieses wiederum ist Bestandteil eines Organs, dieses ist Teil des Menschen und dieser schließlich Teil der Menschheit. In ähnlicher Weise ist ein industrielles Familienunternehmen eben auch Teil oder Zulieferer eines Konzerns, welcher zu einem Industriezweig gehört, der wiederum als Teil der Industrie eines Landes funktioniert, die letztendlich nicht unabhängig von der Weltwirtschaft existiert [siehe Abbildung 6].

Abbildung 6 Vergleichende hierarchische Organisation

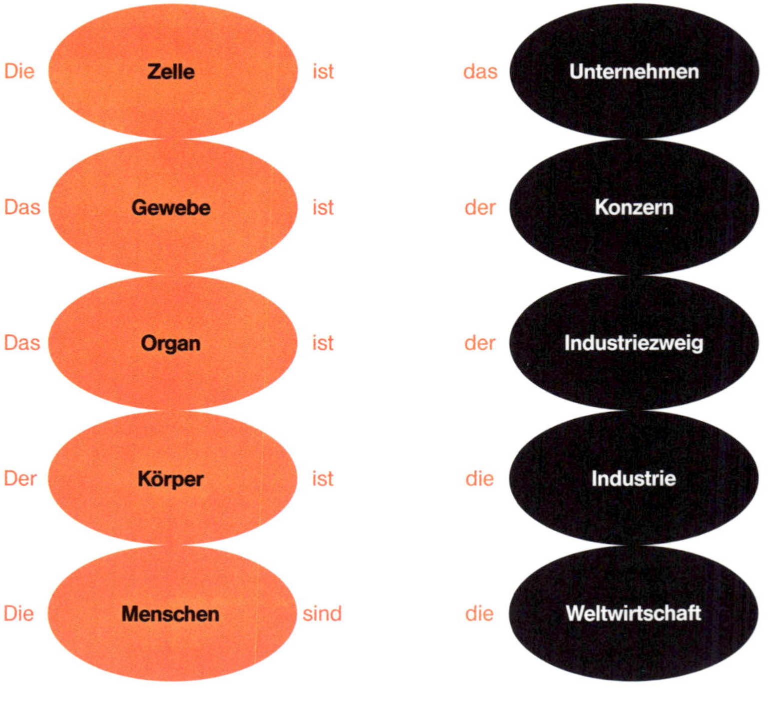

2. 3. 1. 1. Der Mensch als »Verdauungsfabrik«

Die Eigenversorgung mit Energie und lebensnotwendigen Substanzen, die in allen Zellen auf die gleiche Weise erfolgt, nennt man Primärstoffwechsel. Stoffwechselprozesse, die nur in bestimmten Zellen ablaufen, wie z. B. die Pigmentbildung in der Haut, nennt man Sekundärstoffwechsel.

Jetzt erhebt sich die Frage wie die für Primär- und Sekundärstoffwechsel erforderlichen Ausgangsstoffe in die Zelle gelangen. Oder anders gefragt: Woher und auf welchen Wegen erhält unser Familienunternehmen seine Rohstoffe? Dabei handelt es sich um genau die Mikromoleküle, die wir schon im vorigen Abschnitt [siehe S. 23, Abbildung 5] kennengelernt haben. Sie stammen aus der Nahrung, die der Mensch isst, aus der Luft, die der Mensch atmet, und aus dem Wasser, das der Mensch trinkt. Die Rohstoffe durchlaufen dabei Prozesse, die wir Verdauung, Atmung und Wasserhaushalt nennen. Dabei werden sie auf verschiedene Weise transportiert: Zuerst durch die Muskelkraft des Mundes, der Speiseröhre, des Magens und des Darmes bzw. durch die Lunge und durch das Blut. Sie werden ab- und aufgebaut oder auch gespeichert.

Hier [siehe Abbildung 7] sieht man, dass die Nahrungsmittel auf verschiedenen organischen Ebenen in Mikrostoffe zerlegt werden, um dann in schon bekannter Weise (in veränderter Form) wieder zum Aufbau des Organismus genutzt zu werden. Wie diese Prozesse im Einzelnen vor sich gehen, soll auf den folgenden Seiten dargestellt werden.

Abbildung 7 Der Dualismus zwischen Abbau der Nahrungsmittel und Aufbau des Organismus

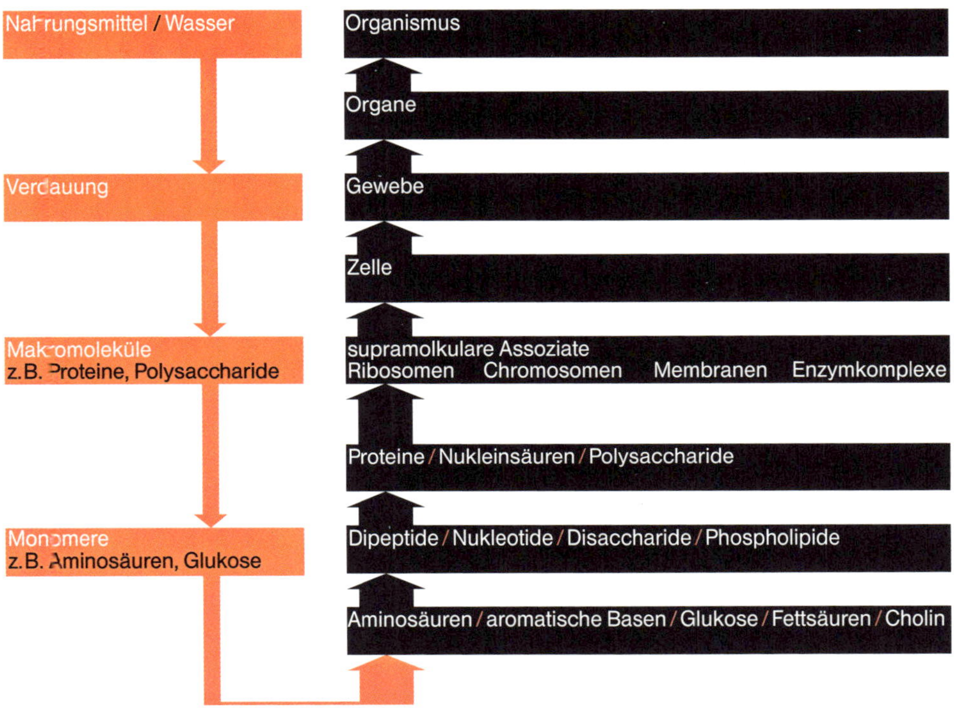

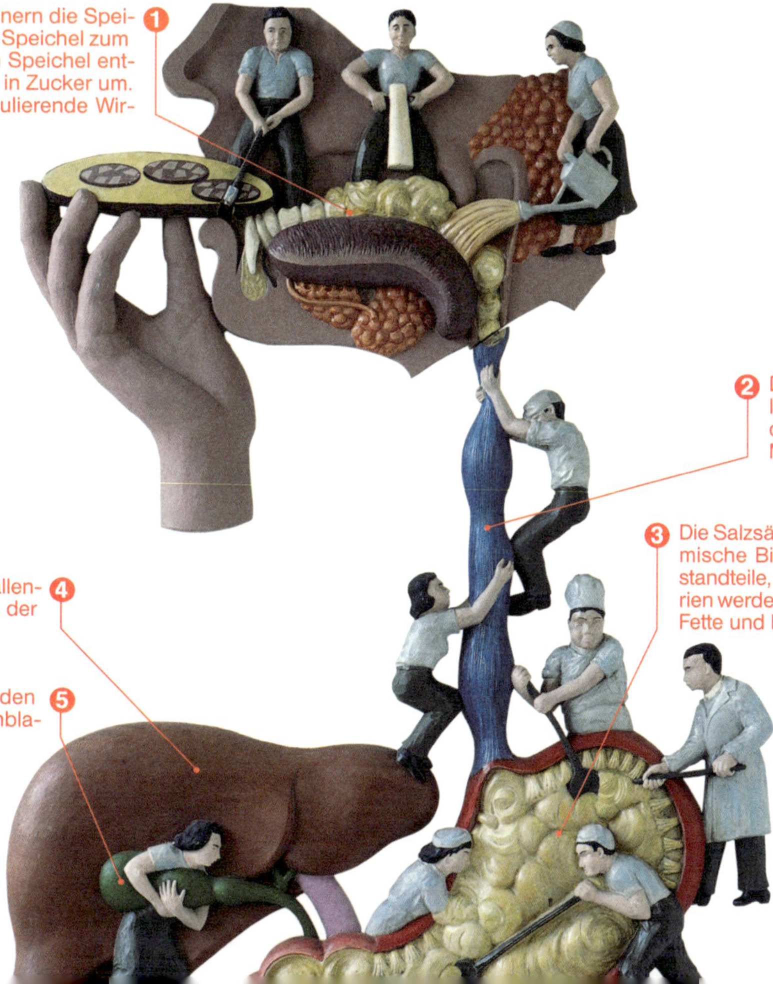

1 Die Zähne des Mundes zerkleinern die Speisen. Speicheldrüsen spenden Speichel zum Gleiten des Nahrungsbreis, im Speichel enthaltene Enzyme bauen Stärke in Zucker um. Der Geschmack hat eine stimulierende Wirkung auf die Verdauung.

2 Die schlauchförmige Muskulatur der Speiseröhre befördert den Speisebrei in den Magen.

3 Die Salzsäure des Magens spaltet chemische Bindungen der Nahrungsbestandteile, und krankmachende Bakterien werden getötet. Enzyme beginnen, Fette und Eiweiße aufzuschließen.

4 Die Leber produziert ständig Gallensäure für den weiteren Abbau der Fette.

5 Zwischen den Mahlzeiten werden die Gallensäuren in der Gallenblase gespeichert.

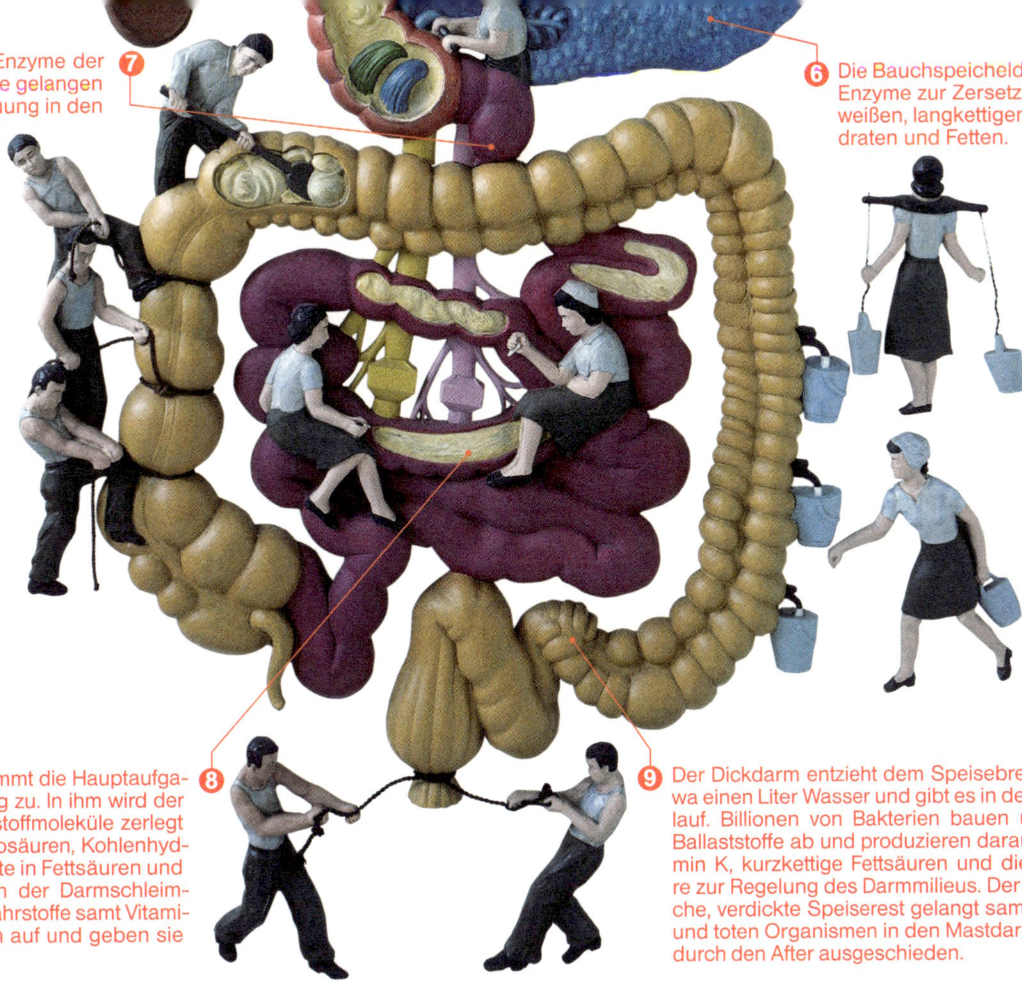

7 Gallensäuren und Enzyme der Bauchspeicheldrüse gelangen zur weiteren Verdauung in den Zwölffingerdarm.

6 Die Bauchspeicheldrüse bildet Enzyme zur Zersetzung von Eiweißen, langkettigen Kohlenhydraten und Fetten.

8 Dem Dünndarm kommt die Hauptaufgabe in der Verdauung zu. In ihm wird der Speisebrei in Nährstoffmoleküle zerlegt — Eiweiße in Aminosäuren, Kohlenhydrate in Glukose, Fette in Fettsäuren und Glycerin. Die Zellen der Darmschleimhaut nehmen die Nährstoffe samt Vitaminen und Mineralien auf und geben sie an das Blut weiter.

9 Der Dickdarm entzieht dem Speisebrei täglich etwa einen Liter Wasser und gibt es in den Blutkreislauf. Billionen von Bakterien bauen unverdaute Ballaststoffe ab und produzieren daraus u.a. Vitamin K, kurzkettige Fettsäuren und die Milchsäure zur Regelung des Darmmilieus. Der unverdauliche, verdickte Speiserest gelangt samt lebenden und toten Organismen in den Mastdarm und wird durch den After ausgeschieden.

Wir möchten uns dabei des schönen Bildes vom »Mensch als Verdauungsfabrik« [siehe S. 26, Abbildung 8] bedienen.
Wir machen also eine Fabrikbesichtigung und beginnen dort, wo die Rohstoffe hereinkommen.

1. Die Rohstoffe für unsere menschliche Verdauungsfabrik sind die festen und flüssigen Nahrungsmittel und die Luft. Die Lippen des Mundes bilden ein Tor, hinter dem der Produktionsprozess unmittelbar beginnt. Die Verdauung startet mit der Zerlegung der Nahrung in kleinste Bausteine (Moleküle). Dabei werden die unterschiedlichsten Verfahren angewendet. Zuerst erfolgt eine mechanische Zerstörung. Die Zähne sind exzellente Schneide- und Mahlwerkzeuge, die die Nahrung portionieren und mithilfe des Speichels aus den Speicheldrüsen zu einem Brei verarbeiten.

Der Zustand der Zähne und der Kiefergelenke entscheidet über die Qualität der Zerkleinerung der Nahrung, aber auch darüber, ob manche Menschen Halswirbelsäulenprobleme, Kopfschmerzen oder Migräne bekommen.
Wie das? Die Kaumuskulatur hat eine große Ansatzfläche an den Schädelknochen und überlappt sich am Hinterkopf mit der Nackenmuskulatur. Entwicklungsgeschichtlich gehören die Nacken- und ein Teil der Schultermuskulatur zur Kaumuskulatur. Man stelle sich das Bild von einem Urmenschen vor, der eine zähe Hirschkeule ohne Messer und Gabel, ohne Tisch und Stuhl verspeist. Welche Muskeln braucht er dafür wohl? Da bei einem erwachsenen Mann die Kaumuskulatur bis zu 70 kg Kraft entwickeln kann, ist eine zahn- oder gelenkbedingte Dysbalance für die Halswirbelsäule sehr nachteilig.

Der Mensch hat jeweils paarig angelegt 3 große (Ohrspeichel-, Unterzungen- und Unterkieferspeicheldrüse) und 5 kleine Speicheldrüsen (Lippen-, Wangen-, Gaumen-, Zungen- und Mahlzahnspeicheldrüse). Am bekanntesten ist die Ohrspeicheldrüse, ist sie doch der Ort, an dem sich die Kinderkrankheit Ziegenpeter (Mumps) meist abspielt. All diese Drüsen sondern mit dem Beginn des Kauens Speichel ab — insgesamt bis zu 2 Liter täglich. Der Speichel enthält Gleitmittel (Mucine) und Enzyme, die mit der Zerlegung der im Nahrungsbrei enthaltenen Vielfachzucker (z.B. Stärke) beginnen.
Mit dem Speichel verbinden sich zwei weitere sehr wichtige Effekte. Die Speichelmucine fixieren viele schädliche Stoffe wie z.B. Schwermetalle zu unlöslichen Komplexen, so dass diese über den Darm ausgeschieden werden können. Speichelenzyme wie die Speichel-Amylase (wir werden später noch eine andere kennenlernen) zersetzen Speisereste und reinigen Mundhöhle und Gebiss.
Während des Kauens dreht und wendet die Zunge den Bissen, um ihn für die Zähne »greifbarer« zu machen. Gleichzeitig registriert die Zunge mit ihren speziellen Papillen den Geschmack und damit größtenteils auch die Genießbarkeit der Speise. Der Mensch besitzt auf der Zunge bis zu 9000 Geschmacksknospen, die in Bezirke aufgeteilt die vier Qualitäten süß, sauer, salzig und bitter erfassen können [siehe rechts Abbildung 9]. Seit einiger Zeit wird als fünfter Grundgeschmack die mit dem Glutamat verbundene Empfindung »umami« (= japanisch: fleischig, herzhaft, wohlschmeckend) angesehen. Geschmacksnerven leiten die Eindrücke an das Gehirn. Dort werden die Geschmacksqualitäten analysiert und bewertet. Der Mensch denkt:

»Schmeckt — weiteressen« oder »Schmeckt nicht — besser nicht essen«. Beim Kauen gehen in die Analyse zusätzlich Geruchs- und Schmerzempfindungen wie »Das stinkt« oder »Das ist scharf« sowie Druckempfindungen (hart, weich) ein, so dass letztlich ein Gesamteindruck über die Beliebtheit eines Nahrungsmittels entscheidet. Aufgrund seiner Analyse der Nahrung setzt das Gehirn dann über vegetative Nervenbahnen alle für den Verdauungsprozess des gerade im Mund befindlichen Bissens notwendige Drüsen in die erforderliche Aktivität.
Es ist klar, je länger man kaut, umso genauer ist die Geschmacksanalyse und umso besser arbeiten die Verdauungsorgane.

Langes Kauen hat mehrere positive Aspekte für den ganzen Körper:

— Pflanzen- und Fleischfasern werden besser verwertet.
— Man isst weniger, ein genussvolles Abnehmen ist möglich.

Letztendlich befördert die Zunge den Happen wie mit einer Schaufel in die Speiseröhre.

❷ Wir verlassen den Vorraum unserer Verdauungsfabrik und lernen ein geniales Transportmittel kennen. Die Speiseröhre, der Magen und der Darm sind schlauchförmige Gebilde, deren Wände durch eine mehrfache ringförmige Muskulatur gebildet werden. Durch ein abgestimmtes Zusammenziehen und erneutes Ausdehnen wird der Inhalt des Schlauches vorwärtsgeschoben. Schwierigkeiten kann es manchmal im oberen Teil geben, dort, wo Luft- und Speiseröhre einen gemeinsamen Weg haben und der Kehlkopf Luft und Nahrung trennen muss. Wenn das mal nicht so funktioniert, haben wir uns »verschluckt«. Durch die Speiseröhre gelangt die Nahrung stoßweise in den Magen.

❸ Der Speisebrei verweilt mehrere Stunden im Magen und wird dort einer harten chemischen Prozedur unterworfen [siehe Abbildung 10].

Abbildung 9 Geschmacksorte auf der Zunge

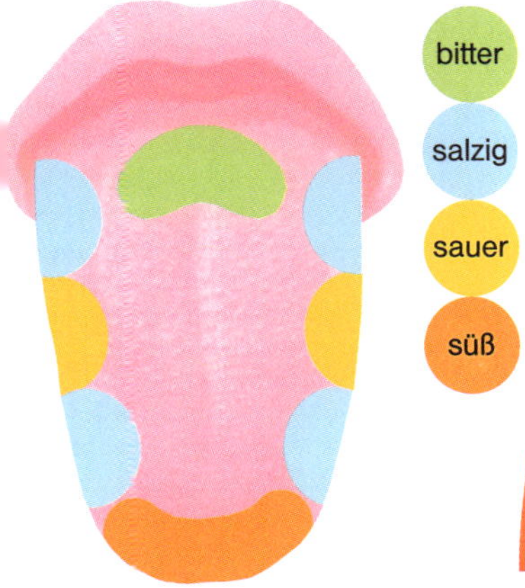

Abbildung 10 Aufbau des Magens

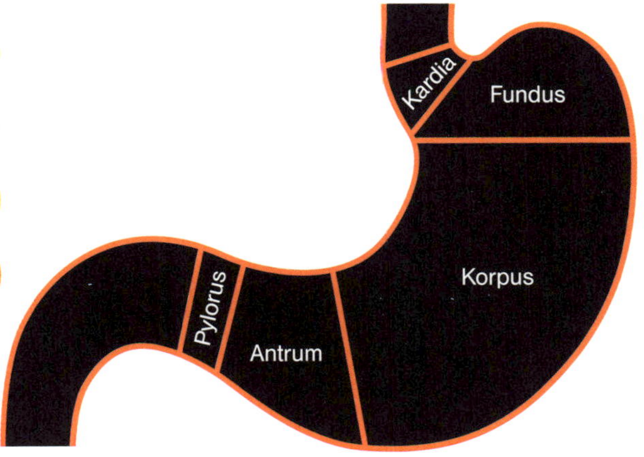

Der Magen produziert täglich bis zu 3 Liter Magensaft mit den folgenden Inhaltsstoffen:
Salzsäure, die von den Belegzellen gebildet wird. So wird der Magen derart sauer (pH-Wert 1–2), dass sogar Metalle »aufgelöst« werden könnten. In der Regel geschieht das aber nur mit der Nahrung und es werden krankmachende Bakterien getötet. Damit der Magen sich nicht selbst verdaut, werden in seinem Anfangsteil (Kardia) von den Nebenzellen die uns schon bekannten Mucine gebildet, welche die Magenschleimhaut mit einer nahezu undurchdringlichen Schleimschicht auskleiden.

Es gibt aber trotzdem Mikroorganismen, die in dieser feindlichen Umgebung zu leben gelernt haben und die zu Erkrankungen führen können. Das sind z.B. einige Hefe- und Schimmelpilze und der Helicobacter pylori, der Magengeschwüre verursachen kann.

Die Belegzellen produzieren außerdem den sogenannten intrinsic factor, der für die Aufnahme von Vitamin B_{12} im Darm unerlässlich ist.
Die Hauptzellen im Korpus des Magens erzeugen in erster Linie das Enzym Pepsin, welches viele Nahrungseiweiße zu spalten beginnt. Daneben bilden sie noch das Ferment Gastricin für die Spaltung des Milcheiweißes Casein sowie eine Magen-Lipase (Lipase = fettspaltendes Enzym) für die Verarbeitung des Milchfettes.

Hin und wieder hört man die Meinung, dass Milch nur für Kinder sinnvoll und für Erwachsene womöglich schädlich sei. Es gibt keine Hinweise darauf, dass die Aktivität dieser speziell für Milchinhaltsstoffe vorgesehenen Enzyme mit dem Alter nachlässt.

Da die Speisen relativ lange im Magen verweilen, ergibt sich eine gewisse »Vorratswirkung«. Außerdem führt ein zunehmendes Volumen im Mageninneren zu einer Dehnung der muskulösen Magenwand, was wiederum ein Sättigungsgefühl bewirkt. Über die Vorgänge bei der Regulierung der Nahrungsaufnahme hören wir später.
In unserer Verdauungsfabrik haben wir mit dem Magen eine erste, sehr aggressive »Chemieabteilung« mit allerdings eher bescheidener Verdauungsleistung erlebt. Am Ende dieser Halle regelt der Pylorus (Pförtner) den portionsweisen Übergang des Mageninhalts zum wichtigsten Verdauungsbereich.

Diese nächste Abteilung unserer Verdauungsfabrik ist der Dünndarm. Er ist 6 bis 8 Metern lang. Sein erster Teil ist der Zwölffingerdarm (Duodenum).

❹ In den Zwölffingerdarm mündet der Gallengang. Die Gallensäure wird von der Leber beim Abbau des Cholesterins produziert und sie dient der Lösung der Fette im Darm. Die Leber macht das in einem kontinuierlichen Arbeitsgang.

❺ Da die Gallenflüssigkeit aber in Abhängigkeit vom Fettgehalt der Nahrung benötigt wird, erfolgt eine Zwischenspeicherung und Konzentrierung in der Gallenblase.

❻ Gemeinsam mit dem Gallengang mündet der Ausführungsgang der Bauchspeicheldrüse (Pankreas) in den Zwölffingerdarm. Das Pankreas nimmt eine zentrale Rolle in der Verdauung ein. Es produziert ein Sekret, welches fast alle für den Nahrungsabbau notwendigen Enzyme enthält:

- Eiweißspaltende Enzyme wie Trypsin, Chymotrypsin, Elastasen, Peptidasen,
- fettspaltende Enzyme wie Lipasen, Phospholipasen, Esterasen
- und das kohlenhydratspaltende Enzym Alpha-Amylase, das die Polysaccharide in kleine Teile zerlegt.

Neben der exkretorischen Funktion produzieren die in der Bauchspeicheldrüse locker verteilten Inselzellen das Hormon Insulin, welches in einem komplizierten Zusammenwirken mit anderen Hormonen für die Regulation des Blutzuckers verantwortlich ist. Ein Mangel an Insulin führt zum Diabetes mellitus.

❼ Der Zwölffingerdarm nimmt also die Gallensäure der Leber und den Pankreassaft auf und vermischt sie mit der Nahrung. Außerdem muss er den vom Magen immer noch sehr hohen Säuregehalt des Nahrungsbreis mit Bikarbonat so ausgleichen, dass ein pH-Wert von 6 bis 7 entsteht. Dies entspricht dem Optimum für fast alle Enzyme der Bauchspeicheldrüse. Gleichzeitig wird der Speisebrei auf diese Weise verdünnt.

Da das Duodenum eben nur zwölf Fingerbreiten lang ist (daher stammt der Name »Zwölffingerdarm«!), verteilt sich die bis zu 8 Meter Gesamtlänge auf die Dünndarmanteile Leerdarm (Jejunum) und Krummdarm (Ileum). Obwohl der Dünndarm nur etwa 2,5 Zentimeter im Durchmesser misst, hat er eine Oberfläche von ungefähr 100 Quadratmetern. Die Oberflächenvergrößerung wird durch starke Faltenbildung, Zotten und Mikrovilli erreicht [siehe Abbildungen 11 und 12, S. 32] und bietet reichlich Platz für die Aufnahme der Nährstoffe. Es gibt etwa 600 Ringfalten (Kerckringsche Falten), die jeweils mit Tausenden von einen Millimeter langen Ausstülpungen (Zotten) besetzt sind. Aus diesen wiederum heben sich Millionen von ein Tausendstelmillimeter langen Mikrovilli heraus.

Abbildung 11 Oberfläche der Darmschleimhaut

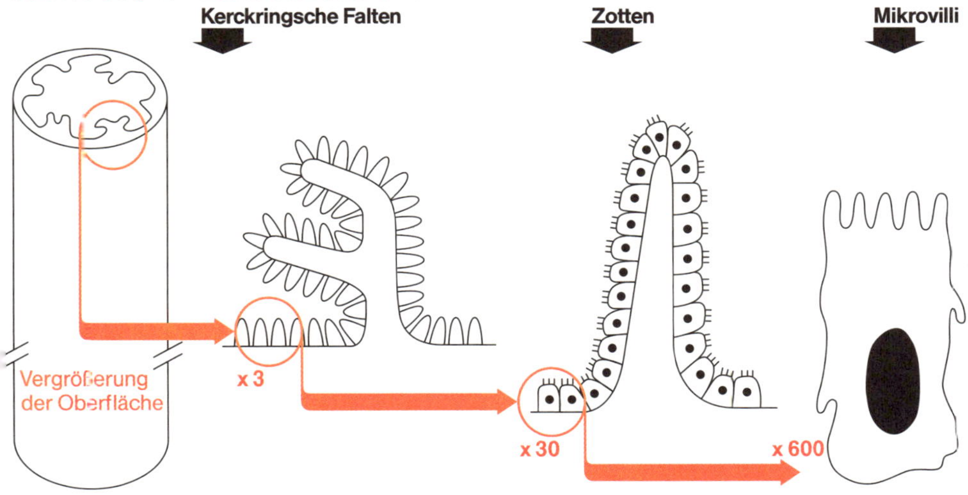

Entlang dieser Darmoberfläche und im Darmlumen machen sich nun die Enzyme über den Speisebrei her und zerlegen alles in Einzelmoleküle (Monomere). Der Hauptteil dieser Einzelmoleküle wird bereits von der Schleimhaut des Zwölffinger- und des Leerdarms aufgenommen. Hier [siehe Abbildung 13] sind die wesentlichen Resorptionsorte dargestellt.

Abbildung 12 Flächenvergleich

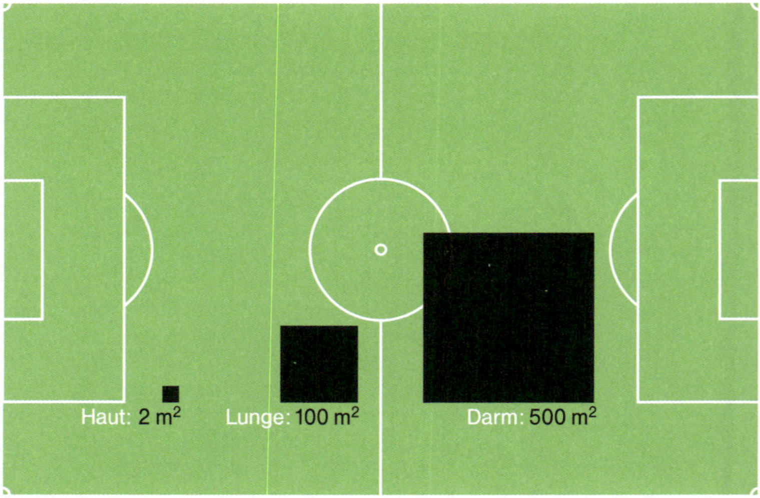

Abbildung 13 Resorptionsorte der wichtigsten Nahrungsstoffe

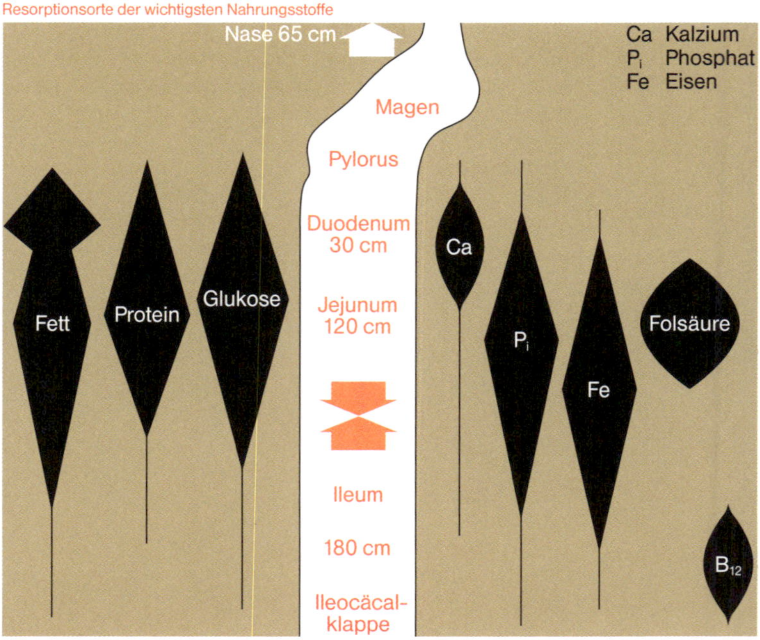

Die sogenannten Bürstensaumzellen der Darmschleimhaut sind für die Resorption der Glukose zuständig. Diese erfolgt durch einen aktiven Transportmechanismus. Andere Zucker gelangen durch Diffusion in die Darmzellen. Die Aufnahme der Fette erfolgt durch eine Emulgierung der Fettsäuren mittels Gallensäuren. Dabei werden kleine Bläschen (Micellen) gebildet, in die die Fette und fettlöslichen Vitamine eingeschlossen werden und so in die Darmzellen gelangen. Die Eiweißaufnahme erfolgt in Form von Tri- und Oligopeptiden (mehrere Aminosäuren). Erst in der Darmschleimhaut werden diese in Aminosäuren zerlegt.
Der größte Teil der Darmflüssigkeit, bestehend aus dem Wasser der Nahrung und der Sekrete, wird im Leerdarm (Jejunum) zurückgewonnen. Dabei erfolgen auch das Recycling des Bikarbonats und die Aufnahme vieler wasserlöslicher Vitamine sowie der meisten Mineralien.
In unserer Verdauungsfabrik haben wir die größte Abteilung mit einer ungeheuren Aktivität der unterschiedlichsten Abbauprozesse erlebt. Wir kommen jetzt an den Ausgang. Das ist die Ileozökalklappe, auch Bauhinsche Klappe genannt. Sie trennt den Dünndarm vom Dickdarm.

❽ Der erste Abschnitt des Dickdarms ist der Blinddarm (Caecum) mit dem Wurmfortsatz (Appendix). Danach folgen die drei Teile des Grimmdarms (Colon) und schließlich der Mastdarm.

Der Blinddarm ist eine »Wetterecke«. Normalerweise öffnet sich die Bauhinsche Klappe nur in Richtung Dickdarm. Im Rahmen von Erkrankungen, bakteriellen Fehlbesiedlungen, aber auch Stress kann diese Tür jedoch zur falschen Seite aufgehen. Dann gelangen Dickdarmbakterien in den Dünndarm und können dort eine Entzündung verursachen.

Hier wird dem ausgelaugten Brei das meiste restliche Wasser samt weiterer Mineralstoffe entzogen. Der Dickdarm ist reich an Bakterien [siehe ➡ S. 34, Mikroökologie], die sich mit den unverdauten Nahrungsresten befassen. Diese Reste sind meist Ballaststoffe, sehr langkettige Kohlenhydrate und Oligofruktose. Die Bakterien können aber auch aus denen noch manch Nützliches entnehmen wie Vitamin K für die Blutgerinnung oder bestimmte Fettsäuren. Viele Ballaststoffe in der Nahrung sind notwendig für einen optimalen Transport des Nahrungsbreis und für die regulierte Freisetzung der Glukose.

2. 3. 1. 2. Wie die Rohstoffe ins Innere des Körpers gelangen

Wir haben in unserer Verdauungsfabrik bis hierher verfolgen können, wie Nahrung zerkleinert wird, so dass ihre Bestandteile in die Zellen der Darmschleimhaut aufgenommen werden können. Wir haben das aus der Sicht des Darminneren betrachtet, uns also streng genommen noch außerhalb des Körpers aufgehalten. Was passiert aber jetzt auf der anderen Seite im Inneren?
In den Schleimhautzellen werden die Aminosäuren, Fettsäuren, Phospholipide, Glukose, Laktose, Galaktose, Mineralien, Spurenelemente, Vitamine an das Blut übergeben. Teilweise geht das durch einfache Diffusion, teilweise müssen Transportmechanismen aktiviert werden. Letztere sind in ihrer Aktivität vom pH-Wert der Zelle abhängig. Im Blut binden sich die Nahrungsstoffe an Träger, meist Eiweiße. Dabei treten durchaus Konkurrenzsituationen auf,

wenn beispielsweise Eisen und Kupfer denselben Träger (Ferritin) benutzen, aber unterschiedliche Bindungskräfte entwickeln.
Das Blut aller Darmvenen mündet in eine einzige Vene, die Pfortader, die direkt zur Leber führt. Bevor wir den Weg der Nahrungsstoffe zur Leber weiterverfolgen, ist es notwendig, eine Abweichung vorzunehmen und uns ein wenig mit der Mikroökologie des Darmes zu befassen.

2. 3. 1. 3. Der Darm — ein Mikrokosmos für viele Milliarden Bakterien

In unserer Verdauungsfabrik haben wir den Darm als eine aus mehreren Abteilungen bestehende »Chemiefabrik« kennengelernt, die vorwiegend mit dem selektiven Rückbau der Nahrung beschäftigt ist. Dieser Betrieb läuft vorwiegend automatisch ab, nach biochemischen Gesetzen. Allerdings ist uns aufgefallen, dass inmitten dieser biochemischen Automatisierung eine unendliche Zahl »kleiner Wesen« herumwuselt. Das sind die Bakterien des Darmes. Obwohl ihre Zahl stattlich ist (ca. 10.000.000.000.000.000), wissen wir über ihre Funktionen im Rahmen der Verdauung relativ wenig. Wir haben schon festgestellt, dass der Darm die größte Kontaktfläche zur Außenwelt bildet, aber alles, was sich im Darm und damit zwar im Körper befindet, ist funktionell noch in der Außenwelt. Es könnte schließlich »hinten« wieder unverändert hinaus. Daraus ergibt sich für die Darmschleimhaut die Notwendigkeit, eine doppelte Aufgabe zu lösen. Einerseits muss sie lebenswichtige Stoffe nach der Verdauung aufnehmen, andererseits muss sie das Eindringen von Mikroorganismen oder Schadstoffen in den Körper verhindern. Letztere Aufgabe nennt man die »Barrierefunktion des Darmes« [siehe rechts Abbildung 14].

Die Barrierefunktion des Darmes wird wesentlich von folgenden Komponenten getragen:

1 die wandständige (autochthone, residente) Darmflora, eingebettet in Mucine (Schleim),
2 die Darmschleimhaut,
3 spezielle Antikörper der Klasse A (sekretorisches IgA oder kurz »sIgA«),
4 das darmassoziierte Immunsystem.

Das Zusammenwirken der Barrierekomponenten bestimmt die Integrität und wird als Kolonisationsresistenz bezeichnet. Das bedeutet, dass mit der Nahrung aufgenommene Mikroorganismen nicht in der Lage sind, die Darmschranke zu überwinden. Bei einer Schwächung der Barriere können Antigene (z. B. Gliadin bei der Zöliakie) Nahrungsmittelallergien auslösen, und bakterielle Enzyme können Entzündungen bewirken. Eine entzündete Darmschleimhaut wiederum kann die Funktionen Resorption, Sekretion und Barriere nicht erfüllen.
Die Masse der Darmflora ergibt bei einem Erwachsenen stattliche 700 g. Sie entwickelt sich erst nach der Geburt, ist bei jedem Menschen sehr individuell und verändert sich mit dem Alter [siehe rechts Abbildung 15].
Der Mensch ist bis zur Geburt quasi steril. Erst mit dem Geburtsvorgang gelangen die ersten Bakterien in den Darm. Später werden dann weitere mit der Nahrung aufgenommen.

Abbildung 14 Darmbarriere-Komponenten

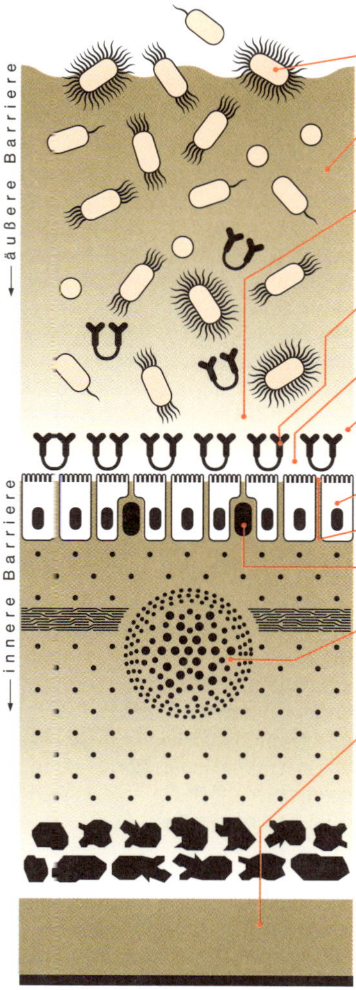

Komponente	Funktion
wandständige Darmflora	•Kolonisationsresistenz
Mukus (Darmschleim)	•Selbstverdauungsschutz •Barriere gegen Bakterien •Nährsubstrat
»unstirred layer« (unbewegliche Wasserschicht)	•unbekannte Funktion
sekretorisches IgA	•Antigen-Antikörperkomplexe
Bikarbonat	•Pufferfunktion
hydrophobe Schicht	•Ionenbarriere
Darmschleimhautzellen	•mechanische Barriere
»tight junctions«	•mechanische Barriere
intraepitheliale Lymphozyten	•Antigenaufnahme
GALT (gut associated lymphatic tissue)	•immunologisches Training •Antigenexklusion •Schleimhautimmunität
MMC (myoelectric motor complex) im Dünndarm	•Vorschub der Speise
enterales Nervensystem (»Darmgehirn«)	•Beeinflussung von Motilität im Plexus myentericus •Beeinflussung von Sekretion/ Resorption im Plexus submucosus
restliche anatomische Einrichtungen	•mechanische Barriere

Abbildung 15 Altersabhängigkeit der Darmfloraentwicklung

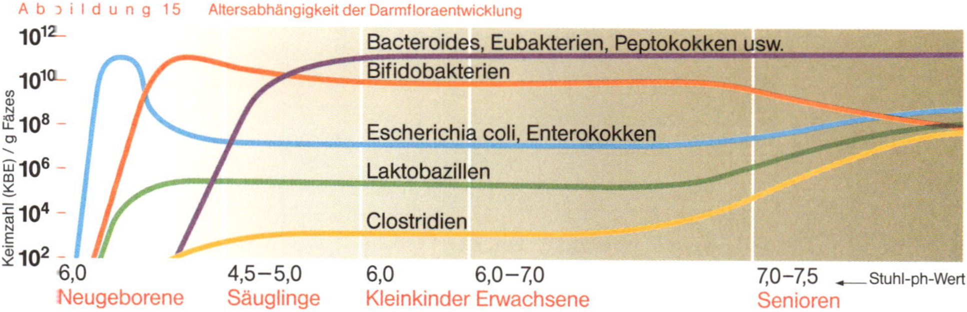

Kinder, die per Kaiserschnitt zur Welt gekommen sind, und Kinder, die ausschließlich durch die Flasche ernährt werden, haben oft einen mikroökologischen Nachteil, weil sie mitunter zu schnell mit Umgebungskeimen konfrontiert werden.

Zwischen Kleinkind- und Seniorenalter bildet sich eine individuell unterschiedliche, aber relativ stabile Mikroflora heraus. Eine Störung dieses Gleichgewichtes kann durch Schleimhautentzündungen (z.B. Morbus Crohn), durch Erkrankungen der Verdauungsorgane (z.B. Fettleber, Pankreatitis), Fehlernährung oder Einnahme von Medikamenten (z.B. Antibiotika, Immunsuppressiva) eintreten. Derartige Störungen führen zu einer mikrobiellen Dysbalance und Beeinträchtigung der Darmbarriere.

Die Darmbakterien beeinflussen sich gegenseitig und das Darmmilieu über ihren Stoffwechsel. Dabei gibt es Synergismen. Beispielsweise leben manche Bakterien von dem Sauerstoff oder den Stoffwechselprodukten, die andere Bakterien herstellen. Neben synergistischen Effekten gibt es aber auch eine Konkurrenz um die Nahrungsstoffe. Einige Mikroorganismen produzieren antibiotisch wirkende Eiweiße (Bacteriocine). Der Kampf von Bakterien untereinander betrifft aber nicht nur die im Darm ansässigen Vertreter, sondern richtet sich natürlich in erster Linie gegen Fremdkeime und soll deren Kolonisation verhindern.

Neben den Wechselwirkungen von Bakterien untereinander spielen aber auch die Beziehungen zwischen Bakterien und Organismus eine bedeutende Rolle für das Darmmilieu. In erster Linie geht es darum, das Eindringen von Darmbakterien zu verhindern. Dieser Aufgabe widmet sich das darmassoziierte Immunsystem (GALT = gut associated lymphatic tissue), mit dem wir uns im Kapitel Immunologie [siehe S. 82] näher befassen werden.

Der Mensch muss die für die Darmfunktion notwendigen Geister (Mikroorganismen), die er rief, auch bändigen können, d.h. sie müssen dort bleiben, wo sie sind. Dringen »gute« Darmbakterien durch die Schleimhaut in den Körper ein, können auch sie schlimme Infektionen hervorrufen.

Ein weiterer wichtiger Faktor im Ökosystem des Darmes ist das Nahrungsangebot. Von dem, was der Mensch isst, landen im Dickdarm nur noch die nicht verdauten Bestandteile. Dazu gehören Nahrungsmittelreste, wenn man einmal zu viel gegessen hat, aber vor allem die für den Menschen unverdaulichen Kohlenhydratverbindungen, die man als Ballaststoffe bezeichnet. In der Regel sind das Bestandteile pflanzlicher Zellwände [siehe Abbildung 16].

Abbildung 16 Wesentliche Bestandteile von Ballaststoffen

lösliche Ballaststoffe	unlösliche Ballaststoffe
mikrobiell abbaubar	**mikrobiell nicht abbaubar**
Pektin	Lignin
α-Glukane	Kutin
Tannin	Silikat
Zellulose	Chitin
Hemizellulosen	
Phytinsäure	

Pektine (Gelierstoffe in Marmeladen, Gelees, Süßspeisen) finden sich in nahezu allen Früchten (besonders Stachelbeeren). Beta-Glukane sind in Hafer und Gerste enthalten. Hemizellulosen kommen vor allem in Weizen und Roggen vor. Zellulose wiederum findet sich als Hauptbestandteil im Holz, in geringeren Anteilen im Getreide (Kleien) sowie in den meisten Obst- und Gemüsearten. Lignine werden mikrobiell kaum abgebaut. Die meist als gut verdaulich eingestuften Stärken sind unbehandelt durch Verdauungsenzyme kaum angreifbar. Erst beim Kochen (z.B. von Kartoffelstärke) wird dieser Ballaststoff zum Nährstoff. Daneben zählen bestimmte Gelstoffe aus braunen und roten Meeresalgen (Carrageen, Agar-Agar), natürliche Gummiarten sowie Schleimstoffe und Speicherpolysaccharide wie Guarmehl (Guaran) zu den Ballaststoffen.

Ballaststoffe werden zum Teil durch Bifidobakterien, Laktobazillen und Enterokokken zu kurzkettigen Fettsäuren, Kohlendioxid, Wasser und Wasserstoff umgesetzt und tragen so zur Ernährung der Dickdarmschleimhaut bei. Abgesehen davon, dass eine Erhöhung des Ballaststoffanteiles in der Nahrung gewöhnlich immer mit einer Verringerung von Energiedichte, tierischem Fett und Eiweiß einhergeht, haben experimentelle Untersuchungen ergeben, dass einige ballaststoffreiche Lebensmittel den Cholesterinspiegel senken können (Haferkleie, Bohnen). Keinen den Cholesterinspiegel senkenden Effekt zeigen hingegen Weizenkleie oder reine Zellulose. Durch Ballaststoffe wird außerdem die Darmpassage beschleunigt. Auf diese Weise verringert sich auch die Kontaktzeit schädigender Nahrungsbestandteile mit der Darmschleimhaut — das Darmkrebsrisiko sinkt. Eine Übersicht der Wirkungen von Ballaststoffen zeigt ein Schema [siehe Abbildung 17].

Abbildung 17 Wirkungen von Ballaststoffen auf Verdauungs- und Resorptionsvorgänge

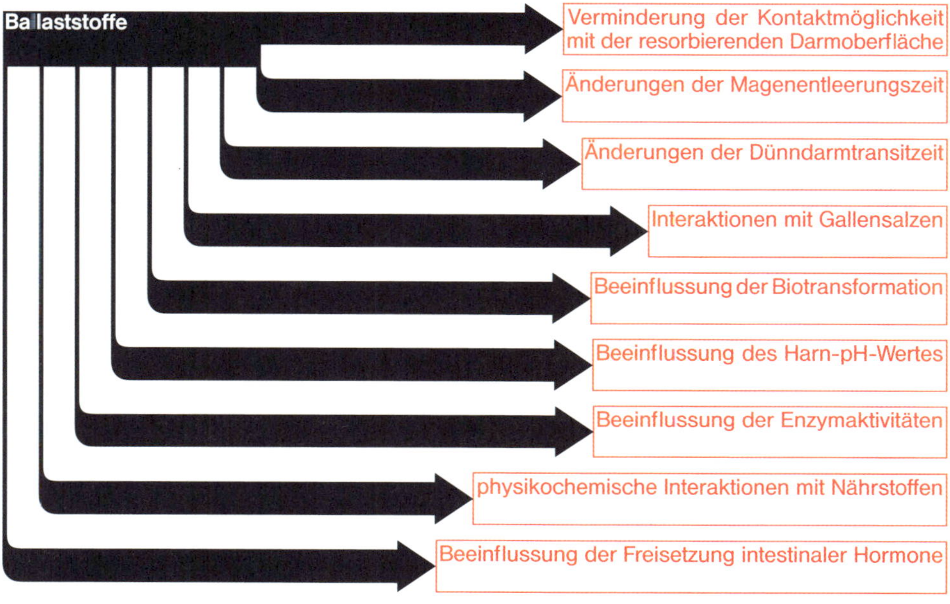

Mikroorganismen besitzen einen äußerst vielgestaltigen und flexiblen Stoffwechsel, der es ihnen ermöglicht, auf Änderungen der Umgebung schnell zu reagieren. Die Gesamtstoffwechselaktivität der Darmflora hat Ausmaße, die einen Vergleich mit der menschlichen Leber nicht scheuen muss. Insbesondere die opportunistischen Hefen sind wahre Kraftwerke [siehe Abbildung 18].

Abbildung 18 Mikrobielle Stoffwechselleistung im Vergleich

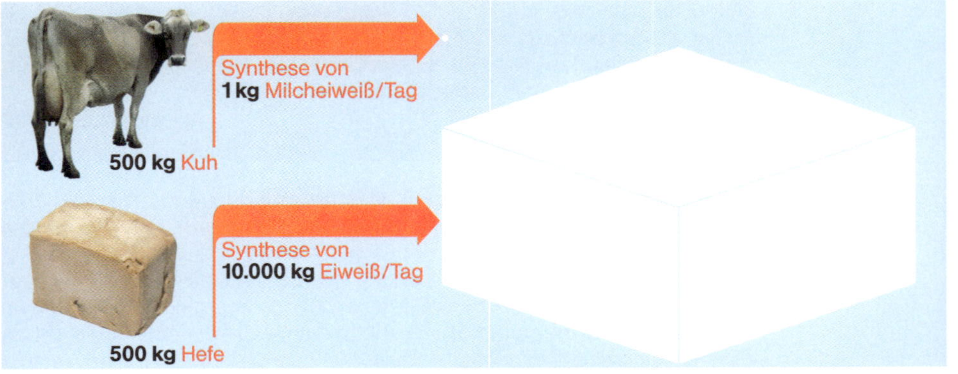

Zahlreiche Studien belegen die vitale Bedeutung der Darmflora für den Organismus. Erst der permanente Stimulus durch die körpereigene Flora bedingt die vollständige Entwicklung der Darmschleimhaut sowie die Funktionsfähigkeit der körpereigenen Immunabwehr.
Nach diesem Exkurs in die Welt der Bakterien wollen wir uns wieder in unsere Verdauungsfabrik begeben und sehen, was mit den Abbauprodukten der Mahlzeit weiter passiert.

2. 3. 1. 4. Lymphsystem und Pfortader: Die Pipelines für den Rohstofftransport

Wir haben im letzten Abschnitt gelernt, dass die abgebauten Nahrungsstoffe von der Darmschleimhaut an das Blut der Darmvenen übergeben werden. Doch halt, nicht alle gehen diesen Weg. Die Verdauung und Resorption der Nahrungsfette ist ein sehr komplizierter und zum Teil noch unbekannter Mechanismus. Fest steht, dass der größte Teil der Fette (auch Lipide genannt) in der Darmschleimhaut in Transportvehikel, sogenannte Chylomikronen, verpackt und vom Lymphsystem transportiert wird.

Es soll an dieser Stelle erwähnt werden, dass das Schicksal der fettlöslichen Vitamine (A, D, E und K) eng mit dem der Nahrungsfette verbunden ist. Zwar können diese Vitamine zu einem geringen Teil auch ohne Fette resorbiert werden, jedoch beschleunigt sich ihre Resorption und Verarbeitung in Anwesenheit von Lipiden um ein Vielfaches, denn letztendlich werden auch sie in den fettreichen Chylomikronen über das Lymphsystem in den Körper verteilt.

Viele kleine Lymphgefäße vereinigen sich zur Cisterna chyli. »Chylus« bedeutet Milchsaft, weil der Inhalt der Darmlymphgefäße durch seinen Fettreichtum milchig-trüb ist. Die Cisterna chyli wird dann zum Milchbrustgang (Ductus thoracicus), der nahe dem Herzen in die Blutvenen mündet.

Somit verlassen die Nährstoffe den »Darmteil« unserer Verdauungsfabrik auf zwei Wegen. Das Lymphsystem und die Darmvenen sind wie Pipelines, die den Weitertransport übernehmen.
Viele Hundert kleiner und kleinster Darmvenen vereinigen sich zu einer dicken Vene, der Pfortader, die jetzt in die Leber gelangt. Bisher haben wir den »Leberteil« unserer Verdauungsfabrik nur als den Zulieferer für Verdauungssäfte (Gallensekrete) kennengelernt. Jetzt aber werden wir sehen, dass die Aufgaben der Leber weitaus vielfältiger sind. Sie beschränken sich nicht auf die Verdauungsfabrik, sondern spielen für den ganzen Organismus eine zentrale Rolle. Wenn wir das noch einmal auf unsere einführenden Bemerkungen zur Hierarchie organischer Strukturen beziehen, wäre die Funktion der Leber vergleichbar mit einer Wirtschaftsinstitution, die auf der Ebene einer Volkswirtschaft arbeitet, also beispielsweise dem Wirtschaftsministerium.
Wenn wir die Aufgaben der Leber besprochen haben, werden sich Qualitäts- und Effektivitätsvergleiche von selbst verbieten.

Bei der Verfolgung unserer Nahrung verlassen wir jetzt den Teil, der wie eine Einbahnstraße organisiert ist (der Darm kennt normalerweise nur eine Flussrichtung), und kommen in einen komplexer agierenden Teil. Wir werden Kreisverkehr, Verkehr auf verschiedenen Ebenen (Tunnel, Brücken) und Sackgassen finden. Damit wir nicht den Überblick verlieren, wollen wir die bisherigen Verdauungsvorgänge noch einmal grob schematisch zusammenfassen [siehe Abbildung 19] und später vervollständigen [siehe S. 42, Abbildung 20].

Abbildung 19 Darstellung der Nährstoffwege

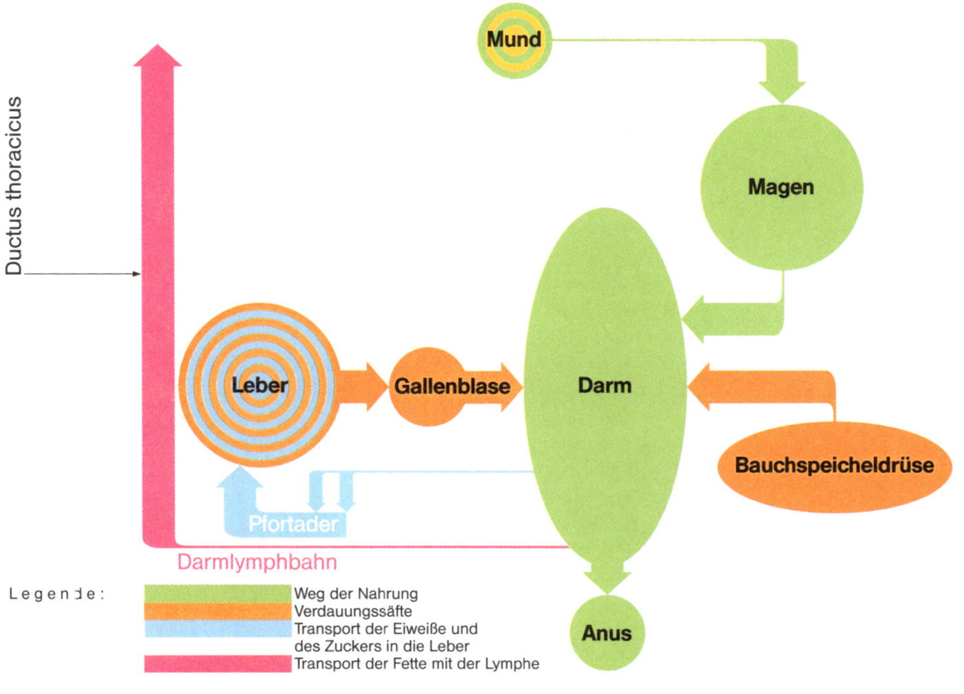

2. 3. 1. 5. Leber — die Zentrale des Stoffwechsels

Die Leber ist das zentrale Organ des gesamten Stoffwechsels des Menschen. Sie ist sozusagen die Abteilung unserer Verdauungsfabrik, die für Produktion, Recycling und Entsorgung zuständig ist und zugleich stabilisierende und sichernde Arbeiten für den Konzern und die Volkswirtschaft (Organismus) übernimmt:

- Eine der wichtigsten Aufgaben der Leber ist die Aufrechterhaltung eines stabilen inneren Milieus. Die Menschen essen ja nicht permanent, sondern nehmen die Nahrung zu bestimmten Mahlzeiten zu sich. Auch wird meist während der mehrstündigen Nachtruhe nicht gegessen. Daher fluten die Nährstoffe intervallartig in der Leber an. Neben diesen kurzen physiologischen Unterbrechungen der Nahrungsaufnahme kann es zu längeren Nahrungskarenzen kommen, beispielsweise in Hungerszeiten, bei Krankheit oder durch freiwilliges Fasten. Aber auch die Anforderung an die Nährstoffversorgung des Organismus ist zum Beispiel in Abhängigkeit von der körperlichen Anstrengung oder den klimatischen Bedingungen sehr unterschiedlich. Um den Blutspiegel der Nährstoffe trotzdem konstant zu halten, hat die Leber einerseits die Fähigkeit, Nährstoffe zu speichern und sie bei Bedarf aus den Depots freizugeben. Andererseits kann sie Nährstoffe zum Zwecke der bedarfsgerechten Versorgung anderer Organe auch völlig neu herstellen.

Von besonderer, häufig lebenserhaltender Bedeutung ist das Multitalent der Leber für die Versorgung des Organismus mit Glukose. So speichert die Leber Glukose in Form des Glukosepolymers Glykogen und stellt Glukose sogar aus Eiweißen selbst her (Gluconeogenese).

Die ausgleichende Wirkung der Leber betrifft jedoch nicht nur die Kohlenhydrate, sondern auch die Eiweiße und in geringem Maße die Fette (Lipide). So sorgt die Leber für ein stets gleichbleibendes Energieangebot.

- In der Leber finden alle auf- und abbauenden Prozesse des Kohlenhydratstoffwechsels statt:
  - a Durch die Glykolyse (von griechisch glykos = süß) wird die Glukose in einer Reaktionsfolge mit Energiegewinn zu Milchsäure abgebaut. Bei allen Organen, die Mitochondrien haben, so auch der Leber, erfolgt der Glukoseabbau vorwiegend auf »aerobem Weg«. Aerob bedeutet »mit Sauerstoff«, d. h. der Glukoseabbau mündet in der sogenannten Zellatmung (Citrat-Zyklus und oxidative Phosphorylierung). Wir werden das im Abschnitt zur Muskulatur [siehe S. 67] genauer besprechen.
  - b Durch die Gluconeogenese wird Glukose aus Eiweißen aufgebaut, wenn das Nahrungs- und Speicherangebot an Glukose nicht ausreicht (z. B. beim Fasten). Das ist immens wichtig für das Nervengewebe, das Nierenmark und die roten Blutkörperchen, denn diese sind unbedingt auf Glukose angewiesen.
  - c Die Leber ist auch für den Abbau des Monosaccharids Galaktose zuständig. In der Nahrung finden wir Galaktose fast ausschließlich als Bestandteil des Milchzuckers (Laktose), welches ein Zweifachzucker aus Galaktose und Glukose ist.
  - d In der Leber (und nur dort) erfolgt der Abbau von Fruktose (Fruchtzucker). Als Monosaccharid kommt Fruktose nur in sehr süßen Früchten

und in Honig vor. Die wesentliche Fruktosequelle in der Nahrung ist die Saccharose (Rohr- und Rübenzucker). Saccharose ist ein Disaccharid, das aus je einem Molekül Glukose und Fruktose besteht.

- Für den Eiweißstoffwechsel fungiert die Leber als eine Art »Verschiebebahnhof«. Der Mensch »verschleißt« täglich etwa 300 g Eiweiß und ersetzt dieses durch Neusynthese in der Leber. Sie bedient sich dabei der Aminosäuren, die ständig im Organismus anfallen, wenn z.B. Muskel abgebaut wird, Schleimhautzellen abschilfern, Zellen »planmäßig« sterben oder Enzyme (Regulatoreiweiße) nach getaner Arbeit »zerbrechen«, und stellt daraus bedarfsgerecht neue Eiweiße her (Gluconeogenese, Zitratzyklus). Dabei fällt auch eine beträchtliche Menge Ammoniak an. Dieses ist einerseits ein sehr reaktionsfreudiges Zellgift, aber andererseits auch wieder Baustein für Biosynthesen.
- Die Leber ist zudem für den Fettstoffwechsel von zentraler Bedeutung. Ohne Zweifel ist das Fettgewebe das für die Energiespeicherung und -mobilisierung wichtigste Organ. Die zentralen Funktionen des Fettstoffwechsels (Auf- und Abbau von Fettsäuren und Triglyceriden) finden jedoch in jeder Zelle und so auch in den Leberzellen statt, sind jedoch quantitativ bei Weitem nicht so bedeutend. Die Leber hat aber besondere Aufgaben im Lipidstoffwechsel. So ist die Synthese der sogenannten Ketonkörper absolut leberspezifisch und dient der Energiekonservierung.

Die Ketonkörper werden ausschließlich in den Mitochondrien der Leberzellen gebildet, aber nur außerhalb der Leber zur Energiegewinnung verwertet. Sie sind also kein Abfall von geringem physiologischen Wert, sondern normale Brennstoffe für die Zellatmung. So ziehen der Herzmuskel und die Nierenrinde den Ketonkörper Acetoacetat sogar der Glukose vor. Alle nicht obligat auf Glukose angewiesenen Organe sind in der Lage, Ketonkörper als Ersatzenergieträger zu nutzen. Sogar das zentrale Nervensystem (ZNS), das seinen Energiebedarf normalerweise durch Metabolisierung von Glukose deckt, entwickelt nach einigen Tagen Nahrungskarenz die Fähigkeit, Ketonkörper zu verwerten.

Zur Synthese von Cholesterin sind neben der Leber auch andere Organe befähigt, aber nur die Leber ist in der Lage, Cholesterin in Gallensäure umzuwandeln. Durch die Produktion von Galle ist die Leber auch eine Verdauungsdrüse.

- Die Leber entgiftet den Körper und macht zahlreiche körpereigene und -fremde Substanzen (wie z.B. Toxine) unschädlich.
- Die meisten Lipoproteine des Blutplasmas sind Syntheseprodukte der Leber.
- Verschiedene Teile der Leber beteiligen sich am Immunsystem (die Leber übernimmt einige wichtige Aufgaben bei der Immunabwehr).

Die Leber ist mit etwa 1,5 kg Gewicht eines der größten Organe des Menschen. Die Nährstoffe und den Sauerstoff für ihre eigene Funktion bezieht die Leber aus der Leberschlagader (Arteria hepatica) und aus der Pfortader (Vena portae).

Die übliche Nomenklatur der Blutgefäße ist: Arterien = vom Herzen kommende Blutgefäße mit sauer- und nährstoffreichem Blut. Venen = zum Herzen führende Blutgefäße mit sauer- und nährstoffarmem Blut.
Von dieser Regel gibt es folgende Ausnahmen: 1. Vena portae (Pfortader) kommt vom Darm und ist daher reich an Nährstoffen. 2. Vena hepatica (Lebervene) ist aufgrund der Leberfunktion nährstoffreich. 3. Vena pulmonalis (Lungenvene) führt zwar zum Herzen, ist aber aufgrund der Lungenfunktion sauerstoffreich. 4. Arteria pulmonalis (Lungenarterie) kommt zwar vom Herzen, ist aber sauerstoffarm, da sie das gesamte venöse Blut des Körpers in die Lunge zum »Sauerstoff-Tanken« bringt.

Der Abfluss des venösen Blutes erfolgt über die Lebervenen (Venae hepaticae) in die untere Hohlvene [siehe Abbildung 20].

Abbildung 20 Beziehung des Verdauungssystems zum Organismus

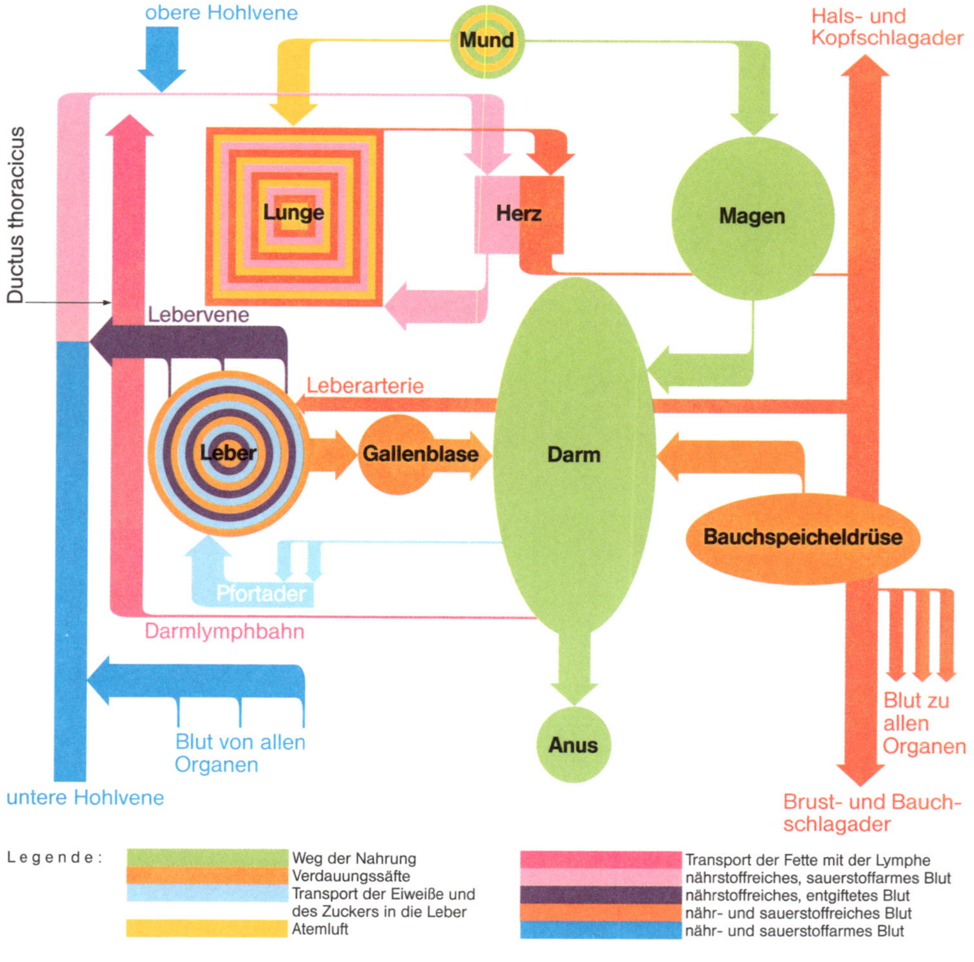

Für die Wahrnehmung ihrer Funktionen weist die Leber eine Feinstruktur auf. Sie besteht aus Leberläppchen von etwa 1 mm Durchmesser [siehe Abbildung 21]. Die spezifischen Leberzellen (Hepatozyten) beanspruchen etwa 60 % der Lebermasse. Die Leber hat eine sehr große Stoffwechselaktivität und verbraucht etwa 12 % des im arteriellen Blut enthaltenen Sauerstoffs.

Abbildung 21 Leberstruktur

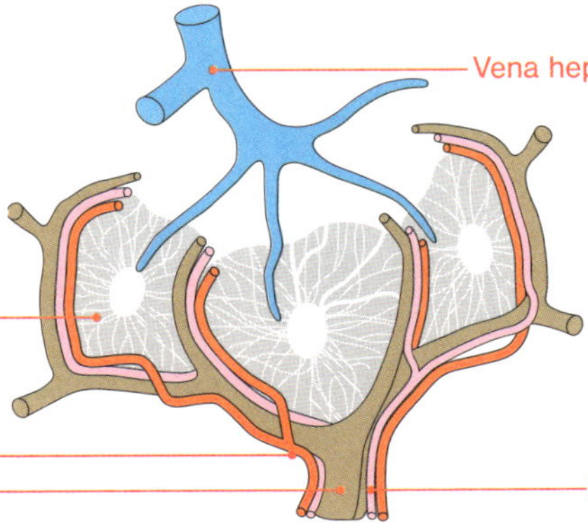

2. 3. 1. 6. Die Aufgabenverteilung im Verdauungsapparat

Dem aufmerksamen Leser wird nicht entgangen sein, dass es sich bei dem bis hierhin behandelten Verdauungsapparat nicht schlechthin um eine »Fabrik« (obwohl das Bild so anschaulich ist) handelt, sondern um eine in die Tiefe organisierte Industrie. Hier [siehe Tabelle 2] wollen wir versuchen, diese Tiefenorganisation zu verdeutlichen, und mit einem Schema [siehe links Abbildung 20] die Beziehung des Verdauungssystems zum Organismus darzustellen.

Tabelle 2 Tiefenorganisation der »Verdauungsindustrie«

Organ	Eigenfunktion	Funktion im Organsystem	Funktion für den Organismus
Mund	Nahrungszerkleinerung / Transport	Verdauungsenzyme / Regulation der Nahrungsaufnahme (Geschmack)	Entgiftung, da die Mucine des Speichels Schwermetalle in einem unlöslichen Komplex binden und so zur Ausscheidung bringen
Magen	Transport / Nahrungszerkleinerung	Verdauungsenzyme / Magensäure	Blutbildung / Hormonsystem (Grhelin = Appetitshormon)
Darm	Transport / Nahrungszerkleinerung / Aufnahme von Nährstoffen / Wasseraufnahme / Ausscheidung	Bereitstellung von Baustoffen	Immunsystem / Nervensystem (Neurotransmitter)
Pankreas		Verdauungsenzyme	Hormonsystem (Insulin)
Leber	Aufbau von Nährstoffen / Neusynthese von Elementen und Makromolekülen für alle Stoffwechselwege	Gallensäuren	Speicherung von Energieträgern / Immunsystem / Blutbildung / Entgiftung
Pfortader	Transport		
Darmlymphe	Transport		

Nachdem wir uns mit Erfolg bemüht haben, die komplexe Organisation unserer Verdauungsfabrik bzw. der ganzen Verdauungsindustrie zu verstehen, drängt sich wahrscheinlich die Frage danach auf, wie das alles gesteuert wird.
Auch die Steuerungs- und Regelungsprozesse unterliegen einer Hierarchie. Wir müssen unterscheiden zwischen einer organsystembezogenen und einer zellbezogenen Regelung. In Bezug auf die Verdauung heißt organsystembezogen »Regelung der Nahrungsaufnahme« und zellbezogen »Regelung der Biosynthesen«. Um in unserem Bild zu bleiben, sagen wir: Das eine sind der Im- und Export unserer Verdauungsindustrie und die Beziehungen zwischen den Konzernen. Das andere ist die Arbeit in unserem Familienunternehmen. Mit Letzterem werden wir uns exemplarisch im Abschnitt Muskulatur [siehe S. 65] befassen. An dieser Stelle wollen wir uns die Regelung der Nahrungsaufnahme genauer ansehen.

2. 3. 1. 7. Nachschub für die Verdauungsfabrik

Wenn es um die Organisation des »Nachschubs« für unsere Verdauungsfabrik geht, werden wir sehen, dass wir ganz schnell die innerbetriebliche Ebene verlassen müssen. Das ist insofern logisch, als unsere Fabrik nur im Rahmen des Konzerns (der Organe) und der Volkswirtschaft (des Organismus) funktionieren kann. Aus diesem Grund haben wir unüblicherweise die grafische Darstellung dem Text vorangestellt [siehe rechts Abbildung 22].
Wie wir bereits festgestellt haben, verbraucht der Mensch, natürlich in Abhängigkeit von seiner körperlichen und geistigen Aktivität, aber doch eben unablässig Energie, denn auch nachts, wenn wir schlafen, laufen die lebensnotwendigen Prozesse weiter. Die Nahrungsaufnahme erfolgt aber in Form von großen und kleinen Mahlzeiten und den Snacks zwischendurch, die unregelmäßig über den Tag verteilt eingenommen werden. Die Energieträger müssen daher gespeichert werden.
Als Kohlenhydratspeicher fungiert das Glykogen, das hauptsächlich in der Leber und in der Muskulatur vorkommt. Diese Vorräte haben eine physiologisch festgelegte obere Grenze. Der Glykogenvorrat wird innerhalb eines Tages vollständig abgebaut, wenn mit der Nahrung keine Kohlenhydrate zugeführt werden.
Das Fett wird in Form von Triglyceriden im Fettgewebe gespeichert. Der Vorrat entspricht etwa der 70-fachen Energiemenge, die täglich mit der Nahrung zugeführt wird. Da der Speicherung von Depotfett keine Grenzen gesetzt sind, führt eine erhöhte Zufuhr an Nahrungsenergie bei fast jedem Menschen zu Übergewicht.
Eine dem aktuellen Bedarf angepasste Nahrungsaufnahme sollte durch die Gefühle Hunger und Sättigung gesteuert werden. Beide Empfindungen haben sehr komplexe Auslösungsmechanismen. Vom Hunger oft nicht eindeutig abzugrenzen ist der Appetit, den man als Wunsch nach bestimmter Nahrung auffassen kann, ohne dass ein Hungergefühl auftritt. Hierbei spielen der Geruch und der Geschmack eine wesentliche Rolle.

2. 3. 1. 8. Wie Hunger- und Sättigungsgefühle entstehen

Die Empfindung von Hunger und Sättigung entsteht im Gehirn aufgrund von neuronalen, hormonellen und metabolischen Signalen aus dem Körper. Die

Abbildung 22 Regulation der Nahrungsaufnahme

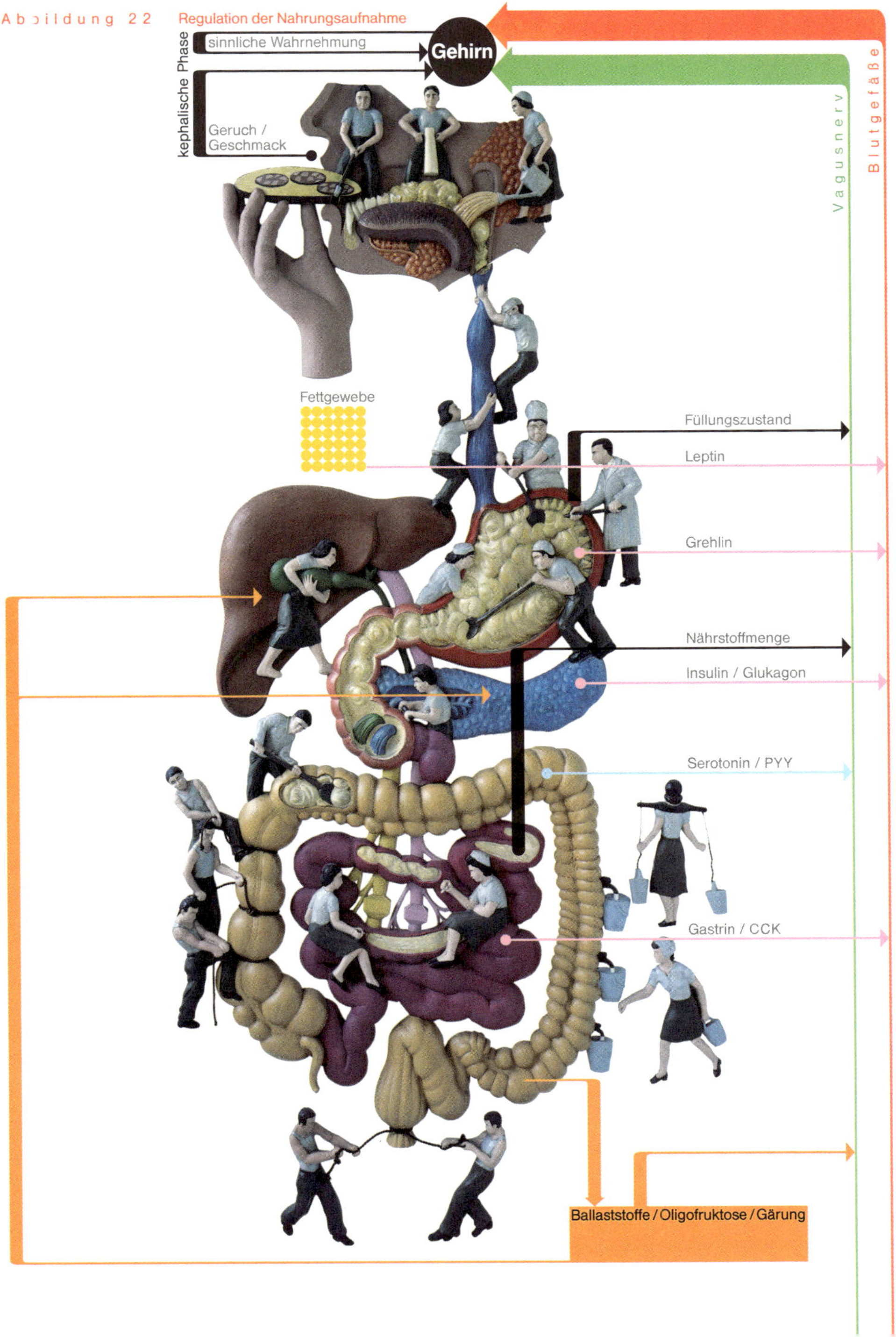

Signalverarbeitung hat das Ziel, einen Bilanzausgleich zwischen Energieausgabe, Energiespeicherung und Nahrungsaufnahme herbeizuführen.

- Das Gehirn empfängt und verarbeitet alle Signale, die die Empfindung von Hunger und Sättigung auslösen. Inzwischen haben Wissenschaftler ein sogenanntes Esszentrum und ein Sattheitszentrum im Gehirn gefunden.
- Die Signale für das Gefühl von Hunger und Sättigung entstehen auf verschiedenen Wegen.
  1. Sie können schon beim Anblick oder dem Geruch von Speisen, das heißt in der sinnlichen Wahrnehmung, entstehen und haben entweder etwas mit dem Aussehen, dem Duft oder der gedanklichen Vorstellung des Essens zu tun. In dieser sogenannten kephalischen Phase werden über sympathische und parasympathische Nervenstimulation die Verdauungsenzyme und Hormone des Magen-Darm-Traktes angeregt. Auch bei der Sättigung spielen Empfindungen eine Rolle. Der Genusswert einer Speise nimmt während des Essens fast immer ab. Gleichzeitig entsteht oft Appetit auf eine andere Speise. Man vermutet, dass dieses angeborene Verhalten den Sinn hat, die Zufuhr verschiedener essenzieller (lebensnotwendiger) Nährstoffe zu garantieren.
  2. Beim Kauen und Schlucken entsteht eine Reihe weiterer Signale, noch bevor die Nährstoffe resorbiert werden. Dies sind vor allem die Informationen über den Füllungszustand des Magens und des Zwölffingerdarms. Der leere Magen ruft sich durch »nagenden Hunger« in Erinnerung. Mit zunehmender Magenfüllung tritt ein Gefühl von Sättigung auf. Beide Empfindungen werden durch Mechano-Rezeptoren in der glatten Muskulatur der Organe erzeugt und über den Nervus vagus dem Hirnstamm zugeleitet. Das Sättigungsgefühl stellt sich ein, wenn die Dehnung des Magens etwa 20% der normalen Größe überschreitet.
  3. Nach der Resorption in die Schleimhaut des Dünndarms steuern unter anderem die Makronährstoffe (Kohlenhydrate, Eiweiße, Fette) und deren Stoffwechselprodukte die Nahrungsaufnahme. Zur Erklärung der Steuerungsvorgänge gibt es mehrere Theorien, die sämtlich nicht endgültig bewiesen sind, wie man überhaupt sagen muss, dass die Erforschung der Energieregulation noch viele Fragen offen lässt.
     a. Nach der glucostatischen Theorie reguliert die Verfügbarkeit von Glukose für das Nervengewebe die Nahrungsaufnahme. Als Steuerung wirkt aber nicht der Blutglukosespiegel selbst, sondern die Intensität des Verbrauches von Glukose durch die Nervenzellen.
     b. Nach der lipostatischen Theorie reguliert die Größe des Körperdepotfetts die Energiezufuhr.
     c. Nach der aminostatischen Theorie wird die Nahrungsaufnahme durch die Konzentration der Aminosäuren im Blutplasma, welche ständig vom Gehirn gemessen wird, reguliert.

Studien haben aber auch direkte Effekte bestimmter Aminosäuren auf die Nahrungsaufnahme nachgewiesen. So soll bei Übergewichtigen die Einnahme einer Mischung von Phenylalanin (3g), Valin (2g), Methionin (2g) und Tryptophan (1g) die Nahrungsaufnahme um 22% reduzieren. Die isolierte Aufnahme von 3g Tryptophan reduzierte ebenfalls die Menge der aufgenommenen Nahrung normalgewichtiger Probanden.

d Nach der thermostatischen Theorie soll die Menge der Wärmeproduktion, die mit dem Verbrennen von Energieträgern verbunden ist, zur Regulation der Nahrungsaufnahme beitragen.

e Ballaststoffe, insbesondere Oligofruktose, haben einen direkt stimulierenden Effekt auf die Bildung verschiedener Darmpeptide, welche ihrerseits in Bauchspeicheldrüse und Gehirn den Insulinhaushalt regulativ beeinflussen.

Darmpeptide sind hormonähnliche Eiweiße, die von endokrinen Zellen in der Schleimhaut des gesamten Magen-Darm-Traktes produziert werden. Zu den wichtigsten zählt man das »glucagon-like-peptide 1« (GLP1), das »glucose independent insulinotropic peptide« (GIP) und das »peptide YY« (PYY).

4 Eine weitere Ebene in der Steuerung der Nahrungsaufnahme sind die Hormone der Bauchspeicheldrüse, des Magens und des Darmes. Die wichtigste Rolle spielen dabei Insulin und Glukagon aus dem Pankreas. Insulin wird bereits beim Anblick der Speise mittels kephaler Reize ausgeschüttet. Wenn die Speise im Magen angelangt ist, erfolgt unter Mitwirkung weiterer Darmhormone (Gastrin, Cholecystokinin, gastroinhibitorisches Peptid und Sekretin) eine weitere, weitaus stärkere Insulinsekretion. Diese wird so lange aufrechterhalten, bis die Glukosekonzentration im Blut abfällt. Cholecystokinin (CCK) gilt als peripher wirksames Sättigungshormon. Seine Sekretion wird vor allem bei einer gemischten Kost stark stimuliert und steigt innerhalb weniger Minuten um das 6-Fache an.

Das CCK wirkt sowohl auf der Ebene des Gastrointestinaltraktes als auch auf der des zentralen Nervensystems (ZNS). Es wirkt aber nicht bei allen Menschen gleich. So haben Bulimie-Patienten einen auffällig niedrigen CCK-Plasmaspiegel und sprechen auch auf die Verabreichung von CCK schlecht an. Bei älteren Menschen ruft CCK ein erhöhtes Sättigungsgefühl hervor, was den gelegentlich verringerten Appetit älterer Menschen erklären könnte.

Nach neueren Erkenntnissen spielt auch das im Magen produzierte Hormon »Ghrelin« (gastric orexigenic derived hormone) im Zusammenwirken mit dem Leptin eine wichtige regulative Rolle bei der Nahrungsaufnahme. Das von den Fettzellen gebildete Eiweiß Leptin steuert durch die direkte Einflussnahme auf die Esszentren im Gehirn die Nahrungsaufnahme mit dem Ziel der Konstanthaltung der Körpermasse.

5 Einige Neurotransmitter (Botenstoffe) und Neuromodulatoren steuern nicht nur die Energieaufnahme, sondern auch die Auswahl von Nährstoffen. Man bezeichnet das als »spezifischen Hunger« und meint damit die Vorliebe für bestimmte Speisen. Zu diesen Neurotransmittern gehören das Serotonin (5-Hydroxytryptamin), das Noradrenalin und einige endogene Opioide.

Als endogene Opioide bezeichnet man eine Gruppe von Botenstoffen, die ähnlich dem Opium ein spezielles suchtähnliches Verhalten auslösen können, aber eben vom Körper selbst, daher endogen, produziert werden. Man kennt das z. B. von Langläufern im Sport, die mit der Dauer des Trainings ein »Verlangen nach Laufen« ausprägen.

Serotonin erzeugt spezifischen Hunger nach Kohlenhydraten oder Proteinen und hat vermutlich den physiologischen Zweck, eine ausreichende und ausbalancierte Aufnahme der beiden Makronährstoffe im Sinne einer Feedback-Regulation zu sichern. Serotonin entsteht (wie auch sein »Gegenspieler« Melatonin) aus der Aminosäure Tryptophan zu etwa 90 % in den chromaffinen Zellen des Magen-Darm-Traktes und zu etwa 10 % im Zentralnervensystem. Es wird in den Blutplättchen (Thrombozyten) transportiert, wo es eine weitere Funktion bei der Blutgerinnung hat.

Der Neurotransmitter Serotonin ist von großer allgemeiner Bedeutung. Er kann an mindestens 4 verschiedenen Rezeptoren (und Untergruppen) andocken. So nimmt er Einfluss auf den Tonus der Muskulatur, auf die Nerven- und Muskelleitung, die Blutgefäßregulation und die Blutgerinnung. Über andere Rezeptoren ist Serotonin aber auch an der Entstehung von Übelkeit, Erbrechen, Schmerzen und Angst beteiligt.

Das Noradrenalin aus der Nebenniere ist ein weiterer Botenstoff, der die Wahl zwischen unterschiedlichen Makronährstoffen im Sinne der Bevorzugung von Kohlenhydraten mitbestimmt. Noradrenalin gilt auch als »Stresshormon«, weshalb der Zusammenhang zur Zuckeraufnahme einleuchtend ist. Es erhöht aber auch die Nahrungsaufnahme insgesamt.

2. 3. 2. Die Nieren als Organ der Ausscheidung

Wir haben uns bisher ausführlich mit der Versorgung des Körpers an Nährstoffen beschäftigt. Wir haben gesehen, dass unser »Familienunternehmen Zelle« immer Bestandteil eines »Gewebe-Konzerns« ist und dieser sich wiederum in den »Organ-Industriezweig« einfügt. Wir haben weiterhin gesehen, dass unsere »Verdauungsfabrik« eigentlich ein in die Tiefe organisierter Industriezweig ist, und wir konnten verfolgen, wie Nahrungsmittel in ihre kleinsten Bestandteile zerlegt werden, um als Bestandteile von veränderten oder gänzlich neuen Nähr- und Aufbaustoffen wieder zu erscheinen. Schließlich haben wir gesehen, wie diese Prozesse in einem übergreifenden, also ganzkörperlichen Sinne, reguliert werden. Zu guter Letzt bleibt die Frage zu klären: Wohin mit den Produktionsabfällen dieser gigantischen Industrie? Nun, dafür besitzt der Mensch seine Nieren.

Die Nieren sind sehr effektive Filter, die aus dem Blut alles, was doch noch zu gebrauchen ist, herausholen und das, was endgültig eliminiert werden muss, fein säuberlich sortiert als Harn ausscheiden. Vergleichbar den kommunalen oder privatwirtschaftlichen Recyclingkonzernen sind die Nieren ebenfalls ein »Organ-Industriezweig« mit lebenserhaltenden Funktionen für die Volkswirtschaft (Organismus).

Die Konstanz der chemischen Zusammensetzung der Körperflüssigkeiten ist die unbedingte Voraussetzung für die Funktion aller Körperzellen. Die elementaren Aufgaben der Nieren sind daher:

- Kontrolle des Wasser- und Elektrolythaushaltes,
- Kontrolle des Säure-Basen-Haushaltes,
- Ausscheidung der Endprodukte des Stickstoffstoffwechsels,
- Ausscheidung von Fremdstoffen (Xenobiotica).

Darüber hinaus haben die Nieren eine wesentliche Bedeutung in der

- hormonellen Regulation (z. B. Blutdruck).

Jeder gesunde Mensch hat zwei Nieren. Zusammen wiegen sie etwa 300 g. Die Nieren verfügen zur Erfüllung ihrer Funktionen über ein sehr dichtes Netz von kleinsten Blutgefäßen (Kapillaren). Das hat zur Folge, dass etwa 1,2 Liter Blut pro Minute die Nieren durchströmen. Anders ausgedrückt: Das gesamte Blutvolumen des Menschen zirkuliert alle 4 bis 5 Minuten durch die Nieren. Damit die Nieren funktionieren, können sie ihre Durchblutung selbstständig so regulieren, dass in einem Blutdruckbereich zwischen 75 und 200 mm Hg der Blutfluss durch das Organ konstant bleibt.

2. 3. 2. 1. Der Aufbau der Nieren

Die extreme Ausscheidungsfähigkeit der Nieren ist an eine besondere Feinstruktur des Organs gebunden [siehe Abbildung 23]. Es lassen sich mehrere Zonen unterscheiden:

Abbildung 23 Aufbau der Niere

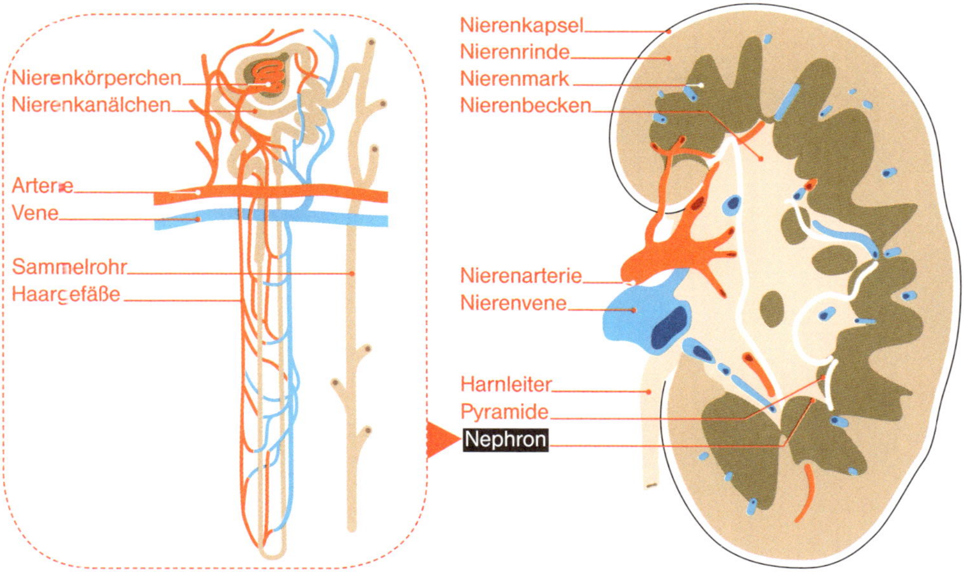

- Die 1 bis 1,5 cm breite äußere Zone, die bräunlich gefärbte Nierenrinde (Cortex), liegt direkt unterhalb der bindegewebigen Nierenkapsel.
- Das darunterliegende Nierenmark (Medulla) besteht aus 8 bis 10 pyramidenförmigen Lappen, deren Spitzen mit den feinen Öffnungen der Nierenpapillen versehen sind und in die Nierenkelche hineinragen. Das Nierenmark gliedert sich in das rötlich gefärbte äußere und in das hellere innere Mark.
- Die Nephrone sind die Funktionseinheiten der Nieren. Jedes einzelne der etwa 1 Million Nephrone besteht aus dem Glomerulus (Nierenkörperchen) und den Tubuli (Nierenkanälchen). Die Tubuli mehrerer Nephrone münden in ein gemeinsames gestrecktes Sammelrohr, das zum Harn-

pool der Niere führt. Alle Nephrone sind fächerartig um die Nierenkelche zentriert. Je nach Lokalisation der Nierenkörperchen und Größe der Nierenkanälchen unterscheidet man oberflächliche (corticale) und tiefe (juxtamedulläre) Nephrone. Hier [siehe S. 49, Abbildung 23] laufen auf- und absteigende Nierenkanälchen, Sammelrohre und Blutgefäße parallel und bilden so ein nach dem Gegenstromprinzip arbeitendes System.

Das Gefäßsystem der Nephrone hat eine der Filtrationsfunktion angepasste Anordnung. Das arterielle Blut gelangt über die Nierenarterie (Arteria renalis) in die Arteria arcuara. Diese verzweigen sich parallel zu den Nephronen bis in kleinste Kapillaren in den Nierenkörperchen. Nach dem Filtrationsvorgang treten die Kapillaren wieder aus den Nierenkörperchen aus und vereinigen sich letztlich zur Nierenvene (Vena renalis), welche in die untere Hohlvene (jeder Körperseite) fließt.

Für die Filtratbildung (Primärharn) ist vor allem die Rinde zuständig, weshalb sie auch etwa 90% des Blutflusses erhält.

2. 3. 2. 2. Die Nieren — ein hoch effizienter Recyclingbetrieb

Im Folgenden wollen wir die Nierenfunktion ansehen, wobei es durchaus sinnvoll ist, den Vergleich mit einem Recyclingbetrieb im Hinterkopf zu behalten. Die Hauptaufgabe der Nieren ist die Ausscheidung von Wasser und wasserlöslichen Substanzen mit dem Harn. Eine Blutzufuhr von 1,2 Liter pro Minute entspricht ungefähr einem Nierenplasmafluss von 600 bis 700 ml pro Minute, wovon in den Glomeruli beider Nieren etwa 125 ml pro Minute filtriert werden. Dies ergibt etwa 180 Liter Primärharn in 24 Stunden. Das tatsächliche täglich ausgeschiedene Harnvolumen ist mit 500 bis 2000 ml jedoch viel geringer. Dies ist ein Ergebnis der Rückresorption des Wassers. Mit dem Wasser werden auch bestimmte Substanzen wiedergewonnen. Die glomeruläre Filtration ist ein druckabhängiger passiver Prozess.

In den ca. 180 Litern Primärharn befinden sich große Mengen an anorganischen und organischen Plasmabestandteilen, von denen ein wesentlicher Teil zur Aufrechterhaltung der Homöostase der Körperflüssigkeiten genutzt wird. Daher beträgt die mit dem Endharn ausgeschiedene Menge an gelösten Substanzen nur etwa 10% (oder weniger) der filtrierten Menge. Die Rückgewinnung erfolgt über verschiedene Pumpen, Carrier und Ionenkanäle. Beispielsweise werden Glukose und Aminosäuren fast vollständig wiedergewonnen. Erscheinen im Harn erhebliche Mengen an Glukose oder Eiweißen, ist das ein Hinweis auf z. B. Diabetes mellitus oder eine Nierenerkrankung.

Unter der Steuerung des antidiuretischen Hormons (Adiuretin) erfolgt die Resorption des Wassers derart, dass notwendiges Wasser dem Organismus erhalten bleibt.

Von der Wasserdiurese ist die osmotische Diurese zu unterscheiden, die vor allem bei Patienten mit Diabetes mellitus auftritt. Die hohe Glukosekonzentration im Blutplasma führt zu einer starken Erhöhung der glomerulären Filtration von Glukose, so dass die rückresorptive Kapazität der Niere für Glukose überschritten wird. Die osmotische Wirksamkeit der Glukose im Harn verhindert die Wasserresorption in starkem Maße, wodurch große Harnmengen ausgeschieden werden.

Im Kapitel über die Zelle haben wir von der Wichtigkeit der beiden Alkalimetalle Natrium und Kalium für den Körper berichtet. Während sich die größte Menge des Natriums außerhalb der Zellen befindet, ist der größte Teil des Kaliums im Zellinnenraum lokalisiert. Dort ist es eine von zwei Funktionskomponenten bei der Erregungsleitung wie z.B. der Nerven- und Muskelerregung. Kalium ist aber auch an fast jeder energieabhängigen Reaktion im Organismus beteiligt, weil die Spaltung des Energieträgers ATP (Adenosin-Tri-Phosphat) [siehe S. 67, Kapitel Muskel]. direkt durch ein Molekül Kalium initiiert wird. Die Funktion des Kaliums ist stark konzentrationsabhängig, weshalb größere Abweichungen des Kaliumspiegels lebensbedrohlich sind. Die Sicherung des Kaliumspiegels obliegt fast ausschließlich den Nieren.
Die Nieren sind aber auch an der Aufrechterhaltung der Magnesium-, Kalzium- und Phosphatbilanz beteiligt. Diese Prozesse sind recht kompliziert und bedingen sich teilweise gegenseitig. So geht die Magnesiumresorption einher mit der des Kochsalzes (NaCl), steht aber in Konkurrenz zu der des Kalziums. An der Steuerung der Kalziumresorption ist das in der Nebenschilddrüse gebildete Parathormon beteiligt.
Wir haben bereits festgestellt, dass die Konstanz des extra- und intrazellulären Milieus (pH-Wert) lebenswichtig ist. Kurzfristig wird die Homöostase des Säure-Basen-Haushaltes durch Puffersysteme gewährleistet, die den täglich entstehenden Protonenüberschuss ohne Weiteres abpuffern.

Protonen sind elektrisch positiv geladene Wasserstoffionen (H^+) und haben die Eigenschaft einer Säure. Sie entstehen im Zellstoffwechsel vorwiegend beim Eiweißabbau. Sie stammen aber auch aus der Nahrung in Form des Phosphats (z.B. saure Fruchtsäfte) und des Aminosäureschwefels der Nahrungseiweiße (z.B. Fleisch, Eier, Milch, Getreide). Würden die Protonen nicht aus dem Körper eliminiert werden, wäre eine Übersäuerung der Gewebe die Folge, in der keine einzige Stoffwechselreaktion optimal funktionieren könnte. Einen Teil dieser Protonen scheidet die Niere direkt als H^+ aus, weshalb der pH-Wert des Urins bis auf einen Wert von 4,4 absinken kann. Würde aber die gesamte Menge der täglich gebildeten Protonen auf diese Weise entsorgt werden, läge der pH-Wert bei 1,5 und unser Urin wäre die reine Säure. Damit das nicht passieren kann, verfügt die Niere über Puffersysteme, die die H^+-Ionen fangen und in gebundener Form pH-neutral ausscheiden.

Puffersysteme der Niere:

a) Hydrogenphosphat »fängt« H^+ und scheidet es als Di-Hydrogenphosphat aus ($HPO_4^{2-} + H^+ = H_2PO_4^-$).
b) Ammoniak »fängt« H^+ und scheidet es als Ammonium aus ($NH_3 + H^+ = NH_4^+$).

Eine weitere Aufgabe der Nieren ist die Ausscheidung von Stoffwechselendprodukten und Xenobiotica (Schadstoffen). An erster Stelle steht die Eliminierung des Harnstoffs, der — in der Leber synthetisiert — die Hauptausscheidungsform des Stickstoffs aus dem Abbau der Aminosäuren ist. Die Eliminierung ist ein aktiver Transportmechanismus unter der Kontrolle des schon erwähnten Hormons Adiuretin.

- Eine weitere harnpflichtige Substanz ist die Harnsäure, ein Endprodukt aus dem Eiweißstoffwechsel (Purin).

- Die Nieren haben auch hormonelle Funktionen, sie sind also auch hormonelle Drüsen. Neben den bereits erwähnten und in den Nieren selbst wirkenden Hormonen produzieren die Nieren auch Hormone für die organismische Regulierung.
- An der Synthese des Vitamin D sind die Haut, die Leber und die Nieren beteiligt, wobei die hormonell wirksame Form der Verbindung in den Nieren entsteht.
- Das Erythropoetin ist für die Bildung der roten Blutkörperchen (Erythrozyten) im Knochenmark zuständig und wird beim Erwachsenen zu 90% in der Nierenrinde produziert.
- Das Hormon Renin (besser: proteolytisches Enzym) nimmt an der Regulation des Blutdrucks teil. Es wird verstärkt produziert, wenn der Blutdruck in den Nierenarterien absinkt.

2. 3. 3. Die Lunge als Organ der Sauerstoffversorgung

In den vorigen Abschnitten war mehrmals die Rede von Sauerstoff. Wir haben über die Zellkraftwerke (Mitochondrien) und die aerobe Glykolyse in der Leber [Die Glykolyse in der Muskulatur kommt später dran. siehe S. 67] gelesen. Wir stellten fest, dass unser kleines »Familienunternehmen Zelle« Sauerstoff benötigt. Das in seiner Struktur und Funktion beschriebene Familienunternehmen finden wir in fast allen »Gewebe-Konzernen« und in allen »Organ-Industriezweigen«. Letztendlich bedeutet das, dass die ganze »Körper-Volkswirtschaft« Sauerstoff zum Leben braucht. Es stellt sich die Frage, wo kommt der her, und wie kommt er in die Zelle?

Er kommt ganz sicher aus der Luft — wir atmen ihn einfach ein. Dafür zuständig sind die Lunge und die Muskulatur, die sie einatmen lässt (Zwerchfell, Brust-, Rücken- und Nackenmuskeln). Die Ausatmung erfolgt aufgrund der Elastizität der Lunge passiv. Nach unserem Bild verfügt auch die Lunge über alle Merkmale eines »Organ-Industriezweiges«.

2. 3. 3. 1. Wie unsere Atmung funktioniert

Normalerweise bemerken wir die Tätigkeit der Lunge ebenso wie die des Herzens nicht — auch wenn sich dabei viel bewegt. Das Atmen erfolgt automatisch, bei körperlicher Ruhe etwa 15-mal pro Minute. Bewusst wird uns die Existenz der Lunge meist erst, wenn etwas nicht stimmt. Wer kennt nicht das Gefühl, bei Anstrengungen keine Luft zu bekommen oder auch schon einmal Seitenstiche zu spüren, wenn das Zwerchfell überfordert ist.

Im Normalfall atmen wir täglich etwa 10.000 Liter Luft ein und aus. Allerdings unterscheidet sich die Zusammensetzung der Ein- und Ausatemluft erheblich. Die uns umgebende Frischluft beinhaltet etwa 78% Stickstoff (N_2), 21% Sauerstoff (O_2) und 0,03% Kohlendioxid (CO_2). Das Edelgas Argon kommt zu 0,9%, und andere Edelgase (Helium, Krypton, Neon, Xenon) kommen zu 0,0023% in der Atmosphäre vor. In der Ausatemluft befinden sich nur noch etwa 16% O_2, dafür aber mehr als 3% CO_2, mithin eine Steigerung um das Hundertfache. Dieser schnelle Austausch ist nur möglich, weil die Lunge durch ihre Schleimhautfalten (ähnlich wie die des Darmes) eine sehr große innere Oberfläche (ca. 150 m^2) besitzt.

Der »Industriezweig Lunge« besteht zu 42% aus Fibroblasten, d.h. »Zell-Unternehmen« aus dem »Konzern Bindegewebe«, die für die Elastizität des

Organs Sorge tragen. 30% aller Lungenzellen sind Endothelzellen, die als hoch spezialisierte Bindegewebszellen die innere Oberfläche der Lunge auskleiden. Etwa 24% aller Lungenzellen sind »lungentypische Unternehmen«. Sie haben die wesentliche Aufgabe, den sogenannten Surfactant-Faktor zu produzieren. Surfactant ist ein Gemisch von verschiedenen Phospholipiden, Cholesterin und Neutralfetten, welches die oberste Schicht auf der Lungenschleimhaut bildet. Surfactant verhindert, dass die Lungenbläschen bei der Ausatmung (sie fallen praktisch zusammen) miteinander verkleben. Ein Phospholipid, das Phosphatidylglycerol, ist von besonderer Bedeutung, denn es ermöglicht das erstmalige Öffnen der Lungenbläschen nach der Geburt.

Die Tätigkeit der Atemmuskeln erweitert den Brustkorb, und die mit ihm verbundene Lunge dehnt sich aus. Dadurch wird Luft eingesogen. Sie nimmt ihren Weg über Mund und Nase durch den von Speise- und Luftröhre gemeinsam gebildeten Schlund (Pharynx) bis zum Kehlkopf. Der Kehlkopfdeckel teilt Nahrungs- und Luftfluss normalerweise exakt. Nur bei bestimmten Krankheiten oder wenn man versucht, gleichzeitig zu essen, zu reden und zu atmen, kann es Probleme geben. Hinter dem Kehlkopf ist die Luftröhre allein für den Luftstrom zuständig. Sie teilt sich hinter dem Brustbein in jeweils einen Bronchus für den rechten und linken Lungenflügel. Innerhalb der Lungenflügel verästeln sich die Bronchien vielfach. Die kleinsten Endäste nennt man Bronchiolen, die in die Lungenbläschen (Alveolen) münden. Eine Alveole ist etwa 0,3 mm groß, und die Lunge hat mehr als 300 Millionen von ihnen. Jede Alveole umgibt ein Netzwerk noch viel kleinerer Blutgefäße. Eine unvorstellbar dünne Haut trennt das Blut von der Atemluft. Sie ist nur für Gase, nicht aber für Flüssigkeit durchlässig.

Der Austausch der Gase in der Lunge erfolgt nach dem Membrandiffusionsprinzip. Dies bedeutet, dass unterschiedliche Gaskonzentrationen beiderseits einer Membran bestrebt sind, sich auszugleichen. Nach dem Einatmen ist die O_2-Konzentration in den Lungenbläschen bedeutend höher als im Blut, beim CO_2 verhält es sich umgekehrt. Im Bestreben nach Ausgleich wandern also Sauerstoffmoleküle von der Lunge in das Blut und Kohlendioxid vom Blut in die Lunge.

Die Farbe der roten Blutkörperchen (Erythrozyten) entsteht durch das Hämoglobin, ein Eiweiß. Hämoglobin hat eine hohe Bindungskraft für Sauerstoff und nimmt etwa 85% des übergetretenen O_2 auf. Weitere 10% binden sich an ein weiteres Eiweiß, das Myoglobin, und etwa 5% werden physikalisch im Blut gelöst. Das sauerstoffreiche Blut fließt zum Herzen [siehe S. 55, Abbildung 24] und wird über den Blutgefäßkreislauf (darüber mehr im nächsten Abschnitt) an den ganzen Körper verteilt. Die Abgabe des Sauerstoffs an die Organe erfolgt nach demselben Membrandiffusionsprinzip. Alle Organe und Gewebe verbrauchen kontinuierlich O_2 (Sie erinnern sich an die Zellkraftwerke?), und daher ist die Konzentration von Sauerstoff im Gewebe stets geringer als im Blut. So geht also der Sauerstoffstrom in die Gewebe. Bei dem in den Zellen als Abfallprodukt des Energiestoffwechsels entstehenden Kohlendioxid verhält es sich umgekehrt — es strömt zurück in das Blut. Dort tritt das CO_2 vorwiegend als Bicarbonat (HCO_3^-) auf, wird wieder über den Blutkreislauf, jetzt aber dessen venösen Teil, in die Lunge transportiert und dort ausgeatmet. Spätestens bei anstrengender körperlicher Arbeit, z.B. beim Sport, bemerken wir eine Zunahme der Atemtiefe und Atemfrequenz. Der Energiebedarf des Körpers hat sich erhöht und damit auch der Bedarf an Sauerstoff. Das sogenannte Atem-Minuten-Volumen erhöht sich deutlich, bei gut trainierten Ausdauersportlern bis auf über 200 Liter. Da man in solchen Belastungssituationen sicher nicht über das Atmen nachdenken kann, stellt sich die Frage nach der Regulation der Atmung.

2. 3. 3. 2. Die Steuerung der Atmung

Die Atmung wird vom entwicklungsgeschichtlich ältesten Teil des Gehirns, dem Stammhirn, im sogenannten Atemzentrum gesteuert. Genauer gesagt sind es eigentlich mehrere Kerne im Zwischenhirn, Thalamus und im verlängerten Rückenmark (Medulla oblongata), die verschiedene Signale aus dem Körper analysieren, kontrollieren und Reaktionen einleiten. Die Reize kommen von Rezeptoren (Analyse-Zellen) an der Abgangsstelle der beiden Kopfschlagadern (Arteria carotis), aus der Körperschlagader (Aorta) sowie anderen Orten. Die Rezeptoren analysieren den Gehalt des Blutes an Sauerstoff und Kohlendioxid sowie den pH-Wert (Säure-Base-Wert) und senden die Signale an das Gehirn. Von dort aus werden Atemvolumen und Atemfrequenz automatisch dem Bedarf angepasst.

Trotz des Automatismus in der Atmung können wir auch bewusst atmen. Ja, wir können sogar über die bewusste Änderung der Atemtiefe und -frequenz andere vegetative Funktionen beeinflussen. Jeder kennt die Übung, bei einem Schluckauf durch Anhalten der Atmung dieses Übel zu beseitigen. Dabei verlangsamt sich allerdings auch der Herzschlag. Dies zeigt, dass bei der Steuerung der Atmung mehrere vegetative Zentren im Gehirn miteinander kommunizieren. Diese Tatsache wird bei verschiedenen Entspannungstechniken und Konzentrationsübungen (z. B. psychogenem Training, Yoga) ausgenutzt. Der Mensch kann aber nur kurze Zeit ohne Sauerstoff auskommen. Der Körper kann ihn nicht speichern, und es wird in jeder Zelle unablässig Sauerstoff benötigt. Fehlt er, erlischt der Energiestoffwechsel.

2. 3. 4. Blut und Herz-Kreislauf-System

In den bisherigen Abschnitten war des Öfteren davon die Rede, dass etwas »vom Blut transportiert« wird. Beispielsweise nimmt das Blut die Nährstoffe aus dem Darm auf; die in der Leber gebildeten Aufbausubstanzen und Abbauprodukte werden vom Blut befördert; das Blut gibt ausscheidungspflichtige Stoffe an die Nieren ab; es nimmt Sauerstoff in der Lunge auf und anderes mehr. Das Blut ist scheinbar allgegenwärtig. Was ist das also — Blut?
Auf den ersten Blick scheint unser Blut tatsächlich ein Transportmittel zu sein, zudem ein offensichtlich sehr universelles, da es in der Lage ist, so unterschiedliche Substanzen zu bewegen. Jeder weiß, dass Blut eine Flüssigkeit ist und dass es eines Röhrensystems bedarf, innerhalb dessen es fließt. Das ist das Blutgefäßsystem (»Kreislauf«) mit seinem zentralen Antrieb, dem Herz, gemeinsam als Herz-Kreislauf-System bezeichnet. Die Blutgefäße verbinden alle Organe, ja eigentlich alle Körperzellen miteinander.

Kehren wir noch einmal zu unserem Beispiel vom »Familienunternehmen Zelle« zurück. Zu Zeiten der Industrialisierung (und schlechter Straßen) wurde die Eisenbahn erfunden. Es entstanden Hauptstrecken für den Transport zwischen den großen Städten und Nebenbahnen für die Verbindung zwischen den großen und den kleinen Städten bzw. Dörfern. In allen Städten und auch auf dem Lande erhielten (lohnenswerte) Fabriken einen eigenen Bahnanschluss, sogenannte Industriebahnen. Bis weit in die 1960er Jahre funktionierte folgender Güterverteilungskreislauf: Familienunternehmen — Industriebahn — Güterbahnhof — Neben-/Hauptbahn — Güterbahnhof — Industriebahn — Familienunternehmen. So ähnlich können wir uns auch die Funktion des Kreislaufsystems vorstellen, nur dass eben j e d e s Familienunternehmen, d.h. jede Körperzelle einen eigenen Anschluss hat.

Blutgefäße, die vom Herzen wegführen, werden als Arterien bezeichnet, unabhängig davon, ob sie sauerstoffreiches oder -armes Blut mit sich führen. Entsprechend werden zum Herzen führende Gefäße als Venen bezeichnet.

Abbildung 24 Blutkreislauf (blau = sauerstoffarmes Blut / rot = sauerstoffreiches Blut)

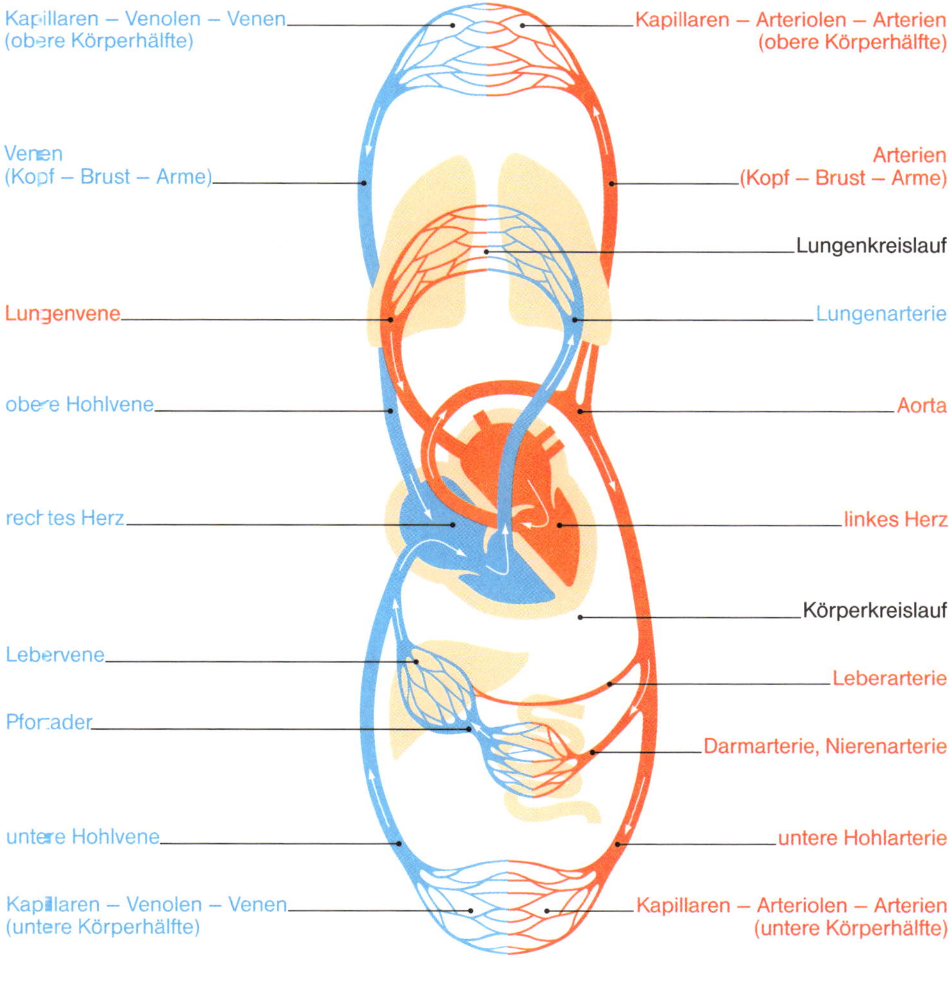

2. 3. 4. 1. Aufbau des Herzens

Das Herz fungiert als zentraler Mechanismus, der das Blut in den Gefäßen in Bewegung versetzt. Es besitzt eine spezielle Muskulatur und besteht aus vier Teilen: dem rechten und linken Vorhof sowie der rechten und linken Kammer. Den rechten Vorhof und die rechte Kammer bezeichnet man auch als »rechtes Herz«, entsprechend bilden die anderen Teile das »linke Herz«. Beide Seiten werden durch die Herzscheidewand voneinander getrennt. Dies ist von Bedeutung, weil so zwei unterschiedliche Kreisläufe gebildet werden. Zwischen den Vorhöfen und den Kammern befinden sich sogenannte Segelklappen (die dreiseglige Klappe — Tricuspidalis — im rechten und die zweiseglige Klappe — Mitralis — im linken Herzen). An den Ausgängen der Kammern zu den großen Blutgefäßen (Körperschlagader und Lungenarterie) befinden sich sogenannte Taschenklappen zur Regulation des Blutstroms.

2. 3. 4. 2. Die Aktion des Herzens

Das rechte Herz betreibt den Lungenkreislauf, in dem das Blut frisch mit Sauerstoff beladen wird. Das linke Herz treibt das Blut in den großen Körperkreislauf. Eine Herzaktion läuft folgendermaßen ab [siehe Abbildung 25]:

Abbildung 25 Herzaktion Systole Diastole

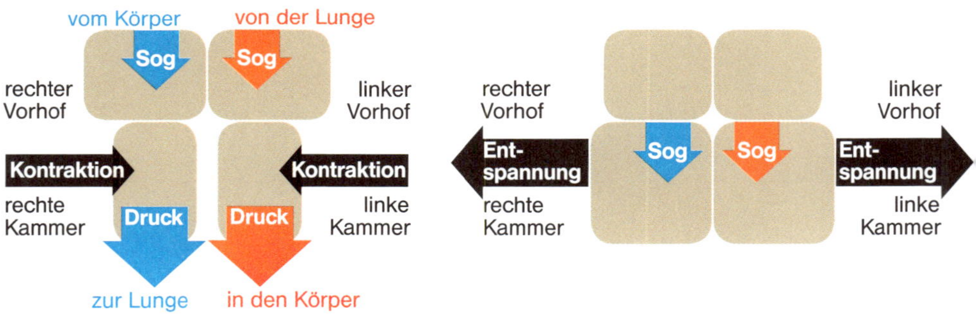

1 Die Systole ist das Zusammenziehen (Kontraktion) der Herzkammern. Der erzeugte Druck presst das Blut in den Körper- und Lungenkreislauf. Gleichzeitig entsteht ein Sog, der die Vorhöfe füllt.
2 Die Diastole ist die Entspannung der Kammermuskulatur. Durch die Ausdehnung der Herzkammern entsteht ein Sog, der das Blut aus den Vorhöfen in die Kammern fließen lässt.

Die Herzklappen verhindern ein Zurückfließen des Blutes. Ausgelöst wird die ganze Herzaktion durch einen elektrischen Impuls. Dieser entsteht selbstständig unter dem Einfluss von Hormonen im sogenannten Sinusknoten mit einer Frequenz von etwa 60 Aktionen pro Minute. Vom Sinusknoten wird der Impuls dann über das Reizleitungssystem zu den Muskelzellen geleitet und regt sie zur Kontraktion an. Das Reizleitungssystem ist eine besondere Muskulatur. Pro Herzschlag werden normalerweise etwa 500 ml Blut in den Kreislauf gebracht. Benötigt der Körper mehr Sauerstoff und mehr Nährstoffe, z.B. bei der Arbeit oder beim Sport, können sich sowohl das Herzschlagvolumen als auch die Herzfrequenz erhöhen. Gut trainierte Sportler erreichen über 200 Schläge pro Minute. In solchen Situationen bewältigt das Herz, und der

Kreislauf stimuliert, unterstützt durch das vegetative Nervensystem (Sympathikus), ein Blutvolumen von 100 Litern pro Minute. Oder anders gesagt: Die gesamte Blutmenge wird in einer Minute 15- bis 20-mal durch den Körper gepumpt!

Vom Herzen gelangt das Blut in die großen Blutgefäße. Diese verzweigen sich in die kleineren Arterien, die noch kleineren Arteriolen und schließlich in kleinste Kapillargefäße. Letztere umgeben die Körperzellen, versorgen sie mit allem Notwendigen und nehmen gleichzeitig alle »Abfälle« wieder auf. Dieser Austausch geschieht folgendermaßen: Die Körperzellen nehmen ständig Nährstoffe und Sauerstoff aus der Gewebsflüssigkeit, wodurch deren Konzentration immer geringer wird. Zum Ausgleich fließt durch die Poren der Kapillarwände Flüssigkeit mit gelösten Sauer- und Nährstoffmolekülen aus dem Blut ins Körpergewebe. Blutzellen und Bluteiweiße sind zu groß und bleiben in den Gefäßen zurück. Am Ende der Kapillaren schließlich ist der Blutdruck niedriger als der Druck der Gewebsflüssigkeit, und nun geht es genau andersherum: Flüssigkeit mit gelöstem Kohlendioxid und mit Stoffwechselprodukten strömt in die Blutgefäße. Jetzt geht der Weg zurück über Venolen, Venen und Hohlvenen zum Herzen.

Wir haben jetzt erfahren, wie das grandiose Transportsystem »Blutkreislauf« funktioniert (der Vergleich mit der Eisenbahn ist nicht so entfernt), aber wir wissen immer noch nicht, was es mit dem Blut sonst noch so auf sich hat und welche Funktionen es erfüllt. Mit der Betrachtung des »flüssigen Organs Blut« wollen wir das Kapitel zur Energieversorgung des Körpers abschließen.

2. 3. 4. 3. Blut — das »flüssige Organ«

Das Blut ist eine Flüssigkeit, die dicker ist als Wasser, weil sie aus zwei Fraktionen besteht: einer flüssigen, dem Plasma, und einer korpuskulären, den Blutzellen. Ein erwachsener Mensch hat etwa 5 Liter Blut.

Das sind die Bestandteile:

- etwa 25.000.000.000.000 rote Blutkörperchen (Erythrozyten),
- etwa 1.500.000.000.000 Blutplättchen (Thrombozyten),
- etwa 30.000.000.000 weiße Blutkörperchen (Leukozyten),
- etwa 2,75 Liter Plasma.

Das Blutplasma wiederum besteht aus:

- etwa 2,6 Liter Wasser,
- etwa 25 Gramm Elektrolyten und niedermolekularen organischen Substanzen,
- etwa 190 Gramm Eiweiß (Plasmaproteinen).

Das menschliche Blutplasma enthält über 100 verschiedene Plasmaeiweiße, deren wichtigste Aufgaben sind:

- Transportfunktion für Fette, Hormone, Vitamine, Mineralstoffe und Spurenelemente, aber auch Medikamente und Schadstoffe,
- Antikörperfunktion [siehe S. 71, Kapitel Immunsystem].

Im Plasmawasser sind viele Nährstoffe und Stoffwechselprodukte gelöst und werden so zu ihrem Bestimmungsort transportiert. Dies sind z.B. Glukose, Milchsäure, Aminosäuren, Harnstoff, Ammoniak, Harnsäure. Auch zahlreiche Hormone, Enzyme und Signalstoffe werden so befördert.

Die Plasmaelektrolyte sind anorganische Metalle und Nichtmetalle, die von besonderer Bedeutung für den Organismus sind. Hier eine Auswahl ihrer Funktionen:

- Kalium, Natrium und Chlorid regeln das Zellmilieu und sind für die Fortleitung elektrischer Impulse von Nerven und Muskeln zuständig,
- Kalzium löst die Muskelkontraktion aus,
- Magnesium, Kupfer und Zink sind Partner vieler Stoffwechselreaktionen,
- Eisen ist für die Sauerstoffbindung notwendig,
- ohne Zink funktioniert das Immunsystem nicht,
- Phosphat ist für das Säure-Basen-Gleichgewicht des Blutes wichtig.

Überhaupt hat das Blut durch sogenannte Puffersysteme eine überragende Bedeutung für die Homöostase (physiologisches Gleichgewicht) des Körpers. Alle Zellen des Blutes entstehen im Knochenmark und entwickeln sich aus einer gemeinsamen Stammzelle.

Abbildung 26 Entwicklung der Blutzellen

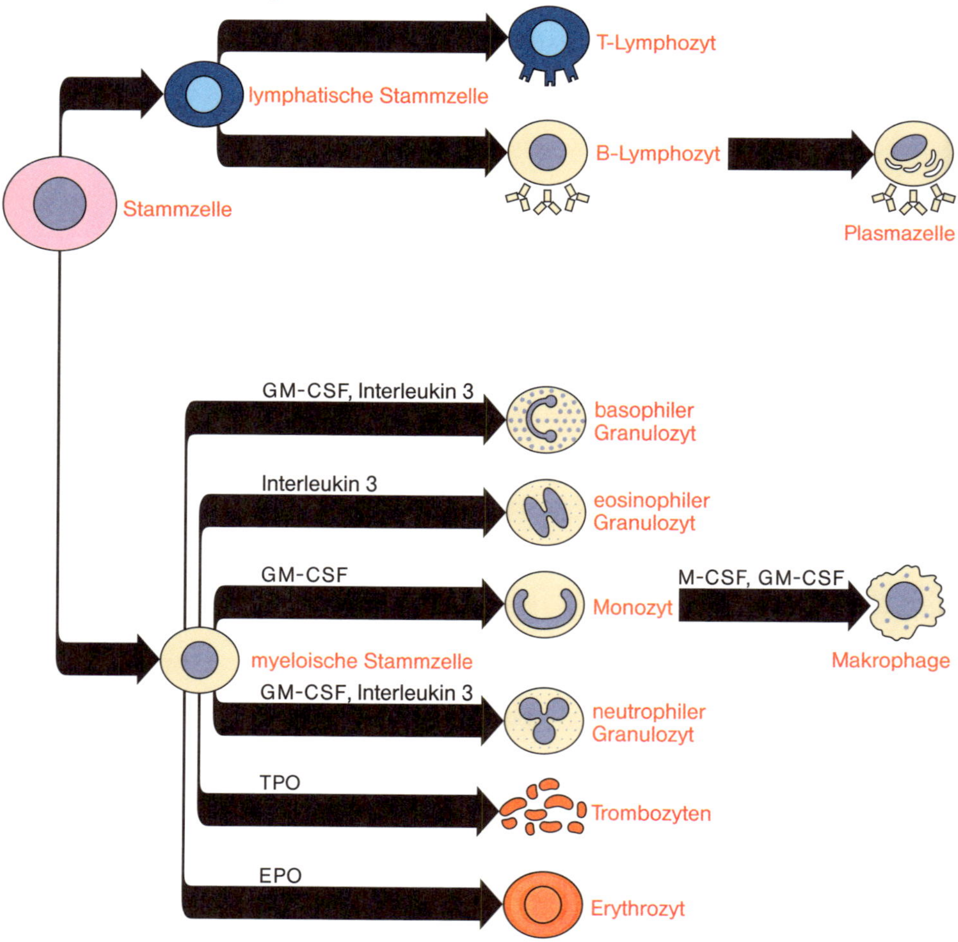

Die Zellen im Blut [siehe links Abbildung 26] sind überwiegend rote Blutkörperchen (Erythrozyten). Das in ihnen enthaltene Eiweiß Hämoglobin (dessen Porphyrin-Ring die Erythrozyten rot färbt) nimmt in der Lunge Sauerstoff auf und gibt ihn aus den Kapillaren an die Körperzellen ab. Gleichzeitig diffundiert das im Energiestoffwechsel der Zellen entstandene Kohlendioxid (CO_2) in das Blut, wo es als Bicarbonat (HCO_3^-) im Plasmawasser gelöst wird. So wird es in die Lunge transportiert und dort (wieder) als Kohlendioxid ausgeatmet.
Erythrozyten haben die Form flacher elastischer Scheiben, die sich an jede Blutgefäßgröße anpassen und so selbst engste Kapillaren passieren. Die 25 Billionen Erythrozyten haben eine Lebensdauer von etwa 120 Tagen. In jeder Sekunde produziert das Knochenmark rund 2,5 Millionen neue rote Blutkörperchen. Sie haben bei jedem Menschen eine individuelle Oberflächenchemie, die zur Einteilung der Blutgruppen geführt hat.
Die weißen Blutkörperchen (Leukozyten) unterteilen sich in mehrere Arten. Sie haben wichtige Aufgaben im Immunsystem zu erfüllen, und so werden wir sie dort [siehe S. 71, Kapitel Immunsystem] genauer kennenlernen.
Die Blutplättchen (Thrombozyten) sind farblos. Sie haben ihre Funktion im Rahmen der Blutgerinnung, indem sie gemeinsam mit bestimmten Plasmaeiweißen und speziellen Blutgerinnungsfaktoren in einer kaskadenartigen Reaktionskette Verletzungen des Körpers »abdichten«.

2. 4. Die Bewegung des Organismus — das Skelettsystem und das Muskelsystem

In der Entwicklung der belebten Natur auf unserem Planeten ist die Art und Weise der Energieproduktion bestimmend für den Grad ihrer Mobilität. Pflanzen nehmen ihre Rohstoffe aus der Luft und dem Boden auf, dafür haben sie Wurzeln, die sich auf der Suche nach Wasser und Nährstoffen in die Erde bohren. Die Pflanzen sind bodenständig. Tiere und der Mensch dagegen leben von dem, was auf dem Boden wächst oder auf ihm herumläuft. Sie leben vom Sammeln und Jagen. Sie müssen also dorthin, wo »etwas zu holen« ist. Dies verlangt Mobilität, und so haben Mensch und Tier über einen Zeitraum von vielen Millionen Jahren dafür die entsprechenden Lauf- und Greifwerkzeuge entwickelt. Um sich fortbewegen zu können, muss ein Körper einen Mechanismus haben, der ihn fortbewegt und der zugleich stabil und elastisch ist. Diese Aufgabe erfüllt das Stütz- und Bewegungssystem. Das Stützsystem sind Knochen und Knorpel — mithin das, was wir als Skelett bezeichnen. Das Bewegungssystem ist die Muskulatur.
Eine gewisse Zwischenstellung nimmt das Bindegewebe ein. Bindegewebe gibt es in verschiedenen Formen im Körper:

- Wie der Name sagt, »bindet es alles ein«; es umhüllt die inneren Organe genauso wie die Muskeln — diese Funktion übernimmt vorwiegend das sogenannte Kollagen.
- Sehnen an Muskeln und Bänder an Gelenken haben elastische Eigenschaften, denn sie müssen Kräfte übertragen, und so bestehen sie vorwiegend aus elastischen Fasern.
- Bindegewebe ist aber auch das, was jede einzelne Zelle umhüllt und sie mit anderen Zellen verbindet. Diese Aufgabe übernimmt die vorwiegend aus Zuckern bestehende Grundsubstanz.

2. 4. 1. Das Skelett — das Stützsystem des Körpers

Die Knochen dienen der Kraftübertragung — bei jeder Bewegung und auch beim Stehen. Die Natur bedient sich dabei einer einzigartigen »Leichtbauweise«.

Sämtliche Röhrenknochen [siehe Abbildung 27] haben eine äußere feste Hülle; im Inneren jedoch existiert eine komplizierte Struktur aus feinsten Bälkchen. Diese sind so angeordnet, dass sie höchsten Druck- und Zugkräften und sogar Verdrehungen standhalten. Zwischen den Bälkchen befindet sich das Knochenmark, in dem sämtliche Zellen des Blutes und des Immunsystems gebildet werden [siehe S. 59]. Diese Konstruktion garantiert höchste Funktionalität bei geringem Gewicht. Die festen Knochenstrukturen werden aus Mineralien wie Kalzium, Phosphat, Magnesium gebildet. Damit sind die Knochen zugleich ein wichtiger Speicher im Mineralstoffwechsel.

Das Skelett ist ein faszinierendes Puzzle aus langen und kurzen, dicken und dünnen, platten und röhrenförmigen Knochen. Vielerorts bilden die Knochen Verbindungen untereinander — Gelenke, die fast jede Bewegungsrichtung ermöglichen. Die Bewegung erfolgt mithilfe der Muskulatur, die am Knochen befestigt ist. Soll ein Knochen in eine bestimmte Richtung bewegt werden, zieht sich ein Muskel zusammen — er kontrahiert. Soll der Knochen wieder in die ursprüngliche Position, übernimmt das ein anderer Muskel mit entgegengesetzter Wirkung. Eine gezielte Bewegung und auch die Dosierung ihrer Kraft erfolgt also im Wechselspiel mehrerer Muskeln. Im einfachsten Fall, etwa beim Fingergelenk, sind dies ein Beuge- und ein Streckmuskel — schließlich können wir den Finger nur krümmen und strecken. Das Handgelenk hingegen können wir beugen, strecken und dazu noch drehen — entsprechend sind viel mehr Muskeln daran beteiligt.

Indem die Muskulatur am Knochen zieht, um ihn zu bewegen, prägt sie seine Form und Größe. Dort, wo große Kräfte wirken, etwa am Bein, sind die Knochen dick. Wo geringe Kräfte auftreten, sind sie entsprechend dünner. Die Funktionsrichtung der Muskeln bestimmt die Form der Knochen. Dies lässt sich am besten entwicklungsgeschichtlich zeigen [siehe rechts Abbildung 28].

Abbildung 27 Aufbau des Röhrenknochens

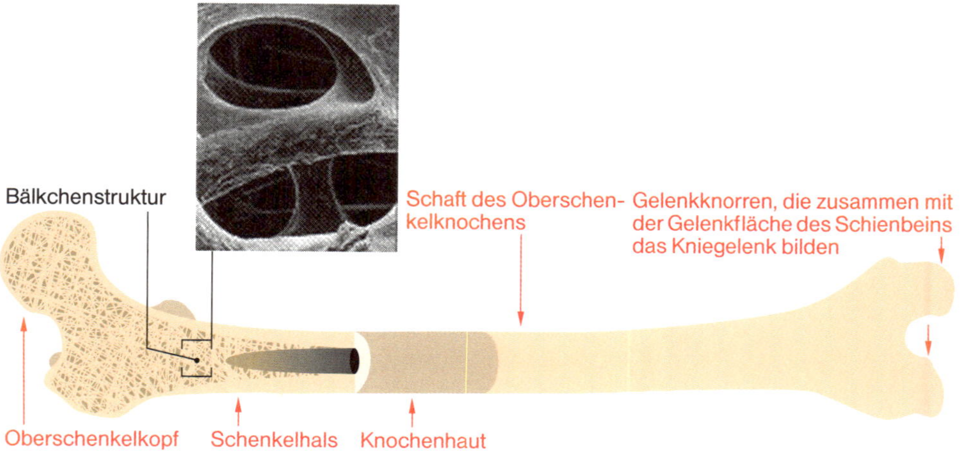

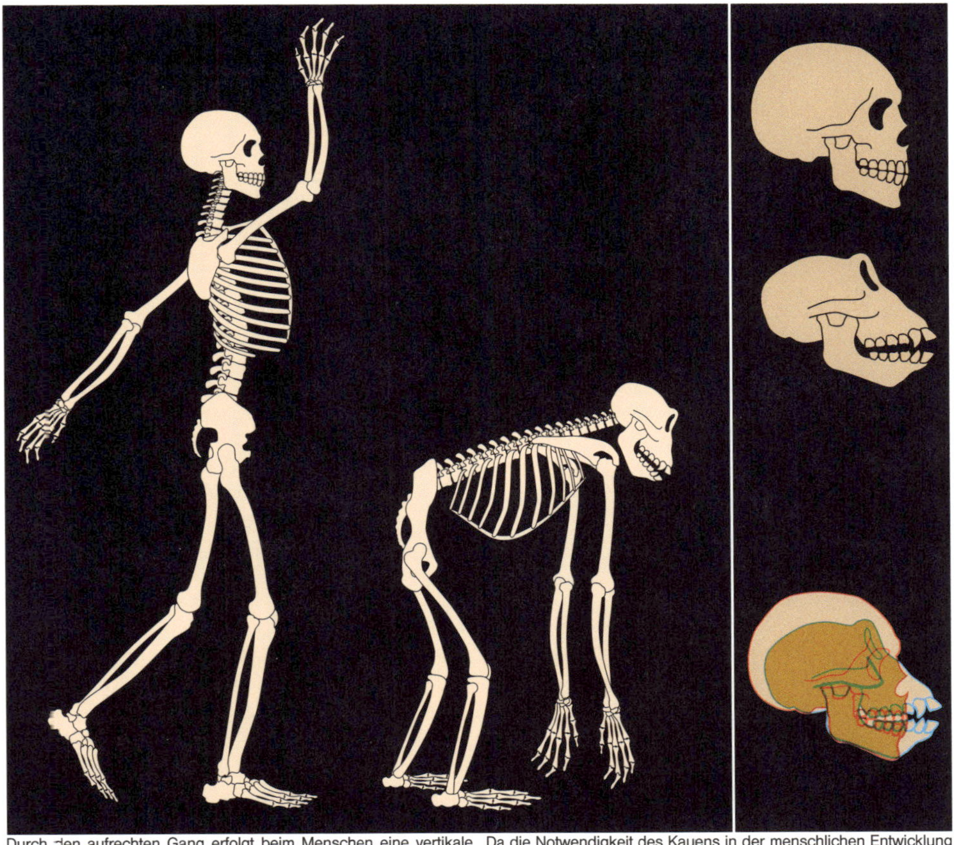

Durch den aufrechten Gang erfolgt beim Menschen eine vertikale Kraftübertragung, gekennzeichnet durch ein kurzes, breites Becken, kurze Arme und gerade Beine.

Menschenaffen haben eine fast horizontale Kraftübertragung mit einem weit vorn liegenden Schwerpunkt, wofür sie ein schmales, langes Becken, lange Arme und O-Beine benötigen.

Da die Notwendigkeit des Kauens in der menschlichen Entwicklung immer geringer wurde, hat sich die Kaumuskulatur aus dem Gesichtsschädel zurückgezogen, wodurch dieser flacher wurde. Mit dem weiteren Verlust der Kaufunktion (Fast Food) droht dem Hinterhaupt das gleiche Schicksal. Mit dem Rückzug der Kaumuskeln vom Hinterhaupt würde der Schädel immer runder werden und die Integration von Kau- und Nackenmuskeln würde verloren gehen. Die Wahrscheinlichkeit statisch bedingter Kopfschmerzen würde sich vergrößern. Zusammen mit »zivilisatorischen« Einflüssen wäre eine »Mensch-Rückwerdung« nicht ausgeschlossen.

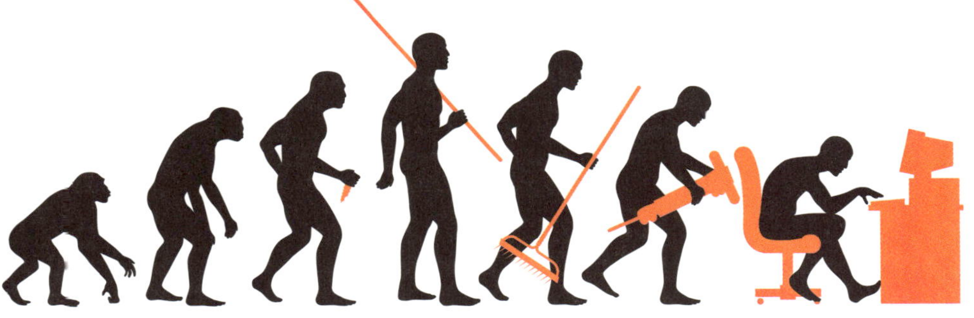

2. 4. 2. Aufbau des menschlichen Skeletts

Die typische S-Form der erwachsenen menschlichen Wirbelsäule ist ein Resultat des aufrechten Ganges; bei Neugeborenen ist sie noch nicht vorhanden.
Das menschliche Skelett baut sich aus rund 200 einzelnen Knochen auf. In der Natur einzigartige Konstruktionen sind der Fuß und die Hand des Menschen. Beim Gehen wird die Last des gesamten Körpers nur von einem Fuß getragen. Aus diesem Grund ist der Fuß gewölbeartig konstruiert, gehalten von einer kräftigen Sehnenplatte. So kann jeder Schritt auch auf unebenem Gelände gut abgefedert werden. Allerdings führen seltenes Barfußlaufen und ungeeignete Schuhe zur Schwächung des Fußgewölbes. Knick-, Senk- und Spreizfüße sind die Folge. Die menschliche Hand besteht aus vielen kleinen Knochen, die von vielen Muskeln angetrieben werden. Allerdings befinden sich die Muskeln nicht an der Hand selbst, weil sie sonst sehr unförmig und für filigrane Bewegungen nicht geeignet wäre. Sämtliche Handmuskeln setzen am Unterarm an und übertragen ihre Kraft mittels komplizierter Sehnenverbindungen auf die Handknochen.
Als Gelenk bezeichnet man die Verbindung mehrerer Knochen. An diesen Stellen erhalten die auf die Knochen einwirkenden Kräfte eine andere Richtung. Damit die Knochen an diesen Verbindungsstellen durch die dauernde Bewegung und Reibung nicht verschleißen, haben sie an ihrem Ende einen Überzug aus Knorpel. Durch die Gelenkflüssigkeit (Synovia), die wie eine Gelenkschmiere wirkt, wird die Reibung weiter reduziert. Das Ganze wird umhüllt von einer Kapsel aus Bindegewebe.

Bei dauerhaft zu hoher Belastung, bei Fehlbelastungen durch Fehlstellungen, aber auch durch Erkrankungen und Ernährungsmängel kann es zu einem lokalen Knorpelverschleiß kommen. Es entsteht eine Entzündung, die allmählich auf die Synovia, die Gelenkkapsel und den Knochen übergreift und letztendlich zum Knochenabbau führt. Diese Erscheinung nennt man Arthrose.

Bei einem erwachsenen Menschen befinden sich die Knochen in einem ständigen Umbau. Zwischen den Mineralien befindliche »Knochenfresszellen« (Osteoklasten) bauen Knochensubstanz ab, und knochenbildende Zellen (Osteoblasten) bauen Knochensubstanz auf. Das geht einher mit der Speicherung und Freisetzung von Mineralien und wird durch Hormone der Nebenschilddrüse und Nebenniere gesteuert.

2. 4. 3. Die Muskulatur — das Bewegungssystem des Körpers

Wie wir bereits festgestellt haben, ist es die Muskulatur, die unser Skelettsystem in Bewegung versetzt.

Die menschliche Muskulatur unterteilt sich in zwei Formen:

a Die glatte Muskulatur setzt die inneren Organe in Bewegung. Sie verursacht die Peristaltik des Darms und des Harnleiters sowie das Pumpen des Blutes in den Blutgefäßen. Glatte Muskulatur besteht aus einzelnen länglichen Muskelzellen. Ihre Aktivierung erfolgt durch das vegetative Nervensystem und ist daher von unserem Willen nicht zu beeinflussen.

b Die quergestreifte Muskulatur ist die eigentliche, durch unseren Willen gesteuerte Bewegungsmuskulatur. Wir finden sie am Skelett, aber auch als Muskeln des Auges, des Gesichtes, der Zunge und in einer spezialisierten Form als Herzmuskel. Quergestreifte Muskulatur besteht nicht aus einzelnen Zellen, sondern aus Fibrillen. Eine Fibrille entsteht, indem eine Muskelzelle in die Länge wächst und ihr Kern sich dabei vielfach teilt. Eine Muskel-Fibrille (Myofibrille) ist also eine lange Muskelzelle mit vielen Kernen; man nennt so etwas in der Biologie Plasmodium. In der Regel ist die Myofibrille so lang wie der ganze Muskel und läuft an beiden Enden in eine Sehne aus, die wiederum am Knochen befestigt ist.

Zum Bewegungssystem zählen wir im engeren Sinne nur die quergestreifte Skelettmuskulatur. Die Querstreifung ist nur im Mikroskop erkennbar und entsteht durch ihre Eiweißstruktur [siehe S. 65, Abbildung 30 unten].
Die Bewältigung des Alltags verlangt von uns vielfältige Beweglichkeit. Wir müssen gehen, laufen und rennen; wir müssen etwas mit den Händen greifen; wir wollen tanzen, schwimmen, genau hinschauen und auch mal in der Nase bohren. Etwa 640 mehr oder weniger große Muskeln garantieren, dass wir uns gut durchs Leben bewegen.

2. 4. 4. Bei der Bewegung unterscheidet man Spieler und Gegenspieler

Die einzig mögliche aktive Arbeit eines Muskels ist seine Verkürzung (Kontraktion). Die Rückkehr in die Ausgangslänge erfolgt passiv durch Dehnung, indem sich ein anderer Muskel verkürzt. Wenn wir also den Arm beugen, verkürzt sich der Armbeuger (Bizeps), und der Armstrecker (Trizeps) wird gedehnt. Strecken wir hingegen den Arm, verkürzt sich der Trizeps, und der Bizeps wird gedehnt [siehe Abbildung 29].

Abbildung 29 Muskelagonisten

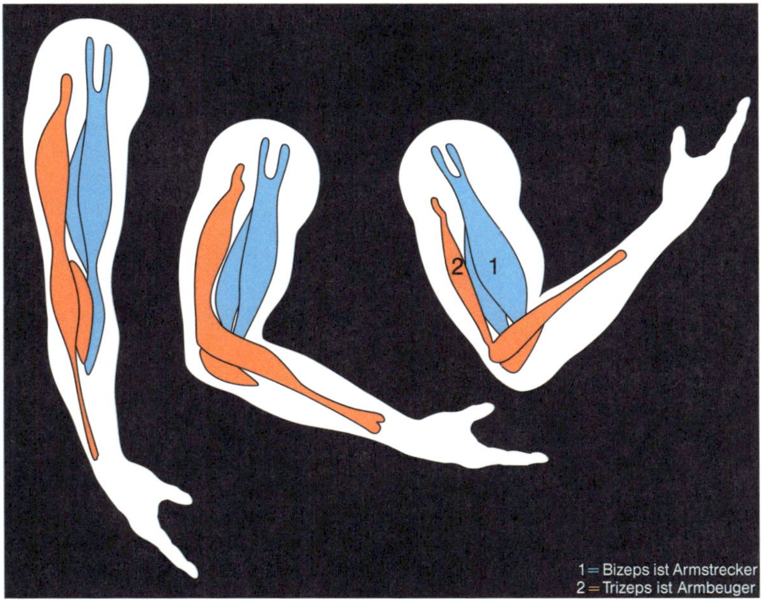

In einer Bewegung gibt es also immer einen oder mehrere aktive Muskeln, die man Agonisten nennt, und einen oder mehrere passive Muskeln, die man als Antagonisten bezeichnet. In Abhängigkeit von einer Gelenkstellung und dem Bewegungsziel ist daher jeder Muskel immer zugleich Agonist und Antagonist. Wer hat nicht schon mal jemandem »einen Vogel gezeigt«? Wenn man diese Bewegung mit einer Hochgeschwindigkeitskamera aufnehmen und dann sehr langsam abspielen würde, könnte man sehen, dass das Vogelzeigen eigentlich keine flüssige Bewegung ist, sondern dass der Finger durch das Wechselspiel vieler Muskeln »ins Ziel gezittert« wird. Und doch ermöglicht uns gerade dieses Wechselspiel von Spannen und Entspannen ungeheuer präzise Bewegungen. Denken Sie nur mal an den Uhrmacher oder an den Maler. Wollen wir diese Präzision verstehen, müssen wir einen Blick in das Innere eines Muskels werfen.

2. 4. 5. Aufbau der Muskulatur

Jeder Muskel ist hierarchisch aus mehreren Funktionsebenen aufgebaut [siehe rechts Abbildung 30].

Der quergestreifte Muskel [siehe ❶] setzt sich aus mit bloßem Auge gut erkennbaren Faserbündeln [siehe ❷] zusammen. Die einzelnen Muskelfasern eines Bündels [siehe ❸] sind lange Zellen mit einem Durchmesser von 10 bis 100 µm. Sie sind meist so lang wie der ganze Muskel und gehen an beiden Enden in die bindegewebigen Sehnen über. Die Muskelfasern enthalten in hoher Konzentration die Eiweiße Actin und Myosin. Diese bilden faserförmig in der Längsrichtung der Muskelzelle angeordnete Komplexe, die als Myofibrillen bezeichnet werden. Bei lichtmikroskopischer Betrachtung zeigen Skelettmuskelfasern eine charakteristische Querstreifung, die dadurch entsteht, dass in ihnen das Licht in regelmäßigen Anteilen stark und schwach gebrochen wird. Diese Anteile werden als anisotrope A-Banden und als isotrope I-Banden bezeichnet. In der Mitte der I-Bande ist ein dünner dunkler Streifen, die sogenannte Z(wischen)-Membran [siehe ❹], erkennbar.

Das Sarkomer ist die funktionelle Einheit der Myofibrille und wird durch die Z-Membranen begrenzt. Eine Längenänderung vieler oder aller Einzelsarkomere, von denen z.B. unser Bizepsmuskel etwa 10 Millionen besitzt, verursacht die Verkürzung oder Verlängerung des gesamten Muskels. In beiden Z-Membranen sind je 2000 parallel zur Zylinderachse verlaufende dünne Myofilamente verankert, die die Mitte des Sarkomers nicht ereichen. Die Mitte des Sarkomers wird von der sogenannten M(ittel)-Membran gebildet, in der dicke Myofilamente verankert sind [siehe ❺]. Hier ist der Querschnitt eines Sarkomers [siehe rechts Abbildung 30 ❻—❾] dargestellt.

Die Proteine der Myofibrillen kommen in verschiedenen Varianten, sogenannten Isoformen, vor, die sich durch ihre physikalisch-chemischen Eigenschaften unterscheiden. Die Vielfalt dieser Protein-Isoformen ermöglicht es, sehr verschiedene Muskelfaserstrukturen für spezielle Funktionen zu bilden und diese durch Training anpassen zu können.

1 Die dicken Myofilamente bestehen hauptsächlich aus dem Eiweiß Myosin, welches die typische Form einer geknickten Zigarre hat. Aus dem Filament herausragende Ausläufer werden vom Kopf eines Myosinfilaments gebildet.

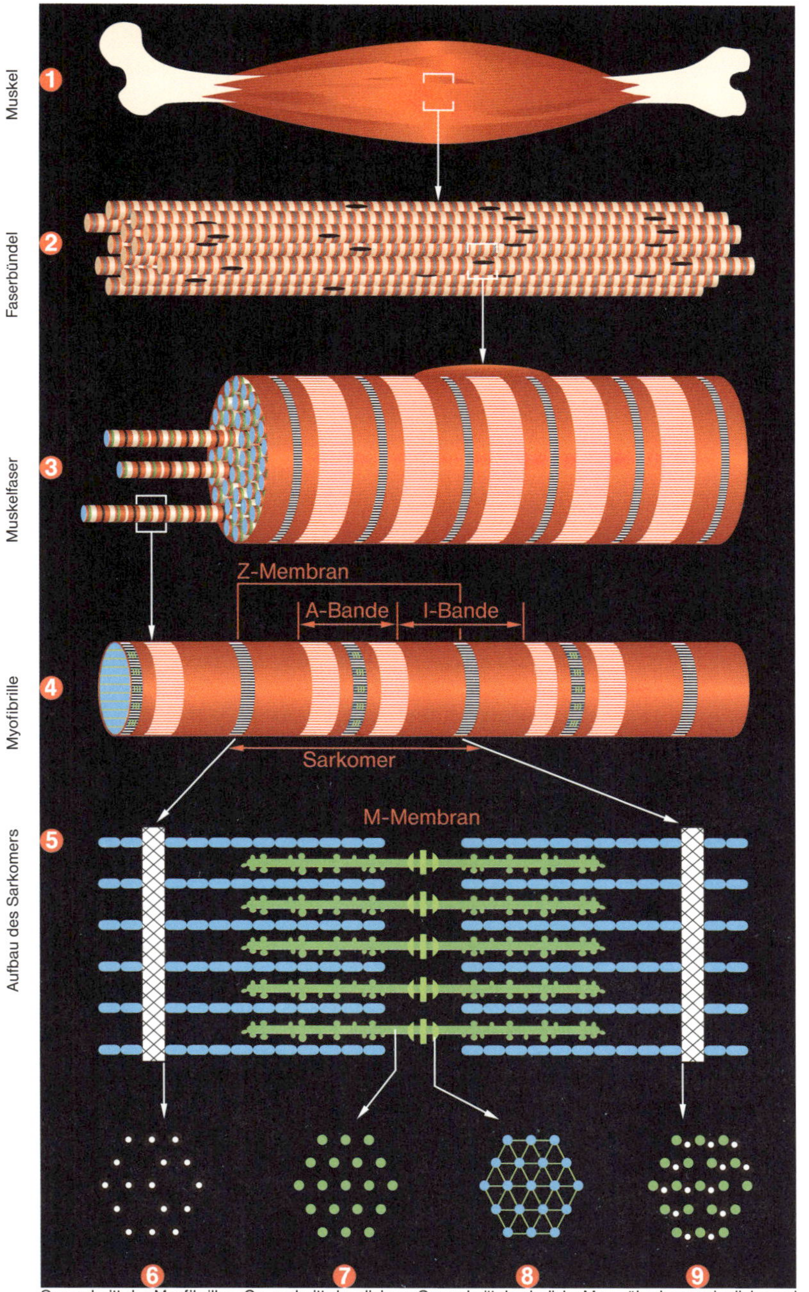

Querschnitt der Myofibrille an der Z-Membran

Querschnitt der dicken Myofilamente

Querschnitt durch dicke Myofilamente an der Z-Membran

überlappende dicke und dünne Myofilamente

2 Die dünnen Myofilamente bestehen aus den Eiweißen Actin, Troponinkomplex und Tropomyosin, die als Regulatorproteine wirken. Das Actinprotein ist der Partner des Myosins bei der Muskelkontraktion. Etwa 200 Actinmoleküle lagern sich zu einer Kette zusammen. In den Rinnen zwischen den Actinketten liegen die langen, starren Tropomyosinmoleküle.

2. 4. 6. Was bei einer Muskelkontraktion passiert

Bei einer Muskelkontraktion verkürzt sich der Muskel in seinen molekularen Elementen, wobei folgender Zyklus abläuft [siehe Abbildung 31]:

1 Auf ein biochemisches Signal hin binden sich die Myosinköpfchen fest an das Actinmolekül,

2 die Myosinköpfchen knicken ab, und weil sie fest an Actin gebunden sind, ziehen sie ihren Myosinfaden ein Stück in die Actinfinger hinein. Dabei verkürzt sich das Sarkomer. Die Energie für diese Aktion liefert das energiereiche Phosphat ATP (Adenosintriphosphat), welches dabei gespalten wird und so seine Energie verliert [siehe S. 67].

3 Sobald die ATP-Energie verbraucht ist, lösen sich die Myosinköpfchen vom Actin und gehen in ihre gerade Position zurück, wobei sie ein Stück am Actinfaden entlanggleiten.

Für eine rasche Muskelkontraktion muss eine große Zahl derartiger Zyklen ablaufen: Jedes dicke Filament verfügt über 500 Myosinköpfe, von denen jedes etwa 5 Querbrückenzyklen pro Sekunde absolviert.

Wir wissen jetzt, wie die Muskelkontraktion auf der molekularen Ebene abläuft. Was muss aber noch passieren, damit der Wunsch, z. B. ein Glas Bier anzuheben, auch tatsächlich die dafür erforderlichen Muskelkontraktionen ausführen lässt?

Abbildung 31 Gleitmodell der Muskelkontraktion

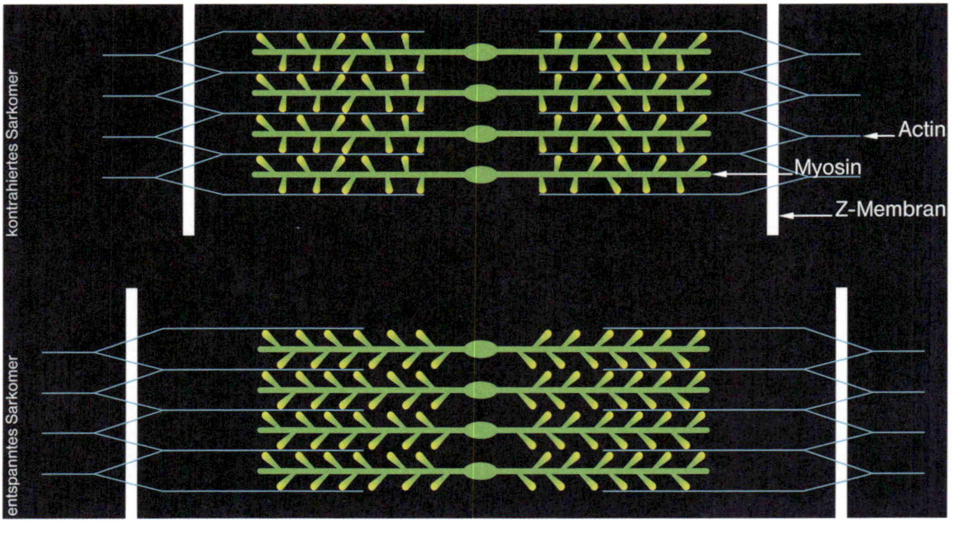

Zuerst wird aus dem Gedanken ein elektrisches Potenzial. Dieses läuft über das Rückenmark und wird an Ganglien (Schaltstellen) auf den Nerv übertragen [siehe S. 88, Kapitel Nervensystem], der wiederum unseren »Bierglas-Muskel« ansteuert. Dieser Nerv endet auf einer sogenannten motorischen Endplatte und überträgt dort seine Erregung auf die äußere Grenzmembran (Sarkolemm) der Muskelfaser. Nun wird die elektrische Erregung in eine chemische Aktion der Muskelfaser umgewandelt. Kalzium wirkt dabei als Mittlersubstanz (elektromechanische Kopplung). Die elektromechanischen Kopplungsprozesse sind sehr stark vom extrazellulären Kalziumangebot abhängig.

Allerdings aktivieren die Kalziumionen nicht den Actomyosinkomplex direkt, sondern das sogenannte Troponin-Tropomyosin-System. Im nichtkontrahierten Zustand blockiert das langgestreckte Tropomyosinmolekül, welches in der Furche des F-Actins liegt, die Wechselwirkung zwischen Actin und Myosin — verhindert also die Kontraktion. Kalzium löst diese Blockade und leitet damit die Muskelkontraktion ein.

Was passiert nun bei der Erschlaffung des Muskels, wenn wir z. B. das Bierglas wieder abstellen?

Zuerst wird das Kalzium wieder entfernt; es wird in das Endoplasmatische Retikulum [siehe S. 19, Kapitel Zelle] zurückgepumpt. Die dafür notwendige Energie stammt wieder aus der Spaltung von ATP. Ein Teil des Kalziums wird auch in Mitochondrien aufgenommen. Dieses dient jedoch hauptsächlich der Anpassung des oxidativen Stoffwechsels an den Energiebedarf der Muskelzelle. Anschließend gleiten die Actin- und Myosinmoleküle wieder auseinander.

2. 4. 7. Woher der Muskel seine Energie bekommt

Muskelanspannung (Kontraktion) und Muskelerschlaffung (Relaxation) sind beide Prozesse, die Energie verbrauchen. Die unmittelbar verfügbare Energie stammt aus der Spaltung von ATP (Adenosintriphosphat) zu ADP (Adenosindiphosphat) und Monophosphat. Der ATP-Vorrat des Muskels ist jedoch begrenzt und würde z. B. bei einem 100-Meter-Läufer gerade 2 Sekunden zur Deckung des Energiebedarfes ausreichen. Für längere Muskeltätigkeit muss das ATP wieder aus ADP und anorganischem Phosphat regeneriert werden. Dies erfolgt durch den Abbau von Energiereserven. Zur Verfügung stehen dafür zum einen das Glykogen (etwa 500 g in der Muskulatur, 100 g in der Leber) und zum anderen die Triglyceride (etwa 8 kg im Fettgewebe bei einem 70 kg schweren Mann). Der Energiegewinn aus dem Abbau dieser Reserven wird durch die Verfügbarkeit von Glykogen, freien Fettsäuren und Sauerstoff bestimmt. Da es sich um recht komplexe Stoffwechselmechanismen handelt, nimmt ihre Mobilisierung einige Zeit in Anspruch. Weil aber vor allem bei schnellen Bewegungen eine raschere Energiebereitstellung notwendig ist, besitzt der Muskel zur Überbrückung der Energieversorgung ein Reservephosphat, das Kreatinphosphat, welches ATP kontinuierlich regeneriert. So bleibt der ATP-Spiegel im arbeitenden Muskel auch bei Sauerstoffmangel konstant. Biochemisch stellt sich der Vorgang der Energieversorgung der Muskelkontraktion wie folgt dar.

1 ATP aus dem Abbau von Glukose, Glykogen und Fettsäuren
2 ATP + Kreatin = Kreatinphosphat + ADP

Bei dem im Cytosol der Muskelzelle herrschenden leicht sauren pH-Milieu liegt das Gleichgewicht der Kreatinreaktion ganz auf der Seite der ATP-Bildung. In der Erholungsphase erfolgt eine rasche Rephosphorylierung des Kreatins zu Kreatinphosphat.

Der Speicher an energiereichen Phosphaten (ATP, Kreatinphosphat) des Muskels stellt die unmittelbar nutzbare Energie für die Muskelkontraktion zur Verfügung. Die Phosphate für die kontinuierliche Befüllung dieses Pools werden im Substratstoffwechsel der Muskelzelle gebildet.

2. 4. 8. Die Spezialisierung der Muskulatur

Weiter oben haben wir bereits festgestellt, dass die verschiedenen Isoformen der Muskeleiweiße Actin und Myosin einen sehr unterschiedlichen Aufbau des Muskels ermöglichen, der exakt an seine Funktion im Körper angepasst ist und zugleich Spielraum für Adaptationen bietet. Man kann eben mit den Füßen schlechter schreiben als mit den Händen und auf den Händen nicht so schnell und lange laufen wie auf den Füßen.

Zur Ausübung verschiedener Funktionen (z. B. Haltearbeit, Dauerbelastung oder schnelle Bewegungen) gibt es unterschiedliche Typen von Muskelfasern, die sich in ihrer Enzymausstattung, Substratbevorzugung, ihren Mitochondrien und ihrem Myoglobingehalt voneinander unterscheiden. Grundsätzlich gibt es folgende Formen:

- a Die Typ-I-Muskelfasern (in roten Muskeln) sind myoglobinreich und haben eine tiefrote Farbe. Sie entwickeln eine relativ geringe Kraft, kontrahieren ausdauernd, aber langsam. Sie werden daher auch »slow twitch fibres« genannt.
- b Die Typ-II-Muskelfasern (in weißen Muskeln) sind myoglobinärmer und haben eine hellrote Farbe. Sie ermüden rasch, entwickeln aber eine große Kraft und kontrahieren sehr schnell, weshalb sie auch als »fast twitch fibres« bezeichnet werden.

Die beiden Fasertypen weisen auch unterschiedliche Isoformen der Regulatorproteine Troponin und Tropomyosin auf.

Die Skelettmuskeln des Menschen haben in Abhängigkeit von ihrer Funktion unterschiedliche Anteile dieser beiden Fasertypen. Der Quadrizepsmuskel des Oberschenkels ist vor allem für die Bewegung des Beines (Laufen, Springen) zuständig und besteht daher aus etwa 38 % Typ-I- und 62 % Typ-II-Muskelfasern. Der Soleusmuskel des Unterschenkels (Wadenmuskel) ist wesentlich für das Stehen verantwortlich, was sich in seiner Faserzusammensetzung mit etwa 86 % Typ-I- und 14 % Typ-II-Fasern widerspiegelt.

Die verschiedenen kontraktilen Eigenschaften der Muskelfasern bedingen auch einen unterschiedlichen Substratstoffwechsel. Typ-I-Fasern besitzen alle Voraussetzungen für eine bevorzugte Verstoffwechselung von Fettsäuren als Substrat. Typ-II-Fasern haben dagegen die Enzymausstattung für die vorwiegende Verstoffwechselung von Glukose. Dauerhafte gezielte Beanspruchung (Training) eines Muskels bedingt seine Anpassung hinsichtlich der Faserstruktur. Beispielsweise führt Ausdauertraining wie Schwimmen, Marathon oder Skilanglaufen zu einer quantitativen Zunahme der Typ-I- und Abnahme der Typ-II-Fasern. Beim Schnelligkeitstraining nimmt der zahlenmäßige Anteil der schnellen Typ-II-Fasern zu. Kraftbelastung wie Gewichtheben erhöht dagegen nicht die Anzahl, sondern die Größe von Typ-II-Fasern.

2. 4. 9. Die Arbeitsintensität bestimmt die Form der Energiegewinnung

Wie bereits gesagt, stellen Glukose (bzw. Glukose im Glykogen) und freie Fettsäuren die Energiesubstrate für den Stoffwechsel des Muskels dar. In Gegenwart von Sauerstoff werden beide zu CO_2 und Wasser oxidiert. Bei Sauerstoffmangel wird das in der Glykolyse gebildete Pyruvat in Laktat überführt, so dass ATP auch unter anaeroben Bedingungen gebildet werden kann. Dabei liegt jedoch die ATP-Ausbeute bei weniger als 10 % der aeroben Glykolyse, und die Glukose muss vorwiegend aus Glykogen mobilisiert werden. Außerdem führt die Laktatbildung (Milchsäure) zu einer Übersäuerung der Muskelzelle und damit zu »schweren Beinen«.

Im Ruhestoffwechsel des Muskels werden Glukose und Fettsäuren oxidiert oder als Glykogen und Triacylglycerin gespeichert. Während Glukose über ein Transportsystem in der Zellmembran aufgenommen wird, diffundieren Fettsäuren in Abhängigkeit von ihrer Konzentration im Blut in die Zelle. Nur etwa 20 % der aufgenommenen Fettsäuren erscheinen als Kohlendioxid, werden also oxidiert; der weitaus größere Teil wird als Triacylglycerin gespeichert, um bei Bedarf hydrolysiert zu werden und als Substrat zur Energiegewinnung zu dienen.

Bei mittelschwerer Arbeit nimmt der Muskel vermehrt Glukose und Fettsäuren auf. Dabei wird ein Gemisch aus aufgenommener Glukose, gespeichertem Glykogen und freien Fettsäuren zur Energiegewinnung verarbeitet. Bei Muskelarbeit werden aus der Nebenniere zunehmend Stresshormone wie Adrenalin freigesetzt. Durch ihre Wirkung kommt es zu einem Abfall der Insulinkonzentration im Blutplasma. Dennoch wird verstärkt Glukose in den Muskel aufgenommen, da in einem insulinunabhängigen Prozess mehr Glukosetransportermoleküle aus den Vorräten genommen werden. Die Stimulierung durch das Adrenalin führt aber im Fettgewebe zu einer Steigerung der Lipolyse mit Anstieg der freien Fettsäuren im Blutplasma und deren Aufnahme in die Muskelzelle. Mit zunehmender Dauer der Muskeltätigkeit werden die Glykogenvorräte erschöpft. Parallel nimmt die Fettsäureoxidation zu. Je mehr Fettsäuren im Muskel verstoffwechselt werden, umso mehr werden die Aufnahme und der Durchsatz von Glukose im Muskel gebremst, damit diese auch noch für glukoseabhängige Organe wie das Gehirn zur Verfügung steht. Dieser glukosesparende Effekt einer gesteigerten Fettsäureoxidation wird als Glukose-Fettsäure-Zyklus bezeichnet.

Von besonderer Bedeutung ist dieser Mechanismus für Menschen, die bereits morgens vor dem Frühstück Sport treiben. Nach der nächtlichen Nahrungskarenz sind die Glykogenreserven in der Leber teilweise erschöpft, und so müssen mehr Fettsäuren zur Energiebereitstellung aktiviert werden. Diesesg Phänomen kann man sich für das Abspecken zunutze machen.

Bei schwerer Muskelarbeit nimmt der Anteil des Energiegewinns aus Glykogen zu, wobei die Muskelglykogenspeicher kontinuierlich entleert werden. Bei Erschöpfung der Glykogenspeicher schaltet der Muskel vollständig auf die Oxidation freier Fettsäuren um. Während kurz dauernder maximaler Muskelarbeit sorgen die energiereichen Phosphate (ATP, Kreatinphosphat) für die Energiebereitstellung, unterstützt durch die anaerobe Glykolyse, was aber mit einer vermehrten Laktatbildung verbunden ist.

Im Hungerzustand werden Muskeleiweiße als Energiesubstrat benutzt. Während der Gluconeogenese [siehe S. 40, Kapitel Leber] werden Proteine zu Glukose umgewandelt und so verstoffwechselt. Bei länger andauerndem Fasten nimmt die Muskelproteolyse wieder ab. Das Gehirn gewöhnt sich an den Zustand des Glukosemangels und benutzt zunehmend Endprodukte des Eiweißabbaus (Ketonkörper) für den eigenen Energiestoffwechsel. So kann der Organismus die Glukoseneubildung in der Leber reduzieren. Da der Verlust von mehr als der Hälfte des Körpereiweißes nicht überlebt werden kann, verlängert dieser Sparmechanismus die Überlebenszeit bei protrahiertem Hunger beträchtlich. Bei Crash-Diäten führt dieses Phänomen allerdings zum berüchtigten Jo-Jo-Effekt.

2. 4. 10. Wie Hormone den Muskelstoffwechsel beeinflussen

Der Substratumsatz der Muskelzelle wird nicht nur durch ihren Funktionszustand und das Substratangebot bestimmt, sondern auch durch Veränderungen des Hormonhaushaltes. Normale und krankhafte Schwankungen des Spiegels einzelner Hormone führen zu Änderungen des Substratumsatzes der Muskelzelle:

- Insulin bewirkt im Muskel eine 4- bis 10-fache Steigerung der Glukoseaufnahme durch Stimulierung des Glukosetransportes und der Glykogensynthese. Weiterhin werden die Triacylglycerin- und Proteinsynthese durch vermehrte Aufnahme von Fettsäuren und Aminosäuren gesteigert.
- Wachstumshormon stimuliert die Aminosäureaufnahme und Proteinbiosynthese.
- Adrenalin und Noradrenalin hemmen die Glukoseaufnahme und stimulieren den Glykogenabbau und die Lipolyse im Muskel.
- Das Stresshormon Cortisol steigert den Eiweißabbau, wobei die freigesetzten Aminosäuren als Substrate für die Gluconeogenese in der Leber dienen.
- Bei Fieber und Entzündungen bewirkt der aus Makrophagen freigesetzte Botenstoff Interleukin 1 [siehe S. 82, Kapitel Immunsystem] ebenfalls einen Eiweißabbau zur Energiegewinnung.

2. 4. 11. Wachstum und Regeneration von Muskelzellen

Von erheblicher praktischer Bedeutung, nicht nur für den Fall von Muskelverletzungen beim Sport, ist die Frage nach der Regenerationsfähigkeit der Muskulatur. In allen Muskeltypen finden sich neben Muskelzellen auch Bindegewebszellen.

Im Herzmuskel machen die Muskelzellen zwar etwa 70% des Volumens, aber nur ein Drittel aller Zellen aus. Herzmuskelzellen sind nicht teilungsfähig. Sie können sich also nur durch Hypertrophie, d.h. Zunahme des Zellvolumens ausdehnen.

Im Skelettmuskel gibt es einkernige Zellen ohne Myofibrillen, die als Satellitenzellen bezeichnet werden. Sie sind für die Neubildung von Muskelzellen nach Muskelverletzungen verantwortlich.

Glatte Muskelzellen des Darmes und der Blutgefäße besitzen nicht nur die Fähigkeit zur Biosynthese extrazellulärer Matrixproteine (Elastin, Kollagen, Glycosaminoglycane), sondern können sich auch teilen. Als Bestandteil von Blutgefäßwänden besitzen glatte Muskelzellen deshalb eine wichtige Bedeutung bei der Entstehung der Arteriosklerose.

2. 5. Der Schutz des Organismus — das Immunsystem

Um uns herum wimmelt es nur so von Krankheitserregern: Bakterien, Viren, Parasiten, Pilze und vieles mehr. Wir kommen mit ihnen in Kontakt, z. B. durch Verletzungen der Haut oder der Schleimhäute. Sie können durch einen Insektenstich übertragen oder eingeatmet werden. Und doch werden wir nur relativ selten krank, und von vielen Erkrankungen, wie etwa einem Schnupfen, werden wir schnell und »wie von selbst« wieder gesund. Dass das so ist, verdanken wir der ständigen, aber unauffälligen Tätigkeit unseres Immunsys tems. [siehe Abbildung 32].

Das Immunsystem ist kein Organ, ja noch nicht einmal ein Gewebe — und doch ist es in allen Geweben und Organen präsent. Eigentlich besteht unser Immunsystem nur aus vielen hoch spezialisierten Zellen, die überall sind und auf vielfältigen Wegen auch über weite Strecken miteinander kommunizieren. Übertragen auf unser mehrfach benutztes »Industriebeispiel« könnten wir sagen: Die Industrie eines Landes leistet sich viele Millionen »Familienunternehmen«, die nur damit beschäftigt sind, dieses Land nach außen und innen zu schützen. Das Phänomen ist, dass nicht nur jedes Familienunternehmen, sagen wir einmal in Hamburg, genau weiß, was die anderen in dieser Stadt gerade machen, sondern dass es auch genau darüber informiert ist, was die Mitbewerber in München treiben. Und all das funktioniert ohne eine anleitende, anweisende oder kontrollierende Zentrale (z. B. in der Hauptstadt Berlin). Aber es gibt »Informationszentren«, aus denen jedes einzelne Familienunternehmen im Immunsystem Informationen erhält oder ab-

Abbildung 32 Das »Immunsystem«

Jedes Land schützt seine Grenzen nach außen und nach innen. Das menschliche Immunsystem arbeitet ganz ähnlich.

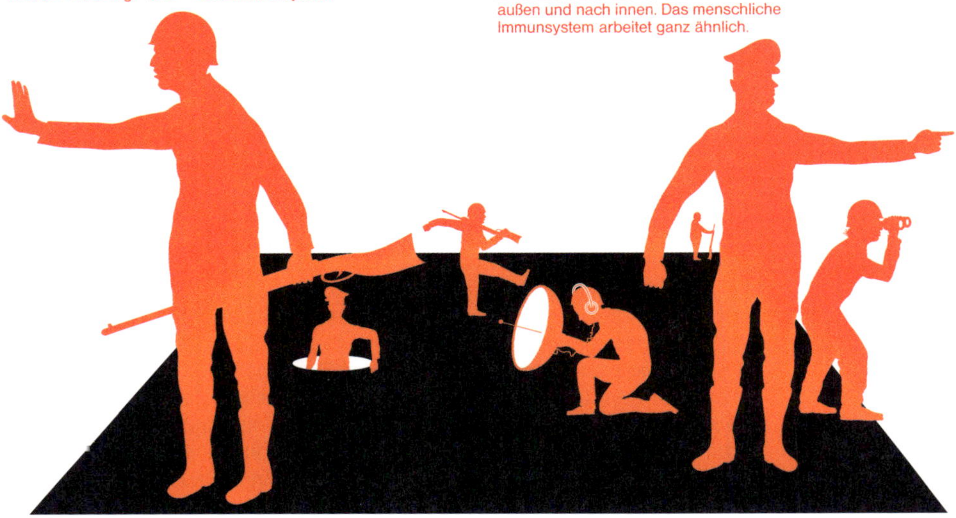

rufen kann, um dann seine Handlungsentscheidung selbst, aber in Abstimmung mit den anderen Unternehmen zu treffen.

2. 5. 1. Gesund oder krank — das Immunsystem entscheidet

Für unsere Lebensprozesse nehmen wir ständig Nahrung und Luft zu uns. Mit der Nahrung und der Atemluft gelangen Schad- und Giftstoffe sowie Krankheitserreger in den Organismus (z.B. Industrie- und Haushaltschemikalien, Pflanzenschutzmittel). Normalerweise ungefährliche Stoffe können aber auch Allergien erzeugen (z.B. Lebensmittel, Kosmetika, Medikamente). Beim Kontakt mit bestimmten Stoffen wie Lebensmittelzusätzen, Schimmelpilzen, Metallimplantaten, Holzschutzmitteln oder Nikotin können aggressive Produkte, die sogenannten freien Radikale, entstehen.

Freie Radikale sind infolge eines Elektronenüberschusses höchst reaktive Teilchen, die Zellmembranen aller Organe und Gewebe angreifen und schädigen können.

Es gibt außerdem »systembedingte« Fehler, weil unsere Körper-Konzerne auch viel Ausschuss produzieren. Diese werden von den Immun-Familienunternehmen normalerweise höchst unauffällig beseitigt. Würde das »Netzwerk Immunsystem« auch nur kurzzeitig komplett versagen, wären wir kaum überlebensfähig. Die wesentlichen Prinzipien der Tätigkeit des Immunsystems sind:

- Die eigenen Strukturen werden nicht angegriffen, Fremdes wird sofort erkannt, wenn nötig bekämpft und entsorgt.
- Der Vorgang wird gespeichert, um bei erneutem Kontakt schnell reagieren zu können.

Wir werden in diesem Kapitel folgendermaßen vorgehen. Zuerst wollen wir uns in der gebotenen Kürze einen Überblick über die Arbeitsweise des Immunsystems verschaffen, um dann im Kontext des Buches etwas genauer auf die Immunbereiche einzugehen, die in Beziehung zur Ernährung stehen.

2. 5. 2. Wie das Immunsystem funktioniert

Obwohl das Immunsystem lebenswichtig ist, bemerken wir seine Arbeit eigentlich nicht. Erst wenn etwas nicht richtig funktioniert, wie zum Beispiel bei Allergien, registrieren wir sein Vorhandensein.
Zum Immunsystem gehören verschiedene über den ganzen Körper verteilte organische Strukturen [siehe rechts Abbildung 33]. Sie bewältigen zum einen Aufgaben im Rahmen der Abwehr von Fremdkörpern, zum anderen sind sie der Ort der Reifung und Entwicklung beweglicher Elemente wie spezialisierter Zellen, Antikörper und Botenstoffe.

So wie jedes Land seine Grenzen gegen das Eindringen von unerwünschten Objekten schützt, macht das auch der Organismus. Er verfügt über Körperbarrieren, die Haut und die Schleimhäute. Sie bilden die Grenzflächen zwischen der Innen- und Außenwelt, und hier findet die Hauptarbeit zum Schutz des Körpers statt. Sichtbare Zeichen solcher Abwehrtätigkeit sind katarrhalische Entzündungen wie der Schnupfen. Erst wenn die Barrieren durch Erreger oder Schadstoffe überwunden werden, beginnen spezielle immunologische Prozesse.

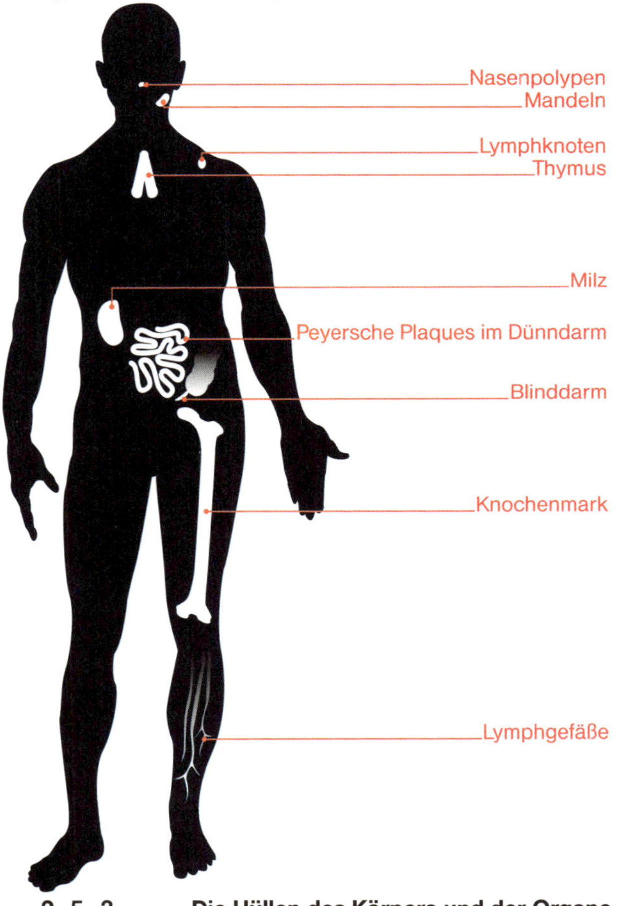

2. 5. 3. Die Hüllen des Körpers und der Organe

2. 5. 3. 1. Die Haut als äußere Hülle

Unsere Haut ist ein äußerst wirksames Hindernis für Eindringlinge jeder Art. Bakterien können ihr praktisch nichts anhaben. Ihr physiologischer Säuremantel, ein von den Schweiß- und Talgdrüsen gebildeter leicht saurer Wasser-Fett-Film, enthält bakterienabweisende Enzyme, die eine Besiedlung weitgehend verhindern. Weniger Schutz bietet die Haut gegen Chemikalien (z. B. Reinigungs- und Lösungsmittel) und viele organische Stoffe (z. B. Emulgatoren). Verletzungen der Haut (z.B. Schnitt- oder Schürfwunden) oder Verbrennungen (Sonnenbrand) können allen Eindringlingen Tür und Tor öffnen. Darüber hinaus beherbergt die Haut aber auch Zellen, die zum spezifischen Immunsystem gehören [siehe S. 74, Kapitel Zwei Formen der Immunität]:

- T-Lymphozyten, meist als sogenannte Gedächtniszellen, die unablässig auf der Suche nach Eindringlingen sind.
- Langerhans-Zellen, die eventuelle Eindringlinge analysieren und diese Information an andere Teile des Immunsystems weitergeben.

2. 5. 3. 2. Die Schleimhäute als innere Oberflächen

Die Schleimhäute des Magen-Darm-Traktes, der Atemwege, des Urogenitalsystems, aber auch der Augen und Ohren erfüllen neben organspezifischen Aufgaben (beispielsweise bei der Atmung oder Verdauung) auch zahlreiche Schutzfunktionen. In den Atemwegen befördert das Flimmerepithel, unterstützt von der Schleimschicht, unerwünschte Fremdstoffe sofort wieder hinaus. Alle Schleimhäute produzieren einen Antikörper, das Immunglobulin A, der sofort auf fremde Mikroorganismen reagiert und sie vernichtet. Darüber hinaus enthält der Schleim ein bakterienauflösendes Enzym, das Lysozym.

2. 5. 4. Zwei Formen der Immunität

Unser Immunsystem verfügt über zwei Formen der Abwehr — die angeborene oder unspezifische Immunantwort und die adaptive oder spezifische Immunantwort. Hier [siehe Tabelle 3] sind die jeweiligen Elemente dieser Mechanismen — in Vorwegnahme der textlichen Erörterung — aufgeführt.

Tabelle 3 Funktionelle Bestandteile des Immunsystems

	zelluläre Immunität	humorale Immunität (durch Säfte vermittelt)
unspezifisch	neutrophile Granulozyten eosinophile Granulozyten Monozyten natürliche Killerzellen	Komplement Akute-Phase-Proteine Interferone
spezifisch	T-Lymphozyten B-Lymphozyten Plasmazelle	Antikörper

Bereits von Geburt an verfügt jeder Mensch über die einfachste Form der Immunantwort, die angeborene oder unspezifische frühe Immunantwort, die den Organismus 4 bis 5 Tage schützt, bis andere Abwehrsysteme aktiviert sind. Dieser Abwehrmechanismus ist bei Gefahr zwar sofort einsatzbereit, aber nicht auf die Abwehr bestimmter Eindringling spezialisiert. Er richtet sich erst einmal gegen alles und jeden. Dieser eher stereotype Mechanismus ist zwar nicht in der Lage, Bakterien vollständig zu vernichten, verhindert aber ihre Ausbreitung. An die initiale Phase der Abwehr schließt sich die adaptive oder spezifische Immunantwort durch Lymphozyten (spezielle weiße Blutkörperchen) an. Sie sind speziell gegen einzelne Krankheitserreger gerichtet, weil sie dieses Verhalten in ihrer Entwicklung »erlernen«. So ist der Organismus in der Lage, auf eine riesige Zahl von Fremdstoffen mit hoher Spezifität zu reagieren.

2. 5. 4. 1. Fast alle »Eindringlinge« werden Antigen genannt

Zu den Antigenen zählen:

— mikrobielle Antigene (Bakterien, Viren, Pilze, Parasiten),
— chemische Antigene (Chemikalien, Nahrungsmittel, Arzneimittel).

Genau genommen ist das eigentliche Antigen nicht das ganze Bakterium oder — bei einer Allergie — nicht das ganze Weizenkorn, sondern eine bestimmte Eiweißstruktur an deren Oberfläche. Es gibt auch »innere Antigene«, da sich alle Viren und manche Bakterien nach einer Infektion erst in einer sogenannten Zielzelle (target cell) des Organismus vermehren und diese Zelle so verändern, dass sie selbst zum Antigen wird.

Man denke an die immer wiederkehrenden Lippenbläschen bei einer Herpes-Virus-Infektion. Übrigens funktionieren Computer-Viren nach dem gleichen Prinzip: eindringen und von innen verändern.

2. 5. 4. 2. Haptene sind Halb-Antigene

Sehr kleine Moleküle können allein keine Immunantwort auslösen. Wenn sich solche Moleküle aber mit Proteinen verbinden, können sie zum Voll-Antigen werden und eine Abwehrreaktion bewirken. Dies ist beispielsweise bei der Penicillin-Allergie der Fall, aber auch bei Reaktionen gegen Zahnmetalle. Eine metallo-allergische Reaktion ist prinzipiell bei allen in der Zahnmedizin verwendeten Materialien möglich. Wir wollen uns jetzt etwas genauer mit den beiden Formen der Immunantwort befassen.

2. 5. 4. 3. Die angeborene, unspezifische Immunität

Im Zentrum dieser Abwehrreaktion ist das sogenannte Komplementsystem.
Komplementsystem = Lösliche Antigene (z.B. Bakterien) werden durch Antikörper zwar neutralisiert, sind aber noch nicht zerstört. Für die Vernichtung ist das Komplementsystem zuständig. Das Komplement setzt sich aus etwa 20 Eiweißstoffen zusammen. Antikörper bewirken die Aktivierung dieser Proteine, die dann in mehreren Stufen (Kaskaden) die Hülle des Eindringlings auflösen. Das Komplementsystem stimuliert und unterhält Entzündungsprozesse. Manchmal ist die Komplementaktivierung jedoch unzureichend. Dann müssen Fresszellen (Phagozyten) auf den Plan treten, und die sogenannte Phagozytose beginnt.
Phagozytose = Als Phagozytose bezeichnet man den Vorgang des »Verschlingens« eines belebten oder unbelebten Fremdkörpers. Für diese Aktion sind verschiedene Zellen, die man zu den weißen Blutkörperchen zählt, im Blut und in den Geweben zuständig. Diese Blutkörperchen entwickeln sich wie auch die Erythrozyten und die Blutplättchen (Thrombozyten) aus einer einzigen Stammzelle im Knochenmark [siehe S. 76, Abbildung 34].

Zu den Phagozyten zählt man:

- Granulozyten,
- Monozyten,
- Makrophagen.

Befassen wir uns zuerst mit den Makrophagen. In ihrer ersten, unreifen Lebensphase treiben sie als Monozyten im Blut. Später wandern sie aus dem Blut in verschiedene Gewebe und differenzieren sich zu:

- Alveolar-Makrophagen der Lunge,
- Milz-Makrophagen,
- Lymphknoten-Makrophagen,
- Peritoneal-Makrophagen des Bauchfells,
- Kupffersche Sternzellen der Leber,
- Histiozyten des Bindegewebes,
- Osteoklasten des Knochens,
- Mikrogliazellen des Nervensystems.

Allen diesen Zellen gemeinsam ist ihre Fähigkeit, Fremdes zu fressen.
Wir haben bei unseren bisherigen Betrachtungen schon mehrfach bemerkt, dass keine Struktur, keine Zelle nur eine einzige Aufgabe zu erfüllen hat. So ist das auch bei den Makrophagen. Sie haben eine zusätzliche Tätigkeit zu verrichten, die der Antigenpräsentation.

Wie unten dargestellt, sind Antigene bestimmte typische Oberflächenstrukturen (Codes) von Bakterien oder Schadstoffen, anhand derer sie vom Immunsystem als körperfremd erkannt werden können. Damit nun die spezialisierten Elemente des Immunsystems auf die Antigene reagieren können, müssen ihnen diese gezeigt, eben »präsentiert« werden. Das ist der Job der Makrophagen. Sie dürfen also nicht nur einfach alles, was ihnen über den Weg läuft, fressen, sondern sie müssen dabei die Antigene »herausfischen« und sie zur Weiterverarbeitung präsentieren. Makrophagen werden daher auch antigenpräsentierende Zellen (APC) genannt. Auf diese Weise spielen die Makrophagen eine entscheidende Rolle bei den spezifischen Abwehrmechanismen, obwohl sie selbst keine Rezeptoren für Antigene besitzen. Makrophagen werden einerseits durch verschiedene Botenstoffe stimuliert, andererseits synthetisieren sie selbst Botenstoffe wie die Zytokine, Enzyme und Bestandteile des Komplementsystems, die dann ihrerseits andere Zel-

Abbildung 34 Entwicklung der Blutzelle aus einer Stammzelle

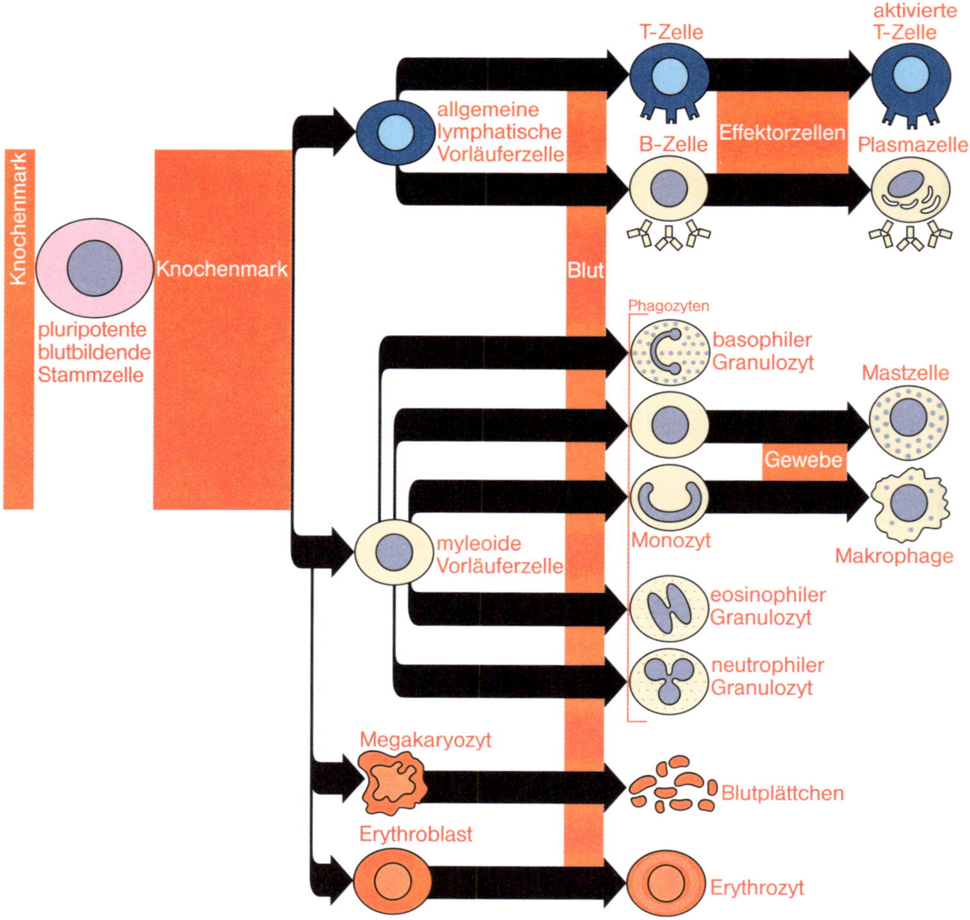

len des Abwehrsystems aktivieren. Die Makrophagen haben jedoch noch eine dritte Aufgabe zu erfüllen, indem sie gealterte oder entartete Zellen, Zell- und Gewebstrümmer sowie Fremdkörper entsorgen. Diese Fraktion der Fresszellen ist in den Geweben anzutreffen, während die zweite Fraktion, die Granulozyten, im Blut zirkuliert. Wo auch immer im Organismus es gilt, etwas Schädigendes »aufzufressen«, sind sie vor Ort. Sie werden sowohl durch körpereigene Botenstoffe als auch durch bakterielle Stoffe zum Ort der Entzündung gelockt. Bakterien oder Pilze werden getötet, Fremdkörper oder zerstörtes Gewebe aufgenommen und zersetzt. Für diese Arbeit besitzen die Granulozyten eine reichhaltige Ausstattung an giftigen und aggressiven Chemikalien wie Wasserstoffperoxid, Superoxid, Hydroxylradikale und Singulett-Sauerstoff. Nach ihrer Anfärbbarkeit mit einem speziellen Farbstoff unterscheidet man im Blutbild sogenannte basophile, eosinophile und neutrophile Granulozyten.

Aber es gibt noch eine dritte Form der Fresszellen (Phagozyten), die sogenannten Natürlichen Killerzellen (NK-Zellen). Auch sie entwickeln sich aus den Stammzellen im Knochenmark [siehe links Abbildung 34]. Ihr wichtigstes Einsatzgebiet ist die frühzeitige Abwehr von Viren und bestimmten Bakterien (Listerien) oder Parasiten (Leishmanien). Wenn bei einer solchen Infektion die Makrophagen in Aktion treten, produzieren sie spezielle Botenstoffe (Interferone). Die Interferone haben zwei Aufgaben: Erstens schützen sie die Nachbarzellen vor einem Übergriff durch die bereits genannten Erreger und zweitens aktivieren sie die NK-Zellen. Letztere docken dann an die vom Erreger befallene Zelle an und besprühen deren Oberfläche mit einem Granulat. Die Granula enthalten spezielle Eiweiße, die in die Membran der kranken Zelle eindringen und deren programmierten Zelltod (Apoptose) auslösen. Später werden die Zelltrümmer durch Makrophagen beseitigt.

Eine weitere spezielle Fähigkeit der NK-Zellen scheint das selbstständige, sozusagen unaufgeforderte Töten von Krebszellen zu sein. Gesunde Zellen werden nicht angegriffen. Wie die Killerzellen gesund und krank unterscheiden können, ist allerdings noch nicht endgültig geklärt.

2. 5. 4. 4. Die erworbene (adaptive), spezifische Immunität

Wird das unspezifische Immunsystem mit »Eindringlingen« nicht fertig, so greift der Körper auf die erworbene (adaptive) spezifische Immunität zurück. Die Aufforderung dazu ergeht von den Phagozyten mit der Antigenpräsentation [siehe S. 75]. Die Träger der spezifischen Immunität sind die Lymphozyten. Auch sie entstehen aus den Stammzellen im Knochenmark [siehe links Abbildung 34]. Ein Teil dieser »Neugeborenen« verbleibt im Knochenmark und differenziert sich zu — B-Lymphozyten (von engl. bone marrow = Knochenmark), mit denen wir uns etwas später befassen werden.

Ein anderer Teil wandert aus dem Knochenmark in die Thymusdrüse und wird dort zu — T-Lymphozyten (von Thymus).

Der Thymus ist eine Drüse hinter dem Brustbein. Sie wächst bis zur Pubertät und bildet sich danach langsam zurück, ohne ihre Fähigkeit T-Lymphozyten zu formen, jemals ganz zu verlieren. Die aus dem Knochenmark gekommenen »ungelernten«, sogenannten naiven Lymphozyten lernen im Thymus zwischen »fremd« und »eigen« zu unterscheiden.

Jede körpereigene Zelle trägt ein individuelles Markenzeichen, eine Ansammlung fast einzigartiger Eiweiße auf ihrer Oberfläche: die Haupthistokompatibilitätsantigene (= MHC-Moleküle von engl. major histocompatibility complex). Dadurch ist sie als »körpereigen« gekennzeichnet. Bei den MHC-Molekülen handelt es sich um große, die Zellmembran durchziehende Eiweißmoleküle.
Bedeutsam sind zwei Klassen:

- Klasse I kommt auf allen Arten von Körperzellen vor;
- Klasse II dagegen nur auf Immunzellen wie Makrophagen und B-Zellen.

Da sie die Zellmembran wie kleine Kanäle durchziehen, sind sie am Informationsfluss in die Zelle hinein und aus ihr heraus beteiligt. Die MHC-Moleküle, die sich von Mensch zu Mensch unterscheiden, sind der Grund dafür, dass bei Transplantationen selbst unter verwandten Menschen Probleme auftreten können.

Jede Zelle des Körpers, mit Ausnahme der roten Blutkörperchen, trägt auf ihrer Oberfläche denselben Satz charakteristischer Proteine und kann dabei bis zu 8 wichtige Kennzeichen tragen, die einen Menschen als Individuum ausweisen. So ist nicht nur jeder Mensch als solcher einmalig — jede seiner Zellen ist es auch.

Dieser biologische Marker wird den T-Lymphozyten im Thymus eingeprägt. Bevor die T-Lymphozyten die Thymusdrüse verlassen, wird geprüft, ob sie funktionstüchtig sind, d.h. ob sie überhaupt Antigene (MHC) auf der Oberfläche von Zellen erkennen können oder ob sie eventuell zu heftig auf körpereigene Strukturen reagieren.

Während der Schwangerschaft schrumpft die Thymusdrüse unter dem Einfluss der hormonellen Veränderungen. Sie produziert auch eine andere Art von T-Zellen, die das Immunsystem dämpfen, um zu verhindern, dass das mütterliche Abwehrsystem Antikörper gegen die väterlichen — und damit fremden — Antigene des Kindes bildet.

Die für funktionstüchtig befundenen T-Zellen verlassen nun den Thymus und zirkulieren bis an ihr Lebensende im Blut oder in den Geweben. Dabei sehen wir, dass die T-Lymphozyten eine nochmalige Differenzierung erfahren haben in

- T-Helferzellen, welche andere Immunzellen in ihrer Funktion unterstützen und große Mengen an Botenstoffen freisetzen, und
- zytotoxische T-Zellen (Killerzellen), deren Aufgabe es ist, virusinfizierte und andere als fremd erkannte Zellen zu zerstören.

Im Prinzip kann man die T-Zell-Reifung mit der Ausbildung in einer Akademie für Elite-Soldaten vergleichen.

siehe rechts Abbildung 35

Kehren wir jetzt zurück ins Knochenmark. Dort befinden sich noch immer jene Stammzellen, die zu B-Lymphozyten heranreifen sollen. Dieser Reifeprozess beinhaltet die Fähigkeit, entweder später Antikörper zu produzieren oder zu einer langlebigen Gedächtniszelle zu werden. Sodann werden die B-Zellen ins Blut entlassen. Die dafür »ausgebildeten« B-Zellen stellen einen speziellen Antikörper her und bringen diesen als Rezeptor (wie einen Schlüssel) auf die Zelloberfläche. Eine dazu passende Fremdstruktur kann so nach dem »Schlüssel-Schloss-Prinzip« erkannt werden. Jede B-Zelle produziert einen etwas anders gearteten Rezeptor, so dass jede eine andere Fremdstruktur erkennt. Trifft eine B-Zelle auf den passenden Fremdkörper, beginnt sie sich rasch zu vermehren und differenziert sich weiter zu einer Plasmazelle, welche wiederum in der Sekunde etwa 5000 identische, dem Erreger entsprechend maßgeschneiderte Antikörper produziert. Diese wandern in die Blutgefäße und treffen schließlich mit dem Eindringling zusammen. In einer Antigen-Antikörper-Reaktion wird der Erreger in einem Komplex gebunden und entweder von den Killerzellen zerstört, von den Fresszellen verschlungen oder durch das Komplementsystem aufgelöst.

Abbildung 35 Entwicklung der T-Lymphozyten

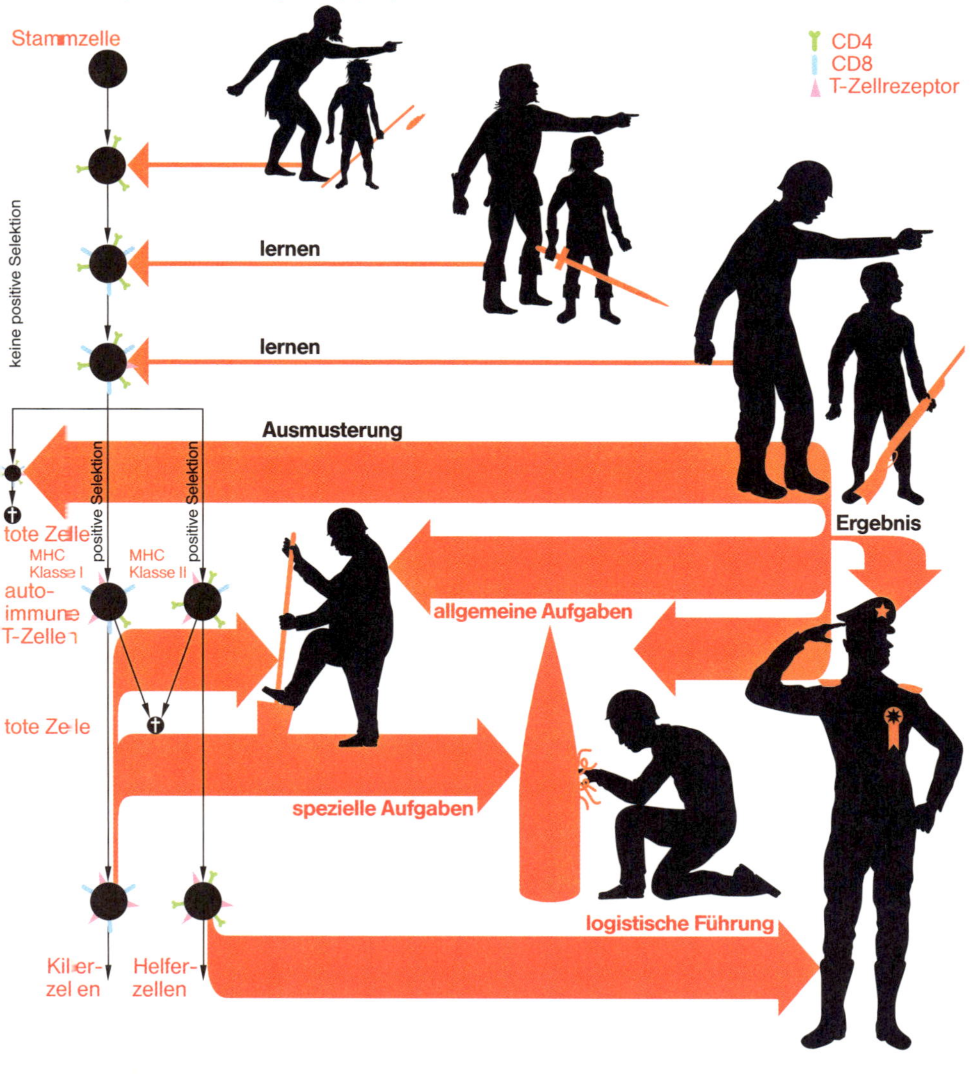

Antikörper werden auch als Immunglobuline bezeichnet. Unten [siehe Abbildung 36] sehen Sie ein Modell vom prinzipiellen Aufbau eines Immunglobulins und eine Übersicht der beim Menschen vorhandenen Antikörper [siehe Tabelle 4].

Abbildung 36 Modell eines Immunglobulins

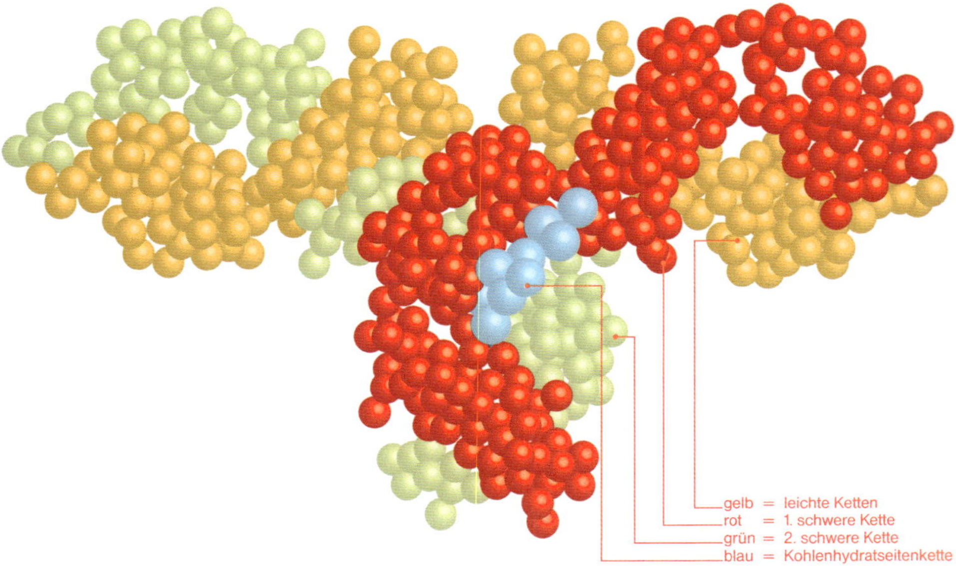

Tabelle 4 Klassen menschlicher Antikörper

Ig-Typ	Gehalt Serum (g/dl)	Funktion	Halbwertszeit (Tage)
IgG	0,9 – 1,5	**»Spätantikörper«** antivirale, antibakterielle und Antitoxin-Aktivität / Plazentatransfer (Schutz des Fetus) / Immunmodulation / Anlockung von Komplement und Fresszellen	18 – 25
IgA	0,14 – 0,26	**Lokale Immunreaktion** immunologischer »Schutzanstrich« aller Schleimhäute des Körpers / kann aus dem Körper ausgeschieden werden (Speichel, Tränen, Schweiß, Nasenflüssigkeit, Verdauungssäfte, Muttermilch, Harn)	5,8
IgM	0,07 – 0,18	**»Frühantikörper«** befindet sich auf der Oberfläche der meisten B-Zellen / reagiert als Erster mit einem Antigen / Indikator für Kontakt mit einem Antigen	5,1
IgD	< 0,003	weitgehend unbekannt, Oberflächenrezeptor der meisten B-Zellen	
IgE	< 0,006	**Abwehr gegen Parasiten** erhöht bei allergischen Reaktionen / befindet sich auf der Oberfläche der Mastzellen und stimuliert dort die Freisetzung von Entzündungsmediatoren	2,5

Lange Zeit war ungeklärt, wie die fast unermessliche Vielfalt der Antikörper zustande kommt. 1976 entdeckte der spätere Medizin-Nobelpreisträger Susumu Tonegawa, dass die Antikörpergene bereits in Teilstücken in Lymphorganen und im Blut vorliegen. Erst in reifenden Lymphozyten werden die Fragmente in immer anderen Kombinationen (man schätzt bis zu 10^8 mögliche Varianten) zu kompletten Genen verknüpft. Später wurde erkannt, dass die Enzyme, die die DNA-Teile zusammenfügen, zusätzlich beliebige Bausteine an den Verbindungsstellen einfügen. Ferner werden beim Zusammenbau eines Antikörpermoleküls verschiedene Antikörperketten — je zwei identische aufgrund ihres Molekulargewichtes als leichte und schwere Kette bezeichnet — zu zwei gemischten Paaren kombiniert, was die Variationsmöglichkeit noch weiter erhöht.

Nach einer erfolgreichen Abwehreaktion gegen Schadstoffe oder Mikroorganismen wird ein Teil der T- und B-Lymphozyten zu Gedächtniszellen ausgebildet und speichert die Struktur des Antigens. Bei erneutem Kontakt mit dem gleichen Erreger wird dieser noch schneller bekämpft. Auf diesem Effekt beruhen das Prinzip von Schutzimpfungen und die Immunität nach überstandenen Krankheiten wie Masern, Mumps oder Windpocken.

Einige Erreger, vorwiegend Viren (z.B. Herpes, Windpocken, HIV) verbleiben nach einer Infektion im Körper — genauer gesagt, ihr Genom persistiert in infizierten Zellen. In der Regel verhindert die Kontrolle durch das Immunsystem eine Reaktivierung. Unter besonderen Umständen wie z.B. schwere andere Erkrankungen oder auch anhaltender psychischer Stress kann es zu einer zeitweiligen Immundefizienz kommen, so dass doch eine Aktivierung dieser intrazellulären Erreger eintreten kann. Wir kennen das von den Lippenbläschen (Herpes simplex) oder von der Gürtelrose (Aktivierung des Windpockenvirus).

Spezialisierte T-Zellen vernichten letztlich die antigenpräsentierenden Zellen und beenden so die Immunreaktion.
Die eigentlichen immunologischen Abwehrreaktionen spielen sich nicht im Blut, sondern in den Organen und Geweben ab. Dafür existieren in jedem Gewebe spezialisierte Strukturen (Lymphknoten, Milz, Tonsillen, Blinddarm, Peyersche Plaques im Darm), die einerseits die Phagozytose [siehe S. 75] ausüben und andererseits die T-Lymphozyten beherbergen. Diese halten sich aber nur eine gewisse Zeit dort auf, um dann über die Lymphbahnen [siehe S. 57, Kapitel Blut] zu rezirkulieren. Da jede T-Zelle speziell auf einen Fremdkörper reagiert, wird durch die Rezirkulation ein systematisches Absuchen des Organismus nach diesem Fremdkörper gewährleistet. Wenn dieser gefunden wird, verbleibt die T-Zelle an der Fundstelle, wo dann die entsprechende Abwehrreaktion startet.

In diesem Kapitel war schon mehrfach die Rede von Botenstoffen. Sie dienen der Signal- bzw. Informationsübertragung. Informationen werden auf mehreren Ebenen vermittelt. Auf der Ebene des gesamten Organismus wirken die Hormone, die in den Organen (Gehirn, Bauchspeicheldrüse, Schilddrüse, Magen, Darm, Niere und Nebenniere) gebildet werden. Auf der zellulären Ebene agieren die Zytokine (Gewebshormone).

Bei allen Immunreaktionen spielen die Zytokine eine wesentliche Rolle. Hierbei handelt es sich um wasserlösliche Eiweißstoffe unterschiedlicher Größe, die von den T-Lymphozyten ins Blut ausgeschüttet werden und in winzigen Konzentrationen in den Verlauf einer Abwehrreaktion eingreifen. Sie steuern die Immunantwort durch in ihnen verschlüsselte Informationen, die von den Empfängerzellen verstanden werden. Dazu dockt das Zytokin an einen genau passenden Rezeptor auf der Oberfläche der Zelle an und löst dadurch eine Zellreaktion aus.
Innerhalb der Gruppe der Zytokine gibt es weitere Untergruppen. Man kennt bisher mehr als 40 verschiedene Zytokine. Obwohl sie sehr spezifische Funktionen in der Kommunikation zwischen Zellen haben, sind ihre Wirkungen im ganzen Körper spürbar. Z.B. sind die proentzündlichen Zytokine, Interleukin 1 und Tumornekrosefaktor an fast jeder Entzündung im Körper beteiligt.

2. 5. 5. Gehirn und Immunsystem sprechen dieselbe chemische Sprache

Der Einfluss der Psyche auf das Immunsystem und auch auf das hormonelle System ist schon seit Langem bekannt. Allerdings fehlen immer noch exakte Kenntnisse darüber. Auch die umgekehrte Beeinflussung, d.h. der Einfluss des endokrinen Systems und des Immunsystems auf das zentrale Nervensystem (ZNS), ist beschrieben worden. Die Kommunikation des Immunsystems mit dem ZNS erfolgt über von den Immunzellen produzierte Substanzen (Zytokine, Hormone oder hormonähnliche Substanzen) und umgekehrt. In der Tat sind bis jetzt mehr als 20 Neuropeptide (Gehirnbotenstoffe) in den Immunzellen ausfindig gemacht worden. Gehirn und Immunsystem sprechen dieselbe chemische Sprache.
So weit die Betrachtungen zur Organisation und Funktion des Immunsystems. Im Weiteren wollen wir uns mit dem Schleimhaut-Immunsystem befassen, weil es eine ganz besondere Beziehung zur Ernährung und zu den Nahrungsmitteln hat.

2. 5. 6. Das Immunsystem des Darms

Wenden wir uns zuerst der größten Schleimhautfläche unseres Körpers zu, dem Darm. Über seine Ausdehnung haben wir etwas im Kapitel über das Verdauungssystem [siehe S. 25] erfahren. Bei der bisherigen Betrachtung des Immunsystems konnten wir feststellen, dass jedes Organ, jedes Gewebe spezielle Immunmechanismen hat. Das spezielle Immunsystem des Darms nennt man darmassoziiertes Immunsystem.

Die Fachsprache in der Immunologie ist Englisch, weshalb sich der Begriff GALT = gut associated lymphatic tissue für das darmassoziierte Immunsystem eingebürgert hat. Auch wir werden uns an diese Nomenklatur halten.

Wenn wir etwas essen oder trinken, gelangen mit der Nahrung unzählige möglicherweise infektiöse oder antigen wirksame Stoffe in den Darm, deren Eindringen in den Organismus verhindert werden muss. So enthält ein üblicher Rohkostsalat Millionen von Mikroorganismen. Hinzu kommt die Besiedlung des Magen-Darm-Traktes mit den verschiedenen Mikroorganismen der Standortflora, die zwar wichtige Funktionen übernehmen, aber ebenfalls nicht in den Wirtsorganismus gelangen dürfen.

Darmtypische unspezifische Elemente der Immunabwehr sind:
- die Säure des Magensaftes,
- die für Bakterien giftige Wirkung von Verdauungssekreten,
- die zum Darmausgang führende Darmbewegung (Peristaltik),
- die Schleimschicht [siehe S. 30, Kapitel Verdauung]

Für die spezifische Immunabwehr des Darmes ist die große Präsenz verschiedener Immunzellen von Bedeutung. In der Schleimhaut des Darmes sind mehr Abwehrzellen lokalisiert als in irgendeinem anderen Körperteil. Etwa 80% aller Abwehrreaktionen finden hier statt.

Wir wollen nachfolgend die einzelnen Immunmechanismen und anatomischen Einrichtungen des GALT etwas genauer betrachten. Um das Betrachten wörtlich zu nehmen und beim Lesen eine optische Gedankenstütze zu haben, wollen wir eine schematische Darstellung des GALT voranstellen. Die typische anatomische Struktur des Darmimmunsystems sind die sogenannten Peyerschen Plaques in der Schleimhaut [siehe Abbildung 37]. Dies sind Ansammlungen spezieller Lymphfollikel vorwiegend im Dünndarm, die bei einem jungen Erwachsenen ca. 20.000.000.000 Lymphozyten beherbergen. Die Plaques ragen hügelartig ins Darmlumen hinein. Charakteristisch sind in dieser Region die sogenannten M-Zellen (= microfold cells). Sie spielen eine zentrale Rolle im GALT, weil sie ständig antigenes Material aus dem Darmlumen aufnehmen und dieses den Nachbarzellen präsentieren. Man könnte sagen, die M-Zellen sind die Pförtner des darmassoziierten Immunsystems.

Abbildung 37 Das darmassoziierte Immunsystem (GALT)

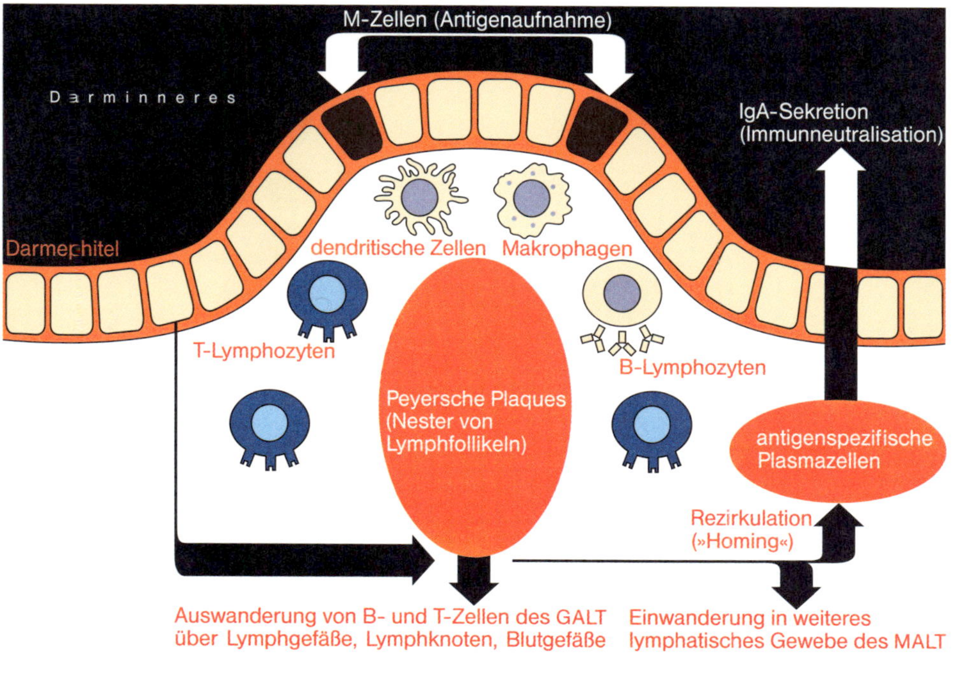

Dieser Weg der Aufnahme von Antigenen konnte z.B. für Tusche- und Latexpartikel, Blütenpollen und pflanzliche Sporen, aber auch für viele Bakterien und Viren nachgewiesen werden.
Nach der Antigenpräsentation wandern Lymphozyten unter Mitnahme der Information über das aufgenommene Antigen durch das Darmgewebe, gelangen über Lymphgefäße in den Blutkreislauf, wo sie eine Zeitlang zirkulieren, um dann größtenteils wieder in die Darmschleimhaut zurückzukehren und dort zu reifen [siehe S. 83, Abbildung 37]. Dieser Vorgang wird als »Homing« bezeichnet. Etwa 10 % der auf Wanderschaft befindlichen lymphozytären Zellen siedeln sich in den Schleimhäuten anderer Organe ab:

- Bronchialschleimhaut,
- Tränendrüse, Konjunktivalsack,
- weibliche Milchdrüse,
- Mund- und Nasenschleimhaut,
- Vaginal- und Blasenschleimhaut.

Die Schleimhäute des Körpers sind also vernetzt [siehe Abbildung 38] und können auf diese Art und Weise miteinander kommunizieren. Die Gesamtheit dieser eng verknüpften Schleimhautabwehrsysteme wird mit dem übergeordneten Begriff des MALT (= mucosa associated lymphatic tissue) bezeichnet.

Abbildung 38 Vernetzung der Schleimhäute

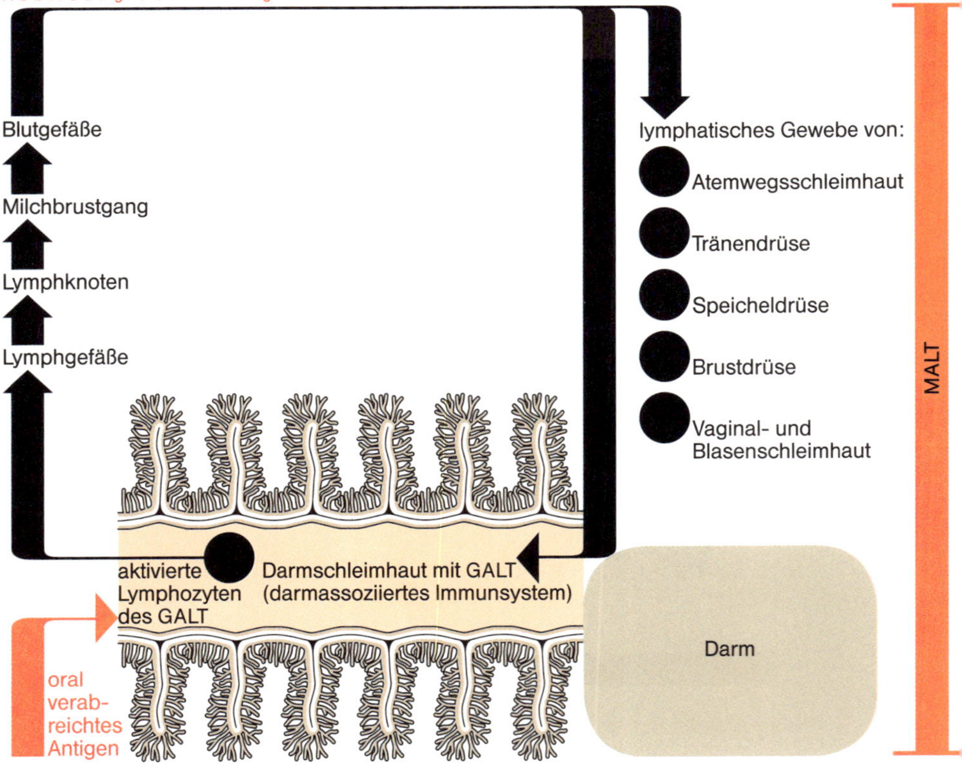

Die Kommunikation der verschiedenen Schleimhäute ist von erheblicher therapeutischer Bedeutung, weil auf diesem Weg etwa eine oral erworbene Immuninformation, z. B. von abgetöteten Erregern, eine immunisierende Wirkung auf die übrigen Schleimhäute des Körpers entfalten kann. Umgekehrt wandern auch aus anderen immunkompetenten Geweben Abwehrzellen in das GALT ein.

Kernstück des darmassoziierten Immunsystems ist das sekretorische Immunglobulin A (sIgA).

Diese speziellen schleimhauttypischen Antikörper werden in den Plasmazellen produziert, überziehen die Oberfläche der Darmschleimhaut wie ein Schutzanstrich (»antibody painting«) und sind besonders widerstandsfähig gegen Enzymen von Bakterien. Sie verhindern das Anheften und die Invasion schädlicher Substanzen, indem sie mit dem Fremdkörper »verklumpen«, sprich Antikörper-Antigen-Komplexe bilden, und sich dann in dieser Klumpenform auf »natürlichem Wege« aus dem Darm spülen lassen. Diese physiologisch wichtige Funktion wird bewerkstelligt, ohne dass Entzündungsprozesse induziert werden. Die sIgA-Immunantwort wird daher auch als »first line of defense« charakterisiert.

Reicht der über sIgA vermittelte Schutz nicht aus (z. B. bei manchen Parasiten), müssen andere Antikörper induziert werden. Diese leiten zusammen mit Phagozyten [siehe S.75] eine Eliminierung der Parasiten ein. Der dazu notwendige Auslösemechanismus findet wiederum unter der Kontrolle von Zytokinen statt. Weitet sich die Invasion schädlicher Substanzen aus, wird eine IgG-vermittelte systemische Immunantwort induziert, die eine entzündliche Transformation des Darmgewebes bewirkt. Diese wichtige, aber häufig komplikationsreiche Form der Immunantwort wird auch als »second line of defense« bezeichnet. Komplikationsreich ist sie deshalb, weil als Resultat dieser Immunantwort chronische Entzündungen des Darmes zurückbleiben können.

2. 5. 7. Die Immunantwort auf Nahrungsproteine

Würden die permanent mit der Nahrung aufgenommenen Eiweiße vom GALT genauso unter Beschuss genommen werden wie bakterielle Antigene, bräche es unter dieser Arbeit zusammen. Da dann aber auch keine ausreichende Aufnahme von Nahrung erfolgen würde, wäre das auf Dauer mit dem Leben nicht mehr vereinbar. Aus diesem Grund hat sich im Laufe der Evolution bei Säugetieren die sogenannte orale Toleranz entwickelt.

Auf der anderen Seite steigt in den letzten Jahren die Zahl der Menschen massiv an, die unter allergischen Reaktionen des Darmtraktes auf Nahrungsmittelbestandteile leiden. Eine spezifische Unverträglichkeit ist z.B. gegenüber dem Gluteneiweiß (Gliadin) als sogenannte Zöliakie bekannt. Sie führt zu häufigen Durchfällen, Abmagerung und Nährstoffmangel.

Wie können solche Reaktionen bei einem so kompetenten Immunsystem entstehen? Zunächst einmal muss man sagen: Eben weil es so kompetent ist und seine Mechanismen so aktiv und reaktiv sind:

- Es gibt viele Eintrittspforten (M-Zellen), und
- die T-Zellpopulation in den Lymphfollikeln der Peyerschen Plaques weist einen vergleichsweise höheren Aktivitätsgrad als die sonstigen Lymphozyten auf.

Bei der Entstehung einer Nahrungsmittelallergie spielt die individuelle Besiedlung des Darmes mit Bakterien eine entscheidende Rolle. Nur über bestimmte Bakterien (z.B. E. coli, Bacteroides prevotella) oder deren Zellwände (Lipopolysaccharide, LPS) wird eine vollständige Differenzierung der IgA-produzierenden Plasmazellen erreicht. Insgesamt scheint ein sehr subtiles Wechselspiel zwischen antigenen Bestandteilen von Mikroorganismen und den Immunzellen des Darmes das immunologische Gleichgewicht zu sichern. Aus klinischen Beobachtungen an Menschen mit einem Defekt bei der IgA-Bildung kann allerdings geschlussfolgert werden, dass ein sIgA-Mangel die Entwicklung von Lebensmittelallergien ebenso wie andere Störungen des intestinalen Barrieresystems (bakterielle und virale Infektionen, chronisch-entzündliche Darmerkrankungen usw.) unterstützt. Ein durch eine gesunde Mikroflora moduliertes und trainiertes GALT und die orale Toleranz gehören also zusammen!

Vergleichsweise viele Untersuchungen haben sich mit ernährungsbedingten Einflüssen auf das Immunsystem beschäftigt. Dies ist vornehmlich auf die Grundlagenforschung über Vitamine und Spurenelemente zurückzuführen. Wenig berücksichtigt wurden hingegen Einflüsse auf das schleimhautassozierte Immunsystem (MALT).

Aus klinischen Beobachtungen ist bekannt, dass sowohl mangelernährte als auch stark übergewichtige Menschen sowie Diabetiker eine erhöhte Infektanfälligkeit aufweisen. Dafür zeichnen unterschiedliche Beeinflussungen von Immunparametern verantwortlich.
Eine Übersicht zeigt die Auswirkungen verschiedener Nahrungsbestandteile auf Immunparameter [siehe Tabelle 5]. Darüber hinaus muss auf die Wirkungen der sogenannten sekundären Pflanzenstoffe hingewiesen werden [siehe S. 160, Kapitel Mikronährstoffe], deren Bedeutung erst in den letzten Jahren erforscht wurde.

Tabelle 5 Ernährung und Immunität

Zustand / Erkrankung	immunogene Wirkung
Diabetes mellitus	Verringerung der Phagozyten
Hypercholesterinämie	Immunsuppression
Alkoholismus	Verringerung der Phagozytose, der Lymphozytenfunktion und Botenstoffe
Vitamin-A-Mangel	Verringerung der Lymphozytenfunktion, Botenstoffe und der Hautreaktion auf Antigene
Vitamin-D-Mangel	Verringerung der Botenstofffunktion
Vitamin-B_6-Mangel	Verringerung der Lymphozytenfunktion und des Zytokins IL-2
Eisenmangel	Verringerung der Makrophagenfunktion und Lymphozytenreifung
Zinkmangel	Verringerung der Lymphozytenreifung und Phagozytose
Selenmangel	Verringerung der entzündungshemmenden Stoffe und der Aktivität der natürlichen Killerzellen
Nährstoffe	**immunogene Wirkung**
Aminosäure Arginin	Entwicklung der Lmphozyten
Vitamin A	Antikörper-Sekretion
Vitamin E	Verbesserung der Phagozytose
Vitamin C	Lymphozytenproliferation und Verbesserung der Phagozytose

Eine erhöhte Infektanfälligkeit zeigen Mensch und Tier beispielsweise bei einer nicht bedarfsgerechten Versorgung mit Vitamin A [siehe S. 250, Kapitel Ausgewählte Lebensmittel]. Dieses besitzt eine nicht zu unterschätzende Bedeutung für die Integrität der Schleimhäute. Es ist also auch davon auszugehen, dass bei einem Vitamin-A-Mangel die Darmschleimhaut in erheblichem Maße betroffen ist. Umgekehrt müssen alle Alterationen der Schleimhaut (postinfektionelles Stadium, nach Bestrahlung und/oder Chemotherapie) therapeutisch durch Gaben dieses Vitamins aufgefangen werden.

Wenig sinnvoll ist es dagegen, durch Infektionen vorgetäuschte Anämien mit Eisensupplementen zu therapieren. Die sogenannte Infektanämie ist ein Schutzmechanismus des Körpers. Hintergrund dieses vermeintlichen Mangelzustandes ist die Strategie des Körpers, bei Infektionen den gierigen Zugriff von Bakterien auf körpereigenes Eisen zu bremsen. Die Leukozyten schütten vermehrt Lactoferrin aus, welches mit den Bakterien um das Eisen konkurriert.

Zusammenfassend ist zu sagen, dass eine prebiotisch reiche Ernährung, insbesondere bei Personen mit einer gestörten Kolonisationsresistenz (Dysbiose) des Darmes, sehr sinnvoll ist, um das Immunsystem zu modulieren. Neben der Ernährung im engeren Sinn beeinflussen zahlreiche weitere Faktoren das Immunsystem, so z.B. die mit den Nahrungsmitteln aufgenommenen Mikroorganismen.

2. 6. Die Kommunikation des Organismus

2. 6. 1. Das Nervensystem und die Sinne

2. 6. 1. 1. Die Funktion des Körpers — eine Frage der Kommunikation

Wir haben in diesem Buch die Funktionsweise unseres Organismus mit der von Industrieunternehmen, ja einer ganzen Volkswirtschaft verglichen. Wir haben gesehen, in welch einzigartiger Weise jede einzelne Körperzelle wie ein kleines Familienunternehmen relativ autark arbeitet, aber zugleich immer in Konzerne und die Industrie — sprich die Funktion des ganzen Körpers integriert ist. Es ist ein Prozess des Nehmens und Gebens von vielen Billionen Körperzellen in diesem »Verbundsystem Mensch«. Man kann sich gut vorstellen, dass das ohne eine äußerst effektive Form von Kommunikation nicht funktioniert.

Bereits im Kapitel Immunsystem [siehe S. 71, Kapitel Der Schutz des Organismus] haben wir sicher mit Erstaunen festgestellt, dass es auf dieser Ebene eine Verständigung gibt, in der jede Immunzelle genau weiß was alle anderen tun. So als ob der Bäcker auf Norderney genau darüber informiert wäre, was sein Kollege am Bodensee in seinen Laden stellt — und das ohne zu telefonieren. Das Immunsystem ist ein Kommunikationssystem, welches auf einer ganz tiefen biochemischen Ebene völlig unabhängig von unserem Willen arbeitet. Wir werden noch sehen, dass es ein zweites Informationssystem mit einer ähnlich autonomen Arbeitsweise gibt. Das ist das hormonelle System [siehe S. 106].

Als wir uns mit der Bewegung des Menschen, mit seinem Stütz- und Bewegungssystem beschäftigt haben, konnten wir erfahren wie jeder Muskel, jedes Gelenk und jeder Knochen funktioniert. Wir haben gelesen wie relativ kompliziert es — muskelphysiologisch gesehen — ist, jemandem »einen

Vogel zu zeigen«. Wir wissen aber noch nicht wie eine solche Bewegung zustande kommt. Wir werden im folgenden Kapitel erfahren, das dies — neben vielen anderen — die Aufgabe des Nervensystems ist.

Es gibt also (mindestens) drei Kommunikationsebenen im Organismus. Es gibt aber keine Reihenfolge oder Ordnung hinsichtlich ihrer Wichtigkeit. Sie arbeiten immer zusammen. Es ist jedoch offensichtlich so, dass eines dieser Systeme die Führung übernimmt, wenn der Mensch eine überlebensnotwendige Aufgabe zu erfüllen hat. Wenn der Urmensch dem Säbelzahntiger begegnete, gab es nur die Entscheidung zwischen Angriff oder Flucht. Entschied er sich für den Angriff, übernahm das Nervensystem die Führung und plante Taktik und Ausführung. Musste er flüchten, sorgte in erster Linie das Hormonsystem für den notwendigen Energieschub. Wenn uns ein Virus befällt, ist es der Job des Immunsystems, ihn zu bekämpfen. Alle Energie wird darauf konzentriert, alle Körperfunktionen sind dem untergeordnet. Wir bemerken das spätestens an unserer Kraft- und Lustlosigkeit wie z.B. bei einer Grippe.

Wenn wir uns jetzt mit dem Nervensystem beschäftigen, werden wir zum besseren Verständnis eine Einteilung vorzunehmen haben, die es in Wirklichkeit nicht gibt. Beispielsweise wird das Gehirn anatomisch immer noch zum Nervensystem gezählt, seine Funktion geht aber weit darüber hinaus.

2. 6. 1. 2. Das Nervensystem — ein gigantischer Verbund von Familienunternehmen

Das Nervensystem überwacht und steuert die meisten Funktionen in unserem Körper. Es gleicht in seiner Arbeit einem überdimensionalen Telefonnetz, in dem mehr als 100 Milliarden ständig aktive Nervenzellen miteinander über Billiarden von Verknüpfungen in Kontakt stehen.

Man unterteilt das Nervensystem [siehe rechts Abbildung 39]

- a nach der Lokalisation in das zentrale Nervensystem und das periphere Nervensystem,
- b nach der Funktion in das willkürliche Nervensystem und das unwillkürliche Nervensystem. Letzteres wird auch vegetatives Nervensystem genannt.

Das zentrale Nervensystem wird vom Gehirn und dem mit ihm verbundenen Rückenmark gebildet. Die Nerven des peripheren Nervensystems haben ihren Ursprung im zentralen Nervensystem. So werden alle Organe oberhalb des Halses wie das Auge, das Ohr, die Zunge oder die Zähne von den 12 Hirnnerven versorgt. Hirnnerven, weil sie im Stammhirn beginnen. Und doch gehören diese Hirnnerven zum peripheren Nervensystem, weil sie Funktionen in der Peripherie des Körpers steuern. Im Rückenmark haben die Spinalnerven ihren Ursprung. Die Spinalnerven sind 31 paarweise Stränge aus jeweils Tausenden von Nervenfasern, die zwischen den Wirbelkörpern der Wirbelsäule aus dem Rückenmark hervortreten. Jeder der Stränge versorgt einen ganz bestimmten Teil des Körpers und zugleich auch ein ganz bestimmtes Hautareal. Ähnlich einem Blutgefäß verzweigen sich die Nerven bis zum kleinsten Punkt, nur so empfinden wir den Schmerz bei einem Nadelstich. Jeder Hirn- und Spinalnerv hat einen motorischen Anteil, mit dem die Muskulatur im zugehörigen Bezirk bewegt wird. Jeder Nerv hat auch einen sensiblen Anteil, über den Empfindungen wie Druck, Temperatur genauso erfasst werden wie der

Spannungszustand von Sehnen oder die Stellung von Gelenken. Das vegetative oder unwillkürliche Nervensystem untergliedert sich auch in zwei Teile, den Sympathicus und den Parasympathicus. Sie versorgen die inneren Organe und verbinden sie mit dem zentralen Nervensystem. Das sympathische System versetzt den Körper in Aktivität, das Herz schlägt schneller, die Atmung wird rascher, die Haut schwitzt, der Darm arbeitet langsamer. Übrigens alles Zustände, die wir bei großer Sympathie, sprich Zuneigung empfinden. Daher der Name? Der Gegenspieler, das parasympathische System, sorgt für die Beruhigung des Körpers. Es verlangsamt den Herzschlag und die Atmung und die Verdauung wird angeregt.

Abbildung 39 Das Nervensystem des Menschen

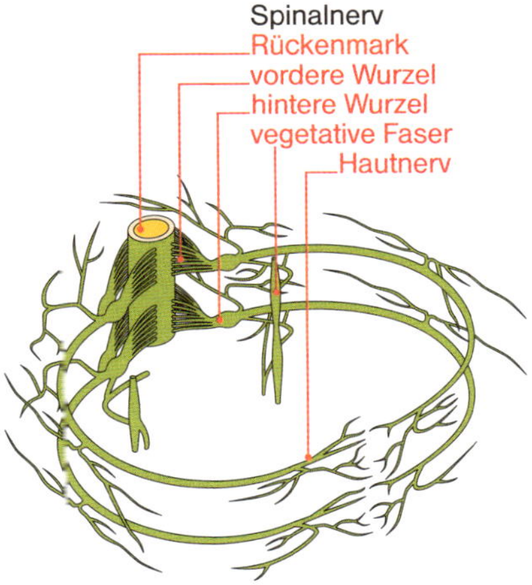

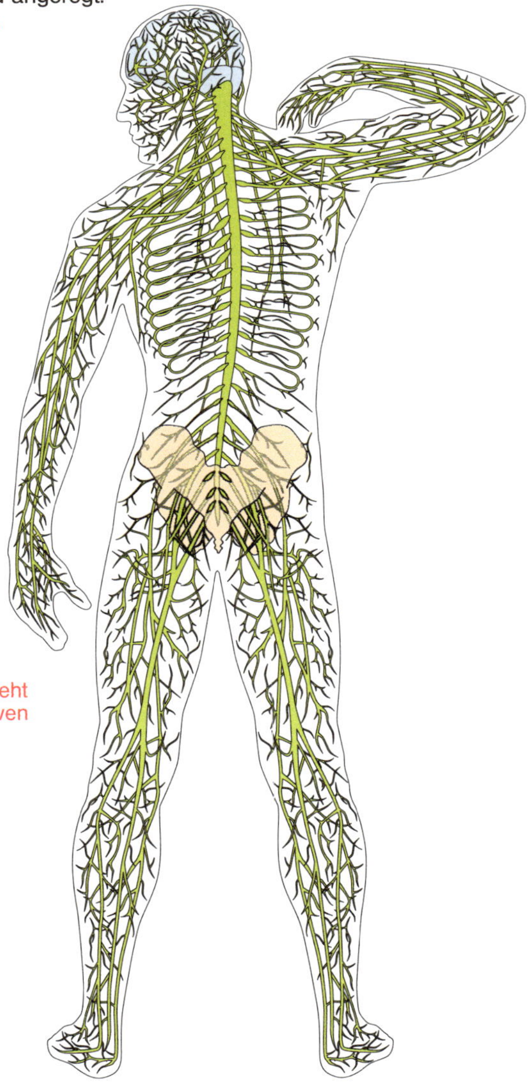

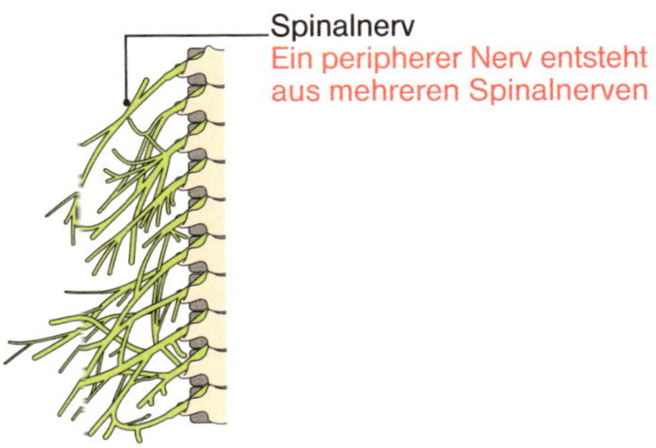

Verschiedene Verfahren der sogenannten alternativen Medizin wie die Osteopathie, die Kinesiologie, die Akupunktur oder die Fußreflexzonenmassage, energetische Verfahren wie die Bioresonanz haben ihre Grundlage in der Anatomie des Nervensystems. Die 31 Nervenpaare und die 12 Hirnnervenpaare versorgen jeweils segmental die Muskulatur motorisch. Ihre sensiblen Anteile nehmen Informationen aus der Muskulatur, den Gelenken und aus dem zugehörigen Hautareal auf und leiten sie zu der jeweiligen segmentalen Schaltstelle im Rückenmark oder Stammhirn. Gleichzeitig hat jeder Nerv auch vegetative Fasern, die ebenfalls segmental die inneren Organe motorisch und sensibel versorgen. Durch die Verschaltung im Rückenmark ist es daher möglich, durch Druck auf einen bestimmten Hautpunkt eine Reaktion in einem bestimmten Muskel und einem bestimmten inneren Organ auszulösen. Umgekehrt ist es möglich, am Zustand der Haut den Zustand eines Organs zu erfahren.

So kompliziert das Netzwerk Nervensystem auch aussehen mag und so umfangreich seine Funktionen auch sind, es wird doch wieder durch einzelne Zellen realisiert. Ähnlich wie das Immunsystem funktioniert das Nervensystem als ein gigantischer Verbund von kleinen Familienunternehmen — den Nervenzellen, genannt Neurone. Die Besonderheit der Neurone ist ihre der Funktion angepasste Form. Der Körper der Zelle verzweigt sich wie Tentakel einer Koralle in mehr oder weniger viele Verästelungen. Von diesen Fortsätzen gibt es zwei Typen:

- a Die oft nur wenige Millimeter langen Dendriten dienen hauptsächlich dem Empfang von Signalen. Sie sind zudem stark verzweigt.
- b Die mitunter mehr als einen Meter langen Axone dienen vorwiegend der Übertragung von Signalen, sie sind wenig verzweigt.

Neurone kommunizieren untereinander mit den Axonen und Dendriten. Eine Nervenfaser, oft kurz als »Nerv« bezeichnet, ist die Bündelung von Axonen aus mehreren Hirn- oder Spinalnerven [siehe S. 89, Abbildung 39].
Die Übertragung von Informationen erfolgt durch elektrische Signale. Im Ruhezustand ist das Innere eines Axons gegenüber dem Äußeren elektrisch negativ geladen — man nennt das Ruhepotenzial. Schwache Signale können das Ruhepotenzial nicht wesentlich verringern und werden nach wenigen Millimetern ausgelöscht. Erst wenn ein elektrischer Reiz den Ladungsunterschied zwischen Innerem und Äußerem des Axons über eine gewisse Grenze hinaus verringert, schlägt das negative Ruhepotenzial in ein elektrisch positives Aktionspotenzial um. Dieses bleibt nur etwa eine Millionstelsekunde erhalten. In dieser Zeit erzeugt es im Nachbarabschnitt des Axons auch ein Aktionspotenzial, dann wird es wieder zum Ruhepotenzial. Auf diese Weise pflanzt sich der elektrische Impuls entlang des Axons fort. Die Anzahl der Impulse und die Geschwindigkeit ihrer Fortleitung richten sich nach der Stärke des Reizes. Jeder einzelne Impuls folgt dem Alles-oder-nichts-Gesetz. Erst das Gehirn decodiert die Impulsfolgen zu einem differenzierten Bild.

2. 6. 1. 3. Signalübertragung an Synapsen — so kommt Ordnung in die Information

An seinem Ende findet das Axon eine Verbindung zum nächsten Neuron. Dies ist eine besondere Vorrichtung, Synapse genannt [siehe rechts Abbildung 40].

Hier bewirkt das Aktionspotenzial die Freisetzung von chemischen Botenstoffen, sogenannte Neurotransmitter. Diese überwinden die Membran des Axons und »schwimmen« durch den Synaptischen Spalt. Das andere »Ufer« bildet ein Dendrit des nächsten Neurons. Dort werden die Neurotransmitter wieder aufgenommen und zu speziellen Rezeptoren transportiert, wo sie wiederum ein Aktionspotenzial auslösen, das sich dann auf diesem Nerv fortpflanzt.

Die Transformation des elektrischen Signals in ein chemisches, die chemische Überwindung des Synapsenspaltes und die schließliche Rückverwandlung in ein elektrisches Signal hängen ganz entscheidend von den Eigenschaften der synaptischen Membranen ab. Sie bestehen aus einer doppelschichtigen Wand aus Lipiden (Fetten). In ein relativ starres Grundgerüst aus Cholesterin sind phosphorhaltige Fette (Phospholipide wie Lecithin) eingebettet, die die Elastizität der Synapse sichern. Durch ausreichende Ernährung mit Phospholipiden kann man viel für die Elastizität und damit Funktion der Nerven machen.

Die spezielle Konstruktion der Synapse lässt das Signal nur in eine Richtung passieren, so dass kein Chaos entsteht. Jedes Neuron hat über seine Dendriten Kontakt mit unzähligen anderen Neuronen, von denen unablässig Impulse einströmen. Es können aktivierende oder bremsenden Impulse sein, die vom Neuron »verrechnet« werden. Erst wenn als Ergebnis der Rechnung ein überschwelliger Reiz entsteht, wird wieder ein Aktionspotenzial ausgelöst.
Auf diese Weise entscheidet bereits eine einzelne Nervenzelle über den Weg einer Information, ob zum Beispiel eine Weiterleitung in das Gehirn stattfindet oder nicht. Viele Handlungen werden uns überhaupt nicht bewusst, weil sie vom Rückenmark gesteuert werden. Das Stehen und Gehen beispielsweise funktioniert so, dass das Gehirn das Ziel vorgibt und das Rückenmark Muskeln und Gelenke über sogenannte Reflexbögen selbstständig koordiniert. Selbst die Zielkontrolle über die Augen erfolgt auf der Rückenmarksebene. Nur wenn wir unseren Gang bewusst verändern wollen, um z.B. Aufmerksamkeit zu erregen (Imponiergehabe), muss das Gehirn eingreifen.

Abbildung 40 Die Funktion der Synapse

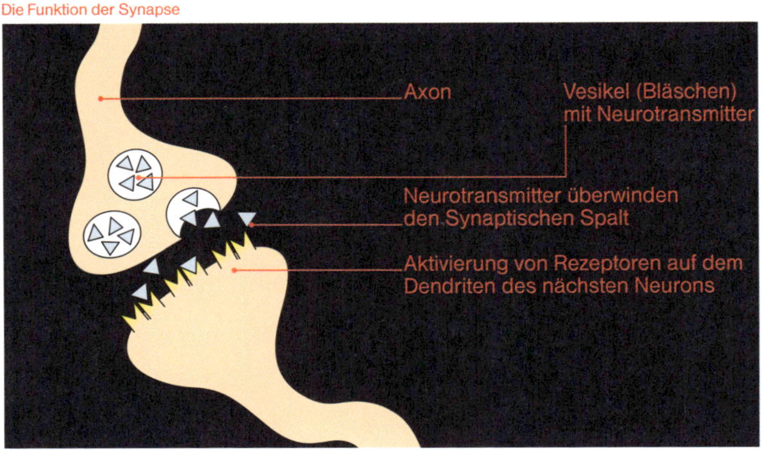

Wir erinnern uns: Wollen wir jemandem »einen Vogel zeigen«, so zittern wir den Finger ins Ziel. Dieses Zittern kommt durch die unablässige korrigierende Tätigkeit vieler Muskeln zustande. Die Koordination übernimmt das Rückenmark, das Gehirn fasst nur den Entschluss. Sollte es die Ausführung dieser unendlich vielen Einzelbewegungen auch noch steuern, wäre es schlicht überfordert.

2. 6. 1. 4. Das Gehirn — Generalstab oder Talkshow

Ganz sicher lässt sich die Arbeitsweise des Gehirns nicht auf das Fassen von Entschlüssen oder das Erteilen von Anweisungen reduzieren. Ebenso wenig taugt eine Talkrunde zur Beschreibung der Arbeit unseres »Zentralorgans«. Wie also arbeitet unser Gehirn? Bis weit in das 20. Jahrhundert war die Hirnforschung der Ansicht, dass einzelne Fähigkeiten und Charaktereigenschaften ganz bestimmten Hirnregionen zugewiesen werden können [siehe Abbildung 41].

Heute weiß man, dass den einzelnen Hirnabschnitten [siehe rechts Abbildung 42] bestimmte Grundfunktionen zugeordnet werden können, dass die eigentlich spezifischen Leistungen wie z.B. Denken, Sprache, Gefühle oder Gedächtnis nicht an konkrete anatomische Strukturen gebunden sind. Allein beim Lesen sind mehr als ein Dutzend Hirnareale beteiligt. Anders als ein Computer verändert sich das Gehirn ständig und kann sich den Anforderungen anpassen. Seine Funktion ähnelt wohl eher dem World Wide Web, in dem unendlich viele Computer bedarfsgerecht miteinander verbunden werden können.

Abbildung 41 Hypothese über die Hirnareale um 1920

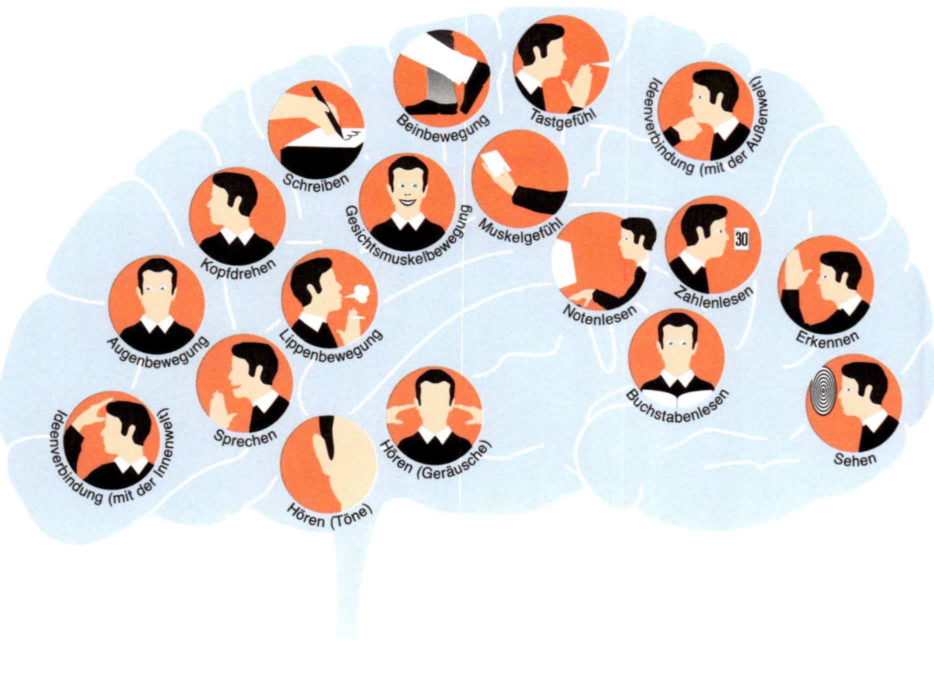

Es gibt aber Zentren im Gehirn, die bei bestimmten Funktionen aktiv sind. Kehren wir zu unserem Vorhaben, jemandem »einen Vogel zu zeigen«, zurück. Programmiert wird diese Handlung im motorischen Cortex des Stirnlappens. Von dort reichen die langen Fortsätze (Axone) der Nervenzellen in das Rückenmark, wo sie auf Nerven, die direkt zu den Muskeln ziehen, »umgeschaltet« werden. Die Gesamtheit dieser motorischen Nervenfasern nennt man Pyramidenbahn, wobei die rechte Hirnhälfte die linke Körperseite steuert und umgekehrt. Der Bewegungsplan des Großhirns ist aber relativ ungenau. Aus diesem Grunde wird die Pyramidenbahn von sogenannten extrapyramidalen Bahnen begleitet. Diese entspringen zahlreichen Kernen in der Tiefe des Großhirns. Die Kerne haben die Aufgabe, den unbewussten Teil der Bewegung zu regulieren wie die Koordination der einzelnen Muskeln oder die Dosierung der Kraft. Zwischen dem pyramidalen und dem extrapyramidalen System gibt es zahlreiche Verbindungen, so dass die Bewegung genau abgestimmt werden kann, aber auch krankhafte Ausfälle (z. B. Parkinson-Krankheit) teilweise kompensiert werden können. Die Kontrolle über die Bewegung obliegt dem Kleinhirn. Es entscheidet, ob unser Vorsatz »Vogel zeigen« gelingt oder zum »an die eigene Nase Fassen« verrutscht. Der Bewegungsplan des Großhirns wird im Kleinhirn gespeichert. Gleichzeitig laufen dort die mechanischen Informationen von den Rezeptoren in Muskeln, Gelenken und Sehnen, die optischen Signale aus den Augen, die akustischen Signale aus den Ohren und die Informationen aus dem Gleichgewichtsorgan ein.
Das Kleinhirn »verrechnet« alle Signale, vergleicht das Ergebnis mit dem gespeicherten Bewegungsplan und sorgt für notwendige Korrekturen.

Abbildung 42 Aufbau des Gehirns

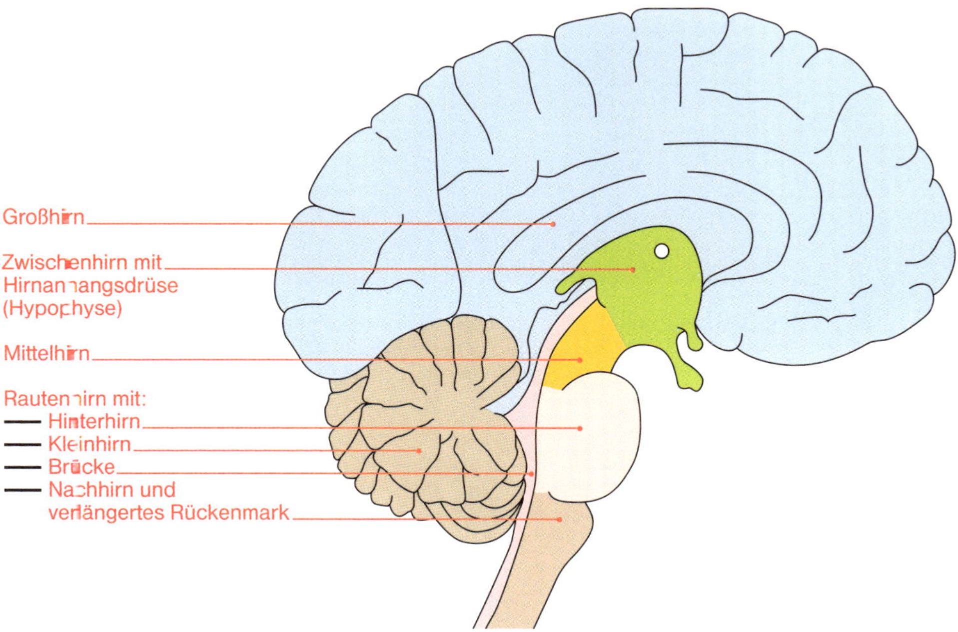

2. 6. 1. 5. Das http://www in unserem Kopf

Was läuft da eigentlich in unserem Kopf ab, wenn wir dem »Vogel-Zeigen« durch die bekannte Feststellung »du hast ja eine Meise« noch mehr Gewicht geben möchten?

Computertomografische Untersuchungen haben gezeigt, dass bei so einem relativ einfachen Satz eine große Anzahl von Hirngebieten aktiv wird, ehe im sogenannten Broca-Areal im Stirnlappen des Gehirns eine »Endfassung« entsteht. Das Broca-Areal befindet sich in unmittelbarer Nachbarschaft zu den motorischen Rindenfeldern, wo die Formulierung sogleich in Befehle für die Muskeln der Stimmbänder, der Zunge und des Gesichts umgesetzt werden.

Doch auch, wenn wir Sprache hören, arbeiten viele Hirnstrukturen im gesamten Großhirn interaktiv zusammen. Sie analysieren:

— die Art eines Wortes (Substantiv, Verb, Adjektiv usw.),
— die Bedeutung eines Wortes (Gegenstand, Tätigkeit, Zustand usw.),
— die nicht verbalen Sprachelemente wie Sprachrhythmus, Tonfall, Lautstärke, Klangfarbe usw.

Die Verarbeitung der eher emotionalen Elemente der Sprache erfolgt überwiegend in der rechten Hirnhälfte.

In ähnlich komplexer Art erfolgt auch das Sehen. Was passiert, wenn nicht wir jemandem, sondern man uns »den Vogel zeigt« — außer großer Empörung, versteht sich?

Die Augen nehmen das Bild auf und zerlegen es in Signale [siehe S. 98, Sinnesorgane], die über den Nervus opticus in die primäre Sehrinde, einem Feld ganz im hinteren Teil des Gehirns, gelangen.

An der Schädelbasis kreuzen die Sehnerven beider Seiten, so dass also das rechte Auge im linken Gehirnteil und das linke Auge im rechten Gehirnteil repräsentiert ist. An dieser Kreuzungsstelle (Chiasma opticum) zweigen Fasern des optischen Nervs zu der unmittelbar daneben gelegenen Hypophyse (Hirnanhangsdrüse) ab, wo die empfangenen Lichtreize eine wichtige Rolle in der hormonellen und vegetativen Regulierung des Tag-Nacht-Rhythmus des Menschen spielen. Die unmittelbare Nachbarschaft von Hypophyse und Sehnervkreuzung ist auch deshalb von Bedeutung, weil die nicht ganz seltenen Tumoren in der Hypophyse durch Druck auf die Sehnerven zu Sehstörungen führen, welche dann oft das erste diagnostische Symptom derartiger Tumoren sind.

Dort setzt nun eine sehr komplexe Verarbeitung der Signale in hoch spezialisierten Nervenzellen ein. Es sind u.a.:

— Zellen, die nur bei einzelnen Farben aktiv sind,
— Zellen, die auf Formen reagieren,
— Zellen, die Konturen analysieren,
— Zellen, die die Lage eines Objektes erfassen.

Auf diese Weise wird ein Bild in ungeheuer viele einzelne Merkmale zerlegt. In codierter Form strömen diese Signale in die sekundäre und tertiäre Sehrinde, die sich im hinteren Teil des Schläfen- und Scheitellappens befinden. Hier wird analysiert, worum es sich bei dem Gesehenen handelt (»Was«-Analyse) und wie es sich räumlich verhält (»Wo«-Analyse). In vielen aufeinanderfolgenden und parallelen Arbeitsschritten wird eine optische Wahrnehmung erzeugt, die nirgendwo als Ganzes — wie etwa ein Bild in der Schublade — vorhanden ist, sondern als noch nicht genau definierbare »Information« in verschiedenen Hirnregionen. Dies ist möglich, weil alle Hirnareale über sogenannte Assoziationsbahnen miteinander verbunden sind. Ähnlich einem Verteiler in der häuslichen Elektroanlage werden die Assoziationsbahnen im Zwischenhirn verschaltet.

2. 6. 1. 6. Das Besondere am menschlichen http://www — die Gefühle

Neben den primären und sekundären Funktionsfeldern (z. B. für Sehen, Hören, Riechen usw.) nehmen die sogenannten Assoziationsfelder im Gehirn den größten Platz ein. Offenbar haben sie ihre wesentliche Funktion bei komplexen geistig-nervalen Leistungen etwa beim Gedächtnis, der Verbindung von Handlungen und Emotionen, moralisch determinierten Entscheidungen, Bewertungen oder der Selbstreflexion. Die Assoziationsfelder in der Hirnrinde haben sehr enge Verbindungen zum limbischen System. Es ist ein entwicklungsgeschichtlich sehr altes Funktionssystem des ZNS, ganz in der Tiefe des Großhirns gelegen und aus mindestens 8 miteinander verknüpften, aber nicht zusammen gelegenen Teilen bestehend. Das limbische System ist dem Hypothalamus als Zentrale der hormonellen und vegetativ-nervösen Regulation des Menschen übergeordnet. Vom limbischen System können angeborenen Trieb- und Instinkthandlungen ausgelöst und beeinflusst werden. Es ist wesentlich für die affektive Tönung des menschlichen Gesamtverhaltens, für emotionelle Reaktionen wie Wut, Furcht oder Zuneigung, und es spielt wahrscheinlich auch eine Rolle für die Gedächtnis- und Lernfunktion des Gehirns.
Indes gelingt es nicht, im Gehirn einen genauen Ort für Emotionen zu bestimmen. Denn einerseits sind auch bei den Emotionen immer mehrere Hirngebiete aktiv.

Bei sexueller Erregung sind Nervenzellen in der Hirnrinde ebenso aktiv wie Neurone im Zwischenhirn, im Hirnstamm und im Rückenmark.

Andererseits sind Emotionen nicht von körperlichen Vorgängen zu trennen. Die allseits bekannte Prüfungsangst ist immer verbunden mit Herzrasen, schnellerer Atmung und »Darmgrummeln«. Darüber hinaus unterscheidet sich die nervale Verarbeitung von Emotionen von Mensch zu Mensch. Und die Emotionsverarbeitung verändert sich im Laufe des Lebens.

2. 6. 1. 7. Das Gehirn verändert sich ständig und bildet sich bis ins hohe Alter neu

Bis vor Kurzem galt in der Medizin das Dogma: Nervenzellen können sich jenseits des Säuglingsalters nicht mehr neu bilden. Erst in den letzten Jahren mehren sich die Erkenntnisse darüber, dass und wie bis in das hohe Alter Nervenzellen neu entstehen. Die Wissenschaft nennt das Neurogenese. Verblüffend ist, dass gerade diese neuen Neurone über eine deutlich höhere Flexibilität verfügen als die vorhandenen. Allerdings nur, wenn sie durch geistige und — interessanterweise — auch körperliche Reize gefordert werden. Bleiben dagegen Anregungen aus, gehen gerade bei alten Menschen viele der neuen Neurone schnell wieder zugrunde.

Die Entdeckung der Neurogenese beeinflusst gegenwärtig auch das Verständnis über die Entstehung von Krankheiten des Gehirns. Es scheint so, dass nicht nur das Absterben von Nervenzellen für solche Krankheiten wie Alzheimersche Demenz und die Parkinson-Krankheit verantwortlich sind, sondern vielleicht noch viel mehr die mangelhafte Bildung von neuen Nervenzellen.

Vieles ist im Zusammenhang mit der Neurogenese nach wie vor völlig unklar. Beispielsweise finden sich in allen Hirnabschnitten, vorwiegend in der Umgebung von Blutgefäßen, Stammzellen, aus denen neue Nervenzellen entstehen können. Tatsächlich passiert das auf natürlichem Wege aber nur in bestimmten Teilen des Vorderhirns und des Hippocampus, alle anderen bleiben im Dauerschlaf.

Der Hippocampus ist ein Teil des weiter oben erwähnten limbischen Systems. Ihm kommt eine besondere Bedeutung beim Lernen und im emotionalen Verhalten zu.

Es entstehen täglich im Hippocampus einige Tausend Nervenzellen. Das scheint wenig im Vergleich zu den etwa 100 Milliarden Neuronen, aus denen das Gehirn besteht, jedoch verfügen die neuen Zellen über eine Erregbarkeit, die die alten Neuronen nicht mehr haben. Offenbar genügen bereits wenige neu gebildete Zellen, um die Netzwerkarchitektur des Gehirns so zu verändern, dass es auch im Alter wandlungsfähig bleibt.

Untersuchungen zeigen: Wenn Menschen sich in höherem Lebensalter regelmäßig mit einer ungewohnten körperlichen Geschicklichkeitsübung befassen, vergrößert sich der Teil im Gehirn, der für die Wahrnehmung von Objekten zuständig ist. Ähnliches zeigt sich in den Sprachzentren beim Lernen einer neuen Sprache.

Abbildung 43 Mechanismen der Plastizität des Gehirns

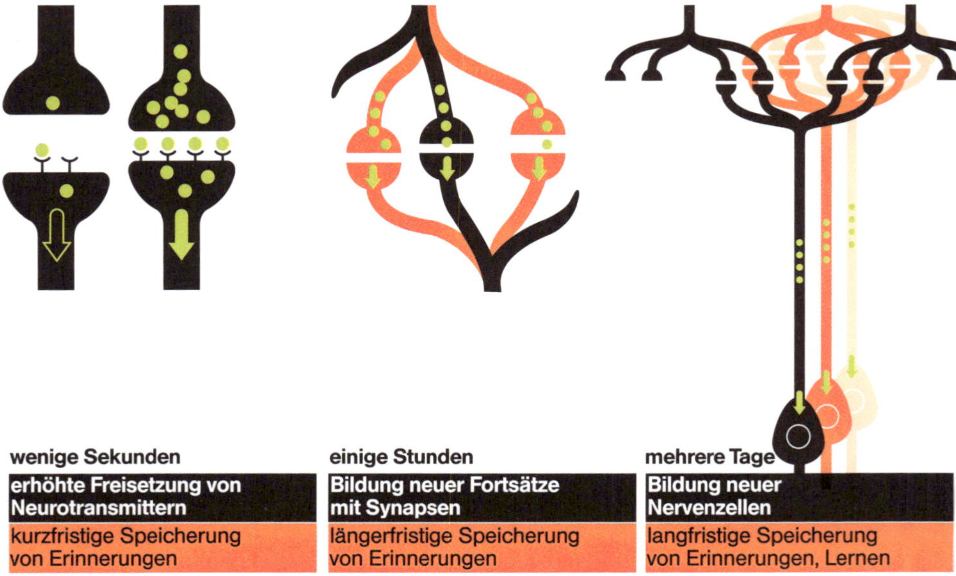

Die Wandlungsfähigkeit des Gehirns nennt man Plastizität. Früher wurde die Plastizität als eine eher kurzfristige Veränderungsfähigkeit der Synapsen (Nervenverbindungen) aufgefasst. Mit der Entdeckung der Neurogenese kommt eine langfristige Komponente hinzu [siehe links Abbildung 43].
Untersuchungen an Alzheimer-Erkrankten zeigten, dass gut ausgebildete, geistig aktive Menschen viel später Symptome der Erkrankung zeigten als inaktive Menschen, obwohl alle die gleiche Anzahl von Plaques im Kopf hatten. Eine interessante Tätigkeit hält gesund — der frühe Ruhestand führt vielleicht in die Verdummung.
Die Erforschung der Neurogenese zeigt aber auch, was schlecht für die Neubildung von Nervenzellen ist. Hauptfeind ist der Stress, nicht der kurzzeitige bei Anspannung, Erregung oder Sport. Es ist der Dauerstress, der mit einer langzeitigen Produktion von Stresshormonen verbunden ist.
Es wird immer klarer: Anstrengende, belastende Umwelteinflüsse schwächen die Regenerationsfähigkeit des Gehirns und tragen so zur Manifestation von psychischen Störungen bei. Der Stressforscher Christian Mirescu von der Princeton University in New Jersey bringt das auf den Punkt: »Ein gestresstes Gehirn kämpft um sein Leben, es ist daran interessiert, in Zellen für die Zukunft zu investieren.«
Chronischer Stress spielt auch bei der Entstehung depressiver Erkrankungen eine große Rolle. Es zeichnet sich aber ein neues Verständnis von der Depression ab. Menschen werden deshalb depressiv, weil ihre Gehirne an Plastizität verloren haben, weshalb sie zunehmend unfähiger werden, die Anforderungen des Alltags und des Berufs zu bewältigen. Die Entwicklung von Angstgefühlen und das Ausweichen in die Isolation sind die Reaktionen auf die zunehmend falsche Verarbeitung von neuen Anforderungen.
Auch bei der Parkinson-Krankheit erkennt man eine Verbindung zur Neurogenese. Bekannt war bisher, dass den Betroffenen der Neurotransmitter Dopamin fehlt. Nun hat man herausgefunden, dass das Fehlen von Dopamin das Wachstum neuer Nervenzellen verringert.
Zu Beginn einer Erkrankung versucht das Gehirn, seinem Untergang entgegenzusteuern, indem sogar außerhalb des Riechkolbens und des Hippocampus sogenannte neurale Stammzellen in eine erhöhte Zellteilung treten und eine große Zahl neuraler Vorläuferzellen bilden. Wie viele neue Nervenzellen letztendlich aus ihnen entstehen, hängt ganz offenbar von der Stimulation durch äußere Reize ab, fanden Wissenschaftler heraus.

2. 6. 1. 8. Wie unser Gedächtnis funktioniert

Die Antwort liegt vor allem in der Veränderbarkeit der Synapsen, je nachdem, ob sie viel oder wenig beansprucht werden. Das haben wir auch gerade als ein Merkmal der Plastizität des Gehirns kennengelernt.
Wenn wir etwas auswendig lernen wollen — ein Gedicht etwa —, sprechen wir das in der Regel mehrfach hintereinander. Mit jeder Wiederholung werden dieselben Nervenbahnen und dieselben Synapsen aktiviert, und jedes Mal werden die Botenstoffe in den Schaltstellen in größerer Zahl oder schneller freigesetzt. Gleichzeitig werden aber auch neue Synapsen gebildet [siehe links Abbildung 43] und die Empfindlichkeit für diese Signale in den fortwährend benutzten Nerven erhöht. So entsteht ein Pfad für diese Information, der lange erhalten bleiben kann.

»Eselsbrücken« sind ein beliebtes Hilfsmittel, um schwierige Inhalte im Gedächtnis zu behalten. Man benutzt Bilder oder Sprüche, die an den zu merkenden Inhalt anknüpfen. Offenbar werden bei dieser Lerntechnik bereits bestehende »Gedächtnisspuren« benutzt, was erklären würde, warum die Eselsbrücken mitunter merkwürdig anmuten. Beispielsweise ist im Medizinstudium die Aufzählung der 8 kleinen Handwurzelknochen seit langer Zeit eine beliebte Prüfungsfrage. Und ebenso lange lernen die Studenten den etwas eigenwilligen Spruch: »Ein Schifflein fuhr im Mondenschein um's Dreiecks- und um's Erbsenbein, Vieleck groß, Vieleck klein, der Kopf, der muss ein Haken sein«. Sie meinen damit: Kahnbein, Mondbein, Dreiecksbein, Erbsenbein, großes Vieleckbein, kleines Vieleckbein, Kopfbein und Hakenbein.

An der Gedächtnisbildung sind verschiedene Gebiete des Gehirns beteiligt. Im sogenannten präfrontalen Kortex, einem Hirnteil im Stirnbereich, werden die Lerninhalte als Kurzzeitgedächtnis für wenige Sekunden bis Minuten und in begrenzter Menge gespeichert. Jetzt tritt ein Austausch mit anderen Gebieten des Großhirns darüber ein, welche der Inhalte des Kurzzeitspeichers es wert sind, dauerhaft gespeichert zu werden. Interessanterweise spielt der Hippocampus, den wir bereits als für die Emotionen und die Neurogenese bedeutsamen Ort kennengelernt haben, dabei eine wichtige Rolle. In ihm werden die ausgewählten Lerninhalte zwischengespeichert und auch festgelegt, wo und wie die dauerhaften Erinnerungen in der Großhirnrinde aufgehoben werden.
Diese beschriebene Form der Bildung einer Erinnerung funktioniert aber nur bei bewusst reproduzierten Inhalten (Wissensgedächtnis).
Eine weitere Form des Gedächtnisses ist das Verhaltensgedächtnis. In ihm sind automatisierte Abläufe wie z. B. Autofahren gespeichert.
Dass zwischen Wissens- und Verhaltensgedächtnis aber auch Verbindungen bestehen, zeigt das Beispiel des Spielens eines Musikinstrumentes. Nach der Lernphase geht z. B. die rein mechanische Beherrschung der Klaviertastatur in einen Automatismus über. Auch das Beherrschen der Notenschrift mündet in einen visuellen Automatismus. Die Augen »wissen« einfach, wie eine bestimmte Note aussieht, und gleichzeitig »wissen« die Finger, wo sie auf der Tastatur zu finden ist. Allerdings muss auch der beste Klavierspieler beim Erlernen eines neuen Musikstückes wieder öfter auf die Tastatur sehen, was man als Indiz dafür werten kann, dass neue Gedächtnisspuren gelegt werden müssen.
Beide Formen der Bildung des Langzeitgedächtnisses bewirken aber eine Veränderung des Gehirns. Immer, wenn es mit neuen motorischen oder intellektuellen Lernprozessen konfrontiert wird, knüpfen sich die Verbindungen zwischen den Neuronen neu. So erwirbt ein Gehirn sein individuelles Gedächtnis — und jeder Mensch seine individuelle Identität.

2. 6. 1. 9. Wie wir die Welt wahrnehmen

Das klügste Gehirn wäre nutzlos, wenn es die Sinnesorgane nicht gäbe. Es würde sich mit sich selbst beschäftigen müssen und alsbald verkümmern. Es würden die Reize fehlen für Gedächtnis, Lernen, Gefühle, Verhalten, Bewegung und vieles mehr. Unsere Sinnesorgane sind die Verbindung zur

Welt, sie vermitteln uns die Welt. Dass dies auch auf sehr individuelle Art und Weise vor sich geht, wissen wir alle aus eigener Erfahrung. Ob etwas weich oder hart ist, laut oder leise, was man als hell oder dunkel bezeichnet, gut oder schlecht riechend, sauer oder süß schmeckend, ist ein individueller Prozess der Aufnahme der Reize, ihrer Verarbeitung, Bewertung und Speicherung.

Unsere fünf Sinnesorgane — Augen, Ohren, Haut mit Tastsinn, Nase, Zunge — nehmen die Eigenschaften der Welt um uns herum auf. Allerdings sind diese so komplex, dass ein Sinnesorgan allein dazu niemals in der Lage wäre, denn selbst ein kleiner Grashalm hat eine Farbe, eine Form, eine Größe, einen Duft, sogar ein Gewicht — und manch einer hört ja auch das Gras wachsen. Jedes Sinnesorgan liefert seinen Anteil für die komplexe Wahrnehmung, die dann im Gehirn mit dem Begriff »Grashalm« verbunden wird — weil uns irgendwann jemand erklärt hat, dass das ein Grashalm ist.

2. 6. 1. 10. Der Klang der Welt

Der Mensch hat zwei Ohren, damit er nicht nur laut und leise unterscheiden, sondern auch feststellen kann, woher das Geräusch kommt. Der minimale Zeitunterschied, mit dem ein Ton an beiden Ohren ankommt, ermöglicht dem Gehirn eine perfekte räumliche Orientierung. Im Grunde ist das Ohr ein sehr kleines hydropneumatisches System [siehe Abbildung 44].

Abbildung 44 Das menschliche Ohr

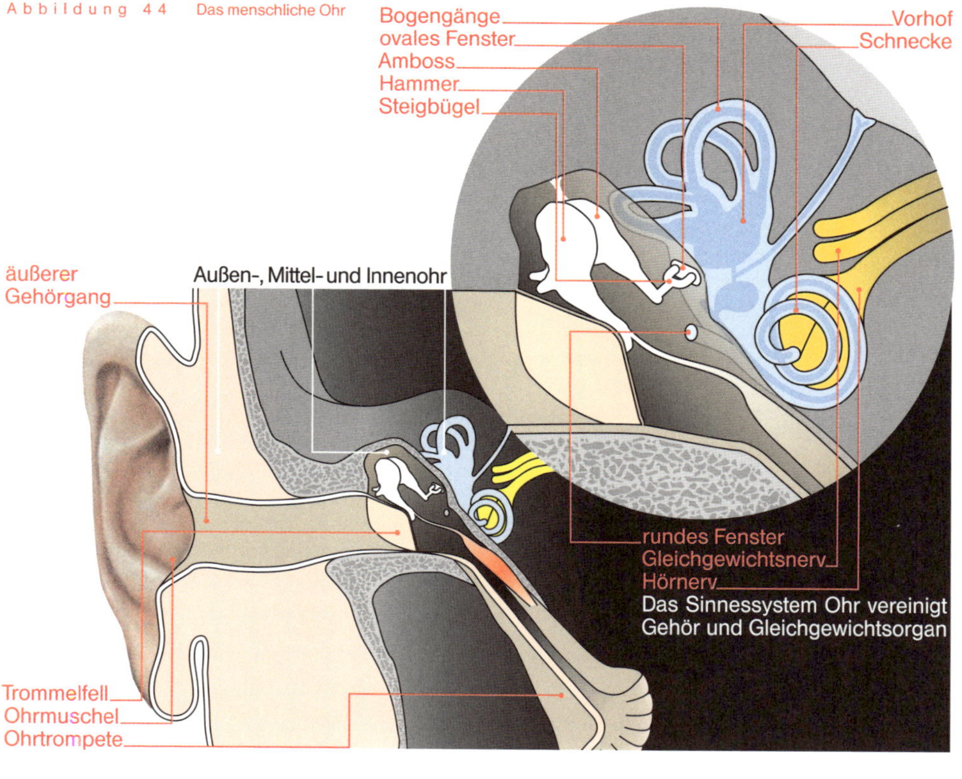

Die Ohrmuscheln fangen die Schallwellen auf und leiten sie durch den äußeren Gehörgang auf das Trommelfell. Diesen Teil des Ohres bezeichnet man auch als äußeres Ohr. Das Trommelfell ist eine elastische Membran, hinter der sich die Paukenhöhle befindet. Dort sind die Gehörknöchelchen, die wegen ihrer charakteristischen Formen als Hammer, Amboss und Steigbügel bezeichnet werden. Paukenhöhle und Knöchelchen bilden zusammen das Mittelohr. Versetzen die auftreffenden Schallwellen das Trommelfell in Schwingungen, übertragen sich diese auf die Gehörknöchelchen. An deren Ende befindet sich das ovale Fenster, wiederum eine Membran, die jetzt von den Knöchelchen in Bewegung gebracht wird. Hinter dem ovalen Fenster ist das Innenohr. Es besteht aus einem komplizierten knöchernen Gangsystem, daher als knöchernes Labyrinth bezeichnet, das von einer Art »Hautsack«, dem häutigen Labyrinth, ausgekleidet wird. Das häutige Labyrinth ist mit einem Teppich feinster Härchen, den eigentlichen Sinneszellen, besetzt. Zwischen knöchernem und häutigem Teil fließt eine Flüssigkeit, die Perilymphe. Das Labyrinth gliedert sich, ausgehend von einem Vorhof, in die horizontalen und vertikalen Bogengänge, zuständig für das Gleichgewicht, und die Schnecke, zuständig für das Gehör. Wird nun das ovale Fenster durch die Gehörknöchelchen bewegt, versetzt es auch die Perilymphe in Bewegung, und so wie sich ein Kornfeld im Winde wiegt, machen das die Sinneshärchen im Takt der Perilymphe. Jedes einzelne Sinneshärchen besitzt einen winzig kleinen Nerv. Dort erzeugt die mechanische Bewegung einen elektrischen Impuls, der über den Hörnerv in das Gehirn weitergeleitet wird. Je nach Lautstärke werden mehr oder weniger Sinneszellen bewegt. Innerhalb von 100 Millisekunden »verrechnet« das Gehirn alle Impulse in eine Wahrnehmung. Die Folge der Wahrnehmungen beider Ohren ergibt dann Laute, Töne und Klänge.

Ganz ähnlich funktioniert der Gleichgewichtssinn in den Bogengängen. Durch die Veränderung der Lage des Kopfes wird die Perilymphe im horizontalen und vertikalen Teil in unterschiedliche Strömungen versetzt, die wiederum die Sinneszellen unterschiedlich aktivieren. Das Gehirn macht aus diesen Impulsen einen »Lagezustand«. Allerdings gehen in die Gleichgewichtswahrnehmung auch die Impulse von Rezeptoren in der Haut, den Sehnen und den Muskeln ein, sonst würde ja ein Neigen des Kopfes genügen, um die Schieflage des ganzen Körpers vorzutäuschen.

2. 6. 1. 11. Wohlgefühl oder Schmerz — die Haut macht's

Der erwachsene Mensch verfügt über etwa zwei Quadratmeter von Haut bedeckter Körperoberfläche. Damit ist die Haut das größte Sinnesorgan, in dem mehr als 20 Millionen Sinneszellen ihre Arbeit verrichten. Die Informationen des Tastempfindens sind mehr als doppelt so schnell wie die des Gehörs.

Unser Tast- und Berührungssinn ist sehr spezialisiert und seine Funktionen verteilen sich auf alle Schichten der Haut [siehe rechts Abbildung 45]. Ihre Flächenverteilung ist allerdings sehr ungleichmäßig. Während wir auf dem Rücken relativ wenige Rezeptoren haben, befinden sich z. B. in den Fingerkuppen etwa 2000 von ihnen.

Mit dem Hautsinn empfinden wir Temperaturen (Thermorezeptoren), Druck und Vibrationen (Mechanorezeptoren) sowie Schmerz (Nozizeptoren).

Die Thermorezeptoren sind über eine gewisse Fläche verteilte freie Nervenendigungen, weshalb wir Wärme oder Kälte nicht punktuell empfinden können. Sie unterteilen sich in Kalt- und Warmmelder, wobei diese Empfindungen sehr individuell sind.

Die Mechanorezeptoren sind stärker spezialisiert und haben neben den freien Nervenendigungen spezielle Tastkörperchen [siehe Abbildung 45] ausgebildet:

- Vater-Pacini-Körperchen bemerken flächenhafte Vibrationen ohne genaue Lokalisation,
- die sogenannten Merkel-Zellen reagieren innerhalb sehr kleiner Areale sehr genau auf Druck,
- Ruffini-Körperchen werden bei der Dehnung der Haut aktiv, wie es z. B. bei Gelenkbewegungen der Fall ist,
- Meissner-Körperchen und Haarwurzelrezeptoren registrieren die Änderungen einer Berührung.

Abbildung 45 Die Elemente des Sinnesorganes Haut

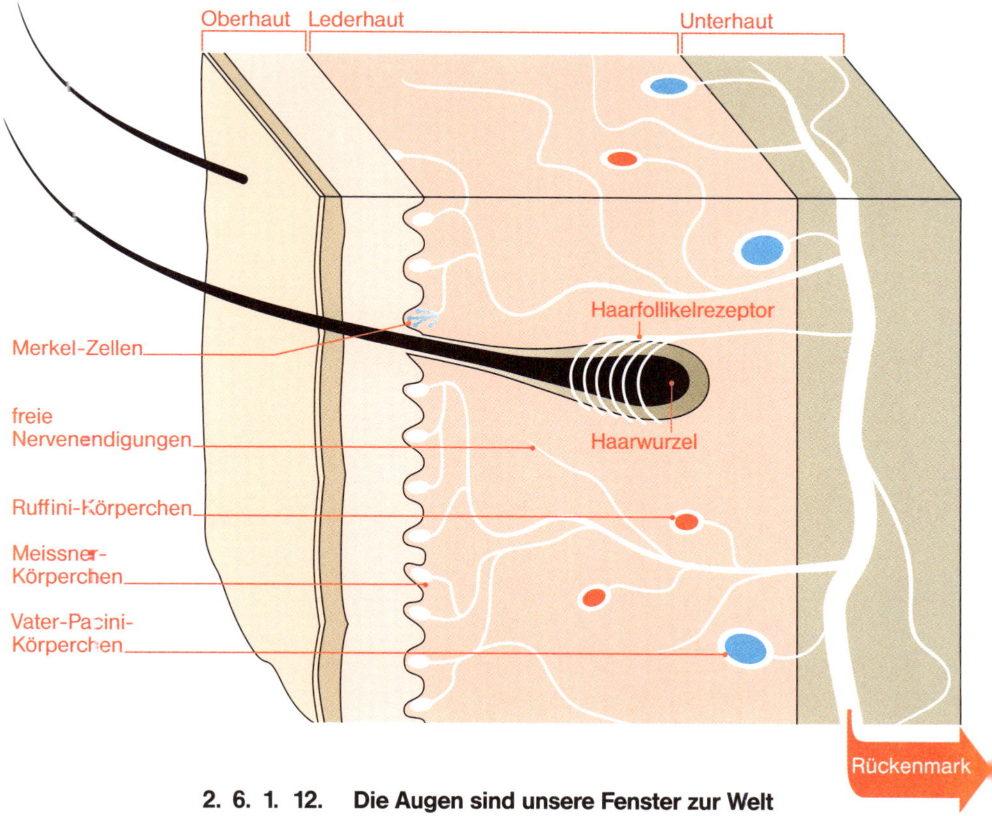

2. 6. 1. 12. Die Augen sind unsere Fenster zur Welt

Unsere Augen liegen wohlbehütet in der aus mehreren Knochenanteilen des Schädels gebildeten Augenhöhle, in der einige Öffnungen für den Durchtritt des Sehnervs und der Blutgefäße des Auges vorhanden sind. So kommt es, dass man vom Auge an sich nur sehr wenig von außen sieht.

Etwa 75 % des Volumens unseres Augapfels beansprucht der Glaskörper [siehe Abbildung 46] — ein Gebilde von götterspeiseartiger Konsistenz. Ihn umgibt eine mehrschichtige Hülle aus Netz-, Ader- und Lederhaut. Die Lederhaut hält das Auge zusammen und geht vorn in die durchsichtige Hornhaut über. Die Aderhaut enthält alle Blutgefäße für die Nährstoffversorgung des Auges und mündet vorn in den Strahlenkörper und die Regenbogenhaut. Das Farbpigment Melanin der Regenbogenhaut gibt uns die individuelle »Augenfarbe«, viel Melanin bedeutet braune Augen, kein Melanin bedeutet blaue Augen. In ihrem Zentrum hat die Regenbogenhaut das Sehloch, die Pupille, welches genau über der Augenlinse liegt.

Abbildung 46 Aufbau des gesamten Auges (oben) und der Netzhaut (unten)

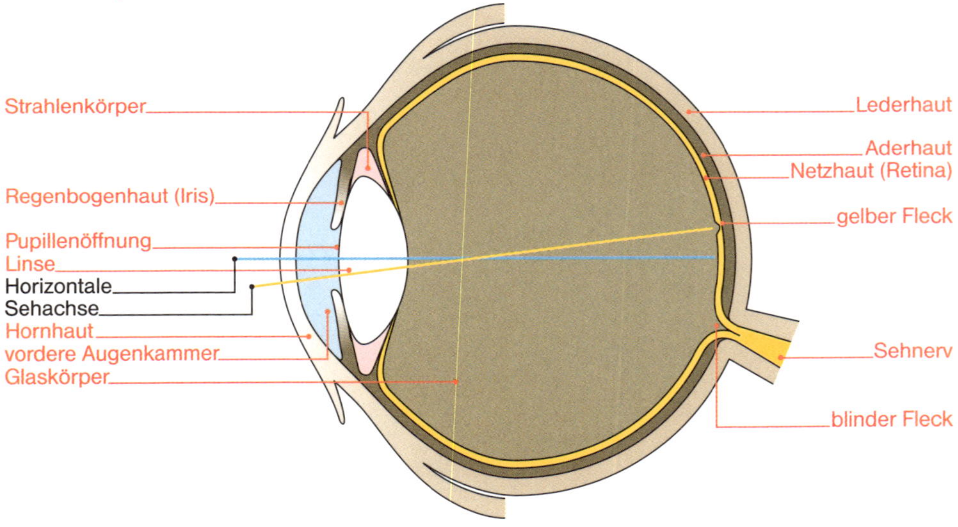

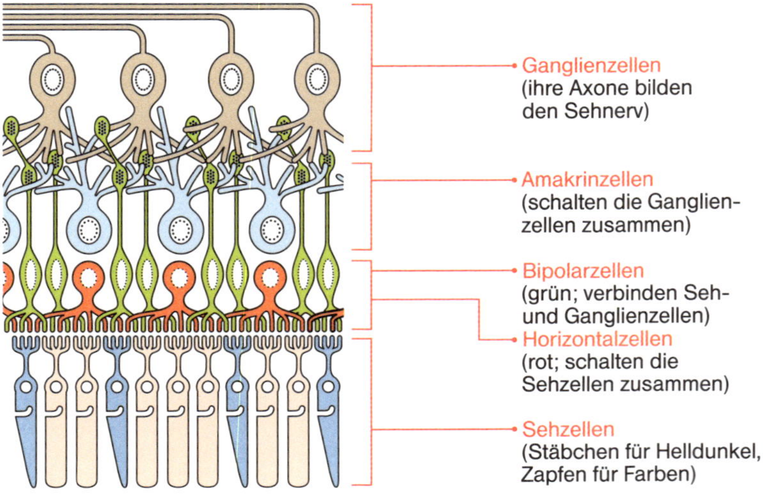

So weit, so gut. Was passiert aber nun konkret, wenn wir etwas ganz genau ansehen wollen — die Freundin oder den Freund zum Beispiel? Zuerst einmal muss ein »Es-werde-Licht-Zustand« da sein, denn sie mögen uns noch so lieb sein, im Dunkeln können wir sie nicht sehen. Alles, was wir sehen, ist die Körperreflexion des Lichtes. Und das geht so:

- Die Lichtstrahlen treffen auf die Hornhaut, die das Bild verkleinert,
- je nach Helligkeit reguliert die Pupille den Lichteinfall und lenkt die Lichtstrahlen auf die Linse,
- die elastische Linse stellt sich, gesteuert durch Nerven und den Ziliarmuskeln, auf die Entfernung von Freund oder Freundin ein,
- die gebündelten Lichtstrahlen passieren den Glaskörper und treffen an der Rückwand des Auges die Netzhaut,
- auf der Netzhaut bilden die Lichtstrahlen jetzt ein Abbild der geliebten Menschen — allerdings auf den Kopf gestellt, seitenverkehrt und eigentlich nicht scharf.

In der Netzhaut gibt es zwei Arten von Sehzellen. Die etwa 120 Millionen Stäbchenzellen registrieren die Helligkeit. Etwa 7 Millionen Zapfenzellen analysieren die Farben, wobei der Mensch (und viele Affen) Rot, Blau und Grün unterscheiden kann, während die meisten Tiere nur eine oder zwei Farben »sehen«. Ein weiterer Typ von Sehzellen auf der Netzhaut registriert die Lichtintensität und Dauer der Einstrahlung als ein Element der Regulation unseres Tag-Nacht- und Jahreszeitempfindens (Zirkadian-Rhythmus).
In den Sehzellen befinden sich sogenannte Sehpigmente (Rhodopsien u.a.). Je nach einfallender Lichtstrahlung werden sie aktiviert und wandeln dabei das Licht in einen elektrischen Impuls um. Dieser gelangt von den Sehzellen auf die Nervenzellen. Die Axone [siehe S. 90] der Sehnervenzellen bilden zusammen den Nervus opticus, der die jetzt elektrische Bildinformation in die Sehzentren des Gehirnes leitet. Die Stelle im Augapfel, an der der Sehnerv austritt, nennt man blinder Fleck. In der Sehrinde im Großhirn werden die vielen Signale aus den Augen dann »verrechnet«. Der Freund oder die Freundin wird wieder »auf die Beine gestellt«, richtig herum gedreht und scharf abgebildet. Übrigens: Auch wenn uns manches »zu Tränen rührt« oder mitunter der »Zorn die Tränen in die Augen treibt«, eigentlich brauchen wir die Tränenflüssigkeit, um Horn- und Bindehaut von Schmutz zu befreien und durch die enthaltenen Lysozyme Mikroorganismen unschädlich zu machen.

2. 6. 1. 13. Kommunikation — ein Job für die Nase?

So richtungweisende Sprüche wie »immer der Nase nach« oder Entscheidungshilfen wie »ein Näschen dafür haben« und Emotionsfaktoren wie »ich kann dich nicht riechen« scheinen die Bedeutung des Sinnesorganes Nase über die bloße Erfassung von Gerüchen hinaus zu belegen.
Tatsächlich ist die Nase unser empfindlichstes Sinnesorgan. Während das Auge mit nur drei Rezeptortypen (Blau, Rot, Grün) auskommt, arbeiten in der Nase etwa 350 auf spezielle Gerüche ausgerichtete Rezeptoren. Insgesamt verfügt der Mensch über etwa 1000 Riechgene — er könnte also auch 1000 Rezeptoren aktivieren. Wahrscheinlich würde uns aber die dann wahrnehmbare Duftvielfalt eher hinderlich sein. So muss die Natur auch »gedacht« haben, weil eben nur 350 Rezeptoren aktiv sind, deren Kombination aber eine

unvorstellbare Zahl von Düften erkennbar macht. Allerdings unterscheiden sich diese 350 Rezeptoren von Mensch zu Mensch. Das erklärt, warum die Wahrnehmung und Beschreibung von Gerüchen sehr individuell ist.

Die eigentlichen Geruchsrezeptoren sind Aminosäureketten in den Härchen (Zilien) der Riechzellen der Nase [siehe Abbildung 47].

Die Aminosäuren binden die in der eingeatmeten Luft enthaltenen Duftmoleküle und gehen mit ihnen eine chemische Reaktion ein. Dieses chemische Signal wird an der Membran der Riechzelle in ein elektrisches Signal umgewandelt, das auf dem langen Fortsatz (Axon) in den Riechkolben (bulbus olfactorius) fortgeleitet wird. Das Axon endet im Riechkolben in einer spezifischen Zellansammlung (Glomerulum). In jedem Glomerulum enden nur die Axone gleicher Rezeptortypen. Auf diese Weise werden die Riechsignale gebündelt und anschließend über den Geruchsnerv (nervus olfactorius) in die Riechrinde (regio olfactoria) des Großhirns weitergeleitet. Dort werden die Signale zu einer Duftwahrnehmung synthetisiert und als solche gespeichert. Gleichzeitig werden die Geruchssignale in das benachbarte limbische System [siehe S. 95] geleitet und rufen dort Emotionen oder die Änderung von Gefühlen hervor. Der Geruchssinn ist offenbar sehr wichtig für Zu- oder Abneigung zwischen Menschen (und Tieren). Kürzlich wurde entdeckt, dass

Abbildung 47 Funktioneller Aufbau der Nase

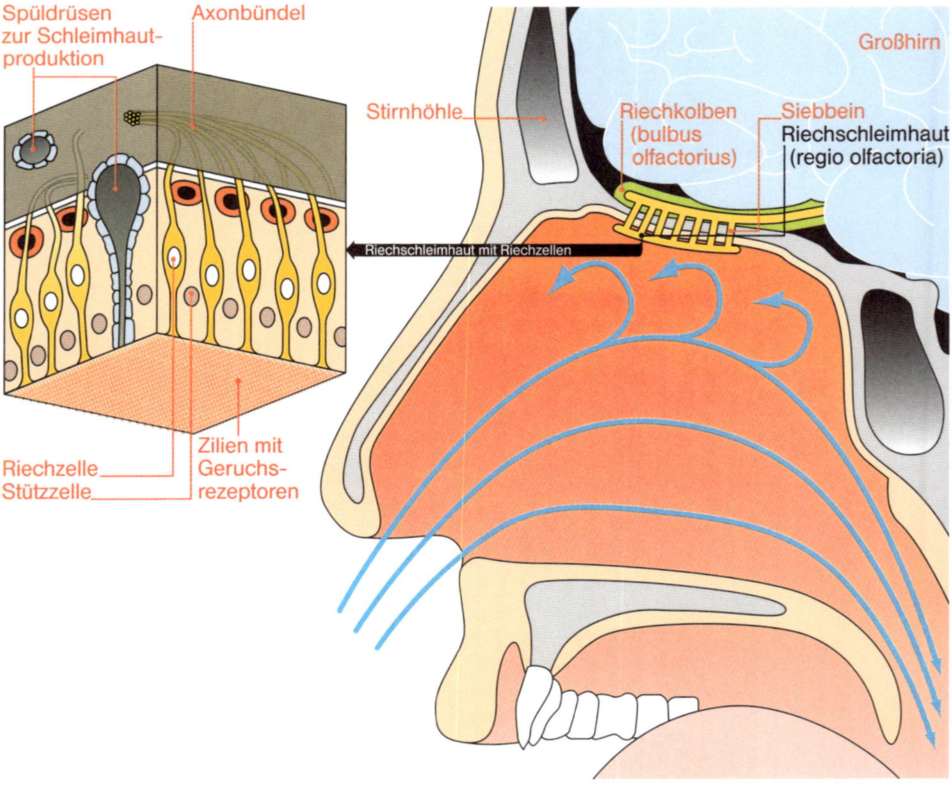

bereits die männlichen Spermien Riechrezeptoren enthalten. Es ist der Duft von Maiglöckchen, der ihnen den Weg zur Eizelle weist. Jüngst hat man auch in der Haut des Menschen Riechzellen entdeckt, deren Bedeutung aber noch völlig unklar ist. Über den letzten unserer Sinne, den Geschmackssinn, haben wir bereits im Rahmen der Verdauung berichtet [siehe S. 28].

2. 6. 1. 14. Was unbedingt zu erwähnen ist!

Das Gehirn hat einen etwas anderen Stoffwechsel als der übrige Körper. Die für seine Tätigkeit notwendige Energie wird fast ausschließlich aus Glukose gewonnen. Da es aber über keine nennenswerten Glykogenspeicher verfügt, ist es auf eine kontinuierliche Zufuhr von Glukose angewiesen, übrigens auch nachts, wenn wir schlafen. Ein plötzlicher Abfall des Blutzuckers schränkt die Funktion des Gehirns sehr schnell ein und kann zu Bewusstlosigkeit und Krämpfen führen. Bei einem andauernden Hungerzustand kann sich der Hirnstoffwechsel zu großen Teilen auf die Verwertung von Ketonkörpern, die beim Abbau der Muskulatur entstehen, zur Energieproduktion umstellen.
Eine weitere Besonderheit des Gehirns ist die sogenannte Blut-Hirn-Schranke. Die Innenhaut (Endothel) der Blutgefäße ist so konstruiert, dass sie für die meisten Moleküle kaum durchlässig ist. Nur Gase wie Sauerstoff und Kohlendioxyd gelangen ungehindert hindurch. Nahrungsstoffe wie Glukose und Aminosäuren werden mittels spezieller Transporter zu den Nervenzellen gebracht. Spezielle Antiporter hindern insbesondere giftige Substanzen am Übertritt in das Hirngewebe.
Im Gehirn befinden sich spezielle Hohlräume, sogenannte Ventrikel. In ihnen sowie zwischen Gehirn und Hirnhäuten zirkuliert der Liquor cerebrospinalis, eine Flüssigkeit mit ganz ähnlichen Eigenschaften, wie sie die Interzellularsubstanz hat. So ist eine schnelle Diffusion zwischen Liquorräumen und Hirngewebe möglich, wodurch die lebenswichtige Konstanz des chemischen Milieus im Gehirn gesichert wird.
Das Gehirn ist aber nicht nur »Denkorgan«, sondern es ist auch eine Produktionsstätte von chemischen Botenstoffen (Neurotransmittern), morphinähnlichen Substanzen (Endorphine) und Hormonen wie das Melatonin. Das Gehirn sendet seine Informationen eben nicht nur über Nervenbahnen sondern auch auf chemischen Wegen aus.

Es soll an dieser Stelle einmal exemplarisch auf die Bedeutung von Nahrungsinhaltsstoffen, die für die beschriebenen Nervenfunktionen besonders wichtig sind, verwiesen werden:

- für die Struktur der Nervenzellmembranen notwendig sind die Vitamine B_6 und B_{12}, L-Carnitin, Phosphor, Kobalt, Selen und Omega-3-Fettsäuren (besonders Docosahexaensäure),
- für die Produktion von Neurotransmittern notwendig sind die Vitamine B_1, B_5, B_6, und C, Zink, L-Glutaminsäure (Glutamat), L-Tryptophan und Kalzium,
- für den Abbau von Neurotransmittern notwendig ist Kupfer,
- für die Reizleitung im Nerven notwendig sind Vitamin B_1, Kalzium, Kalium, Natrium, Magnesium, Omega-6-Fettsäuren und Taurin.

Zahlreiche Phytamine (Pflanzenwirkstoffe) mit antioxidativen Eigenschaften haben im Nervengewebe eine besondere Schutzfunktion.

2. 6. 2. Das Hormonsystem

2. 6. 2. 1. Die älteste Form biologischer Kommunikation ist Chemie

Mal ehrlich — hören wir das Wort »Hormon«, denken wir zuerst an Stress, an den Menstruationszyklus, manche Frauen an Wechseljahre und manche Männer an Haarausfall. Betroffene müssen leider auch Diabetes mellitus oder Schilddrüsenprobleme bedenken. Das Hormonsystem ist aber viel mehr als die uns geläufigen Hormone, und es stellt die entwicklungsgeschichtlich älteste Form von Kommunikation dar.

Vor unvorstellbar langer Zeit, als die ersten einzelligen Lebewesen im Urozean entstanden, lebte jedes allein vor sich hin. Doch bereits mit der ersten Zellteilung, also mit dem Entstehen von zweizelligen Organismen, begannen die Arbeitsteilung und der Bedarf an Kommunikation. Nun gab es bei diesen immerhin noch niederen Organismen logischerweise keine Nerven. Die aneinander klebenden Zellen »redeten« direkt über ihre Zellmembranen miteinander, indem sie chemische Stoffe bildeten, die der Nachbarzelle etwas mitteilten und dort zugleich etwas bewirkten. Das war die Geburtsstunde der Gewebshormone oder Zytokine, und wir nennen die Form der direkten nachbarschaftlichen Einflussnahme parakrine Sekretion. Das Wort »Hormon« kommt aus dem Griechischen (ormon = antreiben). Erst viel später in der Evolution, als die Organismen schon Organe und einen Blutkreislauf besaßen, entstanden spezielle Hormondrüsen, welche ihre Hormone in den Blutkreislauf entließen, um an anderen Orten im Körper Wirkungen zu erzeugen. Wir nennen das die endokrine Sekretion.

Grundsätzlich ist aber jedes Hormon oder Zytokin ein extrazelluläres Molekül und kann nicht einfach in eine Zelle eindringen, um dort etwas zu bewirken. Es braucht immer einen zellulären Rezeptor (Empfangsmolekül in Membranen oder Zellkernen), mit dem es einen Hormon-Rezeptor-Komplex bildet. In der Regel löst die damit verbundene Veränderung des Rezeptors ein intrazelluläres Signalmolekül aus, das dann die vom Hormon gewünschte Wirkung erzeugt.

Die Hormone lassen sich nach ihrer Funktion und zugleich nach ihrem entwicklungsgeschichtlichen Alter folgendermaßen gruppieren:

1. Gewebshormone wie Faktoren für das Wachstum und die Differenzierung von Zellen,
2. Drüsenhormone, die ebenfalls für Wachstum und Differenzierung zuständig sind wie das Wachstumshormon, die Schilddrüsenhormone oder Sexualhormone,
3. schnell wirkende Stoffwechselhormone wie Insulin oder Adrenalin,
4. Hormone der Verdauung [siehe S. 47] wie Gastrin oder Sekretin,
5. Hormone des Knochenstoffwechsels aus der Schilddrüse (Calcitonin) und Nebenschilddrüse (Parathormon),
6. Hormone für die Regulation des Wasser- und Elektrolythaushaltes, die aus verschiedenen Organen stammen wie das Vasopressin aus der Hirnanhangsdrüse oder die Mineralokorticoide aus der Nebenniere.

Darüber hinaus gibt es eine Reihe weiterer Gewebshormone, die von spezifischen Zellen produziert werden und sich nicht nach diesem Schema einordnen lassen.

2. 6. 2. 2. Energie für alle Fälle — die Hormone machen's

Damit der Mensch in möglichst allen Lebenssituationen (z.B. schnelle Flucht vor dem Gerichtsvollzieher oder beharrliches Nachlaufen der Geliebten) funktioniert, bedarf es der schnellen und effektiven Regulation der Energieproduktion. Dies garantieren die rasch wirkenden Hormone Insulin und Glukagon aus der Bauchspeicheldrüse sowie die Stresshormone Adrenalin und Noradrenalin aus der Nebenniere.

Insulin ist das wichtigste aufbauende Hormon und lebensnotwendig. Es reguliert den Transport der Glukose in der Muskulatur und dem Fettgewebe, steigert den Abbau der Glukose und hemmt den Fettstoffwechsel. Glukagon ist der Gegenspieler des Insulins. Beim Absinken des Blutzuckerspiegels wird es aktiviert und bewirkt den Abbau der Glykogenspeicher aus der Leber.

Adrenalin und Noradrenalin werden im Nebennierenmark und in sympathischen Nervenzellen gebildet und haben ein breites Wirkungsspektrum für die schnelle Mobilisation von Reserven. Allein Adrenalin verfügt über mindestens fünf verschiedene Rezeptortypen, mit denen es im Kreislaufsystem (Blutdruck, Herz- und Atemfrequenz) und bei der Mobilisation von Zucker- und Fettspeicher agiert.

Der Diabetes mellitus ist die häufigste hormonelle Störung. Als Typ-1-Diabetes (meist angeboren) beruht er auf einem absoluten Mangel an Insulin durch (autoimmune) Zerstörung der insulinproduzierenden Zellen in der Bauchspeicheldrüse. Der Typ-2-Diabetes ist eine (erworbene) Störung in der Regulation des Zucker- und Fettstoffwechsels, die durch eine mangelnde Ansprechbarkeit der Muskulatur auf Insulin (durch die Kombination von zu wenig Bewegung und zu viel Essen) gekennzeichnet ist.

2. 6. 2. 3. Feedback — die Hormone verstehen was davon

Die Steuerung der meisten hormonabhängigen Organe wie z.B. der Schilddrüse oder der Genitalien erfolgt nach dem Prinzip der Rückkopplung in einem ziemlich komplizierten System von zentralen und dezentralen Mechanismen [siehe S. 109, Abbildung 48] mit einer engen Verflechtung von Hormon, Immun- und Nervensystem.

Führend ist der Hypothalamus [siehe S. 95, Kapitel Gehirn], der mit der Hirnanhangsdrüse (Hypophyse) mittels stimulierender und bremsender Hormone kommuniziert. Die Freisetzung dieser thalamischen Hormone unterliegt dem Bio- oder Zirkadian-Rhythmus und emotionalen Faktoren [siehe S. 95, limbisches System, Gehirn]. Unter dem Einfluss der Thalamushormone produziert die Hypophyse eigene Hormone, die dann in den Zielorganen (Schilddrüse, Nebenniere, Leber, Geschlechtsgewebe, Knochen) bestimmte Funktionen haben.

Die Hormone der Schilddrüse (Thyroxin, Trijodthyronin) haben eine sehr komplexe Funktion:

- Fettabbau, Glukosebildung aus Eiweißen,
- Steigerung des Sauerstoffverbrauchs in den Geweben und Wärmeproduktion,
- Wachstum von Bindegewebe und Knochen,
- Steigerung der Herzkraft.

Bei der relativ häufigen Unterfunktion der Schilddrüse kommt es daher besonders zu Symptomen der Müdigkeit, des Frierens und der Kraftlosigkeit.

Hypothalamus, Hypophyse und Nebennierenrinde bilden das Stresssystem. Schlüsselhormon ist das ACTH (adreno-corticotrophes Hormon). Seine Produktion erfolgt nicht nur durch hormonelle Stimulation aus dem Hypothalamus, sondern auch ganz stark durch Botenstoffe des Immunsystems. ACTH bewirkt die Freisetzung des stoffwechselaktivierenden Stresshormons Cortisol aus der Nebenniere.

Die enge Kopplung von Hormon- und Immunsystem ist die Erklärung für die besonders oft bei Leistungssportlern beobachtete Infektanfälligkeit nach großen körperlichen und mentalen Belastungen. Anhaltende Cortisolwirkung führt kompensatorisch zu einer Reduktion bestimmter Immunstimulatoren, man spricht vom »open window«.

Die Steuerung der Funktion der weiblichen und männlichen Geschlechtsorgane erfolgt ebenfalls über die Hypophyse. Testosteron fördert die Entwicklung der männlichen Fortpflanzungsorgane vor und nach der Geburt und in der Pubertät die Ausbildung der sekundären Geschlechtsmerkmale sowie das Muskel- und Knochenwachstum. Auch Frauen verfügen über Testosteron und andere androgene Hormone, weil sie die Vorstufen für die Produktion der weiblichen Hormone Östrogen und Progesteron in den Eierstöcken (Ovarien) sind. Letztere steuern den Menstruationszyklus und die Ausprägung der weiblichen Geschlechtsmerkmale, haben aber auch eiweißaufbauende Funktion.

Unter dem Einfluss des Hypothalamus bildet die Hypophyse das Wachstumshormon. Dieses wiederum führt sekundär in der Leber zur Freisetzung sogenannter insulinähnlicher Wachstumsfaktoren (Somatomedine), die letztendlich das Wachstum in Knochen, Knorpel, Fettgewebe und Muskulatur steuern.

2. 6. 2. 4. Damit die Milch es machen kann, bedarf es der Hormone

Die Milch ist bekanntermaßen ein wichtiger Lieferant des Kalziums. Da aber nicht nur die Knochen Kalzium benötigen, sondern nahezu alle Zellfunktionen, bedarf es einer genau abgestimmten Regulation des Kalziumstoffwechsels. Hierfür verantwortlich sind das in der Nebenschilddrüse gebildete Parathormon und das gegenregulierende Calcitonin der Schilddrüse.

Wir haben bereits früher die überragende Bedeutung des Wasser- und Mineralstoffwechsels für das Leben aller Landbewohner festgestellt. Gemeinsam regulieren das aus der Nebenniere stammenden Hormon Aldosteron, die Hormone Renin und Angiotensin aus der Niere sowie das Hypothalamushormon Vasopressin den komplexen Prozess.

Die fein abgestimmte Interaktion verschiedener Ebenen der Kommunikation und Information innerhalb des Organismus ist sicherlich die größte Leistung der Evolution. Es bleibt zu hoffen, dass mit dem fortschreitenden Verständnis dieser Prozesse auch die zwischenmenschliche Kommunikation neue konstruktive Dimensionen erreicht.

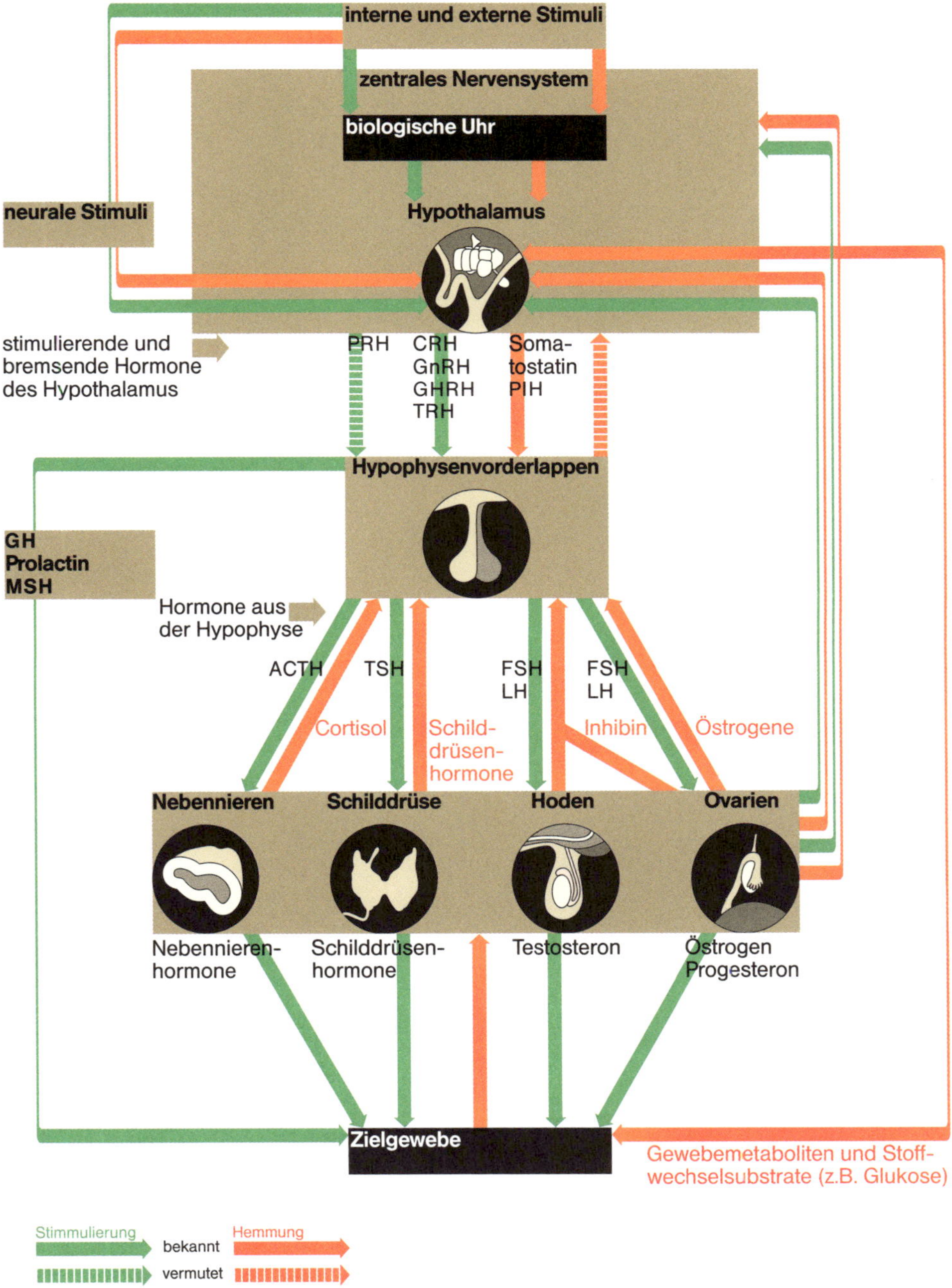
interne und externe Stimuli
zentrales Nervensystem
biologische Uhr
neurale Stimuli
Hypothalamus
stimulierende und bremsende Hormone des Hypothalamus
PRH
CRH
GnRH
GHRH
TRH
Soma-
tostatin
PIH
Hypophysenvorderlappen
GH
Prolactin
MSH
Hormone aus der Hypophyse
ACTH
TSH
FSH
LH
FSH
LH
Cortisol
Schild-
drüsen-
hormone
Inhibin
Östrogene
Nebennieren
Schilddrüse
Hoden
Ovarien
Nebennieren-
hormone
Schilddrüsen-
hormone
Testosteron
Östrogen
Progesteron
Zielgewebe
Gewebemetaboliten und Stoff-
wechselsubstrate (z.B. Glukose)
Stimmulierung
Hemmung
bekannt
vermutet

3

Blaues Kapitel
Der Mensch ist, was er isst

»Der Mensch ist, was er isst« — dieser Lehrsatz des Philosophen Ludwig Feuerbach (1804–1872) hat in unserer Zeit, in der 90% aller Krankheiten durch Stoffwechselstörungen bedingt sind, gesundheitspolitische Brisanz erhalten. Je tiefer moderne Wissenschaftler mit innovativen Hochleistungsmikroskopen ins Innere des menschlichen Körpers vordringen, desto klarer und offensichtlicher wird: Der Mensch ist nur so frisch, aktiv und leistungsfähig, wie sein gesamter Stoffwechsel Energie bereitet, Reparatur und Teilung von Körperzellen aktiviert und alle Steuerungsprozesse der Körperzellen harmonisch aufeinander abstimmt. An den komplizierten Stoffwechselvorgängen im Organismus sind 14 Hauptvitamine, 16 Mineralstoffe und Spurenelemente, 14 verschiedene Fettsäuren und 21 Aminosäuren beteiligt. Fehlt nur ein einziger dieser Bausteine über längere Zeit, kommt es zu Mangelerscheinungen, auf Dauer sind Erkrankungen programmiert.
Die industrielle Erzeugung und Bearbeitung der Nahrung und lange Transportwege bringen reichlich, aber oftmals nährstoffarmes Essen auf unsere Teller. So hat eine in Neuseeland gepflückte reife Kiwi etwa 70 mg Vitamin C, während eine in der Kühlkette bei uns nachgereifte Kiwi nur etwa 5–7 mg Vitamin C aufweist. Leider werden auch immer mehr Lebensmittel bestrahlt, um ihre Lagerfähigkeit zu verlängern. Genau dadurch gehen aber viele Nährstoffe verloren. Besondere Sorge bereitet das Ökosystem Boden, die Quelle unserer Nahrung: Saurer Regen bindet viele Mineralstoffe und Spurenelemente, so dass die Wurzeln der Pflanzen sie nicht aufnehmen können. Anderer-

Abbildung 49 »Lebensbaum«-Veränderungen in Deutschland 1910–2040 (Altersschichtung in Stufen von je 5 Jahrzehnten)

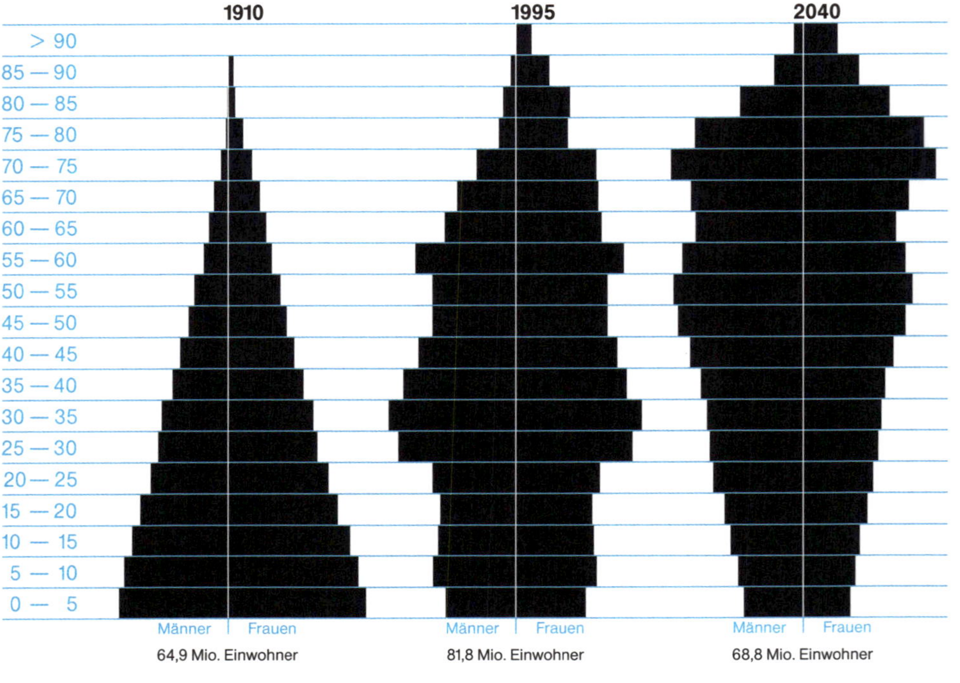

seits führen Stress, stets geforderte Hochleistungen im Beruf oder im Sport, Genussmittel wie Alkohol und Nikotin und nicht zuletzt zunehmende Umweltbelastungen zu einer enormen Steigerung des Bedarfs an Nährstoffen. Die Hauptursachen des Nährstoffmangels im Schlaraffenland unserer Wohlstandsgesellschaften in Mitteleuropa und Nordamerika aber sind falsche und einseitige Ernährungsgewohnheiten. Wir essen, wie es der Ernährungswissenschaftler Claus Leitzmann auf den Punkt brachte, zu viel, zu fett, zu salzig, zu süß, zu schnell, zu kalt und zu heiß, zu zerkocht und zu spät am Abend. Außerdem ist den meisten Menschen nicht ausreichend bewusst, in welchen Lebensmitteln welche wichtigen Nährstoffe enthalten sind. Essen ist eine Angelegenheit des Wissens, des Geschmacks und des Herzens.
Das blaue Kapitel vermittelt Ihnen das nötige Rüstzeug, damit Sie zum Architekten Ihrer eigenen Gesundheit werden können. Sie werden befähigt, souverän mit Kohlenhydraten, Fetten und Eiweißen umzugehen und Ihre Versorgung mit Vitaminen, Mineralstoffen, Spurenelementen und sekundären Pflanzenstoffen zu optimieren. Sie lernen, dass Ballaststoffe alles andere als lästiger Ballast sind, erfahren das Wichtigste über Pre- und Probiotika, von Sauerstoff und Wasser, können Ihr Wissen über die Entstehung von Übergewicht vertiefen und nachlesen, welche Rolle etwa der »innere Schweinhund« des Menschen, seine »Steinzeitgene« oder auch die Chronobiologie (Chronofood = das richtige Essen zur richtigen Zeit) dabei spielen.

3. 1. Gesundheit — ein ganzheitliches System

3. 1. 1. Immer länger — immer älter?

Die Lebensspanne ist im Laufe der letzten hundert Jahre stetig gewachsen. Immer mehr ältere Menschen stehen immer weniger jüngeren gegenüber. So hat sich die Zahl der über 60-jährigen seit 1900 etwa vervierfacht und liegt heute bei 22% [siehe links Abbildung 49]. Eine Entwicklung übrigens, die nicht nur auf die Industrienationen beschränkt ist. Sie findet in ähnlicher Weise auch in den Entwicklungsländern statt. Dort wird nach Schätzungen der Weltgesundheitsorganisation (WHO) die Gesamtbevölkerung zwischen 1980 und 2020 voraussichtlich um 95% anwachsen, der Anteil älterer Menschen dagegen um rund 240%.
Die zunehmende Langlebigkeit und der demografische Wandel gehören sicher zu den wesentlichen Gründen für das lebhafte Interesse der Wissenschaftler an dem Phänomen des Alterns. Um alle bedeutenden Aspekte erforschen zu können, bedarf es unterschiedlichster wissenschaftlicher Disziplinen — von der Ernährungswissenschaft über die Molekularbiologie und Präventivmedizin bis hin zur Soziologie. Zentrale Fragestellungen dabei sind: Welches sind die lebensbegrenzenden Faktoren? Lassen sie sich in ihrer Wirkung beeinflussen? Wenn ja, wie? Auf der zellulären Ebene des Alterns spielt nicht nur die Anreicherung von Schadstoffen, Krankheiten, Erbfaktoren usw. eine Rolle. Entscheidend ist vor allem, wie oft sich eine Zelle teilen kann. Ob und in welchem Maße man in diese Prozesse der Zellteilung im Sinne einer Lebensverlängerung eingreifen kann ist zurzeit noch völlig offen.
In einer Hinsicht gibt es jedoch keine Zweifel: Jeder sollte sich bewusst machen, dass seine individuelle Lebensweise die zu erwartende Lebensspanne entscheidend beeinflusst. Die wichtigsten Einflussfaktoren sind dabei ohne

Frage eine ausgewogene Ernährung und regelmäßige körperliche Bewegung, aber auch positiv stimulierende soziale Kontakte. Wer dieses einfache Konzept beherrscht, ist zwar nicht »forever young«, läuft aber nicht so leicht Gefahr, im Alter klapprig und hinfällig zu werden. Länger leben in Gesundheit — ein realistisches und lohnendes Ziel!

3. 1. 2. Was ist eigentlich Gesundheit?

Ist es vielleicht die Abwesenheit von Krankheiten? Dann wären wir also gesund, wenn wir keine krankhaften körperlichen Veränderungen wahrnehmen. Das ist aber leider nur die halbe Wahrheit. Denn erhöhte Blutfettwerte, Eisenmangel oder Geschwüre etwa nehmen wir zum Zeitpunkt ihrer Entstehung gar nicht war. Darum wird Gesundheit häufig entsprechend der Definition der Weltgesundheitsorganisation (WHO) von 1948 interpretiert. Diese beschreibt Gesundheit nicht nur als Abwesenheit von Krankheiten, sondern als Zustand des vollkommenen körperlichen, psychischen und sozialen Wohlbefindens. Gesundheit ist eben mehr als nur das Fehlen von Krankheit und Gebrechen.

3. 1. 3. Werden Sie zum »Architekten« Ihrer Gesundheit

Angenommen, Sie möchten sich ein Haus bauen, dann würden Sie einen Architekten beauftragen, der sich um die Baupläne und die Statik kümmert. So gehen Sie sicher, dass Ihr Haus später stabil steht und gegen jeden Sturm gewappnet ist. Genau so können Sie sich Ihre Gesundheit vorstellen — als ein Gebäude, das von mehreren Säulen getragen wird. Die Säulen stehen bildhaft für Ihre persönlichen Gesundheitsressourcen, mit denen Sie krankmachenden Einflüssen entgegenwirken können. Und Sie, als Ihr eigener Gesundheits-»Architekt«, haben enormen Einfluss auf die Stabilität dieses Gebäudes. Je kräftiger Sie die Säulen bauen, desto widerstandsfähiger sind Sie gegen negative Belastungen [siehe Abbildung 50].

Abbildung 50 Die tragenden Säulen der Gesundheit

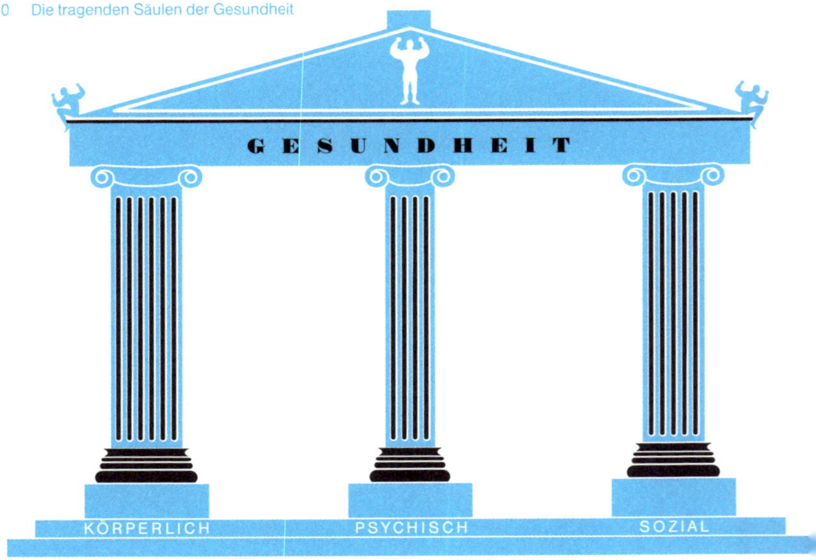

Unser »Gesundheitsgebäude« besteht aus drei Säulen, die für körperliches (Funktion des Körpers), psychisches (Denken, Fühlen und Verhalten) und soziales (Einbinden in soziale Strukturen wie Familie und Beruf) Wohlbefinden stehen. Natürlich sind die Stärken der einzelnen Säulen bei jedem Menschen unterschiedlich ausgeprägt.
Unsere Lebensspanne steht unter vielen positiven und negativen Einflüssen. Bis zu einem Alter von etwa 50 Jahren bekommt der Mensch eine gewisse »Werksgarantie« mit. In jungen Jahren gilt Gesundheit für viele als etwas Selbstverständliches und gerät deshalb leicht aus dem Blickfeld. Dabei ist es auch in dieser Lebensphase wichtig, sich um seine Gesundheit zu kümmern und schonend mit ihr umzugehen.
Wie stabil Ihr Gesundheitsgebäude ist, haben Sie zu einem großen Teil selbst in der Hand. Sie können die Stabilität seiner Säulen aktiv beeinflussen. Zwar unterliegt die Tragkraft bei jedem Menschen im Laufe des Lebens ganz individuellen Veränderungen. So können innere und äußere Einflüsse, wie etwa Fehlernährung, Bewegungsmangel oder chronischer Stress, die Stabilität schwächen. Aber diese negativen Einwirkungen können Sie beispielsweise durch gesunde Ernährung, Entspannung, Sport und soziale Kontakte ausgleichen. Ist ein Ausgleich nicht möglich, steigt das Erkrankungsrisiko.
Es gibt also zwei Möglichkeiten, wie unser körperliches Befinden auf negative Einwirkungen reagiert. Beispiel A: Herr König erleidet einen Herzinfarkt. Die körperliche Beeinträchtigung hat er jedoch bald im Griff, so dass er psychisch stabil bleibt und seine Arbeit bald wieder aufnehmen kann. Zudem erfährt er soziale Unterstützung von seiner Familie und seinen Kollegen. Beispiel B: Herr Grimm erleidet ebenfalls einen Herzinfarkt. Er bekommt aber Angstzustände und kann seine Arbeit nicht mehr ausführen. Zudem fehlen das Verständnis der Familie und die soziale Unterstützung der Arbeitskollegen. Folge: Sein »Gesundheitsgebäude« bricht zusammen [siehe Abbildung 51].

Abbildung 51 Die Destabilisierung der Gesundheit

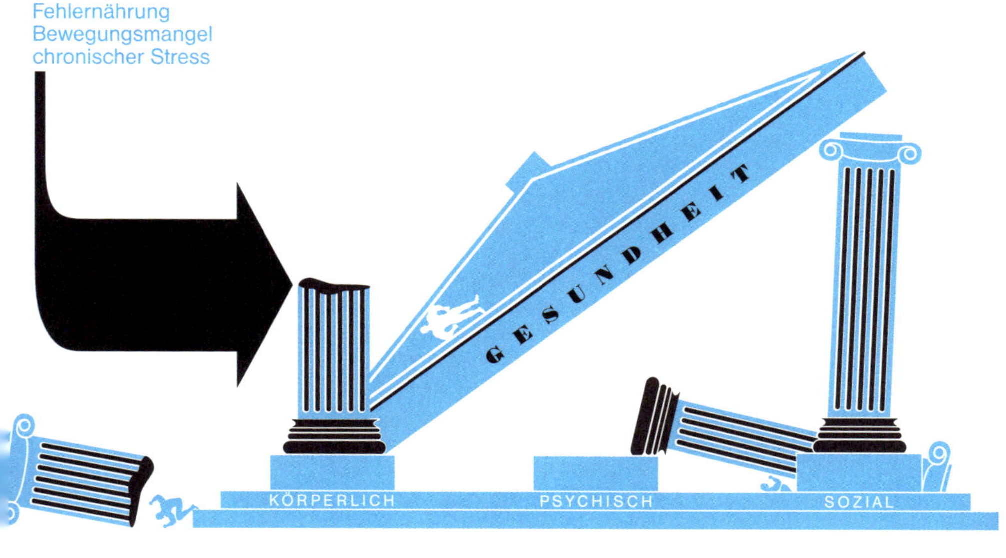

Damit ist das Ziel Ihrer persönlichen Gesundheitsvorsorge klar definiert: Es geht darum, die körperliche, die psychische und die soziale Säule Ihres Gesundheitsgebäudes durch entsprechende Aktivitäten zu stärken und zu unterstützen. Ihre Gesundheit ist heute und in späteren Jahren nur so stabil wie die Tragkraft dieser Säulen.

3. 2. Ernährung: aktiv oder passiv — das ist hier die Frage

Fitness, Wellness, Leistungsfähigkeit und gesunde Ernährung sind mehr als nur Schlagworte. Stress, Zeitmangel und fehlerhafte Ernährungsgewohnheiten bedrohen Gesundheit und Wohlbefinden. Eine mit Bedacht getroffene Lebensmittelauswahl und -zubereitung, die eine ausgewogene Nährstoffzufuhr ermöglicht, bildet dagegen den Schlüssel für die Erhaltung von Gesundheit und Leistungskraft und trägt maßgeblich zur Vorbeugung von Krankheiten bei. Auch der soziale Aspekt der Ernährung ist nicht zu unterschätzen: Am bekömmlichsten ist das Essen, wenn es in Gesellschaft stattfindet — in aller Ruhe und bei angenehmen Gesprächen. Die Atmosphäre bei Tisch ist für genussvolles Essen und Trinken ebenso wichtig wie die Mahlzeit selbst.

3. 2. 1. Wir sind noch auf Steinzeit programmiert

Viele Menschen haben Ihre Ernährungsgewohnheiten in den letzten Jahrzehnten wesentlich geändert. Die altgewohnten Essenszeiten und Hauptmahlzeiten werden heute häufig variiert. Oft wird wenig oder gar nicht mehr gefrühstückt, das Mittagessen besteht manchmal nur aus einer kleinen Mahlzeit. Viele essen schon unmittelbar nach dem Frühstück erste Zwischenmahlzeiten (»Snacking«), deren Nährstoffgehalt aber meist minderwertig ist. Eine zunehmende Anzahl von Leuten isst immer häufiger in Restaurants oder Kantinen. Die Verfügbarkeit einer rasch größer werdenden Palette attraktiv erscheinender Nahrungsmittel verführt zum Überkonsum.
Früher mussten wir unsere Nahrung erjagen und ersammeln. Dafür wurden täglich weite Strecken zurückgelegt, wobei die Nahrungssuche nicht immer von Erfolg gekrönt war. Und heute: Wir müssen unserer Nahrung nicht mehr hinterherlaufen, um zu überleben. Im Gegenteil: Wir fahren mit dem Auto in den Supermarkt, schöpfen beim Einkaufen aus dem Vollen und lassen uns zu Hause die Fertigpizza und das Vanilleeis vor dem Fernseher schmecken. Bewegung und Körperkraft bei der Nahrungsbeschaffung sowie Haushalten mit den Lebensmittelvorräten sind in unserer modernen Zeit nicht mehr gefragt.
Genau hier liegt das Problem: Das genetische Programm unseres Körpers ähnelt noch sehr dem des Steinzeitmenschens, denn die Evolution hat einen langen Atem. Nur leider haben sich unsere Lebensumstände komplett geändert. Heute essen wir aus Appetit und meist über den Hunger hinaus. Essen ist zur Ersatzbefriedung geworden. Aus Langeweile, Frust, Einsamkeit oder auch aus purer Lebensfreude greifen wir zu Lebensmitteln. Frauen suchen bei Lebensmitteln vorwiegend Trost, Männern belohnen sich dagegen am liebsten mit einem Imbiss, wenn sie sich gut fühlen. Auch die Art von Nahrung ist geschlechtsabhängig: Frauen greifen bevorzugt zu süßen oder fettreichen Nahrungsmitteln. Der tröstliche Effekt setzt zwar oft ein, jedoch fühlen sich die Frauen gleichzeitig schuldig. Männer hingegen verwöhnen sich — in der Regel ohne Schuldgefühle — mit Nudeln oder Steak.

Wir leben in einer Zeit des Überflusses, essen mehr als unser Körper braucht und wandeln den Überschuss an Kalorien in Fettpolster um. So schaden wir unserem Körper gleich doppelt: durch Bewegungsmangel und Kalorienüberschuss.

3. 2. 2. Überwinden Sie Ihren Schweinehund

Es ist ja so bequem, die Rolltreppe zu nehmen oder passiv vor dem Fernseher zu sitzen. Schon als Kind wird uns das »Stillsitzen« anerzogen, und der natürliche Bewegungsdrang wird unterdrückt. Mit dem Alter werden wir dann automatisch immer träger und verwöhnen uns zusätzlich noch mit kalorienreichem Essen.

Die Ursache für den fehlenden Bewegungstrieb scheint die fehlende Motivation zur Nahrungsbeschaffung zu sein. Unser Instinkt allein kann uns offenbar nicht zur Bewegung motivieren. Die Folgen von Bewegungsmangel und fehlerhafter Ernährung geben sich auch nicht sofort zu erkennen, sondern werden oft erst nach Jahren sichtbar. Solange wir uns gut fühlen, verhalten wir uns passiv und lassen unseren inneren Schweinehund immer größer werden. Aber mal ehrlich, ist es nicht besser, seine Gesundheit selbst in die Hand zu nehmen und schon heute von dem positiven Lebensgefühl zu profitieren? Denn ebenso wie Passivität kann auch Aktivität zur Gewohnheit werden [siehe Abbildung 52].

Abbildung 52 Die »Gretchenfrage« der Gesundheit

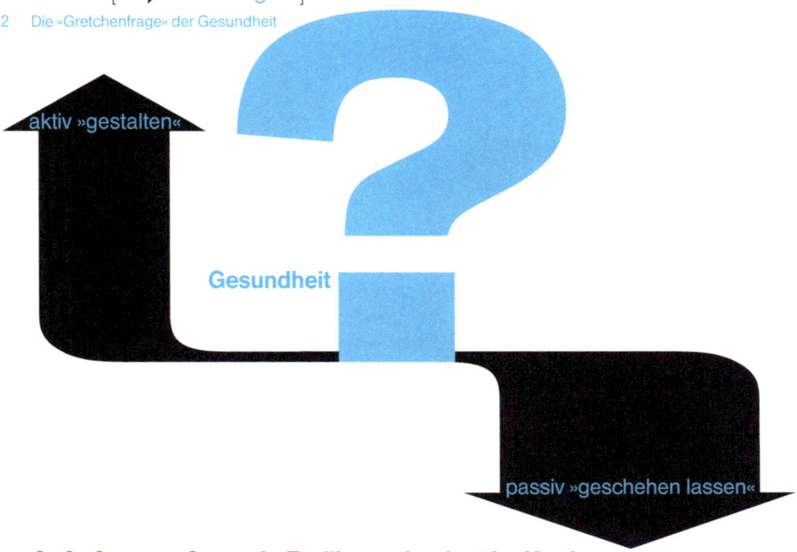

3. 2. 3. Gesunde Ernährung beginnt im Kopf

Wir alle wissen, dass eine ausgewogene Ernährung und Bewegung gut für uns wären. Warum reicht dieses Wissen nicht aus, um auch danach zu handeln? Jeder Raucher kennt die gesundheitlichen Risken, und trotzdem kann er mit Genuss zur nächsten Zigarette greifen. Übergewichtige wissen meist exakt, wo Fettkalorien in Lebensmitteln stecken, glauben aber dennoch, ohne Hamburger und Sahnetorte nicht leben zu können. Wissen allein genügt eben nicht als Motivation für Verhaltensänderungen [siehe S. 120, Abbildung 53].

Unser Handeln wird größtenteils von der Gefühlsebene (Bauch) und zu einem kleineren Teil von der Wissensebene (Kopf) gesteuert. Unser Bauch sagt etwa: »Am Abend brauche ich zur Entspannung eine Zigarette.« Oder: »Mich kann jetzt nur eine Schachtel Pralinen trösten.« Der Kopf versucht zwar, sich einzuschalten, und sagt: »Es ist nicht gesund, jetzt zu rauchen, und trösten würde Dich eher ein Gespräch mit Deiner Freundin.« Aber wer gewinnt den Dialog meistens? Natürlich der Bauch.

Wie kommen wir aus dieser »Verhaltens-Einbahnstraße« heraus? Verhalten lässt sich nur ändern, wenn wir uns die Wissensebene zunutze machen. Das heißt, selbst wenn der Bauch meint, nur ein großer Hamburger könne ihn jetzt befriedigen, fragen Sie unbedingt auch den Kopf nach seiner Meinung. Und der wird mit Sicherheit für einen Teller Nudeln mit Tomatensoße und Salat stimmen. Jetzt sind Sie an der Reihe. Geben Sie Ihrem Kopf nach, befolgen seinen Rat und machen den ersten Schritt zur Einstiegsmotivation. Dann werden Sie die Erfahrung machen, dass Sie satt sind und sich fit fühlen. Dieses »Spiel« müssen Sie allerdings viele Male durchführen, bis auch die Gefühlsebene davon überzeugt ist, dass das neue Verhalten gut für Sie ist (Wiederholungsmotivation). Wenn es schließlich »Klick« gemacht hat, wird das neue Verhalten zu einem Automatismus, und Sie müssen über Ihr neues und gesundes Verhalten nicht mehr lange nachdenken. Seien Sie stolz auf sich — Sie haben Ihren inneren Schweinehund überwunden.

Abbildung 53 Gesunde Ernährung beginnt im Kopf

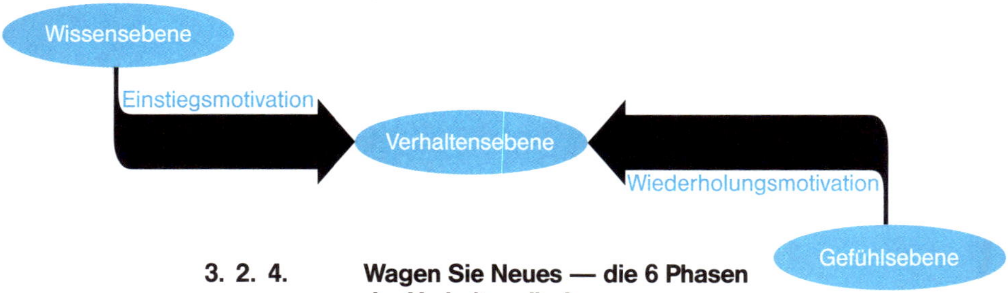

3. 2. 4. Wagen Sie Neues — die 6 Phasen der Verhaltensänderung

Wenn Sie beschließen, etwas für Ihre Gesundheit zu tun, werden Sie sich wahrscheinlich zuerst mit Ihren Ernährungs- und Lebensgewohnheiten beschäftigen und überlegen, was Sie besser machen können. Verhaltensforscher haben herausgefunden, dass die meisten Menschen verschiedene Phasen durchlaufen müssen, wenn sie ihr Verhalten ändern möchten. 6 Schritte sind zum Erfolg nötig:

1 Latentes Wissen: In dieser Phase besteht ein unterschwelliger Veränderungswunsch, der Ihnen aber noch nicht bewusst ist. Sie sind unzufrieden mit sich und der Welt. Überlegen Sie, was Sie stört und was Sie verändern wollen.

2 Ziel festlegen: Sie wissen, dass Sie einiges in Ihrem Leben verändern wollen. Setzen Sie sich ein konkretes Ziel: Picken Sie eine bestimmte Verhaltensweise heraus, an der Sie als Erstes etwas ändern möchten.

3 Start vorbereiten: Planen Sie, was genau Sie tun müssen, um sich die neue Verhaltensweise anzueignen. Malen Sie sich Situationen so bildhaft wie möglich aus.

4 Veränderung einleiten: Setzen Sie nun Ihren Plan praktisch um. Lassen Sie sich genügend Zeit, um die neue Verhaltensweise einzuüben.

5 Am Ball bleiben: Damit Ihre Anstrengungen nicht umsonst waren, muss Ihr neues Verhalten automatisch ablaufen. Das dauert ungefähr 6 Wochen. Wenn Sie sich sicher sind, dass Sie festen Boden unter den Füßen haben, können Sie sich ein neues Ziel überlegen. Was wollen Sie als Nächstes ändern?

6 Rückfälle einplanen: Scheitern gehört zu jedem Lernprozess — bei jedem Rückfall lernen Sie etwas, auf das Sie später bei weiteren Veränderungszielen zurückgreifen können. Lassen Sie sich von gelegentlichen Ausrutschern auf keinen Fall demontieren.

3. 2. 5. Der Mensch ist, was er isst

Der populäre Spruch ist als Argument für eine bewusste Ernährung nicht neu. Führen wir uns noch einmal bildhaft vor Augen, was mit dieser Aussage gemeint ist.

Stellen Sie sich bitte einmal vor, Sie backen einen Kuchen. Sie benötigen Mehl, Eier, Butter, Backpulver, etwas Salz und vielleicht noch ein paar Mandeln und Schokolade. Dann verrühren Sie alles, geben den Teig in eine Backform und schieben den Kuchen in den Backofen. Nach ca. einer Stunde haben Sie einen leckeren Schokoladen-Mandel-Kuchen auf dem Kaffeetisch. Aber was hat ein Kuchen mit unserem Körper zu tun, fragen Sie sich jetzt sicher?

Das Prinzip ist bei beiden gleich: Das, was wir zugeben oder zuführen (Backzutaten bzw. Lebensmittel), bestimmt das Endergebnis (leckerer Kuchen bzw. gesunder Körper). Das heißt: Wenn wir einen Kuchen backen, müssen bestimmte Zutaten verwendet werden, um ein gutes Backergebnis zu erzielen. Und genau so ist es mit unserem Körper: Wenn wir uns mit vitalstoffreichen Lebensmitteln ernähren, wird unser Organismus auch gesund und funktionstüchtig sein. Denn nur dann stehen ihm alle notwendigen Substanzen zur Verfügung, die er für sämtliche Stoffwechsel-, Reparatur- und Regenerationsvorgänge benötigt. Kurz: Der Organismus benötigt all jene Baustoffe, aus denen er nach seinem Bauplan zusammengesetzt ist. Aber woraus bestehen wir eigentlich?

Um das herauszufinden, stellen Sie sich bitte vor, was passiert, wenn Sie beispielsweise ein Stück Hähnchenhaut braten: Wasser verdunstet, und die Haut wird aufgrund von Eiweißreaktionen kross. Denn die Haut besteht hauptsächlich aus Wasser und Eiweiß. Kochen wir einen Knochen, bildet sich weißer Eiweißschaum an der Wasseroberfläche, und Fett und Wasser treten aus dem Knochen aus. Denn unser Skelett besteht vorwiegend aus Wasser, Fett und Eiweiß.

3. 2. 6. Die Baustoffe unseres Körpers

Der menschliche Körper setzt sich aus organischen und anorganischen Verbindungen zusammen. Dabei überwiegt der Anteil der anorganischen Bestandteile: Wasser (60 bis 70 %) und Mineralstoffe (5 %). Zu den wichtigsten organischen Verbindungen gehören Eiweiße, Kohlenhydrate, Fette und Nukleinsäuren.

Eiweiße bilden die Grundstruktur der Zellen, ermöglichen als Enzyme Stoffwechselreaktionen und greifen als Signalstoffe in die Regulation ein. Es gibt über 10.000 verschiedene Eiweiße im menschlichen Körper. Kohlenhydrate dagegen sind schnell verfügbare Energielieferanten und dienen als Gerüststoffe im Bindegewebe. Fette bilden die Grundsubstanz der Zellmembranen und dienen als Energiespeicher. Und Nukleinsäuren enthalten den genetischen Plan der Zelle.

Der Körper hat über 30 Organe. Jedes Organ hat besondere Aufgaben. Das spiegelt sich auch in der chemischen Zusammensetzung der Organe wider. So weisen z.B. Fettgewebe einen besonders hohen Fettgehalt, das Skelett einen hohen Mineralstoffgehalt (Kalzium), die Haut einen hohen Eiweißgehalt (Keratin) und die Leber bei guter Energiezufuhr einen hohen Kohlenhydratgehalt (Glykogen) auf [siehe rechts Abbildung 54].

Der Eiweißgehalt des Körpers liegt bei ca. 20%, der Fettgehalt bei ca. 15% (je nach Ernährungszustand 5 bis 70%) und der Kohlenhydrat- und Nukleinsäureanteil bei rund 1%.

3. 2. 7. Gut ernährt bis in die kleinste Zelle

Damit es uns Menschen insgesamt gut geht, muss erst die einzelne Körperzelle optimal versorgt werden. Denn jedes Organ besteht aus Zellen, von denen wir etwa 70 Billionen haben — das sind 15.000-mal mehr Zellen im Körper als Menschen auf der Erde leben. Jeden Tag sterben 600 Milliarden Zellen ab. Die gleiche Zahl bildet sich neu und reiht sich reibungslos in den Körper ein. Alle fünf Tage entsteht so eine neue Darmschleimhaut, alle paar Wochen erneuern sich die Leberzellen komplett und jeden Monat die Haut. Darum gilt es, die Zellen zu pflegen. Denn dort findet der Stoffwechsel statt und dort werden Vitalstoffe benötigt.

Zellen sind, wie wir gelesen haben [siehe S. 16, Kapitel Die Zelle als kleinste Funktionseinheit], die kleinsten funktionellen Einheiten höherer Organismen. Sie sind in der Lage, die Grundfunktionen des Körpers, also Stoffwechsel, Wachstum, Bewegung, Vermehrung und Vererbung, durchzuführen. Im Körper gibt es über 200 unterschiedlich spezialisierte Zelltypen, die sich in Bezug auf Gestalt und Funktion unterscheiden. So ist jedes Organ aus mehreren organspezifischen Zelltypen aufgebaut, die zusammenarbeiten, um die Organfunktionen zu erfüllen.

3. 2. 8. Nur das Beste für unsere Zellen

Welchen Einfluss hat eine vitalstoffarme Ernährung auf unsere Zellen? Stellen wir uns einmal vor, Herr Grimm hat Appetit auf Fast Food. Er bestellt sich einen Cheeseburger, eine große Portion Pommes frites und eine Cola. Nachdem die Mahlzeit im Darm in ihre kleinsten Einheiten zerlegt worden ist, gelangt sie über das Blut zu den Zellen. Haben die Zellen einen Mangel an Makronährstoffen [Kohlenhydrate, Eiweiße und Fette siehe S. 135, Kapitel Makronährstoffe], können diese Nährstoffe aus dem Fast Food in ihre »Bäuche« geschleust werden, so dass sie anschließend satt und prall sind. Ganz anders verhält es sich, wenn die Zellbäuche immer noch gut gefüllt sind, während Herr Grimm seinen Imbiss verspeist. Dann bleiben die Schleusen an der Zellmembran geschlossen, um das Zellinnere vor einer Überschwem-

	Wasser	Eiweiß	Fett	Kohlenhydrate	Mineralstoffe
Körper 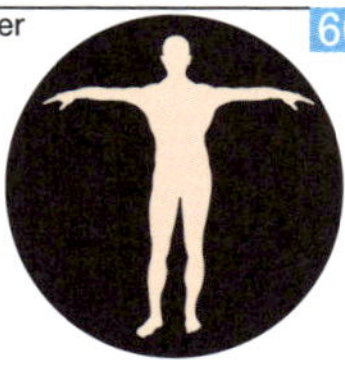	60 %	20 %	14 %	1 %	5 %
Haut 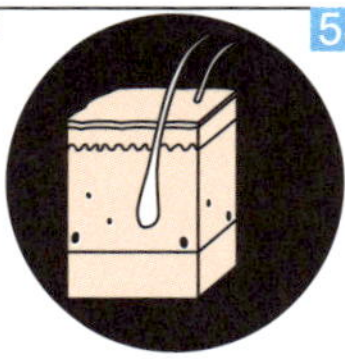	58 %	27 %	14 %	0,3 %	ca. 0,6 %
Skelett 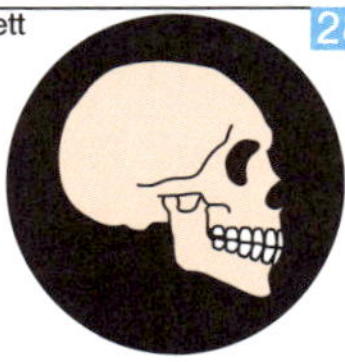	28 %	20 %	25 %	0,05 %	ca. 27 %
Muskel 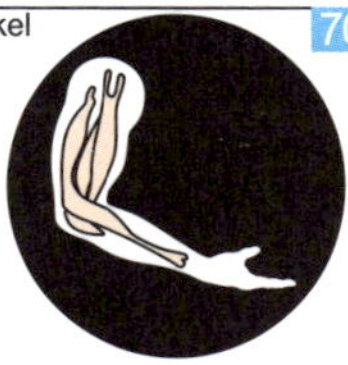	70 %	22 %	6 %	ca. 1 %	1 %
Fettgewebe 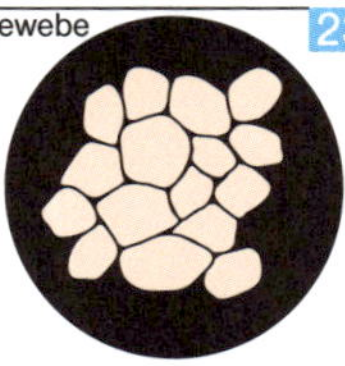	23 %	6 %	ca. 70 %	0,1 %	0,2 %
Leber 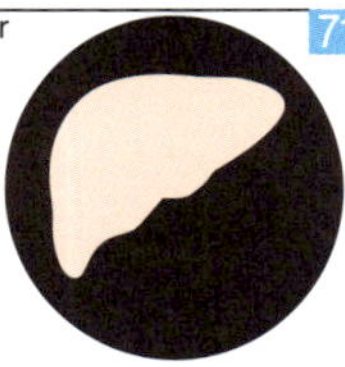	71 %	22 %	3 %	ca. 10 %	1,4 %
Gehirn 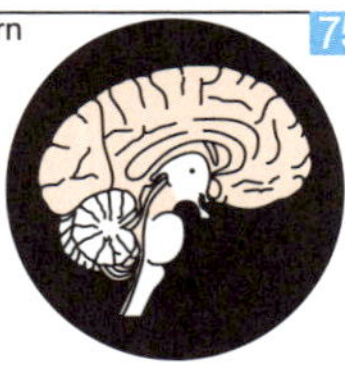	75 %	11 %	12 %	0,2 %	ca. 1,4 %

mung mit Nahrungsbausteinen zu schützen, und die ganzen Fette und Zucker, die Herr Grimm vertilgt hat, zirkulieren infolge des Aufnahmestopps viele Stunden lang in seinen Blutgefäßen und warten auf Abnehmer.

3. 2. 9. Leere Lebensmittel fördern Vitamin- und Mineralstoffmangel

Ausgemahlene Mehle, Zucker und tierische Fette sind leere Nahrungsmittel. Sie enthalten außer Kalorien nichts. Pommes frites, Weißbrot und Kuchen liefern noch nicht einmal die für die Verdauung notwendigen Ballaststoffe, Vitamine und Mineralstoffe. Das bedeutet, die Körperzellen bekommen zwar Energie, aber die lebensnotwendigen Baustoffe müssen aus den Reservespeichern genommen werden. So entstehen langfristig Mangelzustände an Vitaminen und Mineralstoffen.

Zellen können ihre Aufgabe nur erledigen, wenn ihnen auch genügend Vitalstoffe zur Verfügung stehen, die von außen durch die Zellmembran durchtreten müssen. Welche Substanz wichtig ist und in das Zellinnere darf und welche nicht, wird über diese biologische Barriere gesteuert.

Die Zellmembran muss also neben ihrer Aufgabe als Barriere [siehe S. 18] auch die Funktion eines selektiven permeablen »Transportsystems« erfüllen,

Abbildung 55 Varianten des Nährstofftransports durch die Zellmembran

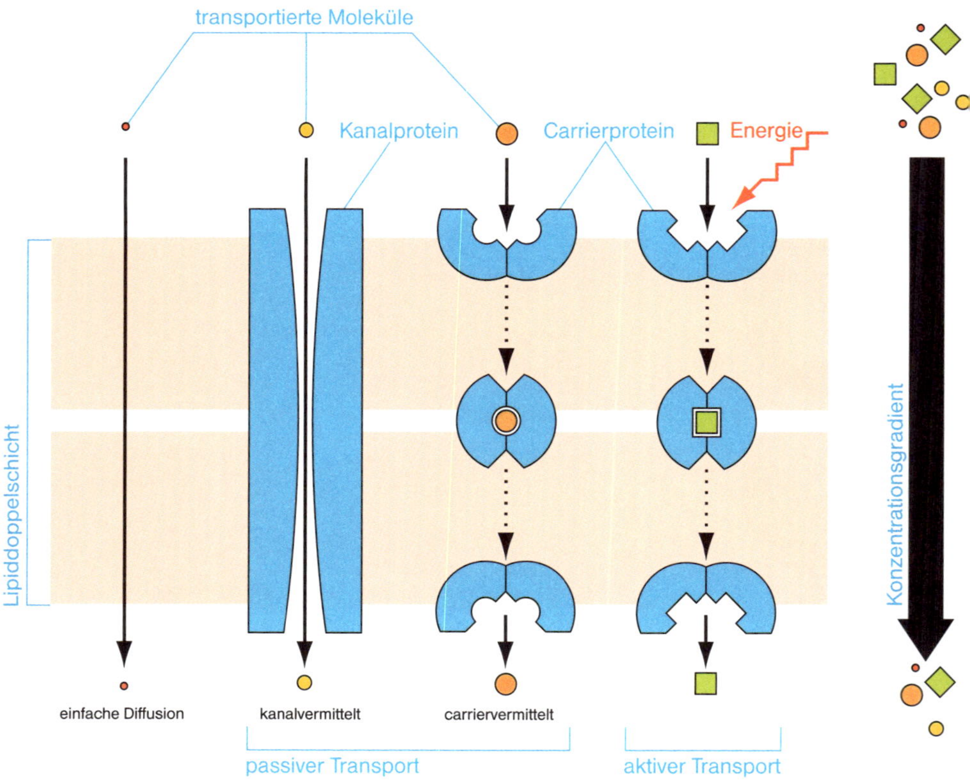

die ihre Aktivität so ändert, wie es die augenblickliche biochemische Gesamtsituation des Organismus erfordert.
Um nun die Aufnahme und Abgabe von Molekülen unterschiedlicher Größe zu gewährleisten, bedient sich der menschliche Organismus einer Reihe unterschiedlicher »Transportsysteme«. Gemäß dem Konzentrationsgradienten ist die Zelle bestrebt, ein ausgewogenes Milieu zwischen außen und innen aufzubauen, aktiv oder passiv:

1 einfache Diffusion: Nur wenige Substanzen überwinden die Barriere durch einfache Diffusion. Dabei gilt, je kleiner sie sind und je weniger Wasser sie binden, desto schneller diffundieren sie [siehe Abbildung 55]. Trotz ihres hohen Fettgehaltes ist die Lipiddoppelschicht auch für wasserlösliche Substanzen etwas durchlässig
2 passiver Transport: Hier helfen sogenannte Kanalproteine und Carrier (=Träger)-Proteine beim Transport von Stoffen, deren Penetrationsfähigkeit durch die Zellmembran begrenzt ist.
3 aktiver Transport: Zellen benötigen auch solche Transportproteine, die bestimmte Stoffwechselendprodukte »bergauf« pumpen können. Dieser Vorgang erfolgt ebenfalls mit Hilfe von Carriern.

Kommt nun ein Stoffwechselendprodukt unserer Nahrung an der Zellmembran vorbei und will hinein, gewährt sie ihm Einlass. Die Voraussetzung dafür ist, dass genügend Vitalstoffe zur Verfügung stehen. Diese fungieren als Helfer und Unterstützer während des Durchtritts.
Dieses Prinzip des Stoffaustausches ist klug und hat sich seit Urzeiten bewährt. Problematisch wird es nur, wenn das Nährstoffangebot und die Nachfrage seitens der Zellen über längere Zeit nicht im Gleichgewicht sind. Dann kommt es zu Stoffwechselstörungen, die sich langsam und schleichend zu Stoffwechsel- und Ernährungskrankheiten entwickeln können. Diesen »Stoffwechselstau« kann der Arzt anhand erhöhter Blutwerte für Zucker, Fett und Harnsäure diagnostizieren.

Zwar können wir »unseren Bauch« durchaus mit Fast Food füllen, aber die Zellen benötigen für ihre optimale Versorgung Vitamine, Mineralstoffe und sekundäre Pflanzenstoffe. Da diese lebenswichtigen Stoffe in Fast Food nicht enthalten sind, gerät die Zelle aufgrund von Mangelversorgung in eine schwächliche Stoffwechsellage. Die Folge: Wir fühlen uns schlapp, müde und sind infektanfällig.

3. 3. Lebensmittel — Mittel zum Leben

Betrachten wir das Wort Lebensmittel einmal philosophisch: Was ist ein Lebensmittel? Ein Mittel zum Leben? Schon Sokrates wusste: »Wir leben nicht, um zu essen, wir essen, um zu leben.« Unsere Lebensmittel sollten also so beschaffen sein, dass wir durch ihren Verzehr alle lebenswichtigen Nährstoffe zu uns nehmen. Wenn das nur so einfach wäre.
Lebensmittel sind nach Definition des Lebensmittel- und Bedarfsgegenständegesetzes eine zusammenfassende Bezeichnung für alle Stoffe, »die dazu bestimmt sind, zum Zweck der Ernährung (Nahrungsmittel) oder des Genusses (Genussmittel) in rohem, zubereitetem, be- oder verarbeitetem Zustand von Menschen aufgenommen zu werden«. Zu den Lebensmitteln zählen auch die Lebensmittelzusatzstoffe und Nahrungsergänzungsmittel. Es gibt zahlreiche auf spezielle Bedürfnisse zugeschnittene Lebensmittel, so

z. B. kalorienarme oder natriumarme Lebensmittel. Im Unterschied dazu sind Nahrungsmittel die zusammenfassende Bezeichnung für alle Stoffe, die der reinen Ernährung des Menschen dienen, also nicht dem Genuss.

3. 3. 1. Was sind funktionelle Lebensmittel?

Wir nehmen Lebensmittel meist aus geschmacklichen und weniger aus therapeutischen Gründen zu uns. Arzneimittel dagegen haben ausschließlich einen therapeutischen Zweck. Aber dazwischen befindet sich noch eine Menge Dinge, die aus unserer Ernährung nicht mehr wegzudenken sind [siehe Abbildung 56].

Abbildung 56 Die Abgrenzung der Lebensmittel von den Arzneimitteln

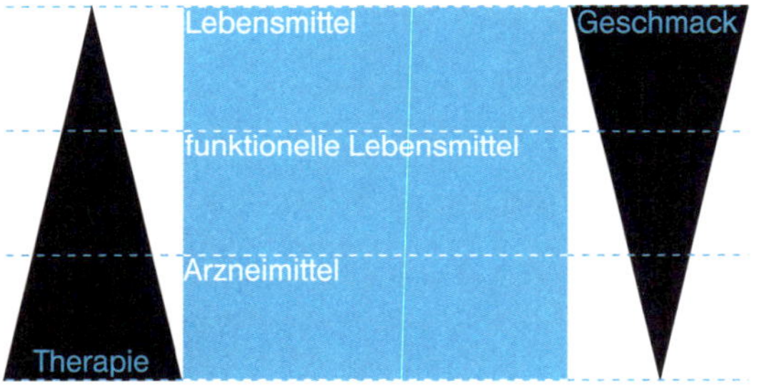

Der Begriff »functional food« ist nicht eindeutig und abschließend definiert. Es handelt sich dabei um Lebensmittel, die neben ihrem Nährwert einen Zusatznutzen haben, indem sie Gesundheit, Leistungsfähigkeit oder Wohlbefinden in besonders gezielter Form steigern. Dieser Zusatznutzen wird meist durch Anreicherung essenzieller Inhaltsstoffe erreicht. In Deutschland waren die probiotischen Joghurts Vorreiter der funktionellen Lebensmittel. Weitere Produkte sind etwa ACE-Getränke (angereichert mit den Vitaminen A, C und E), süße Riegel mit Zusätzen an Vitaminen und Mineralstoffen oder Brot mit einem Zusatz von Omega-3-Fettsäuren.
Vielfach handelt es sich bei »functional food« um industriell stark verarbeitete Lebensmittel, die reich an Zucker oder an Lebensmittelzusatzstoffen sind. Sie können nach Ansicht von Ernährungswissenschaftlern die Verbraucher zum Glauben verleiten, dass sie durch den Verzehr von »functional food« genug für ihre Gesundheit tun.

Tabelle 6 Angebote funktioneller Lebensmittel in Deutschland

Wirksubstanzen	angepriesene Wirkung	Produktbeispiele
probiotische Milchsäurebakterien	positive Beeinflussung der Darmflora	Joghurt, Müsli, Salami
prebiotisch wirkende Ballaststoffe	Förderung von vorteilhaften Bakterienarten im Darm	Joghurt, Müsli, Brot und Backwaren, Margarine
Antioxidantien	Neutralisation der freien Radikale	ACE-Getränke, spezielles Tiefkühlgemüse
Omega-3-Fettsäuren	Schutz vor Herz-Kreislauf-Erkrankungen	Omega-Eier, Omega-Brot, Erfrischungsgetränke
B-Vitamine	Förderung der Verdauung, Stärkung der Nerven	Getränke, Müsli, Backwaren

3. 3. 2. Was sind Probiotika?

Probiotika (griech.: pro bios = für das Leben) sind Lebensmittel, die lebende, gesundheitsfördernde, d.h. probiotische Bakterien enthalten. Da die Bakterien besonders widerstandsfähig gegen Magen- und Gallensäuren sind, gelangen sie lebend in den Darm. Dort sorgen sie für eine gesunde Darmflora und stärken so die Abwehrkräfte. Probiotika können Schwere und Dauer verschiedener Durchfall- und Darmerkrankungen positiv beeinflussen und bieten einen Schutz vor fremden, krankmachenden Bakterien im Darm [siehe S. 71, Kapitel Immunsystem]. So werden Probiotika in den letzten Jahren zunehmend für die adjuvante Behandlung von chronischen Darmentzündungen wie Morbus Crohn genutzt.

3. 3. 3. Was sind Prebiotika?

Prebiotika (griech.: pre bios = vor dem Leben) sind natürliche Lebensmittel oder künstliche »Designerprodukte«, die für den Menschen unverdauliche Verbindungen wie Oligosaccharide in hoher Konzentration enthalten. Das sind Ballaststoffe, die das Wachstum gesundheitsfördernder Mikroorganismen, z.B. Milchsäurebakterien, im Darm fördern. Es handelt sich also genau genommen um Futter für die probiotischen Bakterien. Durch den Verzehr von Prebiotika kann die Darmflora gezielt zugunsten dieser gesunden Keime beeinflusst werden. Das stärkt die körpereigenen Abwehrkräfte. Beim Abbau von Prebiotika durch die Darmbakterien entstehen außerdem Säuren und andere Stoffe, die ein lebensfeindliches Milieu für krankmachende Bakterien schaffen.
Oligosaccharide sind keinesfalls nur in industriellen Prebiotikaprodukten enthalten. Diese für unsere Gesundheit so wichtigen Ballaststoffe kommen in pflanzlichen Lebensmitteln vor. In größeren Mengen sind sie beispielsweise in Spargel, Chicorée, Zwiebeln und Getreide enthalten.

3. 3. 4. Was sind Symbiotika?

Symbiotika enthalten beides — also Pro- und Prebiotika. Sind Pro-, Pre- und Symbiotika empfehlenswert? Mit Pro- und Prebiotika wurden viele wissenschaftliche Untersuchungen durchgeführt. Vor allem die Zufuhr probiotischer Milchprodukte wird von Experten heute grundsätzlich befürwortet. Sie kann etwa sinnvoll sein, wenn die Darmflora durch eine Infektion oder durch eine medizinische Therapie, wie zum Beispiel nach einer Antibiotika-Einnahme oder nach einer Darmspiegelung, gestört ist. Auf der anderen Seite sollte man keine Wunder erwarten. Auch herkömmliche Sauermilchprodukte und ballaststoffreiche Gemüse haben nachgewiesenermaßen eine günstige Wirkung auf die Darmflora und das Immunsystem, wenn sie regelmäßig verzehrt werden.

3. 3. 5. Was sind Nahrungsergänzungsmittel?

Ob in Apotheken, Drogerien oder Supermärkten — die Auswahl an Nahrungsergänzungsmitteln ist in den letzten Jahren sprunghaft gestiegen. Immer mehr Kapseln, Tabletten und Pulver füllen die Regale. Sie enthalten in kleinen bis hohen Mengen die ernährungsphysiologisch bedeutenden Substanzen wie Vitamine, Mineralstoffe, Spurenelemente, Aminosäuren, Fettsäuren und andere Stoffe. Durch ihre arzneitypische Darreichungsform kön-

nen Nahrungsergänzungsmittel leicht mit Arzneimitteln verwechselt werden, obwohl sie rechtlich zu den Lebensmitteln gehören. Während Arzneimittel einer Zulassung beim Bundesamt für Arzneimittel und Medizinprodukte bedürfen, können Nahrungsergänzungsmittel ohne Genehmigung in den Verkehr gebracht werden. Für die Zulassung eines Arzneimittels muss dessen Wirksamkeit, Unbedenklichkeit und Qualität nachgewiesen werden. Bei Nahrungsergänzungsmitteln ist dies nicht erforderlich.
Es gibt allerdings »Grauzonen« zwischen Supplement und Arzneimittel, die von der Dosierung, Darreichungsform und »Zweckbestimmung« abhängen. So kann beispielsweise die hochdosierte Gabe von Vitaminen eine therapeutische Zielstellung haben, und dann kann auch ein Vitamin als Arzneimittel gelten.

3. 4. Ohne sie läuft gar nichts: Sauerstoff, Wasser und Nahrung

3. 4. 1. Atmen — ein Muss

Wir können nur wenige Minuten auf Sauerstoff verzichten, ohne Schaden zu erleiden. Genau genommen ist er das wichtigste »Lebensmittel« für uns, da er in jeder Zelle zur Energiegewinnung benötigt wird. Der Sauerstoffbedarf hängt von der Höhe unserer Stoffwechsel- und Bewegungsaktivität ab. Wie gut unsere Muskeln mit Sauerstoff versorgt werden, ist wiederum abhängig von der Kapazität für Sauerstoffaufnahme und -transport (rote Blutkörperchen, Lungen- und Herz-Kreislauf-Funktion). Die Sauerstoffversorgung unserer Muskeln lässt sich gut durch Ausdauertraining beeinflussen.

3. 4. 2. Trinken — ein Muss

Rund 70 % unseres Körpers bestehen aus Wasser, das sich in den Zellen, den Zellzwischenräumen und in den Blutbahnen befindet. Alle Stoffwechselvorgänge, wie etwa der Transport der Nähr- und Abfallstoffe, finden ausschließlich im flüssigen Medium statt. Da wir aber einen täglichen Flüssigkeitsverlust über Darm, Lunge, Niere und Haut haben, muss dieser Verlust durch ausreichende Flüssigkeitszufuhr ausgeglichen werden. Der tägliche Flüssigkeitsbedarf liegt zwischen 1,5 und 2 Litern. Ein Teil davon wird durch das in der Nahrung gebundene Wasser gedeckt, der Rest muss getrunken werden. Am besten sind hierfür Mineral- und Leitungswasser geeignet. Fruchtschorlen, Kräuter-, Früchte- und grüner Tee sorgen für geschmackliche Abwechslung.

3. 4. 2. 1. Ohne läuft nichts: Wasser

Alles Leben auf der Erde, ob Pflanzen, Tier oder Mensch, ist im Meer entstanden. So weist sogar die Mineralstoffzusammensetzung unseres Blutes Ähnlichkeiten mit der des Meerwassers auf. Kein anderer Stoff muss mit solcher Regelmäßigkeit aufgenommen werden wie Wasser. Ohne Wasser ist kein Leben möglich [siehe S. 21, Kapitel Kein Leben ohne Wasser]. So kann ein Mensch einen Monat ohne Nahrung überleben, aber nur wenige Tage ohne Wasser. Nach spätestens 10 Tagen ist unser Körper vertrocknet. In der Wüste schon nach 4 Tagen.
Unser Körper besteht bis zu ca. 70 % aus Wasser. Die Erde ist ebenfalls zu 70 % von Wasser bedeckt. Ein 70 kg schwerer Mann enthält also rund 42 Liter Wasser. Davon befinden sich ca. 25 Liter in den Zellen, 4 Liter zirkulieren

in der Blutbahn. Etwa 11 Liter befinden sich in den Zellzwischenräumen, diese Flüssigkeit tauscht Nährstoffe zwischen Blut und Zellen aus. Wenn dieser Raum vergrößert ist, so kommt es zu Wasserablagerungen unter der Haut (Ödeme). Weitere 1 bis 2 Liter befinden sich in den Körperhöhlen von Gehirn, Gallenblase, Harnblase und Darmkanal. Dicke Menschen haben übrigens weniger Wasser im Körper als dünne. Das Fettgewebe kann kein Wasser speichern.

3. 4. 2. 3. Warum ist Wasser für uns lebenswichtig?

Wasser lässt das Blut, die Lymphe, Verdauungssäfte und andere Körperflüssigkeiten fließen. Ohne dieses Transportmittel wären unser Stoffwechsel und unser Herz-Kreislauf-System völlig lahm gelegt. Wasser durchdringt alle Körperzellen und ist auch an unseren Denkvorgängen beteiligt. Fehlt dem Körper Wasser, verdickt sich das Blut. Es fließt langsamer und bringt dadurch weniger Sauerstoff in den Körper. Gleichzeitig muss die Niere die Schadstoffe mit weniger Flüssigkeit aus dem Körper spülen. Diese gelangen über das Blut zu ihr. 180 Liter filtert sie am Tag. Und wenn zu wenig Flüssigkeit da ist, wird es schwierig. Das ist so ähnlich, als wollte man versuchen, mit einem einzigen Glas Wasser eine schmutzige Badewanne zu säubern. Da bleibt eine ganze Menge Dreck einfach hängen. Deshalb kann auch schon geringfügiger Wassermangel zu gesundheitlichen Schäden führen. So wurde bei Wüstenbewohnern festgestellt, dass diese vermehrt an Nierenstein leiden, vermutlich weil sie dauerhaft zu wenig Flüssigkeit zu sich nehmen.
Doch Trinken hilft nicht nur bei Nierenstein, es steigert auch die körperliche Leistungsfähigkeit. Das hat die Beobachtung von Radfahrern ergeben, die eine Woche doppelt so viel tranken wie sonst. Sie brauchten für eine 15 Kilometer lange Strecke plötzlich 2 Minuten weniger. Ein immenser Leistungsanstieg durch reines Trinktraining. Der Grund ist, dass die Sauerstoffversorgung und die Giftausscheidung mit mehr Wasser besser und vor allem schneller ablaufen.
Wassermangel taucht aber im ganz alltäglichen Leben auf — auch bei uns in Deutschland. So kommt es immer wieder vor, dass besonders ältere Menschen in verwirrtem Zustand ins Krankenhaus eingeliefert werden, weil sie zu wenig getrunken haben. Flüssigkeitsmangel wirkt sich sehr schnell auf das Gehirn aus. Die Folgen: Halluzinationen, Komma und in letzter Konsequenz der Tod.

Wassermangel bedeutet gleichzeitig auch Salzmangel im Körper. Der Grund: Im Wasser sind Salze enthalten. Und für den Wasserhaushalt im Körper ist Salz von entscheidender Bedeutung. Es sorgt dafür, dass das Wasservolumen im Blut, in den Zellen und zwischen den Zellen immer gleich bleibt. Denn Salz bindet Wasser und zieht es so immer dorthin, wo es gebraucht wird. Ein ausgeklügeltes System arbeitet da im Körper. Im Blut ist die Salzkonzentration am höchsten. So kann das Blut Wasser aus den Zellen ziehen und zur Niere bringen, die es filtert. Das Salz steuert also, wohin das Wasser im Körper gelangt, und ist damit für alle Lebewesen notwendig. Allerdings nur bis zu einem bestimmten Pegel. Trinken wir z.B. salzhaltiges Meerwasser, trocknen wir aus. Unsere Zellen schrumpeln ein, weil zu viel Wasser ins übersalzende Blut abgeführt wird. Der Wasserhaushalt gerät aus seiner Balance.

Zu viel Salz ist deshalb genauso ungesund wie zu wenig. Das zeigt sich als Erstes beim Blutdruck. Zu viel Salz lässt ihn in die Höhe schnellen, zu wenig sehr schnell abfallen. Deshalb lässt sich auch über die Konzentration von Salz im Blut ermitteln, wie es um den Wasserhaushalt im Körper bestellt ist.

3. 4. 2. 4. Wie viel müssen wir trinken, um fit zu bleiben?

Durst entsteht also immer, wenn zu viel Salz und damit zu wenig Wasser im Körper ist. Die Folge: Wir bekommen einen trockenen Mund. Ein Alarmzeichen! Es tritt bereits bei einem Flüssigkeitsdefizit von unter 1% auf. Bei einem 78 Kilogramm schweren Mann, dessen Wasserhaushalt etwa ein Volumen von ca. 50 Litern hat, fehlt dann bereits ein halber Liter Wasser im Körper.

Der Körper gibt täglich etwa 2,5 Liter Flüssigkeit über Schweiß, Atemluft, Urin und Kot ab. Bei erhöhter Atemfrequenz, z.B. bei körperlicher Aktivität oder in großer Höhe, sowie in trockener und warmer Umgebung, aber auch bei Minustemperaturen können die Wasserverluste erheblich ansteigen. Allein über die Haut können unter Extrembedingungen bis zu 0,5 Liter Wasser pro Stunde verloren gehen. Um die Verluste von täglich 2,5 Litern auszugleichen, müssen Erwachsene etwa 1,5 Liter trinken. Den Rest steuert die Nahrung bei, beispielsweise Obst, Gemüse, Suppen und Soßen. Der Körper bildet auch selbst Wasser beim Abbau von Nährstoffen (Oxidationswasser). Viel zu trinken ist also wichtig. Doch bei bestimmten Erkrankungen wie Herz- und Nierenleiden sollte der Arzt die Flüssigkeitszufuhr bestimmen. Denn bei dieser Personengruppe kann sich ein vorsorgliches »mehr Trinken« negativ auswirken. Auch von Marathonläufern sind Überwässerungsprobleme bekannt: Die Läufer hatten überreichlich pures Wasser getrunken und daher — relativ gesehen — zu wenig Salz im Körper.

Der Flüssigkeitsbedarf des Menschen ist von der Stoffwechselleistung und der Umgebung abhängig. Bei Kleinkindern ist der Energieumsatz bezogen auf das Körpergewicht wesentlich höher als bei Erwachsenen. Auch ihre Atemfrequenz ist höher, was größere Wasserverluste nach sich zieht. Bei Durchfall oder Erbrechen kommt es zu höheren Wasserverlusten, die durch reichlich Flüssigkeitszufuhr gedeckt werden müssen [siehe Abbildung 57].

Abbildung 57 Flüssigkeitsbedarf unterschiedlicher Zielgruppen in ml/kg Körpergewicht

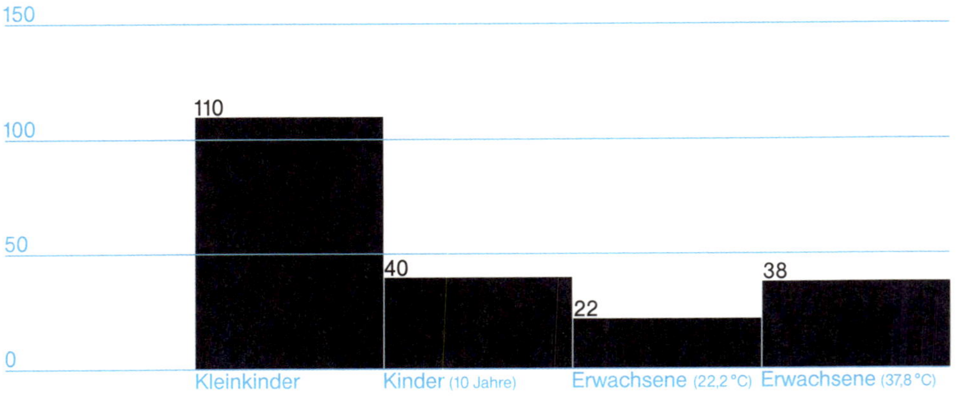

3. 4. 2. 5. Wasser kann man auch essen

Der Wassergehalt der Lebensmittel ist für deren Energiegehalt entscheidend. Generell ist ein wasserhaltiges Lebensmittel energieärmer. Viele Gemüsesorten bestehen zu über 90% aus Wasser, während isolierte Produkte wie Öl oder Zucker praktisch kein Wasser enthalten [siehe Abbildung 58].

3. 4. 2. 6. Welche Getränke sind geeignet — welche nicht?

geeignete Getränke:

- Mineral- und Leitungswasser
- ungezuckerte Kräuter- und Früchtetees
- Obstsaftschorlen
- verdünnte Gemüsesäfte

in Maßen geeignete Getränke:

- schwarzer und grüner Tee
- Kaffee
- alkoholfreies Bier
- Wein, Bier
- Light-Getränke
- Iso-Getänke

ungeeignete Getränke:

- Limonaden
- Cola
- Fruchtsaftgetränke

3. 4. 2. 7. Kaffee und Alkohol — keine Flüssigkeitsräuber?

Kaffee ein Flüssigkeitsräuber? Nein, denn jetzt ist ein Dogma der Ernährungsphysiologie gefallen: Kaffee raubt dem Körper nicht, wie lange angenommen, Flüssigkeit. Über viele Jahre hinweg galt die Regel, dass bei der täglichen Flüssigkeitsaufnahme, Kaffee nicht mitgerechnet werden dürfe. Denn das im Getränk enthaltene Koffein ist harntreibend und entzieht dem Körper somit Wasser. Wer demzufolge eine Tasse Kaffee trinkt, müsse zugleich ein Glas Wasser zu sich nehmen, um die erhöhte Harnausscheidung auszugleichen.

Koffein hat zwar eine harntreibende Wirkung, doch die Menge macht es wie so oft: Wird Koffein in halbwegs konstanter Tagesmenge aufgenommen, kompensiert der Körper dies. Denn innerhalb eines Tages gleicht sich der Flüs-

Abbildung 58 Wassergehalt ausgewählter Lebensmittel in %

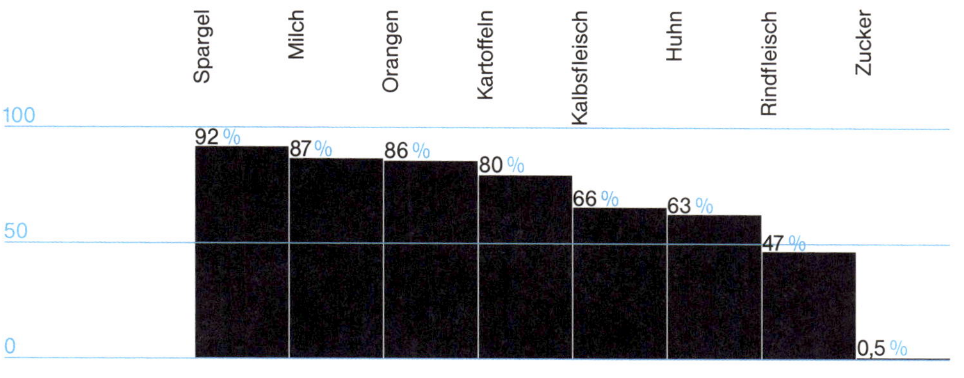

sigkeitsverlust dadurch wieder aus, dass der Körper steuert, beispielsweise durch eine gezielte erhöhte Salzausscheidung. So kommt der Elektrolythaushalt wieder ins Lot.
Deshalb ist die bisherige Regel von der Deutschen Gesellschaft für Ernährung (DGE) außer Kraft gesetzt oder zumindest stark eingeschränkt worden. Die DGE geht so weit, Kaffee, Schwarz- und Grüntee oder ein Glas Bier oder Wein am Abend gleichberechtigt mit Wasser oder Saft in die Flüssigkeitsbilanz einzubeziehen. Alkohol, vor allem Rotwein mit seinen Polyphenolen, kann, in kleinen Mengen getrunken, gesundheitsfördernd sein. Es ist aber zu bedenken, dass Alkohol, regelmäßig und in größeren Mengen zugeführt, suchterzeugend und krankheitsauslösend ist. Zudem wirkt er in größeren Mengen harntreibend, damit dann wieder Flüssigkeit entziehend.

3. 4. 3. Essen — ein Muss

Warum müssen wir eigentlich essen? Die Nahrungsaufnahme dient der Energiegewinnung und der Aufrechterhaltung von Körperfunktionen und der Gesunderhaltung des Organismus [siehe Abbildung 59].
Ernährung im Allgemeinen dient der Energiegewinnung (=Energiestoffwechsel) und dem Aufbau und der Erhaltung der Körpersubstanz (=Baustoffwechsel) und damit der Aufrechterhaltung der Körperfunktionen (=Funktionsstoffwechsel).
Lebensmittel, die wir als Nahrung zu uns nehmen, enthalten sogenannte Makro- und Mikronährstoffe. Kohlenhydrate, Fette und Eiweiße — die Makronährstoffe — sind in erster Linie Energielieferanten, üben daneben aber auch wichtige Funktionen im menschlichen Körper aus.

1 Kohlenhydrate . . .

a . . . im Energiestoffwechsel: Die Kohlenhydrate stellen zwar nur 1,5 % der gesamten Körpermasse dar, sind aber unsere wichtigsten Energielieferanten. Insbesondere die roten Blutkörperchen und das zentrale Nervensystem sind auf eine kontinuierliche Versorgung angewiesen. Die Speicherform Glykogen sichert die Versorgung des Organismus mit Glukose.

b . . . im Baustoffwechsel: Kohlenhydrate sind Bestandteil nahezu aller bedeutsamen Strukturkomponenten. Die meisten Plasma- und Membranproteine sind zu den Glykoproteinen (=kohlenhydrathaltiges

Abbildung 59 Einteilung und Bedeutung unserer Lebensmittel

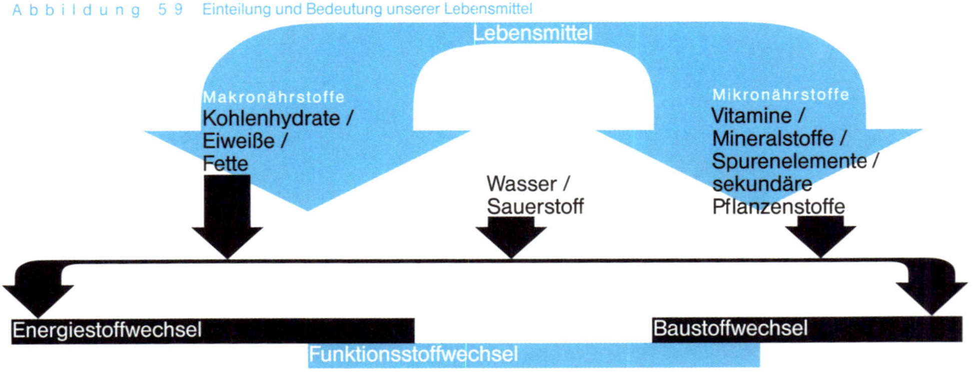

Protein) zu zählen, ebenso wie Kollagen, manche Enzyme (z.B. Amylase) oder die Blutgruppensubstanzen, deren Kohlenhydratanteil bis zu 85% beträgt. Ebenso werden aus Kohlenhydraten Glucosaminoglukane gebildet, die am Aufbau von Bindegewebe beteiligt sind. Als kohlenhydrathaltige Fette (=Glykolipide) sind die Kohlenhydrate essenzieller Strukturbestandteil der Nervenzellmembran.

c ... im Funktionsstoffwechsel: Kohlenhydrate sind an der Ausscheidung von Xenobiotika [siehe S. 51, Kapitel Die Nieren] beteiligt. Des Weiteren stellen sie die Ausgangssubstrate für die Bildung von Fetten, Cholesterin, Steroidhormonen, nichtessenziellen Aminosäuren und den Nukleotiden (DNS und RNS) dar.

2 Eiweiße ...

a ... im Energiestoffwechsel: Proteine tragen ebenfalls zur Energiegewinnung bei, durch Bildung des »Einheitsbriketts« ATP.

b ... im Baustoffwechsel: Proteine in Form von Strukturproteinen sind Bestandteile zellulärer Membranen und verleihen den Geweben die notwendige mechanische Stabilität. Dies sind z. B. Kollagen, das im Bindegewebe, der Haut und im Knochen enthalten ist, sowie Elastin und Keratin.

c ... im Funktionsstoffwechsel: Eine große Anzahl von Proteinen ist in Form von Enzymen, Neurotransmittern, Hormonen und ihren entsprechenden Rezeptoren an der Steuerung der Stoffwechselprozesse beteiligt. Transportproteine für Fette (=Lipoproteine), für Sauerstoff (=Hämoglobin) sowie für Eisen (=Transferrin) ermöglichen den jeweiligen Transport durch die Membran von Zellen und Zellorganellen. Andere Proteine sind an Schutz- und Abwehrreaktionen des Organismus beteiligt wie die Antikörper (=Immunglobuline) oder die Blutgerinnungsproteine Fibrinogen und Thrombin.

3 Fette ...

a ... im Energiestoffwechsel: Mit einem Brennwert von 9 kcal/g sind Fette oder Lipide der energiereichste Bestandteil in der menschlichen Ernährung. Energiereserven legt der Körper im sogenannten Depotfett ab, welches bei einem normalgewichtigen Erwachsenen durchschnittlich 12 Kilogramm auf die Waage bringt.

b ... im Baustoffwechsel: Fette mit Phosphor (=Phosphoglyceride wie Phosphatidylserin) gelten als wesentliche Bestandteile zellulärer Membranen und dienen der Aufrechterhaltung der Membranfluidität und -permeabilität. Sie finden sich in hohen Konzentrationen im Nervengewebe wieder. Gleichzeitig fungiert das Depotfett als Druckpolster und schützt die Organe vor Verletzungen.

c ... im Funktionsstoffwechsel: Fetteinlagerungen in der Haut sind an der Regulation des Wärmehaushaltes beteiligt. Des Weiteren sind die Nahrungsfette ein wichtiger Geschmacksträger, fördern die Aufnahme der fettlöslichen Vitamine und dienen als Träger essenzieller Fettsäuren. Einige Lipide wirken als Hormone oder hormonähnliche Substanzen. Hierzu gehören die Steroidhormone, die Androgene und die Estrogene (=Östrogene). Zu nennen ist auch die Synthese von Eicosanoiden (z.B. DHA und EPA) aus essenziellen mehrfach ungesättigten Fettsäuren.

Die optimale tägliche Nährstoffverteilung der Makronährstoffe sehen Sie unten [siehe Abbildung 60]. Hierfür werden bestimmte Lebensmittel empfohlen. [siehe Tabelle 7].
Vitamine und Mineralstoffe — die Mikronährstoffe — liefern hingegen keine Energie, sind aber für die Gesunderhaltung und für den Ablauf vieler Vorgänge in unserem Körper verantwortlich.
Im Gegensatz zu den Makronährstoffen dienen Vitamine dem Organismus weder als Energielieferanten noch als Bauelemente für Gewebe und Organe. Ihre Hauptaufgabe ist die Teilnahme an steuernden und katalytischen Funktionen im Stoffwechsel. Da sie für das Wachstum sowie für die Aufrechterhaltung der Körperfunktionen und der Gesundheit unentbehrlich sind, müssen sie regelmäßig mit der Nahrung zugeführt werden.
Mineralstoffe und Spurenelemente sind ebenfalls essenzielle Substanzen, die der Organismus nicht selbst synthetisieren kann und somit auf eine Zufuhr mit der Nahrung angewiesen ist. Funktionell dienen diese anorganischen Verbindungen als Bau- und Wirkstoffe.
Die sekundären Pflanzenstoffe dienen Pflanzen u. a. als Wachstumsregulatoren, als Abwehrstoffe sowie als Duft-, Farb- und Aromastoffe. Beim Menschen üben sie in der Regel pharmakologische Wirkungen aus. So ist davon auszugehen, dass die meisten sekundären Pflanzenstoffe — normale Verzehrgewohnheiten vorausgesetzt — gesundheitsfördernde Eigenschaften besitzen. Allerdings erlaubt der gegenwärtige Wissensstand noch keine Aussage darüber, welche Tageszufuhr an sekundären Pflanzenstoffen für eine optimale Gesundheitsprophylaxe notwendig ist. Zudem können die Wirkungen vielfach erst ansatzweise bestimmten Substanzen zugeordnet werden. Die sekundären Pflanzenstoffe wirken hauptsächlich antikarzinogen, antioxidativ, immunmodulierend, cholesterinsenkend, antimikrobiell, antiphlogistisch und antithrombotisch.

3. 4. 3. 1. Essen heizt unseren »Körperofen« an

Damit unsere Körperfunktionen gut laufen, benötigen wir eine konstante Körpertemperatur von 36 bis 37 Grad. Wärme wird als Abfallprodukt im Stoffwechsel oder bei Bedarf als Muskelwärme in den Mitochondrien erzeugt.

Abbildung 60 Die optimale tägliche Nährstoffverteilung der Makronährstoffe

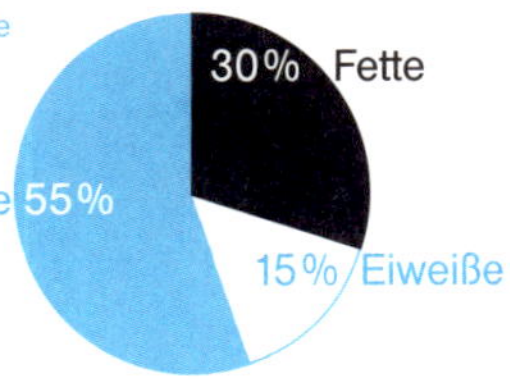

Tabelle 7 Empfohlene Lebensmittel zur optimalen Nährstoffverteilung der Makronährstoffe

Kohlenhydrate 50–60%	Fette 30%	Eiweiße 10–15%
Vollkornprodukte	10% mehrfach ungesättigte Fettsäuren (Pflanzenöle)	Fisch
Hülsenfrüchte	10% einfach ungesättigte Fettsäuren (Olivenöl)	Geflügel
Kartoffeln	10% gesättigte Fettsäuren	fettarme Milchprodukte
Gemüse	fettarmes Fleisch und Fleischprodukte	
Obst		
Brot		

Damit uns nicht kalt und der Geist nicht müde wird, müssen wir ausreichend essen. Sicher haben Sie auch schon die Erfahrung gemacht, dass eine warme Suppe oder ein Eintopf uns an kalten Tagen sofort spürbare Körperwärme und neue Energie bringt. Durch Essen wird uns warm.

3. 4. 3. 2. Woher kommt die Heizenergie?

Uns stehen drei Brennstoffe für unsere »Körperheizung« zur Verfügung. Wer besonders schnell Energie braucht, sollte zum »Superbenzin« Kohlenhydrate greifen — es ist der schnellste und bequemste Energielieferant. Fett, egal ob aus der Nahrung oder aus unseren Körperspeichern, kann auch zur Energiegewinnung herangezogen werden, allerdings erst bei längerer körperlicher Arbeit und ausreichender Sauerstoffversorgung. Eiweiß wird nur im Hungerzustand (z.B. beim Fasten) zur Energiegewinnung abgebaut und muss dafür vorher in Zucker umgewandelt werden. Auch bei einem Überangebot an Nahrungseiweiß (z.B. Eiweiß-Diät) nutzt der Körper Eiweiß zur Energiegewinnung. Allerdings ist das eine ungesunde Notmaßnahme.

3. 4. 3. 3. Leben ohne Nahrung

In Zeiten des Hungers stellt der Körper auf Hungerstoffwechsel um, so dass der Energiebedarf sinkt. Die Zellkraftwerke (Mitochondrien) werden auf Sparflamme geschaltet. Gleichzeitig wird durch Engstellung der Hautgefäße eine Wärmeabgabe nach außen verhindert, und alle nicht notwendigen Körperfunktionen werden weitgehend gedrosselt. Folge: Der Grundumsatz sinkt. Mit diesem Sparmechanismus sollen die Energievorräte zur Aufrechterhaltung von Körpertemperatur und lebenswichtigen Körperfunktionen »gestreckt« werden. Typisch für Hungerdiäten sind kalte Hände und Füße, selbst im Sommer. Der Nahrungsverzicht bewirkt zudem eine Freisetzung körpereigener Energiereserven. Zunächst wird die in der Leber und den Muskeln in Form von Glykogen gespeicherte Glukose freigesetzt. Nach maximal 3 Tagen sind die Glykogenspeicher geleert, und der Organismus greift auf das Depotfett, die körpereigenen Fettreserven zurück, um die Energieversorgung zu sichern.
Die Fettreserven eines normalgewichtigen Mannes decken dessen Energiebedarf für 40 bis 70 Tage. Darüber hinaus stellt der Körper während einer längeren Fastenperiode Glukose nicht nur aus körpereigenem Fett, sondern auch aus körpereigenem Eiweiß her. Der mit dem Hunger einhergehende Gewichtsverlust resultiert somit aus einer Reduktion der Fettspeicher sowie der Muskelmasse. Hungerstoffwechsel reguliert den Eiweißverlust durch sparsamen Umgang mit Aminosäuren. Auf welche Weise die Regulation und Anpassung des Stoffwechsels erfolgt, ist noch nicht völlig geklärt. Vermutlich sind Hormone an den Stoffwechselumstellungen beteiligt, z.B. Insulin und Glukagon [siehe S. 47, Kapitel Das Verdauungssystem].

3. 5. Die Makronährstoffe

Um richtig zu funktionieren, braucht der Körper eine ganze Reihe unentbehrlicher Nährstoffe, die in Obst, Gemüse, Hülsenfrüchten, Getreide- und Milchprodukten, Fleisch, Fisch und Schalentieren sowie Ölen enthalten sind.
Diese Nahrungsmittel liefern sogenannte Makro- und Mikronährstoffe. Zu den Makronährstoffen zählen Kohlenhydrate, Eiweiße und Fette. Man benötigt sie täglich in großen Mengen; sie bilden die Grundlage für jede Ernährung

und liefern Energie sowie die Bausteine für die Funktion und Struktur des Organismus. Zu den Mikronährstoffen zählen u. a. Vitamine und Mineralstoffe. Sie sind in kleinen Mengen in Nahrungsmitteln enthalten und spielen eine entscheidende Rolle bei der Aufrechterhaltung der verschiedenen Körperfunktionen. Die meisten Nahrungsmittel enthalten sowohl Makro- als auch Mikronährstoffe in unterschiedlichen Anteilen.

3. 5. 1. Woraus besteht unsere Nahrung?

Nahrungsmittel werden gewöhnlich danach unterschieden, ob sie in erster Linie Kohlenhydrate, Eiweiße oder Fette liefern. Die meisten Nahrungsmittel enthalten alle oder viele dieser Bestandteile in unterschiedlichen Mengen sowie Spuren verschiedener Vitamine, Mineralstoffe und Bioaktivstoffe.
Bei Getreideprodukten wie Brot oder Nudeln denkt man meist an Kohlenhydrate, obwohl Nudeln oder Backwaren auch erhebliche Mengen an Eiweiß, Fett, Mineralstoffen und Vitaminen enthalten können. Nahrungsmittel tierischen Ursprungs wie Fleisch oder Fisch sind recht reich an Eiweiß — häufig auch an Fett — und enthalten in der Regel sehr wenige Kohlenhydrate. Sogar Eiscreme, die Sie vielleicht als Genussmittel oder Milchprodukt einordnen würden, enthält Eiweiß, Kohlenhydrate, Mineralstoffe, Vitamine sowie Fett.
Alles, was wir essen, trägt zur Gesamtnährstoffzufuhr bei. Aber der Nährstoffbedarf lässt sich nicht aus einer einzigen Lebensmittelgruppe decken. Daher ist es wichtig, sich abwechslungsreich zu ernähren und Lebensmittel aus allen Gruppen zu berücksichtigen.

3. 5. 2. Richtlinien für den Nährstoffbedarf

Es reicht nicht nur zu wissen, welche Nährstoffe wir täglich mit der Nahrung aufnehmen sollten, sondern es ist auch wichtig, die Mengen zu kennen, die für einen optimalen Gesundheitszustand erforderlich sind. Seit etwa 150 Jahren gibt es dazu offizielle Empfehlungsrichtlinien.
In Deutschland erarbeitet die Deutsche Gesellschaft für Ernährung (DGE) Richtlinien für die Nährstoffzufuhr. Im Jahr 2000 wurden außerdem erstmals gemeinsame Referenzwerte für den deutschsprachigen Raum herausgegeben, die in Anlehnung an die internationalen Länderzeichen für Deutschland, Österreich und die Schweiz DACH-Referenzwerte genannt werden. Sie stellen, differenziert nach Alter und Geschlecht, Empfehlungen für die tägliche Aufnahme von Eiweiß, Fett und Kohlenhydraten, Vitaminen und Mineralstoffen, für die Kalorienmenge, Wasser und Alkohol dar. Für Schwangere und Stillende gibt es spezielle Empfehlungen.

3. 5. 3. Was sind Kohlenhydrate?

Die Produktionsstätten für Kohlenhydrate sind die Pflanzen. In ihrem Blattgrün bilden sie mit Hilfe der Sonnenergie, Kohlendioxid aus der Luft und Wasser Zuckerbausteine, die Kohlenhydrate — diesen Vorgang bezeichnet man als Fotosynthese [siehe rechts Abbildung 61]. Entsprechend ihrer Anzahl an Grundbausteinen unterscheidet man Einfach- (Monosaccharide), Zweifach- (Disaccharide) und Mehrfachzucker (Polysaccharide) [siehe rechts Abbildung 62]. Ein Monosaccharid ist beispielsweise Glukose (Traubenzucker) — der wichtigste Zucker für unseren Körper. Werden 2 Monosaccharide miteinander verknüpft, entstehen die Disaccharide. Ein bekanntes Disaccharid ist unser Haushaltszucker (Saccharose), der aus Glukose und Fruktose zusammengesetzt ist. Er wird aus Zuckerrüben oder Zuckerrohr gewonnen. Ein wichtiger Energielieferant für Säuglinge ist das Disaccharid Milchzucker (Laktose). Es wird aus Glukose und Galaktose aufgebaut. Kuhmilch enthält 4,5 % Laktose und Muttermilch sogar 7,5 %. Für die Ernährung besonders wichtig sind die Stärke (in Pflanzen) und das Glykogen (in Tieren). Beide zählen zu den Vielfachzuckern.

Einfach- und Zweifachzucker sind sehr gut wasserlöslich und schmecken süß, z. B. Trauben- und Haushaltszucker. Stärke dagegen ist stark vernetzt, ist deshalb schlecht wasserlöslich (sie quillt im Wasser) und für unsere Zungen geschmacksneutral. Beim Erhitzen werden Kohlenhydrate chemisch verändert. Sie sorgen beispielsweise beim Toasten von Toastbrot für die Bräunung und den Röstgeschmack (sogenannte Maillard-Reaktion). Beim Lagern von Brot entziehen die Stärkemoleküle dem Teig das Wasser (Altbackenwerden). Dieses wird aber beim Erwärmen wieder frei. So wird etwa ein hartes Brötchen im Backofen wieder weich.

Abbildung 61 Fotosynthese

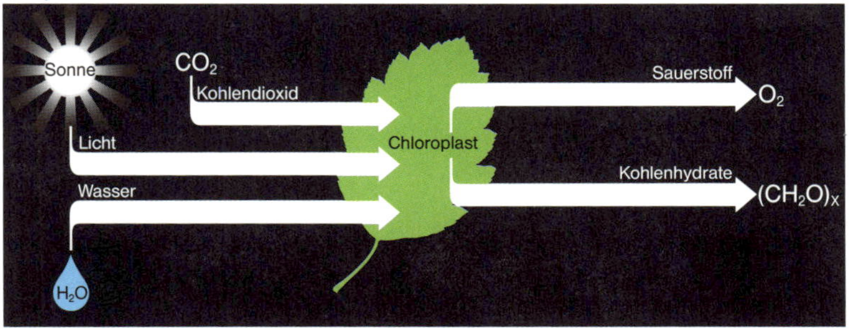

Abbildung 62 Wichtige Kohlenhydrate

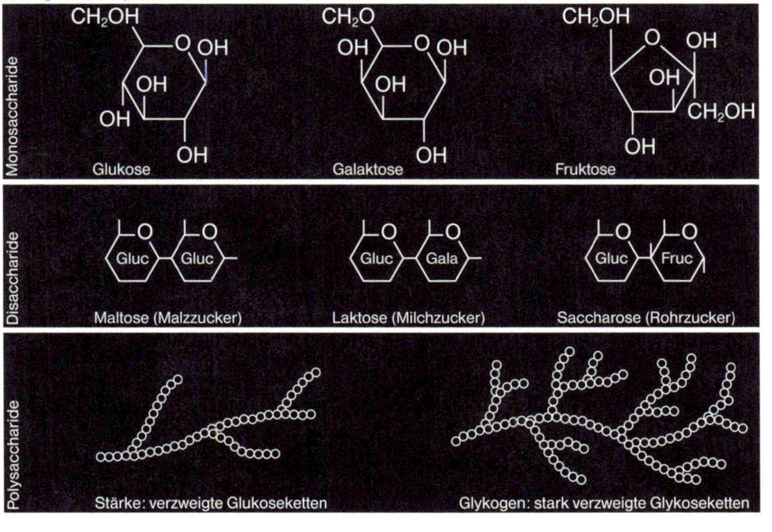

Wir decken unseren Kohlenhydratbedarf überwiegend aus pflanzlichen Lebensmitteln [siehe Tabelle 8 + rechts Abbildung 63]. Kurzkettige Kohlenhydrate kommen hauptsächlich in Obst vor, langkettige Kohlenhydrate in Kartoffeln, Getreide oder Hülsenfrüchten.

Aus dem Darm können nur Einfachzucker in die Blutbahn aufgenommen werden. Die Monosaccharide Glukose, Galaktose und Fruktose sind also sofort resorbierbar. Mehrfachzucker hingegen müssen erst durch Enzyme der Speicheldrüsen im Mund, der Bauchspeicheldrüse und des Darms in einzelne Glukosebausteine aufgespalten werden.

Wegen dieser vorgeschalteten Verdauung erfolgt die Aufnahme der Zucker aus langkettigen Kohlenhydraten ins Blut viel langsamer als bei Mono- oder Disacchariden. Wenn die Spaltung etwa von Laktose (Milchzucker) aufgrund eines Enzymmangels zu langsam erfolgt, kann es zu Durchfällen kommen (Nahrungsmittelunverträglichkeit).

Im Stoffwechselkreislauf der Glykolyse (Zuckerspaltung) kann nur Glukose zur Energiegewinnung verbrannt werden. Alle anderen Kohlenhydrate müssen vorher zu Glukose umgebaut werden. Glukose kann in dreierlei Weise verwertet werden: als Energielieferant, als Energiespeicher in Form von Glykogen (bis 500 g) in Leber und Muskulatur und als Grundsubstanz für die Synthese von Strukturelementen (Glykoproteide, Aminozucker wie Glucosamin, Glycane oder Proteoglycane).

Nicht alle in der Nahrung enthaltenen Zucker können im Dünndarm aufgeschlossen werden. Sie dienen dem Dickdarm als Ballaststoffe für seine Gesundheit, da sie wichtig für die Darmbakterien sind [siehe S. 25, Kapitel Der Mensch als Verdauungsfabrik + S. 127, Kapitel Prebiotika]. Ballaststoffe liefern dem Körper keine Nährstoffe oder Kalorien. Sie wurden deshalb früher auch als unnötig angesehen. Ballaststoffreiche Nahrungsmittel wie etwa Vollkornbrot oder Vollkornreis wirken sich aber günstig auf den Blutzuckerspiegel aus. Diese positive Wirkung geht verloren, wenn Ballaststoffe durch industrielle Verarbeitungsprozesse entfernt werden. Es entstehen polierter Reis oder Weißmehlprodukte, die schnell im Darm zerkleinert werden und einen hohen Blutzuckerspiegel auslösen. Der Vorteil bei Vollkornprodukten liegt aber nicht nur im Ballaststoffgehalt, sondern sie enthalten auch noch alle wertvollen Inhalts- und Vitalstoffe des Getreides.

Tabelle 8 Kohlenhydrate und ihr Vorkommen

Kohlenhydrate		Vorkommen
Monosaccharide	D-Glukose (Traubenzucker)	Früchte, Honig, Spuren in den meisten Pflanzen
	D-Fruktose (Fruchtzucker)	Früchte, Honig, Spuren in den meisten Pflanzen
	D-Galaktose	Komponente von Laktose (Freisetzung bei der Verdauung)
Disaccharide	Saccharose (Rohrzucker)	Zuckerrüben, Zuckerrohr, Früchte, Ahornsirup
	Laktose (Milchzucker)	Milch und Milchprodukte
	Maltose	Keime, Entstehung bei der Stärkeverdauung
Oligosaccharide	Raffinose	Melasse
	Stachyose	Leguminose
Polysaccharide	Amylose	Stärke, Getreide, Kartoffeln
	Amylopektin	Stärke, Getreide, Kartoffeln, Dickungsmittel
	Glykogen (tierische Stärke)	Leber, Muskel
	Inulin	Artischocken, Topinambur, Schwarzwurzel

Allerdings sollte eine Umstellung von ballaststoffarmer auf ballaststoffreiche Nahrung langsam erfolgen, damit sich der Organismus daran gewöhnen kann. Ballaststoffreiche Zusätze (z. B. Kleie) müssen mit reichlich Flüssigkeit eingenommen werden, da sie sonst dem Darminhalt zu viel Wasser entziehen. Die tägliche Aufnahme von Ballaststoffen sollte mindestens 15 bis 20 g betragen, ein Wert, der laut dem Ernährungsbericht 2004 der Deutschen Gesellschaft für Ernährung im Allgemeinen bei uns auch erreicht wird. Empfohlen werden aber 30 bis 40 g, wobei die Hälfte aus Vollkornprodukten (Zellulose) und der Rest aus Obst und Gemüse (Pektin) bestehen sollte.

Abbildung 63 Verteilung von Kohlenhydraten in einzelnen Lebensmitteln

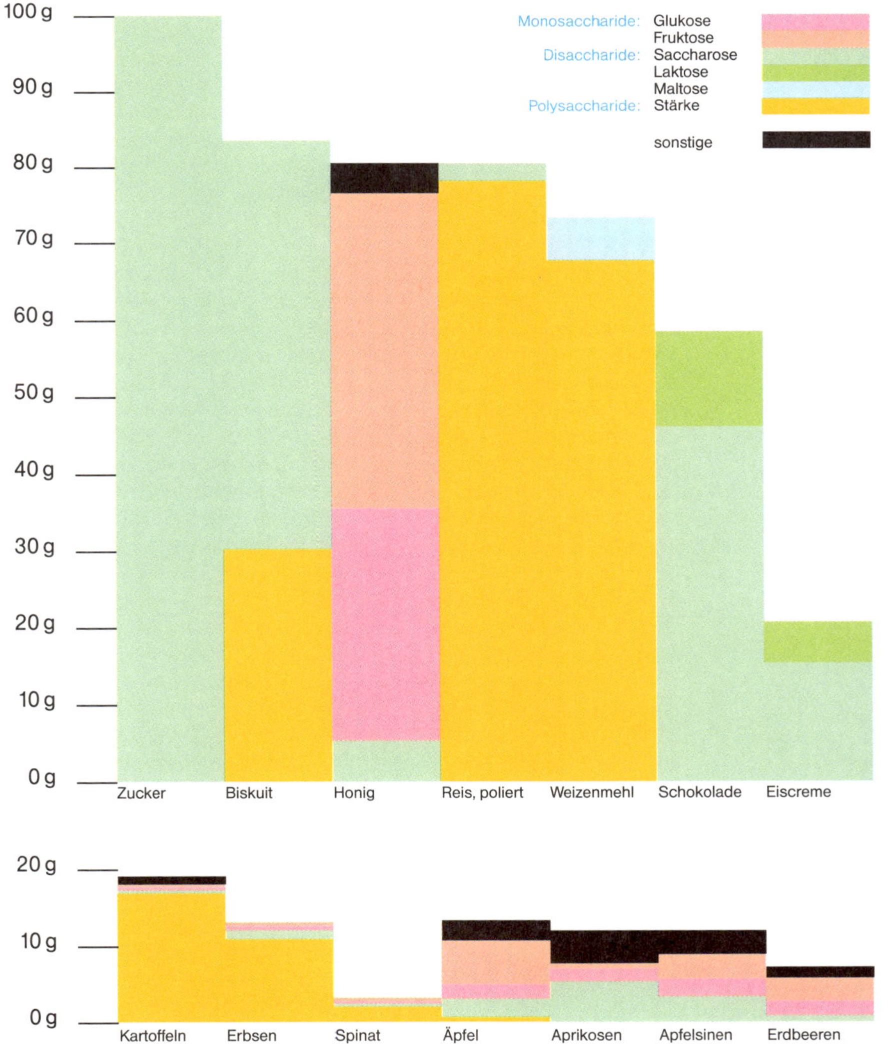

Die Aufnahme von Kohlenhydraten ist nicht lebenswichtig, weil der Körper Glukose auch durch Gluconeogenese selbst herstellen kann. Sie liefern Geschmack, Volumen und Energie. Traubenzucker ist bei körperlicher Erschöpfung der schnellste Energielieferant. In der täglichen Ernährung sind langkettige Kohlenhydrate in Form von Vollkorngetreideprodukten oder Kartoffeln vorzuziehen, da sie besser sättigen, die Bauchspeicheldrüse weniger belasten und somit zu einer weniger starken Insulinausschüttung führen, zudem schonen sie die Zähne.

3. 5. 3. 1. Glykämischer Index — wählen Sie die richtigen Kohlenhydrate

Der glykämische Index (GI), populärwissenschaftlich gern als »GLYX« bezeichnet, klassifiziert Nahrungsmittel nach der Geschwindigkeit, mit der sie Zucker freisetzen. Nahrungsmittel mit hohem GI setzen schnell Glukose frei und lassen den Blutzucker schnell ansteigen. Darauf reagiert der Körper mit der Ausschüttung von Insulin, was die Einlagerung von Fett im Körper fördert. Nahrungsmittel mit niedrigem GI hingegen setzen langsam und stetig Glukose frei, daher wird weniger Insulin benötigt.

3. 5. 3. 2. GI-Wert

Dieser Wert hängt von mehreren Faktoren ab: von der Art der Kohlenhydrate, die ein Nahrungsmittel enthält, dem Grad der Verarbeitung, dem Fett- und Ballaststoffgehalt und der Kochzeit. Im Allgemeinen enthalten Nahrungsmittel mit niedrigen GI mehr Ballaststoffe, weniger Zucker und sind weniger stark verarbeitet als Lebensmittel mit hohem GI. Dass ein Lebensmittel überwiegend aus komplexen Kohlenhydraten besteht, bedeutet allerdings nicht automatisch einen niedrigen GI-Wert. Vollkornhaferflocken z.B. zählen zu den gesunden Kohlenhydratlieferanten, haben aber einen hohen GI, während Fruktose — der im Obst enthaltene Fruchtzucker, der häufig als Maissirup Softdrinks zugesetzt wird — einen niedrigen GI hat. Das heißt natürlich nicht, dass mit Maissirup gesüßte Produkte gesund sind.

3. 5. 3. 3. Glykämische Last (GL)

Der GLYX allein reicht nicht aus, um zu beurteilen, in welchem Maße eine Mahlzeit den Blutzuckerspiegel erhöht. So haben etwa gekochte Karotten einen relativ hohen GI. Da 100 g Karotten jedoch nur ca. 4 g Kohlenhydrate enthalten, treiben gekochte Wurzeln trotz ihres hohen GI den Blutzucker kaum in die Höhe. Deshalb dividiert man den GI-Wert eines Nahrungsmittels durch 100 und multipliziert das Ergebnis mit der Menge der verzehrten Kohlenhydrate. Der auf diese Weise ermittelte Wert ist die glykämische Last (GL). Er berücksichtigt sowohl, wie rasch ein Nahrungsmittel den Blutzuckerspiegel ansteigen lässt, als auch, wie viele Kohlenhydrate dieses Nahrungsmittel überhaupt enthält.

Nicht nur die Gesamtmenge der verzehrten Kohlenhydrate, auch andere Faktoren beeinflussen den Anstieg des Blutzuckerspiegels. Cantaloupe-Melonen etwa haben einen extrem hohen glykämischen Index von 93. Wenn man aber eine kleine Portion als Nachtisch zum Abschluss einer Mahlzeit isst, ist eine rapider Anstieg des Blutzuckerspiegels nicht zu befürchten. Auch die Garzeit der Lebensmittel spielt eine Rolle. Sind etwa die Spaghetti

»al dente« gekocht, benötigt die Aufspaltung der Zuckermoleküle mehr Zeit als bei weich gekochten Nudeln, und der Blutzuckerspiegel steigt nur allmählich an.

3. 5. 3. 4. Dick durch Obst?

Das ist leider möglich. Bestes Beispiel dafür sind die Winterschläfer wie etwa Igel oder Bären. Sie legen für die kalten Wintertage Speckvorräte an und werden kugelrund. Aber wodurch?
Der Igel ist wie der Mensch ein Allesfresser. Und im Herbst, wenn süßes, reifes Obst von den Bäumen fällt und es Zucker im Überfluss gibt, fängt der Igel an zu fressen. Er legt sich Fettvorräte für den Winter an. Obst enthält je nach Fruchtart in unterschiedlichen Mengen Traubenzucker (Glukose) und Fruchtzucker (Fruktose). Der Zucker im Obst führt zu einem Anstieg des Blutzuckerspiegels und damit zu einer Ausschüttung des Insulins, wodurch der Blutzuckerspiegel rasch bis unter das Normalniveau sinkt. Damit wird ein Heißhungergefühl ausgelöst, und der Igel geht wieder auf Nahrungssuche.
Bei einem Überangebot an Nahrung sind die Muskelzellen des Igels schnell übersättigt und schließen ihre »Türen« für weitere Nährstoffe. Die Folge ist: Zucker wandert direkt ins Fettgewebe. Tag für Tag wird die Fettschicht des Igels dicker. Das »Zuckerfett« bleibt als Vorrat für kalte Wintertage eingeschlossen. Am Ende des Herbstes ist der Igel kugelrund und kann problemlos den Winter überstehen.
Und genau diese Fähigkeit — Zucker in Fett umzuwandeln — haben wir auch. Essen wir süßes Obst und Gemüse, wie beispielsweise Weintrauben und Möhren, in großen Mengen, dann wandert der Zucker auch direkt ins Fettgewebe und wird als Fett gespeichert. Daher ist es nicht sinnvoll, wenn Menschen mit der Neigung zum Übergewicht zuckerreiches Obst und Gemüse in Massen essen. Das gilt auch für Kinder: Ihnen ist eine Vorliebe für Süßes angeboren, daher lieben sie Obst und Gemüse, das süß schmeckt, wie Möhren, Bananen, Melonen, Kohlrabi und Zuckerschoten.
Der Grund dafür, dass auch unser Körper überschüssigen Zucker in Fett umwandelt, ähnelt dem der Winterschläfer: Unseren Urmüttern und Urvätern blieb nichts anderes übrig, als im Herbst Obst und Gemüse zu ernten, um für den Winter Reserven anlegen. Unsere Gene sind immer noch darauf programmiert, dass es nur einmal im Jahr ein reichhaltiges Angebot an reifem Obst und Gemüse gibt. Aber heute steht uns das ganze Jahr über süßes Obst zur Verfügung, und wir nutzen es ausgiebig. Leider versteht unser Körper nicht, warum der Herbst heutzutage 12 Monate andauert und das »Winterspeckprogramm« permanent aktiviert ist.

3. 5. 4. Was sind Eiweiße?

Eiweiße werden auch Proteine genannt. Der Name Protein ist abgeleitet vom griechischen Proteno — ich nehme den ersten Platz ein. Der Philosoph Friedrich Engels definierte Leben als lebende Form von Protein: »Leben ist die Daseinweise der Eiweißkörper, deren wesentliches Moment im fortwährenden Stoffwechsel mit der äußeren, sie umgebenden Natur besteht und die mit dem Aufhören des Stoffwechsels auch aufhört und die Zersetzung des Eiweißes herbeiführt.«

Nahrungseiweiß versorgt den Körper mit lebenswichtigen Aminosäuren, die er für den Aufbau von Muskeln, Organen, Knorpeln, Knochen, Haut, Haaren und Nägel braucht. Jede Körperzelle im Menschen besteht hauptsächlich aus Eiweißen. Eiweiße bestimmen im großen Maße die Funktion und die Struktur des menschlichen Körpers. Sie sind in allen Organen zu finden und ein Hauptbestandteil der Muskulatur. Alle Zellen haben, um ihre Durchlässigkeit zu gewährleisten, Eingangspforten [siehe S. 18, Kapitel Die Zelle]. Diese Pforten bestehen ebenfalls aus Eiweißen. Die Funktion vieler Körperfunktionen wird über Enzyme, die als Katalysatoren lebenswichtige Vorgänge beschleunigen können, gesteuert. Auch Enzyme sind Eiweiße.

Daneben steuern Eiweißverbindungen wie Hormone wichtige Stoffwechselvorgänge im Körper. Auch das Immunsystem nutzt Eiweiß für seine vielfältigen Funktionen. Eiweiß dient normalerweise nicht der Energiegewinnung, nur in Notsituationen greift der Körper auf seine Eiweißreserven zurück. Während einer Nulldiät beispielsweise werden reichlich eiweißreiche Muskeln abgebaut, vor allem, wenn die Muskeln aufgrund mangelnder Bewegung nicht gebraucht werden. Wird eine Nulldiät nicht mit körperlicher Aktivität verbunden, werden die Fettreserven (unerwünscht) gering abgebaut. Das liegt daran, dass die hormonelle Aktivität des Fettgewebes [siehe S. 44, Kapitel Hunger- und Sättigungsgefühle] auf eine Konstanthaltung der Körpermasse gerichtet ist. Forcierter Fettabbau würde die Leptinsekretion erhöhen, die dann im Gehirn ein noch größeres Hungergefühl auslöst. Treibt man aber parallel zur Diät auch Sport, induziert dieser Stresshormone und Neurotransmitter, die die Leptinwirkung teilweise aufheben, so dass mehr Fette abgebaut werden können. Wichtig ist allerdings, dass der Sport als eine moderate Dauerbelastung (z.B. schnelleres Gehen) erfolgt.

Eiweiße unterliegen einem fortwährenden Auf-, Ab- und Umbau. Die Abfallprodukte werden über die Nieren ausgeschieden. Um diesen Verlust auszugleichen, sollten 10 bis 15 % der täglichen Kalorienmenge über Eiweiße gedeckt werden.

Proteine setzen sich aus 20 verschiedenen Aminosäuren zusammen. Sie ermöglichen je nach Kombination die unterschiedlichsten Eiweißstrukturen — ähnlich wie die Buchstaben des Alphabets die verschiedensten Worte bilden. Die einzigartige Form jedes Proteins (z.B. als »Kette« oder »Knäuel«) entscheidet über seine Funktion im Organismus. In der Mitte eines jeden Aminosäuremoleküls steht ein Kohlenstoffatom (C). An dieses Kohlenstoffatom sind vier verschiedene Gruppen angegliedert [siehe Abbildung 64]:

- eine NH_2-Gruppe, die auch Aminogruppe genannt wird,
- eine COOH-Gruppe, die Carboxylgruppe genannt wird,
- ein Wasserstoffatom (H),
- ein Rest (R).

Abbildung 64 Biochemische Strukturen ausgewählter Aminosäuren

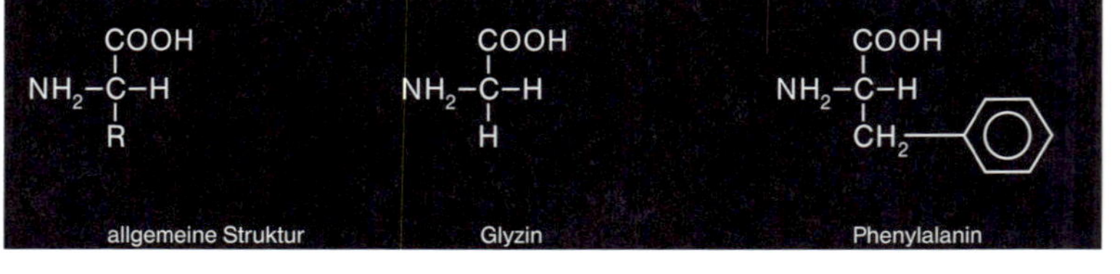

Lediglich im Rest unterscheiden sich die 20 verschiedenen Aminosäuren, die ein Mensch hat. 9 von ihnen gelten als essenziell, d.h. der Körper kann sie nicht selbst herstellen. Sie müssen also mit der Nahrung aufgenommen werden: Histidin, Isoleucin, Leucin, Lysin, Methionin, Phenylalanin, Threonin, Tryptophan und Valin. Bei Säuglingen sind außerdem noch Arginin, Cystein, Glutamin, Serin und Tyrosin essenziell notwendig. Alle anderen Aminosäuren kann der Körper selbst herstellen.
Fleisch, Fisch, Eier und Käse enthalten alle essenziellen Aminosäuren. Auch pflanzliche Nahrungsmittel liefern essenzielle Aminosäuren. Allerdings sollte die richtige Kombination gewählt werden, denn nicht jedes pflanzliche Nahrungsmittel enthält alle essenziellen Aminosäuren auf einmal. Vegetarier sollten ihren Bedarf zusätzlich über Nüsse, Getreide, Käse, Milch und Milchprodukte decken. Fehlt dem Körper nur eine Aminosäure für die Zusammensetzung von Proteinen, so ist die Funktion der gesamten Eiweiße im Organismus nicht mehr gewährleistet.
Durch eine abwechslungsreiche Ernährung, die sowohl tierische Lebensmittel (z.B. Fleisch, Fisch und Milchprodukte) als auch pflanzliche Kost (z.B. Getreide, Nüsse, Soja und Hülsenfrüchte) enthält, lässt sich der Eiweißbedarf jedoch leicht decken.

3. 5. 4. 1. Welche Rolle spielt Eiweiß in der Ernährung?

Obwohl das tierische Eiweiß für den Menschen hochwertiger ist (d.h. dem menschlichen Eiweiß ähnlicher), sind pflanzliche Eiweißlieferanten wie Hülsenfrüchte (Linsen, Erbsen, Bohnen, Soja, Hafer, Dinkel, Mais, Reis und andere Getreidesorten) und Kartoffeln zu bevorzugen. Sie enthalten kein Cholesterin, bis auf wenige Ausnahmen keine Purine (Zellkernsäuren) und wenig Fett. Tierische und pflanzliche Eiweißlieferanten ergänzen sich sehr gut, z.B.: Kartoffeln mit Ei oder Getreide mit Milch. So wird die Ernährung biologisch hochwertiger — mit weniger Fett, Cholesterin, Purinen und Kalorien und mit mehr vollwertigen Kohlenhydraten und verdauungsfördernden Ballaststoffen [siehe Tabelle 9].

3. 5. 4. 2. Wie hoch ist der Eiweißbedarf?

Der Körperbestand eines normalgewichtigen Erwachsenen an Eiweiß liegt bei rund 10 kg. Pro Tag werden im Körper etwa 250 g Eiweiß abgebaut, u.a. infolge des Absterbens von Zellen. Ein Teil der dabei frei werdenden Aminosäuren kann wiederverwendet werden, die anderen Aminosäuren werden abgebaut und müssen dem Körper über die Nahrung wieder zugeführt werden. Der experimentell ermittelte durchschnittliche Bedarf des Erwachsenen an Eiweiß hoher Qualität (Ei, Milch, Fleisch, Fisch) beträgt 0,8 g pro Kilogramm Körpergewicht und Tag — eine 60 kg schwere Frau benötigt also ca. 48 g Eiweiß pro

Tabelle 9 Günstige Lebensmittelkombinationen als Eiweißlieferanten

	Brot/Getreide	Milchprodukte	Eier	Kartoffeln	Hülsenfrüchte	Nüsse/Samen
Brot/Getreide		■	■		■	■
Milchprodukte	■		■	■	■	■
Eier	■	■		■	■	
Kartoffeln		■	■			
Hülsenfrüchte	■	■	■			■
Nüsse/Samen	■	■			■	

Tag. Bei dieser Formel muss allerdings vom Normalgewicht ausgegangen werden. Auch wenn man mehr wiegt, sollte die zugeführte Menge nicht höher sein. Während der Schwangerschaft und Stillzeit ist der Eiweißbedarf erhöht: Pro Tag müssen 10 bis 15g Eiweiß mehr aufgenommen werden. Wegen des hohen Eiweißanteils der mitteleuropäischen Mischkost beträgt die tatsächliche Eiweißaufnahme 1 bis 1,4g pro Kilogramm Körpergewicht und Tag.

3. 5. 5. Was sind Fette?

»Fett schwimmt immer oben.« Mit dieser Alltagsbeobachtung ist die wichtigste Gemeinsamkeit von Fetten und fettähnlichen Substanzen (Lipoide) bereits beschrieben. Sie lösen sich nicht im Wasser, sondern bilden kleine Tröpfchen bzw. eine Schicht auf der Oberfläche.

Fette sind pflanzliche und tierische Aufbau- und Energiespeicherstoffe. Von allen Energieträgern haben sie die größte Energiedichte, d.h. 9 Kalorien pro Gramm (etwa doppelt so viele wie Kohlenhydrate und Eiweiße). Außerdem sind Fette Träger essenzieller Fettsäuren sowie der fettlöslichen Vitamine A, D, E und K. Unser Körper kann diese Vitamine nur mit Hilfe von Fetten verwerten. Zudem wird Fett von allen Zellen des Körpers u.a. zum Aufbau von Zellwänden benötigt. Weiterhin ist es ein wichtiger Wärmeschutz und wird zu diesem Zweck unter der Haut abgelagert. Auch um viele Organe bildet Fett einen schützenden Mantel, der beispielsweise Stöße auffängt [siehe Tabelle 10].

Tabelle 10 Funktionen von Nahrungs- und Körperfett

Nahrungsfett	Körperfett
Brennstoff	größtes Energiereservoir
Träger von fettlöslichen Vitaminen	Zellwandbaustoff
Quelle für essenzielle Vitamine	Wärmeisolierung
	Polster
	elektrische Isolierung (Nerven)

In der Nahrung ist Fett ein optimaler Träger von Geschmacks- und Aromastoffen. Es verleiht den Speisen einen Wohlgeschmack — einer der Hauptgründe für die meisten von uns, beim Fett mehr zuzulangen, als wir sollten. Statt der empfohlenen 70 bis 80g pro Tag verzehren wir fast das Doppelte. Ideal wäre eine Fettzufuhr von ca. 30% der täglichen Kalorienmenge. Als Faustregel kann man sich merken: Mit 2 Esslöffeln Öl und 2 Esslöffeln Streichfett (Butter oder Margarine) am Tag hat man schon die Hälfte der Tagesmenge erreicht. Den Rest erhält man über Käse, Wurst, Eier, Milch und Milchprodukte sowie Soßen, Suppen, Fertiggerichte, Süßigkeiten und Snacks.

Würden wir bei unserem hohen Fettverzehr täglich Bäume fällen oder Höchstleistungssport treiben, wäre das Fett schnell verbrannt. Anders bei unserer bewegungsarmen Lebensweise: Zu viel Fett kann zu Übergewicht und sogar zur Fettsucht führen. Außerdem kann es die Entstehung von Fettstoffwechselstörungen, Arteriosklerose, Bluthochdruck, Diabetes Typ 2, Gicht und Gelenkschäden begünstigen.

3. 5. 5. 1. Fett ist nicht gleich Fett

Neben der Fettmenge ist auch die Fettart sehr wichtig. Machen Sie den Härtetest: Fette, die bei Kühlschranktemperatur hart werden (z.B. Kokosfett und

Butter), sind in der Regel reich an gesättigten Fettsäuren und lassen den Cholesterinspiegel im Blut ansteigen. Fette, die im Kühlschrank weich oder flüssig bleiben (z.B. Pflanzen- und Fischöle), sind eher reich an ungesättigten Fettsäuren und sollten bevorzugt verwendet werden. Der Härtetest funktioniert allerdings nicht bei sehr wasserreichen Fetten wie Halbfettbutter. Wasser bleibt im Kühlschrank bekanntlich flüssig.

3. 5. 5. 2. Achten Sie auf kontaktfreudige Fette

Chemisch gesehen sind alle Fette ähnlich aufgebaut: Sie haben ein »Rückgrat« aus Glycerin, an das drei Fettsäuren gebunden sind, daher der Name Triglycerid [siehe Abbildung 65]. Die Länge und Struktur dieser Fettsäuren — sie sehen aus wie Tausendfüßler, die oben und unten Beine haben — bestimmen die Eigenschaften eines Fettes. Sind die Beine komplett, spricht man von gesättigten Fettsäuren. Fehlt eines, heißen sie »einfach ungesättigte« Fettsäuren. Fehlen gleich mehrere, spricht man von »mehrfach ungesättigten« Fettsäuren [siehe Abbildungen 66 + 67]. Tierische und pflanzliche Fette enthalten gesättigte, einfach und mehrfach ungesättigte Fettsäuren in unterschiedlichen Mischungsverhältnissen.

Abbildung 65 Allgemeine biochemische Struktur von Triglyceriden

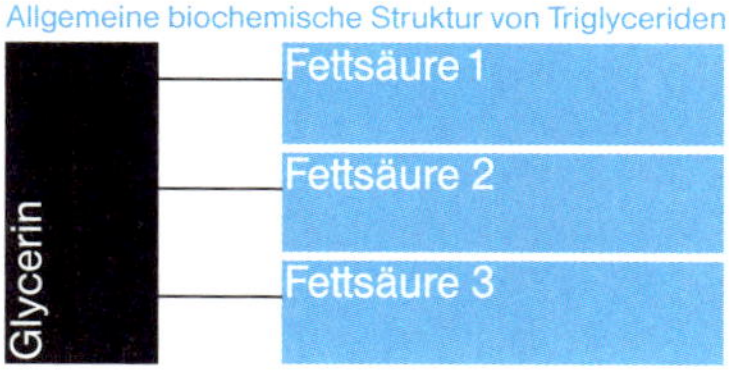

Abbildung 66 Strukturmodelle von Fettsäuren

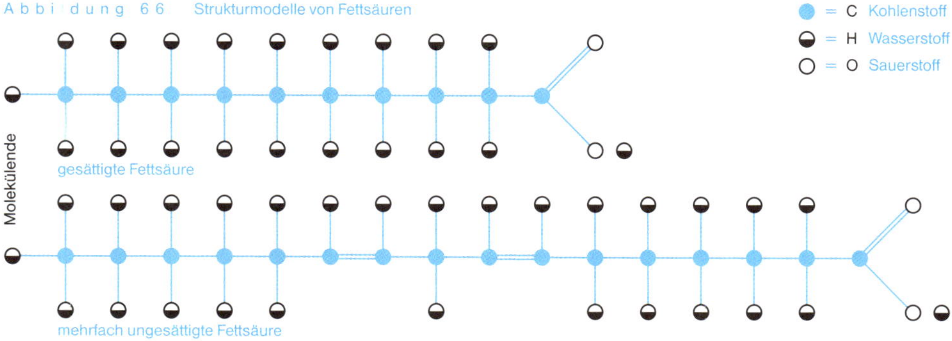

Abbildung 67 Aufbau und Bezeichnung von Fettsäuren

Name *essenziell	Anzahl der C-Atome	Grad der Sättigung = Anzahl der Doppelbindungen	Position der Doppelbindungen	
Buttersäure	4	gesättigt		
Palmitinsäure	16	gesättigt		
Ölsäure	18	1-fach ungesättigt	9	
Linolsäure*	18	2-fach ungesättigt	9,12	
α-Linolensäure*	18	3-fach ungesättigt	9,12,15	
Arachidonsäure*	20	4-fach ungesättigt	5, 8,11,14	

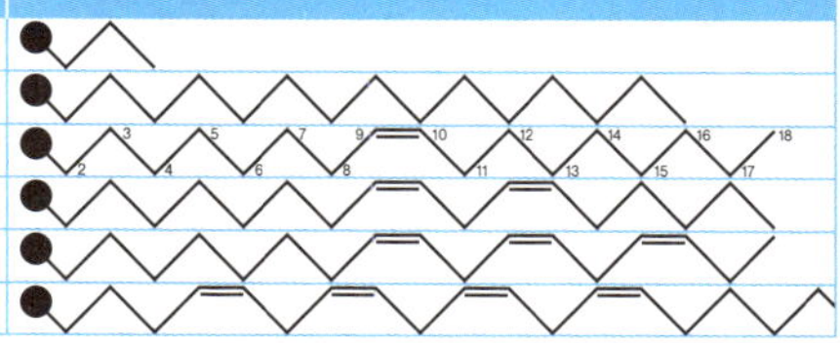

Die gesättigten Fettsäuren verfügen nur über Einfachbindungen und nicht über Doppelbindungen. Alle C-Atome (Kohlenstoffatome) sind mit H-Atomen (Wasserstoffatome) gesättigt. Aufgrund ihrer chemischen Struktur sind gesättigte Fettsäuren wenig reaktionsfreudig. Sie stammen überwiegend aus Fleisch- und Milchprodukten und werden im Körper hauptsächlich zur Energiegewinnung verstoffwechselt. Bei Überernährung werden sie als Speicherfett eingelagert.
Ungesättigte Fettsäuren sind viel kontaktfreudiger, weil zwei C-Atome durch eine Doppelbindung verbunden sind. Einfach ungesättigte Fettsäuren besitzen nur eine Doppelbindung. Bei mehrfach ungesättigten Fettsäuren sind mehrere Doppelbindungen vorhanden. Die Doppelbindungen können mit Giften im Körper »Kontakt knüpfen« und machen sie dadurch unschädlich. Die ungesättigten Fettsäuren werden auch als Bau- und Strukturfett verwendet, haben eine positive Wirkung auf den Fettstoffwechsel und senken den Cholesterinspiegel und das Herzinfarktrisiko. Sie kommen überwiegend in Pflanzenölen (Oliven-, Soja-, Rapsöl u.a.), in Fisch und Nüssen vor. Als Faustregel gilt, je ungesättigter ein Fett ist, umso flüssiger und auch bekömmlicher ist es.
Eine besondere Gruppe stellen die essenziellen Fettsäuren (Linol- und Linolensäure) dar, die vom Körper nicht selbst hergestellt werden können und die darum mit der Nahrung aufgenommen werden müssen. Es handelt sich hier um zweifach oder mehrfach ungesättigte Fettsäuren. Sie liefern die wertvollen und dringend benötigten Bestandteile, die der Körper für seine Bauprozesse braucht.
Konkret bedeutet das: Fett enthält, je nach Herkunft, vorwiegend:

- gesättigte Fettsäuren, z.B. in Butter oder Kokosfett,
- einfach gesättigte Fettsäuren, z.B. Olivenöl oder Erdnussöl,
- zweifach ungesättigte Fettsäuren, z.B. Leinöl und Hanföl,
- mehrfach ungesättigte Fettsäuren, z.B. Fischöl und Leinöl [siehe rechts Abbildung 68].

3. 5. 5. 3. Welche Fettsäuren sind für den Körper besonders wichtig?

Ölsäure: Sie hat für die menschliche Ernährung die quantitativ größte Bedeutung. Vielleicht ist das der Grund dafür, dass sie nicht nur durch Nahrungsmittel aufgenommen wird, sondern auch aus gesättigten Fettsäuren hergestellt wird. Im Rahmen der mediterranen Ernährung wird dieser einfach ungesättigten Fettsäure eine vorbeugende Wirkung gegen Herzinfarkt und Krebs zugeschrieben. Diese Fettsäure ist reichlich in Oliven- und Rapsöl enthalten.
Linolsäure: Diese zweifach ungesättigte Fettsäure und daraus hergestellte längerkettige Verbindungen sind für den Menschen funktionell am wichtigsten. Linolsäure ist eine sogenannte Omega-6-Fettsäure, die lebensnotwendig ist und sich positiv auf die Blutfettwerte auswirkt. Sie kommt in größeren Mengen in Pflanzenölen wie Sonnenblumen-, Maiskeim- und Sojaöl vor.
Alpha-Linolensäure: Diese sogenannte Omega-3-Fettsäure und ihre längerkettigen Verbindungen sind ebenfalls essenziell. Sie ist in Lein-, Walnuss-, Raps- und Sojaöl enthalten. Fetthaltige Fische liefern auch reichlich Omega-3-Fettsäuren.

3. 5. 5. 4. Omega-3, Omega-6 — was bedeutet das?

Vor mehr als 50 Jahren untersuchte ein dänisches Forscherteam die Essgewohnheiten der Arktisbewohner auf Grönland. Die meisten von uns kennen sie als »Eskimos« (=Rohfleischesser). Doch sie selbst hören diese Bezeichnung nicht gern. Sie nennen sich schlicht »Inuit« (=Menschen). Ihre außergewöhnliche Ernährung lieferte den Forschern wertvolle Erkenntnisse. Obwohl die Inuit früher fast ausschließlich rohen, fetten Fisch, Wal- und Robbenfleisch aßen, erfreuten sie sich einer ernormen Gesundheit. Das war für die Wissenschaftler ein Rätsel, nahm man doch zu dieser Zeit an, dass nur eine fettarme Kost förderlich für die Gesundheit sei. Bei der Untersuchung der Nahrung aus dem Meer entdeckten die Forscher die positive Wirkung der Omega-3-Fettsäuren. Inzwischen haben viele Wissenschaftler nicht nur den Gesundheitswert der Omega-3-Fettsäuren bestätigt, sondern den aller Omega-Fettsäuren.

Die Omega-3- und Omega-6-Fettsäuren weisen mehrere Doppelbindungen auf und zählen demnach zur Gruppe der mehrfach ungesättigten Fettsäuren. Die Anzahl und Position dieser Doppelbindungen bestimmen nicht nur die Eigenschaften der Omega-Fettsäuren, sondern gaben ihnen auch ihren Namen. So weist der letzte Buchstabe des griechischen Alphabets »Omega« zunächst darauf hin, dass die Nummerierung der Kohlenstoffatome beim letzten (dem Methylende) beginnt [siehe S. 148, Abbildung 69]. Denn bei der regulären Nomenklatur ist es genau umgekehrt. Die genauere Bezeichnung der Omega-3- bzw. Omega-6-Fettsäuren ergibt sich aus der Position der ersten

Abbildung 68 Fettsäureprofile ausgewählter Lebensmittel (der Schlüssel zum gesunden Fett)

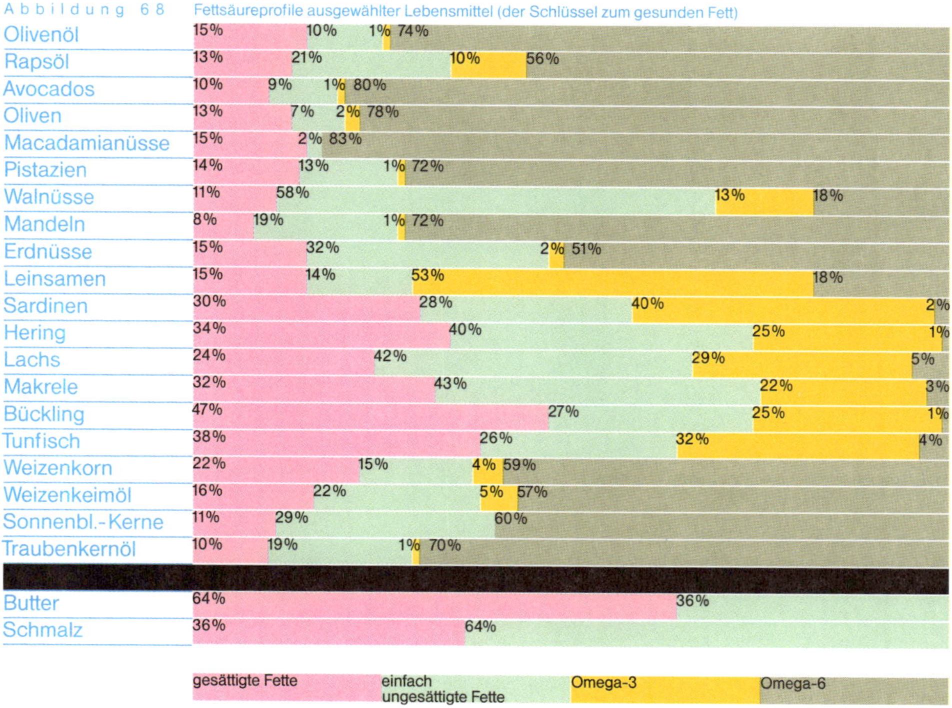

Doppelbindung im Molekül. So fehlt das erste Beinchen des Tausendfüßlers Omega-3-Fettsäure am dritten Kohlenstoffatom, anders ausgedrückt: Die erste Doppelbindung der Omega-6-Fettsäure befindet sich am sechsten Kohlenstoffatom. Die weiteren Doppelbindungen befinden sich jeweils am drittnächsten Kohlenstoffatom, wodurch das Molekül an Stabilität gewinnt [siehe Abbildung 69].

Abbildung 69 Aufbau von Omega-Fettsäuren am Beispiel der α-Linolensäure

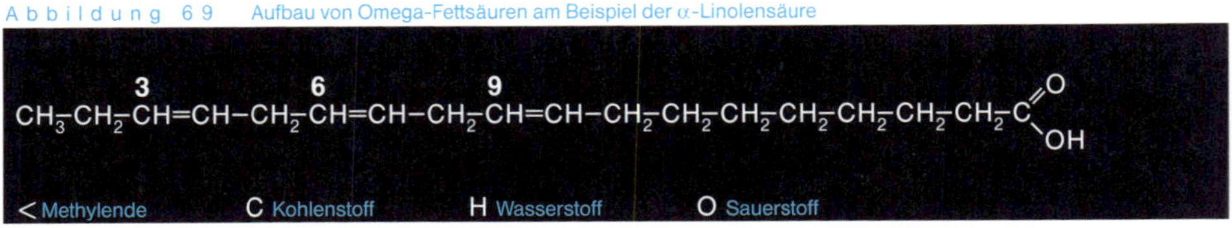

Aus der dreifach ungesättigten α-Linolensäure (Omega-3) und der zweifach ungesättigten Linolsäure (Omega-6) mit jeweils 18 C-Atomen bildet der Körper durch Kettenverlängerung (Desaturierung) und Einführung zusätzlicher Doppelbindungen weitere Omega-Fettsäuren. Dabei können die verschiedenen Omega-3- bzw. Omega-6-Fettsäuren nicht ineinander umgewandelt werden [siehe Abbildung 70].

Die bedeutsamsten aus α-Linolensäure gebildeten Omega-3-Fettsäuren sind die Eicosapentaensäure und die Docosahexaensäure. Bei den Omega-6-Fettsäuren ist vor allem die aus Linolsäure synthetisierte Arachidonsäure für den Organismus relevant. Zum einen sind diese Fettsäuren wesentliche Bestandteile der Phospholipide aller Zellmembranen und bestimmen deren Elastizität. Zum anderen sind die Eicosapentaensäure, die Docosahexaensäure und die Arachidonsäure Vorstufen für die Synthese der sogenannten

Abbildung 70 Synthesewege der bedeutsamsten Omega-3- und Omega-6-Fettsäuren

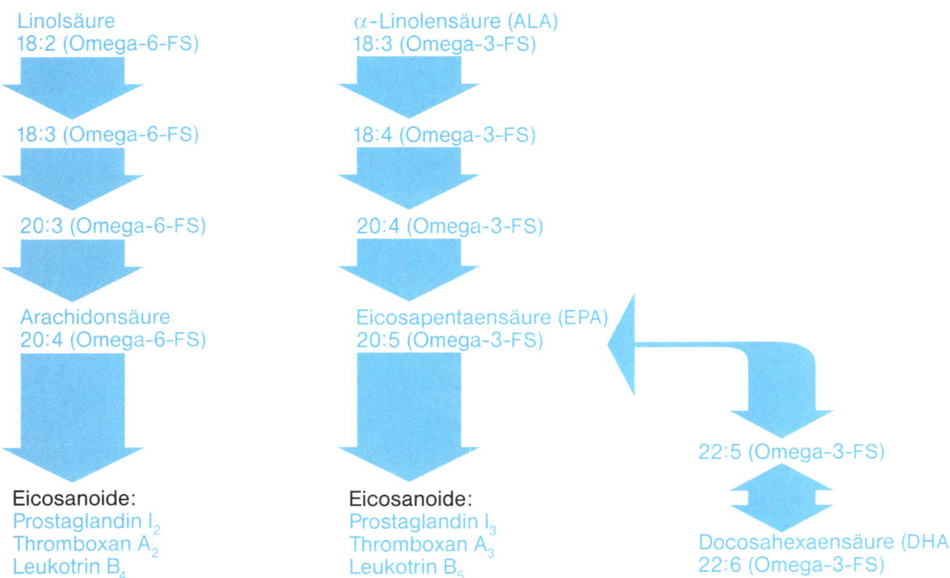

Eicosanoide wie Prostaglandine, Prostazycline, Thromboxane und Leukotrine. Eicosanoide sind Biosignalstoffe mit so bedeutenden Funktionen im Organismus wie:

- Blutgerinnungsförderung (Thromboxane) und Blutgerinnungshemmung (Prostaglandine).
- Prostaglandine fördern und bremsen je nach Rezeptorankopplung die Kontraktion der glatten Muskulatur der Blutgefäße, der Bronchien, des Darmes, der Gebärmutter.
- Prostaglandine vermitteln die Schmerzempfindung des Menschen. Salizylate (Aspirin) hemmen die Prostaglandinsynthese und bekämpfen so den Schmerz, vermindern aber gleichzeitig die Blutgerinnung (s.o.).
- Leukotrine wirken bronchienverengend (asthmaauslösend) und entzündungsfördernd.

Die dialektische »Denkweise« der Natur kommt in kaum einer Funktion so deutlich zum Ausdruck wie bei den Eicosanoiden. Beispielsweise produzieren aktivierte Zellen der Blutgefäße das Eicosanoid Thromboxan A_2, welches die Blutgerinnung fördert, wohingegen ruhende Gefäßzellen das Eicosanoid Prostaglandin I_2 sezernieren, welches die Blutgerinnung hemmt. Das Verhältnis dieser beiden Signalstoffe zueinander spielt bei der Entstehung der Arteriosklerose eine Rolle. Prostaglandin E_1 fördert die Gebärmutterkontraktion (findet in wehenauslösenden Medikamenten Verwendung), während das Prostaglandin E_2 die Wehen bremst.

Ausgangspunkt all dieser Funktionen sind wie gesagt die für den Menschen essenziellen mehrfach ungesättigten Fettsäuren Linol- und α-Linolensäure. Letztlich ist die ausreichende ernährungstechnische Versorgung mit Omega-3- und Omega-6-Fettsäuren für die mit den Eicosanoiden verbundenen Funktionen entscheidend.
Durch die Aufnahme der Omega-Fettsäuren in die Zellmembranen und der Bildung von Eicosanoiden haben diese mehrfach ungesättigten Fettsäuren einen großen Einfluss auf den Organismus. Sie sind unter anderem für die Gehirnentwicklung, die Nerven und das Sehvermögen von Bedeutung. Außerdem verbessern sie die Fließeigenschaften des Blutes, halten die Arterien elastisch und wirken sowohl gerinnungs- als auch entzündungshemmend. Auf diese Weise beugen sie arteriosklerotischen Gefäßveränderungen vor. Studien belegen, dass eine fischreiche Ernährung oder der Verzehr von Fischölen die Überlebenschancen nach einem Herzinfarkt deutlich verbessern und das Risiko eines zweiten Infarkts vermindern.

3. 5. 5. 5. Wie sieht eine herzfreundliche Ernährung aus?

Omega-3-Fettsäuren sind essenziell und müssen daher mit der Nahrung aufgenommen werden. Die wichtigsten Quellen sind fette Seefische wie Hering, Makrele, Lachs, Thunfisch und Sardine. Für eine gute Versorgung werden wöchentlich 2 bis 3 Fischmahlzeiten empfohlen. Da diese Fische einen sehr hohen Fettanteil haben, sollten die Beilagen fettärmer sein. Gedünstetes Gemüse, Salat und gekochte Kartoffeln sind die idealen Begleiter zum Fisch. Heringe und Makrelen schmecken auch sehr gut als Brotbelag. Wer mag, kann hin und wieder zur preisgünstigen Konserve greifen. Vielleicht ist

sie nicht unbedingt ein kulinarischer Hochgenuss, doch die wertvollen Fettsäuren sind trotzdem enthalten.
Auch beim Zubereiten von Salaten und beim Braten kommt es auf das richtige Fett an. Raps-, Wallnuss- und Leinöl liefern zusätzlich Omega-3-Fettsäuren. Geringere Mengen an Omega-3-Fettsäuren liefert Biomilch.

3. 5. 5. 6. Cholesterin — ein wichtiger Baustoff

Es gibt kein Vitamin, das in der Bedeutung für den Organismus dem lebensnotwendigen Cholesterin das Wasser reichen könnte. Denn eine Hauptaufgabe des Cholesterins ist es, die Membranen der Körperzellen zu stabilisieren, die ohne diesen Zusatz so beweglich wären wie ein Ölfilm auf dem Wasser. Cholesterin, eine fettähnliche Substanz, sorgt in den Membranen für Festigkeit und Elastizität. So schützt es die roten Blutkörperchen vor dem Zerfließen, wird für den Neuaufbau vom Immunzellen gebraucht und hält die Isolierschicht der Nervenzellen, die sogenannte Myelinscheide, zusammen, ohne die keine Übertragung von Nervensignalen möglich wäre.
Der Cholesteringehalt ist in manchen Organen beträchtlich: Im Herzen macht es satte 10% aus, im Gehirn sind es 10 bis 20%, und die Nebennieren bestehen sogar bis zur Hälfte aus Cholesterin. Zudem werden aus Cholesterin wichtige Hormone gebildet, z.B. die Sexual- und Stresshormone. Aber auch Vitamin D (für Haut und Knochen) und Gallensäuren werden mit Hilfe von Cholesterin hergestellt.
Wegen der vielfältigen und bedeutsamen Aufgaben des Cholesterins verlässt sich der Körper nicht auf eine Zufuhr von außen, sondern produziert es selbst: und zwar zwischen 1 und 1,5 g pro Tag. Leber und Dünndarm sind die wichtigsten Produktionsstätten. Von dort geht es ins Blut, wo es an Transportproteine (Lipoproteine) gebunden wird. Mit deren Hilfe gelangt das Cholesterin schließlich an die Stellen, an denen es gebraucht wird. Wie bei einer richtigen Fabrik regelt das Angebot die Nachfrage: Ist viel Cholesterin vorhanden, etwa weil von außen welches zugeführt wird, wird die Produktion zurückgefahren. Sinkt der Blutspiegel zu weit ab, weil sich der Mensch bewusst cholesterinarm ernährt, dann wird die Produktion angekurbelt. Bei den meisten Menschen bleiben die Cholesterinwerte stabil, auch wenn sie sich jeden Morgen ein Frühstücksei gönnen. Die Gefahr von Cholesterin in Lebensmitteln wird in der Werbung also oft übertrieben. Bei einem erhöhten Cholesterinspiegel ist es jedoch wichtig, tierische Fette einzuschränken und auf pflanzliche Öle zu setzen, die sich positiv auf den Cholesterinspiegel auswirken und einen positiven Effekt auf die Gefäße ausüben.

3. 5. 5. 7. Böses LDL und gutes HDL

Cholesterin spielt bekanntermaßen eine Schlüsselrolle bei der Entstehung von Herz-Kreislauf-Erkrankungen. Es ist im Blut an bestimmte Eiweißstoffe gebunden. Diese Verbindungen — man nennt sie Lipoproteine, da sie aus Fett und Eiweiß bestehen — ermöglichen erst den Transport des Cholesterins. Entsprechend der Aufteilung von Fett- und Eiweißanteilen spricht man von HDL (high density lipoprotein) und LDL (low density lipoprotein). Das HDL-Cholesterin befördert das Cholesterin von den Geweben zur Leber und schützt so die Gefäßwände vor Ablagerungen. Deshalb hat es sich die Bezeichnung »gutes« Cholesterin erworben. Das LDL-Cholesterin transpor-

tiert das Cholesterin von der Leber in andere Gewebe, wo es etwa für die Produktion von Hormonen gebraucht wird. Da LDL-Cholesterin eine Rolle bei der Entstehung von Arteriosklerose spielt, wird es umgangssprachlich auch »böses« Cholesterin genannt. Dabei wird es erst dann zum Risiko, wenn es viel zu viel davon gibt und das Verhältnis zum »guten« Cholesterin aus dem Ruder gerät. So richtig gefährlich wird LDL-Cholesterin auch erst dann, wenn es durch Einwirkung freier Radikaler oxidiert. Sogenanntes ox-LDL beschleunigt das Wachstum der Gefäßplaques, bis sie irgendwann platzen und Wunden in die Gefäßwand reißen
Ernährungstipps bei einem hohen HDL-Wert: Verzehren Sie täglich 3 bis 4 Esslöffel Haferkleie zum Frühstück und Mittag. Normalisieren Sie Ihr Gewicht durch eine fettarme und kohlenhydratreiche Vollwerternährung und verzehren Sie 2 bis 3 Fischmahlzeiten in der Woche (je ca. 200 g).

3. 5. 5. 8. Hände weg von Transfettsäuren!

Transfettsäuren entstehen bei der Härtung von pflanzlichen Fetten und sind zum Beispiel in einigen Margarinen, Brat- und Backfetten oder in Nussnougatcremes enthalten. Auch in frittierten Lebensmitteln (z. B. in Pommes frites) und in Salatölen kommen sie vor. Sie begünstigen die Entstehung von Arteriosklerose und damit von Herz-Kreislauf-Erkrankungen. Der Grund liegt darin, dass Transfettsäuren den Cholesterinspiegel verändern: Der Anteil des »bösen« LDL-Cholesterins, das Arteriosklerose begünstigt, steigt, und der des »guten« HDL-Cholesterins, das die Gefäße schützt, sinkt. Durch einen erhöhten Anteil von Transfettsäuren steigt auch der Bedarf an lebenswichtigen essenziellen Fettsäuren. Möglicherweise sind Transfettsäuren darüber hinaus an der Entstehung von entzündlichen Darmentzündungen (z.B. Morbus Crohn) beteiligt.
Der Anteil der Transfettsäuren in unserer Ernährung liegt durchschnittlich bei 4%. Nach Ansicht von Experten sollte er aber maximal 1% betragen.

3. 5. 5. 9. MCT — das Fett, das nicht fett macht

Bei MCT-Fetten (MCT = englische Abkürzung für mittelkettige Triglyceride) handelt es sich um mittelkettige Fettsäuren, die in Spezialmargarine, -speiseöl, -schmelzkäse, -schokocreme und -mayonnaise enthalten sind. Bewährt haben sich MCT-Produkte seit Jahren bei Fettverdauungsstörungen und Gallenleiden. Nun sollen sie laut Empfehlung der Hersteller auch beim Abnehmen helfen und die körpereigenen Fettdepots zum Schmelzen bringen.
Wie wirken diese Spezialfette? MCT-Fette werden vom Körper schneller aufgenommen als die üblichen langkettigen Nahrungsfette. Sie bewirken dadurch vorübergehend ein schneller einsetzendes Sättigungsgefühl. In der Leber erfolgt ein bevorzugter Abbau von MCT-Fetten unter erhöhter Wärmebildung mit einem erhöhten Kalorienverbrauch. Zudem setzen diese Fette im Körper nicht so leicht an, da ihre Speicherung im Fettgewebe nur begrenzt möglich ist.
Ersetzt man in seiner Nahrung langkettige Fettsäuren (z.B. im Olivenöl enthalten) allerdings durch mittelkettige, kann es zu einer Unterversorgung an ungesättigten Fettsäuren kommen. Auch die Verträglichkeit von MCT-Fetten im Magen-Darm-Trakt hat ihre Grenzen. Nur durch eine langsame Steigerung der Dosis in Stufen von maximal 10 g pro Tag werden unerwünschte

Nebenwirkungen wie Kopf- und Leibesschmerzen, Sodbrennen und Durchfall vermieden.
Geringe Kalorienersparnis — hoher Preis: Denn maximal 100 Kalorien können durch den Verzehr von MCT-Fetten eingespart werden, da der Körper maximal 50g MCT-Fette pro Tag verträgt. Diese Kalorienersparnis kann genauso gut durch eine verminderte Kalorienzufuhr erreicht werden. Das bedeutet: täglich ein Glas Cola oder eine Scheibe Käse weniger. Ein mageres Resultat also, das auch noch teuer bezahlt werden muss. So kosten 250g Margarine ca. 3,50 Euro. Zusätzlich sind MCT-Fette nur bis 150 Grad Celsius hitzestabil und daher zum Backen und Braten nicht geeignet.

3. 6. Die Mikronährstoffe — kleine Menge, große Wirkung

Sie sind der Oberbegriff für Vitamine, Mineralstoffe und Spurenelemente. Mikronährstoffe sind lebensnotwendig und müssen mit der Nahrung zugeführt werden. Sie entfalten bereits in kleinen Mengen physiologische Wirkungen. Im Gegensatz zu den Makronährstoffen enthalten sie keine Energie.

3. 6. 1. Was sind Vitamine?

Der Begriff Vitamin wurde 1912 von Casimir Funk, einem amerikanischen Biochemiker, geprägt. Das Wort setzt sich zusammen aus lateinisch »vita« (= Leben) und »Amin«, einer chemischen Stoffklasse; es bedeutet also lebenswichtiges Amin. Damit meinte Funk seinerzeit das Thiamin oder Vitamin B_1. Später bezeichnete man dann alle Stoffe, denen eine vergleichbare Bedeutung beigemessen wurde, als Vitamine.
Vitamine haben genau genommen nur eines gemeinsam: ihren Namen. Chemisch gesehen sind sie höchst unterschiedlich. Auch ihre Aufgaben im Körper sind sehr verschieden.

3. 6. 1. 1. Warum brauchen wir Vitamine?

Sie spielen weder als Baumaterial noch als Energielieferanten eine Rolle im Körper. Vielmehr werden sie in geringen Mengen für den Stoffwechsel benötigt und können größtenteils vom Organismus nicht selbst hergestellt werden. Vitamine sind für ein gesundes Wachstum, eine normale Entwicklung und viele biochemische Prozesse im Körper unverzichtbar. Der Körper braucht sie, um die in der Nahrung enthaltenen Kalorien zu verwerten und Eiweiße, Kohlenhydrate und Fette zu verstoffwechseln. Vitamine sind auch am Aufbau von Zellen, Geweben und Organen beteiligt — Vitamin C z.B. benötigt der Organismus, um gesunde Haut zu bilden.
Kein Lebensmittel enthält alle Vitamine in ausreichender Menge. Deshalb ist für die Vitaminversorgung eine ausgewogene Ernährung mit naturbelassenen Lebensmitteln wichtig. Bei Vitaminmangel wird die Resorption im Darm verstärkt und bei einem Überangebot an Vitaminen vermindert. Einige Vitamine können im Körper über Monate (Vitamin A, D, E) oder Jahre (Vitamin B_{12}) gespeichert werden. Die anderen müssen laufend zugeführt werden. Vitamine werden in zwei Gruppen eingeteilt: wasserlösliche und fettlösliche Vitamine.

3. 6. 1. 2. Wasserlösliche Vitamine

Sie sind in den fettfreien Teilen von Lebensmitteln enthalten. Zu ihnen gehören Vitamin C und die B-Vitamine. Die wasserlöslichen Vitamine werden relativ schnell wieder vom Körper ausgeschieden, da der Körper sie, außer Vitamin B_{12}, nicht speichern kann. Daher ist es wichtig, täglich ausreichende Konzentrationen an wasserlöslichen Vitaminen zu sich zu nehmen. Vorteil dieser Vitamine: Ist das Angebot einmal größer als die Nachfrage, entsorgt der Körper diesen Überschuss über die Nieren. Alle anderen können bei Überdosierung, wie sie gerade bei der Einnahme synthetischer Vitaminpräparate möglich ist, unerwünschte Nebenwirkungen haben.

Tabelle 11 Herkunft und Funktion von wasserlöslichen Vitaminen

Vitamin	Lieferanten	Aufgaben	Tagesbedarf
Vitamin B_1 (Thiamin)	Schweinefleisch / Bier / Erbsen / Vollkornprodukte / Linsen / Kartoffeln	Kohlenhydratstoffwechsel / Nieren- und Muskeltätigkeit	1,3 – 1,8 mg
Vitamin B_2 (Riboflavin)	Milch und Milchprodukte / Seelachs / Grünkohl / Fleisch / Vollkornprodukte	Eiweiß-, Kohlenhydrat- und Fettstoffwechsel	1,8 – 2 mg
Vitamin B_6 (Pyridoxin)	Weizenkeime / Lachs / Hühner- und Schweinefleisch / Kartoffeln	Eiweißstoffwechsel	1,6 – 2,1 mg
Vitamin B_{12} (Cobalamin)	Fleisch (v.a. Schweineleber) / Hering / Seelachs / Eier / Milch	Blutbildung / Neubildung von Zellen	3 µg
Folsäure	Blattgemüse und Salate / Vollkornprodukte	Blutbildung / Zellenneubildung / wichtig im Frühstadium der Schwangerschaft	0,16 – 0,4 mg
Niacin	in fast allen Lebensmitteln / v.a. Fleisch / Milch / Eier	Eiweiß-, Kohlenhydrat- und Fettstoffwechsel	15 – 20 mg
Pantothensäure	in fast allen Lebensmitteln / v. a. Fleisch / Milch / Vollkornprodukte	Bestandteil von Enzymen	8 – 10 mg
Vitamin H (Biotin)	Milch und Milchprodukte / Eier / Gemüse / Hülsenfrüchte	Bedeutung für Haut und Haare / Bestandteil von Enzymen	0,25 mg
Vitamin C	Schwarze Johannisbeeren / Sanddornbeeren / Kiwi / Hagebutten / Orange	Aufbau von Bindegeweben / Knochen und Zähne / Stärkung des Immunsystems / Antioxidant	100 mg

3. 6. 1. 3. Fettlösliche Vitamine

Fettlösliche Vitamine werden in Depots gespeichert, und der Körper wird sie daher nicht so einfach wieder los, sollte es mal eine Überdosierung geben. Deshalb enthalten Vitaminpräparate auch häufig nicht das eigentliche Vitamin (etwa Vitamin A), sondern Vorstufen (z.B. Betacarotin) davon, aus denen der Organismus dann bei Bedarf selbst das Vitamin herstellen kann. Fettlösliche Vitamine können nur dann ins Blut übergehen und zu den Zellen transportiert werden, wenn sie in Kombination mit etwas Fett, z.B. Butter oder Öl, verzehrt werden. So hat der Stich Butter im Gemüse nicht nur geschmackliche Gründe, sondern auch gesundheitliche [siehe S. 154, Tabelle 12].

3. 6. 2. Mineralstoffe

Unverzichtbar für den menschlichen Organismus ist, neben der Aufnahme von Nährstoffen und Vitaminen, auch die ausreichende Zufuhr von Mineralstoffen mit der Nahrung. Hierzu zählen 17 anorganische Elemente, die gemeinsam ca. 4 % des Körpergewichtes ausmachen. Je nach Menge und funk-

tionaler Eigenschaft im Körper unterscheidet man Mengen- und Spurenelemente. Liegt die Konzentration im Körper bei über 50 mg/kg Körpergewicht, so spricht man von Mengenelementen (Kalzium, Chlorid, Kalium, Magnesium, Natrium, Phosphat, Schwefel in Form von Sulfat). Unterhalb dieser Grenze spricht man von Spurenelementen (Chrom, Eisen, Fluor, Jod, Kobalt, Kupfer, Mangan, Molybdän, Selen, Zink). Im Gegensatz zu den Vitaminen sind Mineralstoffe weder hitze- noch lichtempfindlich. Da Mineralstoffe auch wasserlöslich sind, gehen sie, neben der Ausscheidung über die Niere, vor allem über den Schweiß verloren.
Während die Mengenelemente hauptsächlich für das Gleichgewicht des Wasserhaushalts im Körper, für die Aufrechterhaltung des pH-Wertes und als Baustein für Knochen und Zähne benötigt werden, sind die Spurenelemente zumeist Bestandteil von Enzymen, Hormonen und sonstigen Proteinen. Unabhängig von seiner im Körper vorhandenen Menge ist jeder der 17 Mineralstoffe unverzichtbar für den menschlichen Organismus, deshalb ist es so wichtig, sie in ausreichender Menge aufzunehmen, andernfalls stellen sich Mangelerscheinungen ein. Jedoch birgt auch eine Überversorgung mit bestimmten Mineralstoffen eine Gefahr. Beispielsweise bei Fluor kann es zu Vergiftungserscheinungen [siehe S. 159] kommen. Eine Übersicht über die spezifischen Aufgaben der einzelnen Mineralstoffe, die täglich benötigte Menge, mögliche Mangelerscheinungen sowie gute Nahrungsmittelquellen finden sich im Folgenden [siehe rechts Tabellen 13 + 14].
Wie in der Tabelle 14 zu sehen ist, sind viele Spurenelemente nicht tiefgehend erforscht. Ihre Beteiligung an Enzymen und Hormonen oder bestimmten Eiweißen im Körper und ihre Bedeutung für den Organismus stehen zwar fest, dennoch fehlen Beobachtungen über etwaige Mangelerscheinungen oder Überdosierungen. Bei Spurenelementen ist der tägliche Bedarf im Allgemeinen sehr gering, gleichzeitig kommen sie in vielen Nahrungsmitteln vor, so dass Mangelerscheinungen eher selten sind. Es bedarf deshalb nicht einer gezielten Ernährung, um die körperliche Versorgung sicherzustellen. In der Tabelle wird auch deutlich, dass dies keinesfalls bei allen Mineralstoffen der Fall ist, hier kann es zur Unterversorgung kommen.

3. 6. 2. 1. Unterversorgung

Ist die Versorgung des Körpers mit einem oder mehreren Mineralstoffen ungenügend, können die entsprechenden einzelnen Funktionen nicht ausgeführt werden. Diese Unterversorgung äußert sich in teils spezifischen, teils

Tabelle 12 Herkunft und Funktion von fettlöslichen Vitaminen

Vitamin	Lieferanten	Aufgaben	Tagesbedarf
Vitamin A (Retinol)	Leber / Eigelb / Käse / Butter / Hering	Sehvorgang / Aufbau von Haut und Schleimhaut / Fortpflanzung	0,8 – 1 mg
Vitamin D (Calciferol)	Milch / Eigelb / Pilze / Fettfische / Margarine	Knochen- und Zahnbildung	5 µg
Vitamin E (Tocopherol)	Öle / Eigelb / Mandeln / Haselnüsse / Margarine / Vollkornprodukte	Schutzsystem für Zellmembran / Antioxidant	10 – 15 mg
Vitamin K (Phyllchinon)	grünes Gemüse / Fleisch / Weizenkeime / Milch und Milchprodukte	Blutgerinnung	60 – 70 µg

sehr unspezifischen Mangelerscheinungen. Folglich kann ein, in der Tabelle aufgeführtes, Symptom auf einen Mangel hinweisen, besonders Symptome wie Kopfschmerzen oder Müdigkeit können jedoch auch andere Ursachen haben.
Die Ursachen, die zu einer Unterversorgung mit einem Mineralstoff führen sind vielfältig. Dies soll am Beispiel von Kalzium gezeigt werden: Kalzium hat neben der Mineralisation von Knochen und Zähnen besonders Einfluss auf die Erregbarkeit von Nerven und Muskeln. In diesen Bereichen zeigen sich entsprechend auch die Mangelerscheinungen, es kommt zunächst zu Muskelkrämpfen. Ebenso können Herzrhythmusstörungen auftreten. Wird über längere Zeit nicht genug Kalzium zugeführt, so kommt es zur Entmineralisierung von Zähnen und Knochen, diese werden dadurch brüchiger bzw. weicher (Rachitis/Osteomalzie). Die Gründe für eine Kalziumunterversorgung sind vielfältig. Die Kalziumresorption (Aufnahme von Kalzium in den Körper

Tabelle 13 Herkunft und Funktion von Mengenelementen

Mengenelement	Lieferanten	Aufgaben	Tagesbedarf
Kalzium	Käse / Milch und Milchprodukte / Sojamehl	Baustoff für Knochen und Zähne / Nerven- und Muskelfunktion / Blutgerinnung	0,8 g
Chlorid	Kochsalz	Mineralstoffwechsel	1,7 – 5,1 mg
Kalium	Spinat / Kohlrabi / fettarme Milch	Regulation des Wasserhaushaltes / Aufrechterhaltung der Gewebespannung	1,9 – 5,6 mg
Magnesium	Vollkornprodukte / Tofu / Hülsenfrüchte / Nüsse	Bestandteil von Muskeln und Knochen / Aktivator von Enzymen, Nerven und Muskeln	0,35 mg
Natrium	Kochsalz	Osmoregulation	1,1 – 3,3 mg
Phosphat	Fleisch / Fisch und Geflügel / in verarbeiteter Nahrung als Zusatzstoff, z.B. Cola	Festigung der Knochen / Baustein und Energieüberträger in den Zellen	0,8 mg
Sulfat	Eier	Fremdstoffentgiftung	0,2 mg

Tabelle 14 Herkunft und Funktion von Spurenelementen

Mengenelement	Lieferanten	Aufgaben	Tagesbedarf
Chrom	Fleisch	unklar	0,2 mg
Eisen	Fleisch / Leber / Getreide / Nüsse / Weizenkeime	Sauerstofftransport im Blut / Muskulatur	10 mg
Fluor	Trinkwasser / Milch	Knochen / Zahnschmelz	1,5 mg
Jod	Meerestier / Jodsalz / Eier	Bestandteil der Schilddrüsenhormone	0,2 mg
Kobalt	Fleisch	Vitamin B_{12}	Spuren
Kupfer	Fleisch / Gemüse / Früchte	Bestandteil von Enzymen	3 mg
Mangan	weit verbreitet	Bestandteil von Enzymen	4 mg
Molybdän	Getreide / Nüsse	Bestandteil von Enzymen	0,4 mg
Selen	Gemüse / Fleisch / Fisch	Immunsystem / Schutz gegen Krebs und Herzinfarkt	0,1 mg
Zink	Fleisch / Fisch / Milchprodukte	Bestandteil von Enzymen / Bedeutung bei der Insulin-Speicherung	7 – 10 mg

durch die Darmzelle) ist vor allem durch Vitamin D positiv beeinflusst. Dieses wiederum wird unter der Haut durch UV-Licht gebildet. Menschen, die wenig dem Sonnenlicht ausgesetzt sind — hierzu zählen vor allem alte und kranke Menschen, Kleinstkinder, Bergbauarbeiter und verschleierte Frauen — sind deshalb durch Kalziummangel gefährdet, da ihre Resorptionsquote (Ausnutzung des mit der Nahrung aufgenommenen Nährstoffs) gesenkt ist.
Milch und Milchprodukte stellen große Kalziumlieferanten dar. Mittlerweile steigen die Zahlen derer, die aufgrund einer Laktoseintoleranz (Milchzuckerunverträglichkeit) diese Nahrungsmittel nicht zu sich nehmen können. Die betroffenen Personen müssen ihren Kalziumbedarf über die gezielte Auswahl an Nahrungsmitteln oder durch Supplemente (Kalziumtabletten) decken. Interessant könnte hierfür, wie auch für andere Mineralstoffe, der Blick auf das Etikett des Mineralwassers, sein. Die unterschiedlichen Wasser haben teils sehr verschiedene Mineralstoffgehalte. Durch eine geeignete Mineralwasserauswahl könnte sich bei einem leichten Mangel bereits eine Verbesserung einstellen.
Ein weiterer Grund für einen Kalziummangel kann der erhöhte Bedarf während der Schwangerschaft und Stillzeit sein. Die Mineralisation des Kinderskeletts sowie die Bildung der ebenfalls kalziumreichen Muttermilch erfordern eine gesteigerte Menge an Kalzium. Oft kommt es in dieser Zeit zur Entmineralisierung von Knochen und Zähnen. Hierher rührt auch das Sprichwort: »Jedes Kind kostet die Mutter einen Zahn.«
Auch während des Wachstums besteht ein erhöhter Kalziumbedarf. Hierfür gibt es neben dem Aufbau des wachsenden Skeletts einen zweiten Grund. Während der Kinder- und Jugendzeit wird ein Kalziumkonto angelegt. Es gilt, in dieser Zeit einen möglichst hohen Kalziumstatus zu erreichen, um einer späteren Osteoporose vorzubeugen. Rauchen, Alkohol, Diäten, Essstörungen, mangelnde Bewegung, aber auch exzessiver Sport bringen das Kalziumkonto der Knochen schon in der Jugendzeit ins Minus.

3. 6. 2. 2. Resorptionsförderer und Resorptionshemmer

Nur ein bestimmter Anteil der mit der Nahrung aufgenommenen Mineralstoffe gelangt wirklich in den Körper und kann so genutzt werden, der andere Teil wird ungenutzt wieder ausgeschieden. Der nutzbare Anteil kann durch verschiedene resorptionshemmende Faktoren beeinflusst werden. Andererseits gibt es auch Bedingungen, die sich positiv auf die Resorptionsquote auswirken. Eine gute Vitamin-D-Versorgung wirkt sich positiv auf die Kalziumresorption aus.

Beispiel: Eisen (Fe)

Die wichtigste Funktion, die Eisen im menschlichen Organismus erfüllt, ist der Sauerstofftransport. Genauer gesagt, ist Eisen der zentrale Bestandteil des Hämoglobins (rote Blutkörperchen), welches für die Sauerstoffversorgung des Körpers zuständig ist. Von den 4 bis 5 g Eisen, die in unserem Körper vorhanden sind, befinden sich ca. 3 g, also der größte Teil, im Blut. Somit stellt jede Blutung einen Eisenverlust dar. Aufgrund des Verlustes durch die Menstruationsblutung haben besonders Frauen oft einen Eisenmangel, jedoch ist auch bei Männern der Mangel nicht sehr selten.

Obwohl in vielen Lebensmitteln Eisen vorhanden ist, ist die Versorgungslage, vor allem bei Frauen, defizitär. Der Grund hierfür sind die niedrigen Resorptionsquoten. Von dem Eisen in der Nahrung werden über 90% ungenutzt ausgeschieden. Diese Quote lässt sich durch verschiedene Faktoren beeinflussen.
So ergibt es zum Beispiel einen großen Unterschied, ob man sein Eisen aus rein pflanzlicher oder auch aus tierischer Nahrung bezieht. Während vom pflanzlichen Eisen (sogenannte Nicht-Häm-Eisen) nur ca. 3 bis 8% resorbiert werden, ist die Aufnahme von tierischem Eisen (sogenannte Häm-Eisen, weil es wie auch im menschlichen Blut, gebunden an Hämoglobin vorkommt) mit ca. 10 bis 25%, wesentlich höher. Häm-Eisen und Nicht-Häm-Eisen werden von verschiedenen Rezeptoren der Darmzelle in den Körper geschleust. Die Rezeptoren für Häm-Eisen haben eine höhere Aktivität als die Nicht-Häm-Eisenrezeptoren. Werden pflanzliches und tierisches Eisen aber gemeinsam aufgenommen, so kommt es zur stärkeren Aktivierung der Rezeptoren für Nicht-Häm-Eisen. Durch diesen Mechanismus wird auch das pflanzliche Eisen besser ausgenutzt.
Darüber hinaus gibt es zahlreiche Eisenräuber in unserer täglichen Nahrung. So gehen zum Beispiel zahlreiche Stoffe mit Mineralstoffen im Darm feste Verbindungen ein, so dass große, schlecht resorbierbare Komplexe (Chelate) entstehen. Zu diesen komplexbildenden Stoffen gehört z.B. Phytin, welches in den Randschichten des Getreidekorns vorkommt. Besonders in Vollkornprodukten, bei denen die Randschichten vor dem Mahlvorgang nicht entfernt wurden, ist Phytin vorhanden. Es sei an dieser Stelle jedoch angemerkt, dass Vollkornprodukte viele für den Körper wertvolle Ballaststoffe, Vitamine und Mineralstoffe liefern. Die Anwesenheit von Phytin ist nur im absoluten Einzelfall, bei einer konkreten Mangelsituation, Grund für eine Bevorzugung von Auszugsmehl.
Außerdem kommt es auch beim Verzehr von Gerbsäure und Oxalsäure zur Bildung von Komplexen. Diese finden sich vorzugsweise in schwarzem Tee oder Rhabarber. Auch die Mineralstoffe untereinander bilden derartige Komplexe. So wirkt sich die Anwesenheit von Kalzium oder Phosphat negativ auf die Resorptionsquoten vieler Mineralstoffe aus. Dies trifft auch bei Eisen zu. Schlechte Kombinationen sind beispielsweise: Fleisch und Milchprodukte oder Vollkornprodukte und Milchprodukte, wie z.B. beim Müsli.
Negativ wirkt sich außerdem eine kürzere Transitzeit des Nahrungsbreis im Darm aus. Leidet der Mensch beispielsweise über einen längeren Zeitraum unter Durchfall, so haben die Zellen nicht genug Zeit, die Nähr- und Mineralstoffe herauszufiltern. Sie gehen stattdessen ungenutzt verloren. Gefährdet sind besonders Menschen mit chronischen Bauchspeicheldrüsen- oder Darmerkrankungen, Nahrungsmittelunverträglichkeiten, aber auch Menschen, die regelmäßig Abführmittel verwenden.
Zum Glück gibt es aber auch Substanzen, die sich günstig auf die Aufnahme von pflanzlichem Eisen auswirken. Eine positive Wirkung haben zudem, neben der gleichzeitigen Aufnahme von Eisen tierischer Herkunft, viele Säuren. So steigern Vitamin C (Ascorbinsäure), Zitrate und bestimmte Aminosäuren die Resorption.
Auch der Körper selbst verändert seine Resorptionsaktivität. Ist die Eisenzufuhr über einen längeren Zeitraum hinweg gering, so vergrößert er die Anzahl

der Eisenrezeptoren im Darm, damit mehr Eisen aufgenommen werden kann. Der gegenteilige Effekt tritt ein, wenn das Eisenangebot sehr groß ist. Dies ist ein Schutzmechanismus des Körpers gegen eine zu große Eisenmenge im Blut, welche ebenfalls schädliche Auswirkungen haben kann.
Vegetarische Ernährung erfordert einen ausgeklügelten Speiseplan, um den Eisenbedarf zu decken. Die Gründe liegen auf der Hand: Fleisch kommt als effektive Eisenquelle nicht infrage. Zwar weisen Getreide und Keime hohe Eisenwerte auf. Hier ergibt sich jedoch die Problematik, dass diese ebenfalls das resorptionshemmende Phytin enthalten. Sie stellen deshalb insgesamt keine besonders guten Eisenlieferanten dar. Hier ist es sinnvoll, sich die resorptionsfördernde Wirkung von Vitamin C, beispielsweise durch die gleichzeitige Aufnahme von Zitrusfrüchten, zunutze zu machen.
Die Faktoren, die auf die Ausnutzung eines Mineralstoffs einwirken, sind bei jedem einzelnen Mineralstoff unterschiedlich ausgeprägt. Grundsätzlich kann jedoch gesagt werden, dass sich der übermäßige Genuss von Kaffee, Alkohol und schwarzem Tee und die Anwesenheit von Phytin negativ auf die Ausnutzung sämtlicher Mineralstoffe und Spurenelemente auswirkt. Vitamine, Milch- und Fruchtzucker und die in Zitrusfrüchten und deren Säften enthaltene Zitronen- und Apfelsäure hingegen fördern die Aufnahme. Auch körperliche Aktivität und die Einwirkung von Sonnenlicht haben positive Auswirkungen auf die Resorptionsquote.
Diese Faktoren können jedoch bei der Ernährung eines gesunden Menschen vernachlässigt werden. Außer bei der akuten Gefahr eines Mangels ist es ausreichend eine ausgewogene Mischkost zu sich zu nehmen, hier ist es nicht notwendig, darauf zu achten, welche Lebensmittel, wie kombiniert werden sollten.

3. 6. 2. 3. Überdosierung / Nahrungsergänzungsmittel

Es wäre ein Trugschluss, aufgrund der Wichtigkeit der Mineralstoffe zu schließen, dass eine möglichst große Aufnahmemenge anzustreben sei. Im Gegenteil, bei übermäßig großen Dosen, die für die einzelnen Mineralstoffe von dem Bundesinstitut für Risikobewertung ermittelt werden, kann es sogar zu körperlichen Schädigungen kommen.
Überversorgungsschädigungen sind bei den meisten Mineralstoffen auf Stoffwechselstörungen zurückzuführen. Denn im Falle der meisten Mineralstoffe hat der Körper Möglichkeiten entwickelt, mit erhöhten Dosen umzugehen. Er scheidet die überschüssigen wasserlöslichen Mineralstoffe über die Niere mit dem Urin aus. Nur für wenige Mineralstoffe wie Fluor oder Eisen besteht solch ein Mechanismus nicht. Mit einer ausgewogenen Mischkost, die ohne Mineralstoffpräparate und angereicherte Lebensmittel auskommt, besteht in der Regel keine Gefahr der Überdosierung.
Inzwischen gibt es eine breite Palette ganz normaler Lebensmittel, die mit Mineralstoffen angereichert sind. Der häufigste Grund hierfür ist die Verbesserung der Versorgungslage. Dazu zählt das jodierte und fluorierte Speisesalz, welches wir sowohl über das Gewürz im Haushalt als auch über Halbfertigprodukte, Gebäck und andere Speisen aufnehmen. Weil Jod und Fluor hier in Form von Kaliumfluorid und Kaliumjodat beigefügt sind, nehmen wir dadurch zusätzlich Kalium auf. Jodsalz ist seit 1989 frei im Handel erhältlich, um der schlechten Jodversorgung in Deutschland entgegenzuwirken. Ein

Jodmangel hat die Entstehung eines Kropfes zur Folge, da die Schilddrüse, die Jod zur Produktion von Hormonen benötigt, versucht, den Mangel durch Vergrößerung zu kompensieren. Da jedoch auch das Krankheitsbild der Jodunverträglichkeit existiert, muss der Zusatz von Jod auf der Packung deklariert werden.
Ein weiteres Beispiel ist die Anreicherung von Getränken mit Kalizum in Form von Kalizumkarbonat. Da in Orangen- oder Apfelsäften zusätzlich die Resorptionsförderer Vitamin C und Zitronen- und Apfelsäure vorhanden sind, stellt dies eine äußerst effektive Kalziumquelle dar.
Mineralstoffe werden jedoch nicht ausschließlich zur Vorbeugung eines Mangels, sondern auch zur Konservierung zugesetzt. So enthalten Trockenfrüchte fast immer Schwefel. Das kann insbesondere für Asthmatiker problematisch werden, da sie häufig unter einer Schwefelunverträglichkeit leiden. Sie müssen auf Nahrungsmittel dieser Art verzichten.

Beispiel: Fluor (Fl)

Ob Fluor für den menschlichen Organismus tatsächlich essenziell ist, ist nicht abschließend geklärt. Ihm wird jedoch eine positive Wirkung auf Zahngesundheit und Mineralisation von Knochen und Zähnen zugesprochen. Besonders für die Zahnentwicklung und den -durchbruch im Kindesalter spielt Fluor eine wichtige Rolle, weshalb Kleinkindern in der Regel Fluor über Präparate zugeführt wird. Alternativmediziner betrachten die Entwicklung mit Besorgnis.

Aufgrund seiner chemischen Eigenschaften ist die Ausscheidung von Fluor über die Niere sehr gering. Stattdessen lagert es sich an den Knochen und Zähnen an. Ist der Fluor-Blutspiegel über längere Zeit hinweg zu hoch, so kann es bei Kindern zu Dentalfluorose (weiße Flecken auf den Zähnen) kommen. Bei Erwachsenen lagert sich dieses überschüssige Fluor an Skelett und Sehnen ab. Man nennt dies Skelettfluorose, die mit einer erhöhten Knochenbrüchigkeit einhergeht. Aus diesem Grund ist eine überhöhte Fluorzufuhr dringend zu vermeiden. Zu beachten ist hier übrigens, dass Zahnpasta Fluor zugesetzt wird. Kinder neigen dazu, Zahnpasta zu verschlucken, auch auf diesem Wege kann eine zusätzliche Fluorzufuhr erfolgen.
Neben den Nahrungsergänzungsmitteln gibt es eine Reihe frei im Handel verfügbarer Mineralstoffpräparate. Diese, meist in Form von Brausetabletten, angebotenen Präparate sollen dazu dienen, einen bestehenden Mangel im Körper zu beheben. Eine derartige Supplementierung ist fraglich. Denn zum einen besteht bei den meisten Mineralstoffen unter normalen Bedingungen keine Gefahr der Unterversorgung, zum anderen führt eine falsche Anwendung oft zu mangelhaften Erfolgen.
Zu empfehlen ist der Konsum nur jenen Menschen, die einer Mangelgruppe angehören, hierzu zählen Leistungssportler, Alte, Kranke und jene, die aufgrund einer Unverträglichkeit auf bestimmte Lebensmittel verzichten müssen. Wie auch beim Verdacht auf Mangelsymptome ist es empfehlenswert, vor einer Einnahme in Eigenregie den Rat eines Arztes einzuholen. Beim Gebrauch von Supplementen ist in jedem Fall darauf zu achten, nicht 2 Präparate gleichzeitig zu verwenden. Vom Konsum der im Handel erhältlichen Mischpräparate aus 2 Mineralstoffen ist aus Gründen der Resorptionshemmung abzuraten.

Zusammenfassend kann gesagt werden, dass eine ausgewogene Mischkost für den gesunden Menschen zur Versorgung mit den meisten Mineralstoffen ausreichend ist. Auch wenn die angegebenen Bedarfszahlen im Einzelfall teilweise nicht erreicht werden, so treten zumeist dennoch keine Mangelsymptome auf. Die Versorgung mit den Spurenelementen Jod und Fluor wird über eine Anreicherung des Speisesalzes erreicht. Einer weiteren Unterversorgung kann durch gezielte Nahrungsmittelauswahl [siehe S. 155, Tabellen 13 + 14] oder gegebenenfalls auch durch Nahrungsergänzungsmittel entgegengewirkt werden.

3. 6. 3. Sekundäre Pflanzenstoffe schützen vor Krankheiten

3. 6. 3. 1. Was sind sekundäre Pflanzenstoffe?

Hinter dem Sammelbegriff »sekundäre Pflanzenstoffe« verbirgt sich eine Vielzahl chemisch sehr unterschiedlicher Substanzen, die ausschließlich von Pflanzen gebildet werden. Dort dienen sie unter anderem als Abwehrstoffe gegen Fressfeinde, indem ihr Geruch, Geschmack oder eine direkte Giftwirkung den Schädlingen den Appetit verdirbt. So vertreibt beispielsweise der Rosenkohl seine Widersacher durch den Bitterstoff Sinigrin. Andere Pflanzen produzieren sekundäre Pflanzenstoffe als Farb-, Duft- oder Lockstoffe, um zum Fressen ihrer Früchte anzuregen, wodurch die Samen dieser Pflanzen verbreitet werden [siehe Abbildung 71]. Des Weiteren dienen sekundäre Pflanzenstoffe in vielen Pflanzen als eine Art Sonnenmilch: Sie schützen vor den schädlichen Auswirkungen der UV-Strahlung der Sonne. Zusätzlich wirken sekundäre Pflanzenstoffe in der Pflanze als pflanzeneigene Hormone, die unter anderem das Pflanzenwachstum regulieren.

Abbildung 71 Einteilung und Wirkungen sekundärer Pflanzenstoffe

Karotinoide	**Betacarotin** Karotte	**Lykopin** Tomate	**Lutein** Salat	**Xantophyll** Spinat	antioxidativ / anti-aging / antikarzinogen / immunstimulierend
Flavonoide*	**Querecetin** Apfel / Quitte	**Anthozyane** Rote Beeren	**Rutin** Holunder	**Bitterstoffe** Löwenzahn	antimikrobiell / antioxidativ / antikarzinogen / gerinnungs- und entzündungshemmend / immunstimulierend
Phenolsäuren*	**Kaffeesäure** Himbeere	**Ferulasäure** Heidelbeere	**Ellagsäure** Brombeere		antikarzinogen / immunstimulierend / antimykotisch / cholesterinsenkend / entzündungshemmend
Terpene	**Limonenöl** Orange	**ätherische Öle** Küchenkräuter			antikarzinogen
Physosterine	**Isoflovonoide / Lignane** Sojaöl / Sesam / Schisandra				cholesterinsenkend / antikarzinogen / antioxidativ
Saponine	**seifenähnliche Bitterstoffe** Hülsenfrüchte / Sojabohne / Aloe vera				antikarzinogen / immunstimulierend / antimykotisch / cholesterinsenkend / entzündungshemmend
Schwefelverbindungen	**Glukosinolate / Senföl** Zwiebel / Knoblauch / Meerrettich / Senf				antikarzinogen / antibiotisch / cholesterinsenkend / immunstimulierend

* zusammen Polyphenole genannt

Im Vergleich zu den primären Pflanzenstoffen (Kohlenhydrate, Eiweiße, Fette, Vitamine und Mineralstoffe) haben die sekundären Pflanzenstoffe keine Nährstoffeigenschaften für den Menschen. Sie sind demnach nicht an der Energieerzeugung und am Aufbau von körpereigenen Bestandteilen beteiligt.
Erst in den letzten Jahren wurde die gesundheitsfördernde Wirkung der sekundären Pflanzenstoffe auf den Menschen erkannt. Sie sind im Gegensatz zu den primären Pflanzenstoffen nicht essenziell, üben im menschlichen Körper jedoch trotzdem eine Vielzahl von Schutzfunktionen aus. So können sie das Immunsystem stärken, den Körper vor freien Radikalen schützen, Krankheitserreger abtöten und vieles mehr. Aus diesem Grund werden sekundäre Pflanzenstoffe in Bezug auf ihre Bedeutung für die Gesundheit inzwischen auf eine Stufe mit Vitaminen, Mineralstoffen und Ballaststoffen gestellt.
In unserer Nahrung kommen sekundäre Pflanzenstoffe nur in sehr geringen Mengen vor — die tägliche Aufnahme mit einer gemischten Kost beträgt etwa 1,5 g, Vegetarier schneiden allerdings wesentlich besser ab. Bisher sind ca. 30.000 sekundäre Pflanzenstoffe bekannt; ihre tatsächliche Zahl wird aber weitaus höher geschätzt. Mit unserer Nahrung nehmen wir allerdings nur etwa 10.000 verschiedene sekundäre Pflanzenstoffe auf.

3. 6. 3. 2. Wie wirken sekundäre Pflanzenstoffe?

Bis vor wenigen Jahren dachten die Forscher noch, dass die sekundären Pflanzenstoffe für die Ernährung des Menschen unbedeutend oder dass sie sogar giftig seien. Heute weiß man, dass die meisten von ihnen die Gesundheit fördern. Der Wendepunkt kam Anfang der 1990er Jahre: Damals beobachteten US-amerikanische Wissenschaftler, dass Menschen, die viel Obst und Gemüse aßen, wesentlich seltener Krebs bekamen. Dabei litten die Studienteilnehmer, die am wenigsten Obst und Gemüse aßen, doppelt so häufig an Krebs wie die Probanden mit dem höchsten Konsum pflanzlicher Nahrung.
Sekundäre Pflanzenstoffe wirken aber nicht nur gegen Krebs: Sie sind hochpotente Radikalfänger, schützen vor Herz-Kreislauf-Erkrankungen, senken den Blutzuckerspiegel, harmonisieren die Cholesterinwerte, verhindern Blutgerinnsel, bekämpfen Bakterien, Viren und Pilze, hemmen die Entstehung von schädlichen Stoffwechselprodukten, regen das Immunsystem an und wirken verdauungsfördernd [siehe links Abbildung 71].
Sekundäre Pflanzenstoffe und ihre vielfältigen Wirkungen werden gegenwärtig intensiv erforscht. Viele Effekte sind noch unbekannt. Auch über den exakten Bedarf der einzelnen Stoffe weiß man bislang wenig. Sicher ist nur eines: Eine Ernährung, die reich an pflanzlichen Lebensmitteln ist und damit eine Vielzahl sekundärer Pflanzenstoffe enthält, leistet einen wesentlichen Beitrag zum Schutz vor Krebs und Herz-Kreislauf-Krankheiten.
Aufgrund ihrer chemischen Strukturen und funktionellen Eigenschaften lassen sich die sekundären Pflanzenstoffe in folgende 9 Gruppen einteilen:

Flavonoide

Flavonoide sind die in der Nahrung mengenmäßig am häufigsten vorkommenden sekundären Pflanzenstoffe und kommen in praktisch allen Obst- und Gemüsesorten vor. Aber auch in bestimmten Nüssen und Getreidesorten sind sie enthalten. Flavonoide sind natürliche Farbstoffe und verleihen den Pflanzen eine rote, violette oder blaue Färbung. Dabei befinden sich die Flavonoide überwiegend in den Randschichten der Pflanzen sowie den äußeren Blättern. Äpfel sollten deshalb vor dem Verzehr nicht geschält und Tomaten nicht enthäutet werden. Das Wirkungsspektrum der Flavonoide ist besonders groß. So hemmen sie beispielsweise das Wachstum von Bakterien und Viren, schützen die Zellen vor freien Radikalen, hemmen die Krebsentstehung und schützen vor Herz-Kreislauf-Erkrankungen, wirken entzündungshemmend und beeinflussen die Blutgerinnung.

Glukosinolate Glukosinolate sind schwefelhaltige Geschmacksstoffe, die vorwiegend in Senf, Kresse, Meerrettich und Kohlgemüsearten vorkommen. So wird z.B. die Schärfe von Meerrettich und Senf durch Allylisothiocyanat ausgelöst, Sinigrin und Progoitrin bedingen den bitteren Geschmack in Rosenkohl und anderen Kohlgemüsearten. Glukosinolate beugen Infektionen vor und hemmen die Krebsentstehung.

Karotinoide Karotinoide sind in der Pflanzenwelt weit verbreitet, sie geben Obst und Gemüse die gelb-orange bis rote Färbung. Aber auch in grünen Gemüsesorten wie Brokkoli, Spinat und Grünkohl kommen Karotinoide vor, dort werden sie jedoch von dem grünen Farbstoff Chlorophyll überdeckt. Das bekannteste Karotinoid ist Betacarotin, von dem sich der Name der Karotinoide ableitet. Es ist die wichtigste Vorstufe (Provitamin) von Vitamin A in Lebensmitteln. Karotinoide wirken antioxidativ und krebsvorbeugend. Darüber hinaus werden das Immunsystem gestärkt und die Gefahr eines Herzinfarktes reduziert.

Monoterpene Monoterpene riechen aromatisch und bilden die Hauptbestandteile ätherischer Öle. Sie sind unter anderem in Tomaten, Karotten, Zwiebeln, Knoblauch, Grünkohl und Zitronen enthalten. Das bekannteste Monoterpen in Nahrungspflanzen ist das Limonen. Es macht z.B. bis zu 95 % des Zitrusöls aus und ist Bestandteil von Fenchel- und Kümmelöl. Monoterpene wirken antimikrobiell und hemmen die Krebsentstehung.

Phenolsäuren Phenolsäuren sind aromagebende Gerb-, Bitter- und Scharfstoffe. Sie kommen vorwiegend in den Schalen von Obst, Getreide und Gemüse vor. Besonders gute Quellen für Phenolsäuren sind die verschiedenen Kohlsorten, Weizenprodukte, Radieschen, Walnüsse sowie Kaffee und grüner Tee.

Phenolsäuren schützen vermutlich vor Krebs, Herz-Kreislauf-Erkrankungen und Zellschäden durch freie Radikale. Sie wirken entzündungshemmend sowie gegen Bakterien, Viren und Pilze.

Phytoöstrogene Phytoöstrogene sind pflanzliche Hormone, die im menschlichen Körper dem weiblichen Sexualhormon Östrogen ähnlich wirken. Sie kommen vor allem in Getreide, Hülsenfrüchten und Vollkornprodukten vor. Die wichtigste Nahrungsquelle für die Zufuhr von Phytoöstrogenen ist die Sojabohne. Phytoöstrogene schützen vor hormonabhängigen Krebsarten, wie Brust-, Gebärmutter- und Prostatakrebs. Zusätzlich sollen sie Wechseljahrsbeschwerden lindern und den Cholesteringehalt im Blut positiv beeinflussen.

Phytosterine Phytosterine sind in ihrer chemischen Struktur dem Cholesterin sehr ähnlich und konkurrieren deshalb mit dem Cholesterin um die Aufnahme in den Körper. Auf diese Weise können sie den Cholesteringehalt im Blut senken, wodurch das Risiko für Herz-Kreislauf-Erkrankungen sinkt. Zusätzlich sollen Phytosterine vor Dickdarmkrebs schützen. In Lebensmitteln kommen Phytosterine hauptsächlich in fettreichen Pflanzenteilen vor. Besonders reich an Phytosterinen sind Sonnenblumenkerne, Kürbiskerne und Sesamsaaten. Natives Sojaöl ist ebenfalls reich an Phytosterinen.

Saponine Saponine sind meist stark bitter schmeckende Substanzen, die besonders in nährstoffreichen Pflanzenteilen wie Wurzeln, Knollen und Samen enthalten sind. Man findet sie in Gemüsepflanzen wie Sojabohnen, Erbsen, Spinat, Tomaten, Kartoffeln und Knoblauch. Vor allem Hülsenfrüchte sind reich an Saponinen. Saponine stärken die Immunabwehr, senken den Cholesterinspiegel und reduzieren das Risiko, an Darmkrebs zu erkranken

Sulfide

Sulfide sind schwefelhaltige Verbindungen und verleihen vor allem Liliengewächsen wie Zwiebeln, Lauch und Knoblauch ihren typisch scharfen Geschmack. Sulfide hemmen das Bakterienwachstum, senken den Cholesterinspiegel, schützen vor freien Radikalen und wirken krebsvorbeugend.

In den letzten Jahren hat auch die Lebensmittelindustrie die gesundheitsfördernden Wirkungen der sekundären Pflanzenstoffe für sich entdeckt. Mittlerweile sind auf dem deutschen Markt unterschiedlichste Lebensmittel zu kaufen, die mit sekundären Pflanzenstoffen angereichert sind und unter anderem als »functional food« bezeichnet werden.

3. 7. Chronobiologie — alles zu seiner Zeit

Sich gesund zu ernähren, bedeutet nicht allein, den Körper mit den nötigen Vitaminen, Mineralstoffen, Proteinen, Kohlenhydraten und Fetten zu versorgen. Auch der Zeitpunkt ist wichtig. Zu welcher Tageszeit wir mit welchen Nahrungsmitteln unseren Hunger stillen, ist besonders ausschlaggebend für alle, die ein paar Pfunde zu viel auf die Waage bringen. Warum das so ist? Weil wir eine innere Uhr haben, die alles, was in unserem Körper abläuft, ziemlich genau regelt. Die Wissenschaft, die sich damit beschäftigt, heißt Chronobiologie.

3. 7. 1. Die innere Uhr

Dass wir eine innere Uhr haben, wurde in den 1960er Jahren durch ein Experiment festgestellt. In Räumen ohne Tageslicht, Uhren, Fernseher und Telefon lebten Menschen eine Weile ohne jegliche Information über die Zeit. Trotzdem war ihr Tages- und Nachtrhythmus völlig normal, alle Versuchsteilnehmer legten sich im Abstand von 24 bis 26 Stunden ganz normal schlafen. Ein weiteres Ergebnis des Experiments: Die menschliche Körpertemperatur unterliegt einem Tages- und Nachtrhythmus, der Unterschied ist genau 1 Grad Celsius. Dies war die Geburtsstunde einer neuen Wissenschaft, der Chronobiologie (nach dem griechischen Begriff »chronos« für die Zeit). Sie beschäftigt sich mit den rhythmischen Abläufen des Lebens, nicht nur denen eines Tages, sondern auch eines Monats, Jahres sowie kurzen Zeitspannen und Lebenszyklen.

Tabelle 15 Darstellung verschiedener Lebensrhythmen und ihre funktionelle Bedeutung

	Periodendauer	Bezeichnung der Periodendauer	funktionelle Bedeutung
langwellig	> 1 Jahr	infraannual mehrjährige Rhythmen	Evolution / Populationsschwankungen
	1 Jahr	zirkaannual Jahresrhythmus	Reproduktion
	1 Monat	zirkaluna Monatsrhythmus	Menstruationsrhythmus
	1 Woche	zirkaseptan Wochenrhythmus	Regeneration / Heilung
mittelwellig	1 Tag	zirkadian Tagesrhythmus	Schlafen, Wachen / Speicherung, Ausscheidung
		ultradian mehrstündige Rhythmen	Ruhe, Aktivität
kurzwellig	1 Stunde	zirkahoran Stundenrhytmus	
	1 Minute	Minutenrhythmus	
	1 Sekunde	Sekundenrhythmus	Herzschlag
	0,001 Sekunden		Aktionspotenziale der Nerven

Seither ist viel geforscht worden. Eines der vielen Ergebnisse: Nicht nur Menschen haben eine innere Uhr, sondern auch Tiere und Pflanzen, vom Einzeller bis zum Elefanten. Wir alle leben nach Biorhythmen, die zum Teil von außen bestimmt werden, andere wieder nicht. So öffnen sich Blüten jeweils am frühen Morgen, Singvögel beginnen zu zwitschern. Jedoch nur, bis das Tageslicht eine gewisse Helligkeit erreicht hat, denn irgendwann verstummen sie auch wieder. Sonnenblumen etwa richten ihre Blütenköpfe den ganzen Tag nach der Sonne aus — Taktgeber ist hier die Sonne. Weil diese Rhythmen von außen bzw. der Umwelt bestimmt werden, sprechen die Wissenschaftler von »Exo-Rhythmen«.
Auch der Mond löst Exo-Rhythmen aus, z.B. Ebbe und Flut sowie die weibliche Menstruation einmal pro Monat. Ansonsten unterliegen die menschlichen Organe aber vorwiegend täglichen Rhythmen. Sie machen auch vor unserem Gehirn nicht halt, das wie Leber, Blase und Nieren zu unterschiedlichen Zeiten unterschiedliches leistet. So wurde herausgefunden, dass unser Kurzzeitgedächtnis am Vormittag gegen 10 Uhr am besten funktioniert. Mit wichtigen Dingen, die wir lernen und später abrufen wollen, füttern wir unsere grauen Zellen am besten am Nachmittag. Hier ist gegen 16 Uhr die ideale Tageszeit, also wenn die meisten Schüler an ihren Hausaufgaben sitzen. Viel früher damit anzufangen, würde auch kaum etwas bringen. Und das nicht nur, weil sich die Kinder nach einem Tag in der Schule eine Entspannungspause redlich verdient haben. Die gesamte Leistungsfähigkeit unseres Organismus samt Blutdruck befindet sich nach der Mittagszeit auf einem niedrigen Niveau, egal ob es sich um Kinder oder Erwachsene handelt. Dagegen ist der frühe Nachmittag der ideale Zeitpunkt für einen Zahnarzttermin oder einen medizinischen Eingriff. Warum das so ist? Schmerzen lassen sich dann relativ gut aushalten, die Empfindlichkeit ist zwischen 14 und 15 Uhr am geringsten. Gut zu wissen, denn so lassen sich Betäubungsmittel einsparen.
Auch für Sex gibt es übrigens eine optimale Tageszeit, und die liegt nicht etwa kurz vorm Schlafengehen. Nein, morgens gegen 8 Uhr macht es am meisten Spaß, sich mit seinem Partner zu vergnügen. Der Grund: Die Ausschüttung von Sexualhormonen läuft dann auf Hochtouren.

3. 7. 2. Essen im Biorhythmus

Dass auch unsere Verdauung rhythmischen Gesetzen unterliegt, ist nicht verwunderlich. Auf Hochtouren läuft sie am Vormittag, also nach dem Frühstück, das aus diesem Grund ruhig üppig ausfallen darf. Und weil die meisten von uns über den Tag so einiges zu leisten haben, ist ein ausgiebiges Frühstück auch wichtig, es ist sozusagen der Brennstoff für Höchstleistungen [siehe rechts Abbildung 72]. Genauso wie Benzin, ohne das ein Auto nicht läuft. Vielleicht erinnert sich der eine oder andere noch an das kluge Lebensprinzip unserer Großeltern: morgens zu essen wie ein Kaiser, mittags wie ein König und abends wie ein Bettelmann. Und obwohl unsere Vorfahren von Chronobiologie mit Sicherheit noch nichts gehört hatten, lebten sie danach. Das Prinzip gilt heute unverändert, und wer sich daran hält, wird mit dem Gewicht keine großen Probleme haben. Natürlich kommt es darüber hinaus auch noch darauf an, was und wie viel wir essen.
Der menschliche Energiestoffwechsel unterliegt einem »Tag-Nacht-Biorhythmus«. Und so sieht er aus: Tagsüber, wenn es hell ist, verbrennt unser Körper

zu etwa 75% Kohlenhydrate, die vor allem in Brot, Reis, Nudeln und Kartoffeln enthalten sind. Ideal sind das Müsli, die Vollkornschnitte oder das Brötchen zum Frühstück, die Portion Pasta und die Kartoffelsuppe zum Mittagessen. Fette gelangen tagsüber nur zu etwa 25 bis 30% in die Verarbeitung, d.h. sie werden überwiegend gespeichert. Diese Umsetzung der Nahrung in für unseren Körper verwertbare Stoffe wird Leistungsstoffwechsel genannt. Er wird durch die Leistungshormone Insulin, Noradrenalin und Cortisol gesteuert [siehe Abbildung 73].

In der Nacht, der Zeitspanne für Ruhe und Regeneration, ist es genau anders herum. Da verbrennt der Körper größtenteils Fett, und zwar zu etwa 70 bis 75%, vorwiegend aus dem Fettspeicher. Der Reparaturstoffwechsel läuft jetzt ab, mit am Werk ist das Reparatur- und Wachstumshormon Somatotropin. Übrigens kann dieses Hormon tagsüber gar nichts bewirken, weil es durch das Leistungshormon Insulin blockiert wird. Kohlenhydrate werden in der Schlafphase nur zu etwa 25% verbrannt. Was daraus folgt? Wer nicht an Gewicht zulegen will, sollte abends nicht zu viele stärkehaltige Kohlenhydrate zu sich nehmen, weil sie kaum verbrannt werden. Am besten ist eine Eiweißmahlzeit, also ein Rührei, ein kleines Steak oder Fischfilet. Dazu Gemüse oder Salat und nur wenig Brot oder Pommes. Um abzunehmen, lieber nur einen Salat oder Gemüse als Beilage wählen. Kohlenhydrate haben die zwar auch, aber kaum Stärke und dafür gute Ballaststoffe. Und wer die Fettverbrennung in der Nacht voll und ganz ausnutzen will, der nimmt seine Abendmahlzeiten nicht so spät ein, am besten bis 20 Uhr.

Abbildung 72 Leistungskurve und Mahlzeitverteilung

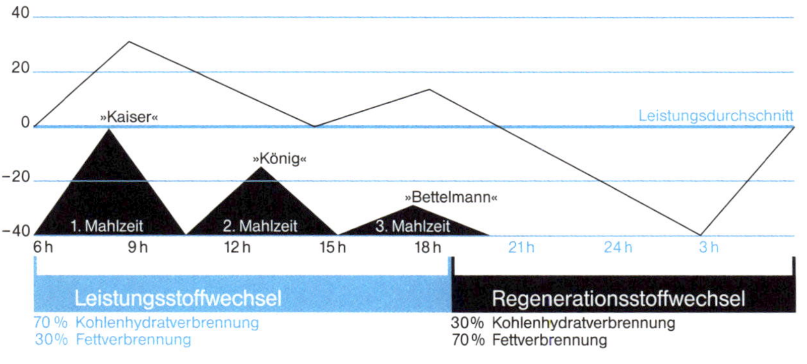

Abbildung 73 Hormongesteuerter »Tag-Nacht-Biorhythmus«

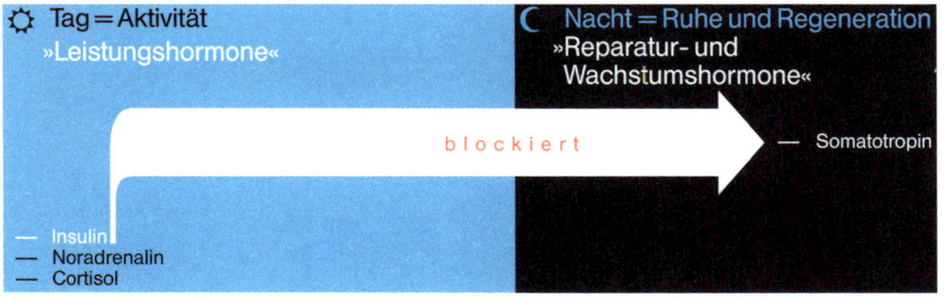

3. 7. 3. Die beste Zeit für Süßes

Besonders Naschkatzen, die nach einem Stückchen Kuchen zum Nachmittagskaffee ein schlechtes Gewissen haben, werden sich über diese Information freuen: Zwischen 16 und 18 Uhr verlangt unser Körper regelrecht nach Süßem. Die Nerven benötigen zu dieser Zeit viel Energie, das Gehirn sucht gierig nach Zucker bzw. Glukose. Es entsteht ein regelrechter Heißhunger auf Süßigkeiten. Kein Wunder, denn wir haben ja gerade gelernt, dass unsere grauen Zellen nachmittags bereit sind, Höchstleistungen zu bringen.
Diesen Gelüsten in Maßen, also nicht mit 3, sondern nur mit 1 Plunderstückchen nachzugehen, ist also durchaus berechtigt. Denn neben Gehirn und Nerven benötigt auch unser Blutdruck nachmittags etwas Aufbauhilfe. Ein paar zusätzliche Kohlenhydrate erledigen das im Nu. Unvernünftig wäre es, die Signale des Körpers zu ignorieren, z.B. weil wir gerade im Arbeitsstress sind. Die Folge wäre eine Unterzuckerung, die das Gehirn zusätzlich stresst und ihm zusätzlich Wasser und Salze entzieht. Die Konsequenz ist ein Elektrolytverlust des Gehirns in den Abend hinein. Unweigerlich entsteht daraus ein starkes Verlangen nach Salzigem wie Chips und Erdnüssen. Der Nachteil: Die Kohlenhydrate aus diesen Knabbereien kann unser Körper in der Nacht nicht mehr so gut verwerten, sprich: Er setzt an.

3. 8. Übergewicht — ein dickes Problem

3. 8. 1. Wie Fettgewebe entsteht

Fettzellen werden bereits in der frühen Schwangerschaft angelegt. »Fettläppchen« sind zwischen der 14. und 16. Schwangerschaftswoche zu erkennen. Zum Zeitpunkt der Geburt beträgt der prozentuale Fettanteil an der Körpermasse 16%.

Abbildung 74 Die (fast) unendliche Geschichte der Fettzellen

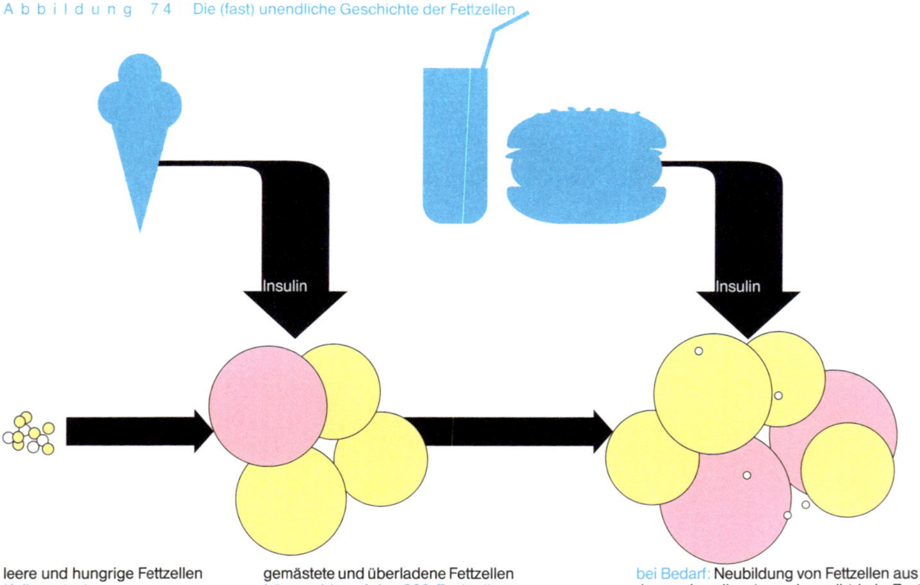

leere und hungrige Fettzellen (Adipozyten)

gemästete und überladene Fettzellen können bis auf das 200-Fache ihrer ursprünglichen Größe aufquellen

bei Bedarf: Neubildung von Fettzellen aus Bindegewebszellen (... und es gibt kein Zurück) (Prä-Adipozyten) Hyperplasie

Es gibt hauptsächlich zwei Phasen in der Kindheits- und Jugendentwicklung, in denen das Fettgewebe wächst:

Die erste Phase findet im ersten Lebensjahr statt: Es kommt zu einem Anstieg des Körperfettgehaltes von 16 auf 28 %. Legt man das auf die Fettmasse um, bedeutet das einen Anstieg von 0,7 auf 2,8 kg Fett. Man weiß inzwischen, dass der Anstieg der Fettmasse vor allem auf einer Volumenvergrößerung der Fettzellen beruht.

Die zweite Phase der Entwicklung des Fettgewebes findet vor der Pubertät statt: In dieser Zeit kommt die Vergrößerung der Fettmasse hauptsächlich dadurch zustande, dass die Anzahl der Fettzellen zunimmt. Man geht heute davon aus, dass diese beiden Phasen für die Entstehung von Übergewicht von entscheidender Wichtigkeit sind.

In den Fettzellen gibt es keine Platzprobleme, so dass gemästete Zellen bis auf das 200-Fache ihrer ursprünglichen Größe aufquellen können. Im Bedarfsfall kann es im Bindegewebe auch zur Neubildung von Fettzellen kommen [siehe links Abbildung 74].

Im Erwachsenenalter kann es sowohl zu einer Zunahme als auch zu einer Abnahme von Volumen und Anzahl der Fettzellen kommen. Damit ist mittlerweile ein althergebrachtes Dogma widerlegt, dass die Anzahl von Fettzellen im Kindesalter festgelegt werde und ein Leben lang konstant bleibe.

3. 8. 2. Kleine Fettzellen-Statistik

Während Normalgewichtige ca. 30 bis 40 Milliarden Fettzellen besitzen, haben korpulente Menschen zwei- bis dreimal so viele, in denen die überschüssige Energie gespeichert ist. Der Durchmesser einer Fettzelle im Gewebe beträgt 20 bis 200 µm. In einer Fettzelle ist etwa 1 µg Fett gespeichert, und in 1 kg Fettgewebe sind ungefähr 28.000 kJ oder 6692 kcal Energie gespeichert.

3. 8. 3. Wie viel Energie brauchen wir täglich?

Der Energiebedarf ist abhängig von Faktoren wie Alter, Geschlecht, körperlicher Betätigung, Muskelmasse und Körpertemperatur. Aber auch, ob man im Wachstum oder schwanger ist, ob man an bestimmten Erkrankungen oder Infektionen leidet, wie viel man isst oder schläft sowie der Hormonspiegel spielen eine Rolle. Der tägliche Energiebedarf bzw. -verbrauch setzt sich zusammen aus:

1 dem Grundumsatz (GU = Energiemenge, die zur Aufrechterhaltung der lebensnotwendigen Funktionen im Ruhestand benötigt wird),
2 der nahrungsinduzierten Thermogenese (= durch Verdauung, Absorption und Speicherung der Nahrungskomponenten bedingte Erhöhung des Energieverbrauchs nach der Nahrungsaufnahme),
3 der bewegungs- oder arbeitsabhängigen Thermogenese (Energieverbrauch durch körperliche Aktivität).
4 der adaptativen Thermogenese (= Anpassung an veränderte Bedingungen wie z.B. Stress, intensive geistige Arbeit, sportliche Leistungen oder Temperaturveränderungen)

Der Energieumsatz wird mittels der indirekten Kalorimetrie ermittelt. Das Prinzip beruht darauf, dass die aufgenommenen Nährstoffe im Körper zu Wasser, Kohlendioxid und stickstoffhaltigen Produkten abgebaut werden. Somit lassen sich der Nährstoffumsatz über die Atemgasanalyse sowie die Stickstoffausscheidung im Urin erfassen und daraus der Energieumsatz berechnen.

3. 8. 3. 1. Der Grundumsatz

Unter dem GU versteht man den Energieverbrauch unter strikten Ruhebedingungen. Er soll 12 bis 14 Stunden nach der letzten Mahlzeit, kurz nach dem Aufwachen, bei völliger Ruhe gemessen werden. Der GU deckt den Energiebedarf aller inneren Organe wie etwa des Gehirns, der Leber und des Herzmuskels. Die Höhe des GU wird im Wesentlichen von der Muskelmasse bestimmt. Faustregel: Je mehr Muskeln jemand hat, desto höher ist der Energieverbrauch in Ruhe. Die Muskelmasse wiederum ist vom Alter und Geschlecht abhängig. Da junge Männer in Normalfall mit den meisten Muskeln ausgestattet sind, haben sie auch den höchsten Grundumsatz.

3. 8. 3. 2. Die nahrungsinduzierte Thermogenese — allein das Essen verbraucht Wärmeenergie

Die nahrungsinduzierte Thermogenese (thermogene Wirkung der Nahrung) entspricht der Steigerung des Energieumsatzes nach der Nahrungsaufnahme. So steigen nach der Nahrungsaufnahme die Körpertemperatur und die Wärmeabgabe an die Umgebung. Der Grund dafür ist, dass für Verdauung, Resorption und Transport der Nährstoffe Energie benötigt wird und dass die unregelmäßige Nahrungsaufnahme eine zwischenzeitliche Speicherung von Nährstoffen erfordert, um eine kontinuierliche Energieversorgung aller Körperzellen zu gewährleisten. Dieser Energieaufwand bewirkt die Steigerung des Grundumsatzes nach der Nahrungsaufnahme.
Die nahrungsinduzierte Thermogenese ist geschlechts- und altersunabhängig und hängt nur von der Art und der Menge der aufgenommenen Nahrung ab. Sie macht durchschnittlich 10 % des täglichen Energieumsatzes aus, wovon 2 bis 4 % der mit Fett, 4 bis 7 % der mit Kohlenhydraten und 18 bis 25 % der mit Eiweiß aufgenommenen Energie stammen. So hält die nahrungsinduzierte Thermogenese nach einer proteinreichen Mahlzeit etwa doppelt so lange an wie nach einer kohlenhydrat- oder fettreichen Mahlzeit mit gleichem Energiegehalt [siehe S. 141, Kapitel Eiweiße]. Als typisch thermoaktive Nahrungsmittel sehen derzeit die Ernährungswissenschaften folgende Nahrungsmittel: Chilischoten, Curcuma, Ingwer und grüner Tee.

3. 8. 3. 3. Die bewegungsabhängige Thermogenese — der Arbeitsumsatz

Der Energieverbrauch bei körperlicher Belastung hängt wesentlich vom Ausmaß der eingesetzten Muskelmasse ab (je mehr Muskeln arbeiten müssen, desto höher ist der Energieumsatz) und natürlich von der Intensität der Muskelarbeit. Den Energieverbrauch für körperliche Aktivität kann man ermitteln, indem man den Grundumsatz mit einem bestimmten Faktor multipliziert. Für leichte Aktivität multipliziert man den GU mit 1,5, bei mittelschwerer Aktivität mit 2 bis 2,5 und bei schwerer körperlicher Aktivität mit bis zum Faktor 6.

3. 8. 3. 4. Die adaptive Thermogenese

In alten Lehrbüchern der Ernährungswissenschaft wurde die adaptive Thermogenese häufig dem Arbeits- oder Leistungsumsatz zugeschrieben. Mit-

unter findet man sie gleichfalls unter Ausführungen zum Thema »sonstiger Energiebedarf des Organismus«.
Neuerdings beschreibt die adaptive Thermogenese die Energiebereitstellung für die Anpassung an veränderte Bedingungen wie z.B. Krankheit, psychischen Stress, Klimawechsel oder Temperaturveränderungen. So erhöht sich beispielsweise der Energiebedarf bei Anstieg der Körpertemperatur pro Grad um ca. 13 %. Ebenso bedingen niedrige Temperaturen eine Zunahme der Thermogenese. So beträgt der Energieumsatz für die Thermoregulation unter normalen Lebensbedingungen maximal 5 % des täglichen Energieumsatzes.
Fazit: Um den täglichen Energieumsatz und damit den Energiebedarf zu ermitteln, muss man zum Grundumsatz den Arbeitsumsatz addieren und dann noch ca. 15 % für den Energieaufwand der nahrungsinduzierten Thermogenese sowie für die Thermoregulation hinzuzählen.

3. 8. 4. Dem Übergewicht auf der Spur

Übergewichtige geraten leicht in den Verdacht, nachts über den Kühlschrank herzufallen. Aber macht man es sich nicht zu einfach, wenn man als alleinige Erklärung für Übergewicht den Satz: »Wer dick ist, isst zu viel« heranzieht? Die Ursachen für Übergewicht sind zu vielschichtig: Veranlagung, Bewegungsmangel, gestörtes Essverhalten und Krankheiten spielen hier entscheidende Rollen.

3. 8. 4. 1. Ist Übergewicht vererbbar?

Wie schon erwähnt, sind die tatsächlichen Ursachen für Übergewicht sehr komplex und noch nicht vollständig geklärt.
Die Steuerzentrale für Appetit, Stoffwechsel, Schilddrüsenfunktionen, Energiehaushalt, Körpertemperatur, aber auch Körpergewicht ist der Hypothalamus, ein Teil des Zwischenhirns. Zellen des Hypothalamus können den Zustand von Blut und Liquor messen (Temperatur, Salzgehalt, Hormonkonzentrationen) und über Verschaltungen sowohl auf das untergeordnete vegetative Nervensystem als auch auf die Ausschüttung verschiedener Hormone Einfluss nehmen. Das vegetative Nervensystem beeinflusst die Steuerung des Hypothalamus — sympathikusdominante, schnell gestresste Typen neigen eher zur »Fress-Sucht« als parasympathisch dominierte, innerlich ausgeglichene Menschen.
Auf dieses Appetitzentrum im Gehirn wirken bestimmte Hormone, indem sie die Signale »hungrig« oder »satt« aussenden. So bremsen die körpereigenen appetitzügelnden Hormone Leptin und CNTF (ciliary neurotrophic factor) den Hunger, indem sie gezielt auf den Hypothalamus wirken. Bei fettleibigen Menschen scheint das Gehirn gegen die hungerbremsende Wirkung des Leptins immun zu sein.
Eine Reihe weiterer Hormone wirkt regulierend auf die Insulinsekretion. So führen Noradrenalin und besonders Adrenalin zur Hemmung der Insulinfreisetzung. Der klassische Gegenspieler von Insulin bei Stoffwechselvorgängen in der Leber ist das Glukagon, welches die Gluconeogenese stimuliert und den Abbau von Glukose hemmt. Neben Glukagon wirken auch die Katecholamine Noradrenalin und Adrenalin als Insulin-Antagonisten in Bezug auf die Fettsäurefreisetzung.

Insulin gilt als das Fettmasthormon schlechthin — der Zusammenhang zwischen Übergewicht und Diabetes ist schon lange wissenschaftlich belegt. Deshalb sollte eine dem Biorhythmus angepasste Ernährung dafür sorgen, den Insulinspiegel möglichst gleichmäßig zu halten.
Die Vererbung spielt insofern eine Rolle, als in der Erbsubstanz festgelegt ist, ob man ein guter oder schlechter Futterverwerter ist. Während schlechte Futterverwerter trotz vielen Essens und Trinkens schlank bleiben, können gute Futterverwerter schon bei geringem Verzehr dick werden.
Doch auch wer genetisch als »guter Futterverwerter« vorbelastet ist, muss nicht zwangsläufig automatisch zunehmen. Ein wichtiger Einflussfaktor für die Energieumwandlung durch Nahrung ist Bewegung. Wer regelmäßig Sport treibt, viele Dinge zu Fuß erledigt, verbraucht automatisch mehr Energie und setzt weniger in seinen Fettzellen ab als ein Bewegungsmuffel. Aktive bauen mehr Muskelmasse auf. Ein Plus an Muskelmasse erhöht automatisch den Grundumsatz — es wird selbst im Schlaf mehr Energie verbraucht.
Die Ursachen für dieses Phänomen sind vielschichtig und nicht alle vollständig aufgeklärt. Entscheidend ist etwa, in welchem Maße der Körper die aus der Nahrung gewonnene Energie in Wärme umwandelt. Nahrungsenergie, die als Wärme abgegeben wird, kann nicht als Fett gespeichert werden.
Eine Erklärung für die Unterschiede in der »Futterverwertung« scheint in der individuell unterschiedlichen Wärmebildung im Körper und der Energieabgabe in Form von Wärme über die Haut, der sogenannten Thermogenese [siehe S. 168, Kapitel Thermogenese], zu liegen. So kann man unseren Körper mit einem mehr oder weniger gut funktionierenden Ofen vergleichen: Der eine ver-

Abbildung 75 Entsorgungswege überschüssiger Kalorien

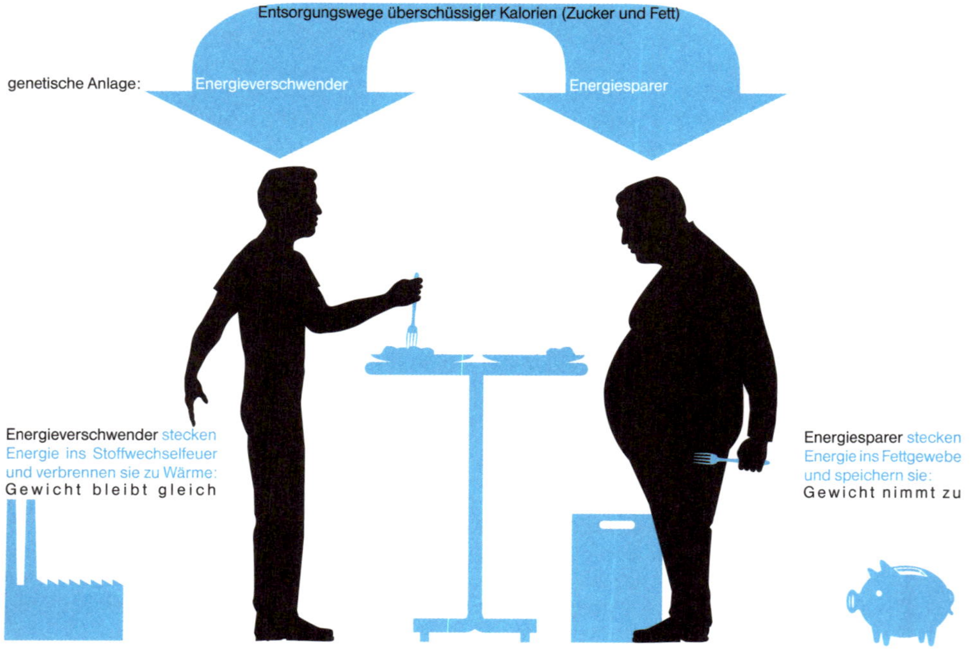

brennt alles, was ihm zugeführt wird, wird glühend heiß und gibt viel Wärme bzw. Energie ab. Der andere glimmt nur vor sich hin und bleibt ziemlich kalt. Übergewichtige könnte man daher mit einem schlecht funktionierenden Ofen vergleichen, denn sie sind unfähig, Kalorienüberschüsse zu verbrennen und als Wärmeenergie verpuffen zu lassen. Bei ihnen setzt jeder Happen zu viel an. Hinzu kommt, dass mit einer wachsenden Fettschicht die Wärmeabgabe zusätzlich gemindert wird, während Normalgewichtige nach der Nahrungsaufnahme ihre Wärmeproduktion erheblich steigern [siehe links Abbildung 75].
Aber nicht nur die Gene sind verantwortlich dafür, ob jemand leicht Fett ansetzt oder nicht. Bereits im Mutterleib werden »Futterverbrauch« und späteres Körpergewicht eingerichtet. So fördern Diäten während der Schwangerschaft das spätere Dickwerden des Kindes — anscheinend eine biologische Antwort auf das knappe Nahrungsangebot vor der Geburt, damit das Kind später für magere Zeiten gewappnet ist.
Fassen wir also noch einmal zusammen: Verantwortlich für Übergewicht ist einmal die genetische Prädisposition. Diese lässt sich durch Bewegung positiv beeinflussen, da Aktive mehr Energie verbrennen. Hungerkuren sind eher kontraproduktiv, da der Körper nach mageren Zeiten ein Plus an Fettreserven aufbaut.
Langfristig kann nur eine Ernährungsumstellung, die die Energiezufuhr an den tatsächlichen Energiebedarf anpasst und den Insulinspiegel in Schach hält, zu einer Normalisierung des Gewichtes führen.

3. 8. 4. 2. Fehlsteuerung im Esszentrum

Triebe wie Durst, Hunger, Appetit, Sättigung, Schlafbedürfnis und Sexualverhalten sind Empfindungen, die uns letztlich unser Gehirn vermittelt [siehe S. 44, Kapitel Hunger- und Sättigungsgefühle]. Dort ist ein Hunger- und Sättigungszentrum lokalisiert (Esszentrum). Durch Hormone wie Insulin oder bestimmte Botenstoffe, sogenannte Neurotransmitter, empfängt es Signale aus dem Verdauungstrakt, etwa ob der Magen leer oder ob man satt ist.
Ein funktionierendes Esszentrum signalisiert durch Hunger, dass der Körper Nahrung für seine Energieversorgung benötigt bzw. durch Sättigung, dass wir genug gegessen haben. Bei vielen Übergewichtigen ist die geordnete biochemische Regulation der Nahrungsaufnahme durch Hunger, Appetit und Sättigung gestört: Ihr Gehirn signalisiert einen Energiebedarf, der eigentlich gar nicht besteht, mit der Folge, dass sie viel mehr essen, als sie benötigen, so dass Überschüssiges im Fettdepot gespeichert wird.
Die Koordination durch das Esszentrum hängt eng mit dem Blutzuckerspiegel zusammen: Je mehr einfache Kohlenhydrate, hauptsächlich Zucker und Traubenzucker, aufgenommen werden, desto mehr Insulin wird ausgeschüttet. Hierbei handelt es sich um ein Hormon, das den Zucker aus dem Blut in die Zellen oder in die Leber transportiert. Bei vielen Übergewichtigen entwickelt sich meistens durch (Zucker-)Überernährung eine Insulin-Hunger-Spirale, bei der sich Insulin und Hunger gegenseitig hochtreiben und so letztendlich die Gefahr des Diabetes erzeugen.

3. 8. 4. 3. Übergewicht ist nicht gleich Übergewicht

Bei Übergewicht sammelt sich das überschüssige Körperfett an Bauch, Beinen und Po an und verändert dadurch die Körperform. Wenn es um das Gesundheitsrisiko geht, ist es aber entscheidend, an welchen Stellen des Körpers das Fett sitzt. Die Fettverteilung ist abhängig vom Geschlecht und wird jeweils durch die Geschlechtshormone von Mann und Frau beeinflusst. So tendieren Männer durch die Hormone Insulin, Cortisol und Testosteron zum »Apfeltyp« (Fettansammlung im Bauchbereich).

Bei Frauen sammelt sich das Fett, beeinflusst durch die Hormone Leptin und Östrogen, bevorzugt am Po und an den Oberschenkeln an — dann spricht man vom »Birnentyp« [siehe Abbildung 76].

Die geschlechtsspezifische Fettverteilung hat biologische Gründe: Männer brauchten in alten Zeiten für den Nahrungserwerb und für die Flucht »freie Beine«, und daher hat die Natur ihnen den Innenbauchraum als Speicherort für schnell mobilisierbare Energie zur Verfügung gestellt. Bei Frauen, die in ihrem Bauch Platz für Schwangerschaften brauchen, ist das Unterhautfettgewebe der Oberschenkel auch heute noch der typische Speicherort. Diese Fettvorräte sind nur schwer zu mobilisieren, da sie als Energievorräte für Schwangerschaft und Stillzeit ausreichen müssen.

Die größere gesundheitliche Gefahr birgt der Apfeltyp, auch »androide« (= männliche) Fettverteilung genannt. Das überschüssige Körperfett wird dabei in der Bauchhöhle deponiert. Dieses Bauchfett ist ständig im Austausch

Abbildung 76 Der Apfel- und der Birnentyp

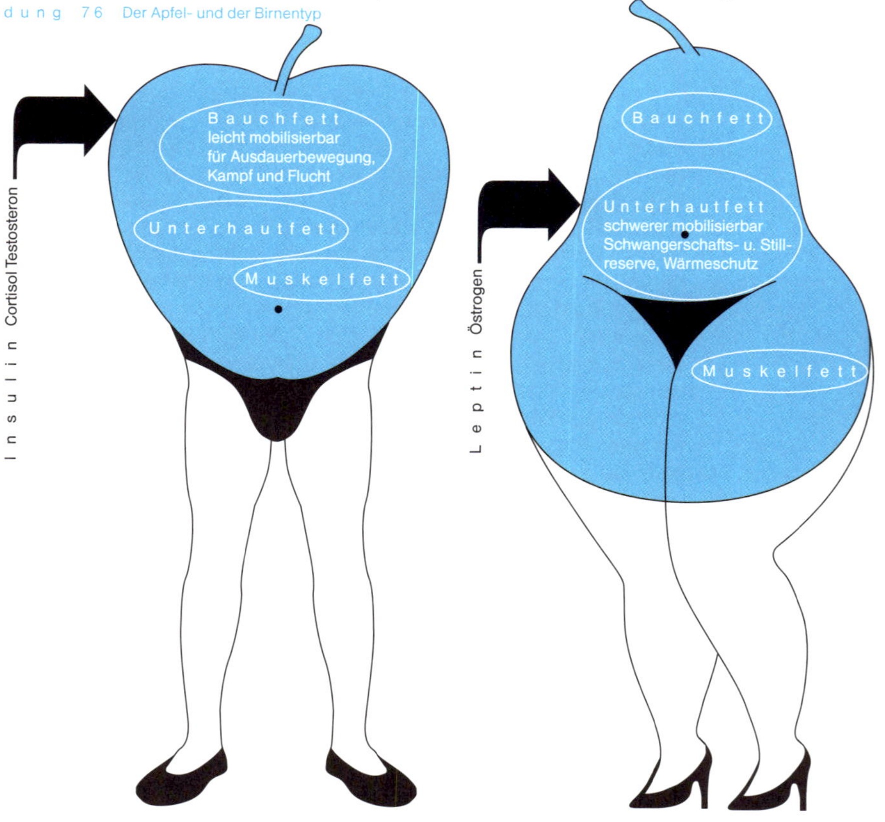

mit dem Blutkreislauf, es ist sehr stoffwechselaktiv und schüttet laufend freie Fettsäuren sowie andere Stoffe aus, die eine Insulinresistenz fördern und ungünstigen Blutfettwerten mit erhöhtem Arterioskleroserisiko Vorschub leisten. In der Folge ist somit auch das Risiko für beispielsweise Diabetes und Herzinfarkt erhöht.

3. 8. 4. 4. Messen Sie Ihr Risiko

Die Verteilung des Körperfettes kann man meist schon mit dem bloßen Auge erkennen. Als Messwert gilt hier der Waist-To-Hip-Ratio. Dies ist das Verhältnis zwischen dem Umfang der Taille und dem Hüftumfang.
Um die Waist-To-Hip-Ratio zu ermitteln, misst man mit einem Maßband den Bauch- und Taillenumfang. Die Messung erfolgt zwischen der untersten Rippe und dem Beckenkamm (an der schmalsten Stelle der Taille bzw. bei dicken Leuten mit Kugelbauch an der dicksten Stelle, dort, wo die Taille normalerweise sein müsste). Die Messung des Hüftumfangs sollte an der weitesten Stelle um das Gesäß gemessen werden. Dann wird der Taillen- durch den Hüftwert dividiert. Dabei ist das Risiko erhöht, wenn Männer einen Quotienten über 1,0 und Frauen einen Wert über 0,85 erreichen.

3. 8. 4. 5. Diäten helfen nicht

Diätversuche, das Gewicht dauerhaft abzusenken, sind zum Scheitern verurteilt. Abnehmen ist evolutionsmäßig nicht erwünscht. Unser Körper ist immer noch darauf programmiert, an jedem erworbenen Gramm Körpergewicht festzuklammern — eine unverzichtbare Überlebensstrategie. So interpretiert der Körper eine sinkende Kalorienzufuhr als Notfall der Alarmstufe Rot. Daher trifft er Vorkehrungen, um das Schlimmste zu verhindern. Erstens: Er senkt den Grundumsatz, das spart Kalorien. Zweitens: Er nutzt jedes bisschen Nahrung bis zum Letzten aus, um auch wirklich keine der rar gewordenen Kalorien zu verschwenden. Drittens: Er steigert die Esslust, damit sich der Mensch darum kümmert, den Mangel wieder auszugleichen. Das ist ein Grund dafür, dass sich während einer Diät und bei Essgestörten jeder Gedanke ums Essen dreht.
Menschen können zwar lange Zeit mit sehr wenig Nahrung auskommen und so auch zumindest vorübergehend deutlich an Gewicht verlieren. Allerdings behält der Körper die optimierte Nahrungsauswertung auch dann noch bei, wenn die Not bzw. die Diät ein Ende hat und wieder mehr Kalorien zugeführt werden. Schließlich wissen wir nicht, wann die nächste Hungerperiode ins Haus steht. Diese interne Regulation ist so eingestellt, dass zumindest das Ausgangsgewicht wieder erreicht wird (es sei denn, der Mensch isst bis ans Ende seines Lebens wie ein Spatz). Bei Wiederholungsdiäten wird es jedes Mal sogar ein bisschen mehr — dann spricht man vom Jo-Jo-Effekt.

3. 8. 4. 6. Die Bewegung macht's

13 % der erwachsenen Deutschen sind nach Angaben des Statistischen Bundesamtes stark übergewichtig — Tendenz steigend. Besonders alarmierend ist dabei das zunehmende Gewicht der Kinder, die ihre Zeit vor dem Computer statt mit Bewegung an der frischen Luft verbringen. Die junge Generation werde die erste sein, deren Lebenserwartung unter die ihrer Eltern sinken werde, warnen die Experten.

In seiner 1 bis 2 Millionen Jahre währenden Entwicklungsgeschichte hat der Mensch bis auf die letzten 8000 Jahre als Jäger und Sammler gelebt. Er musste für seinen Lebensunterhalt täglich einen Bewegungsumfang von etwa 15 Kilometern bewältigen. Dabei kam es darauf an, dies nicht mit der maximal möglichen, sondern mit der ökonomisch günstigsten Geschwindigkeit zu tun. Nach dem Evolutionsgesetz des »survival of the fittest« (Überleben der Passendsten) hatten diejenigen die besten Überlebens- und Fortpflanzungschancen, die das erforderliche Bewegungspensum am besten absolvierten.

In unserer heutigen technisierten Welt ist die eigene Bewegung zur Erlangung des »Lebensunterhaltes« aber nicht mehr zwingend notwendig [siehe rechts Abbildung 77]. Die meisten Menschen bewegen sich nicht mehr als 500 Meter am Tag zu Fuß und verbringen den Tag auf der Arbeit und in der Freizeit überwiegend sitzend. Die körperliche Unterforderung, oft verbunden mit Fehlernährung, führt in vielen Ländern zu einer dramatischen Zunahme der »Zivilisationserkrankungen«. Eine Studie am Cooper Institute in Dallas/Texas zeigte, dass die mangelnde Bewegung eine ähnlich schädliche Auswirkung auf das Herz-Kreislauf-System hat wie das Rauchen.

Als Folge körperlicher Unterforderung bildet sich die Muskulatur zurück, Bänder und Sehnen verkürzen sich, und die Bewegungsfähigkeit wird immer stärker eingeschränkt. Bewegungsmangel fördert den Gelenkverschleiß (Arthrose).

Eine der schwerwiegendsten Folgen des Bewegungsmangels ist jedoch das Übergewicht, oft verbunden mit einem zu hohen Körperfettanteil und erhöhten Blutfettwerten.

»Aus entwicklungsgeschichtlicher Sicht sind Gehen und Wandern die Bewegungsformen, an die die Regulationssysteme des Menschen am besten angepasst sind.« (Prof. Gerrit Simon, Sportschule der Bundeswehr, 2000)

Der für die Bewegung notwendige Energieaufwand zeigt sich im Sauerstoffverbrauch. Gehen mit einer Geschwindigkeit von 6 km/h führt zu einem O_2-Bedarf von etwa 17 ml/kg in jeder Minute. Schon bei einem lockeren Trab mit etwa 8,5 km/h verdoppelt sich die O_2-Aufnahme nahezu. Menschen im Alter von 30 bis 40 Jahren mit normaler körperlicher Aktivität haben eine O_2-Aufnahmefähigkeit von mehr als 40 ml/kg in der Minute. Allerdings sind Trainingseffekte für eine aerobe Leistungsverbesserung erst bei einer Belastungsintensität von über 50 % der maximalen Sauerstoffaufnahme zu erwarten, weshalb das Gehen für die meisten jüngeren und für trainierte Personen unterhalb der trainingswirksamen Schwelle bleibt. Für Menschen mit einem schlechten Trainingszustand und für die meisten Leute über 50 Jahre ist das Gehen allerdings eine Belastung, bei der auch eine Stabilisierung oder sogar Verbesserung der Herz-Kreislauf-Tätigkeit erreicht wird.

Der Blutzuckerspiegel bleibt auch bei mehrstündigem Gehen oder Wandern auf dem Ruhewert, und es wird auch keine nennenswerte Menge an Milchsäure gebildet. Daher erfolgt beim Gehen eine nahezu ausschließlich aerobe Energiegewinnung mit einem Energieumsatz von 5 kcal pro Kilogramm Körpergewicht in der Minute. Nahezu die Hälfte dieser Energie stammt aus der Oxidation von Fettsäuren. Im Vergleich dazu ist der Fettverbrauch beim Laufen mit mehr als dem doppelten Gesamtenergiebedarf nur wenig höher.

Allerdings kommt es erst nach etwa 20 Minuten zu einer Plateaubildung in der Mobilisation und Oxidation von freien Fettsäuren und damit zu einem fettabbauenden, gewichtsreduzierenden Effekt. Schlecht trainierte Menschen müssen also ihre Belastungsintensität (Geschwindigkeit) so wählen, dass sie diesen Zeitrahmen erreichen können. Die protektiven Auswirkungen körperlicher Aktivität auf den Fettstoffwechsel hängen direkt vom absoluten Fettverbrauch in der arbeitenden Muskulatur ab.

Abbildung 77 Tagesablauf des Herrn T. Räge

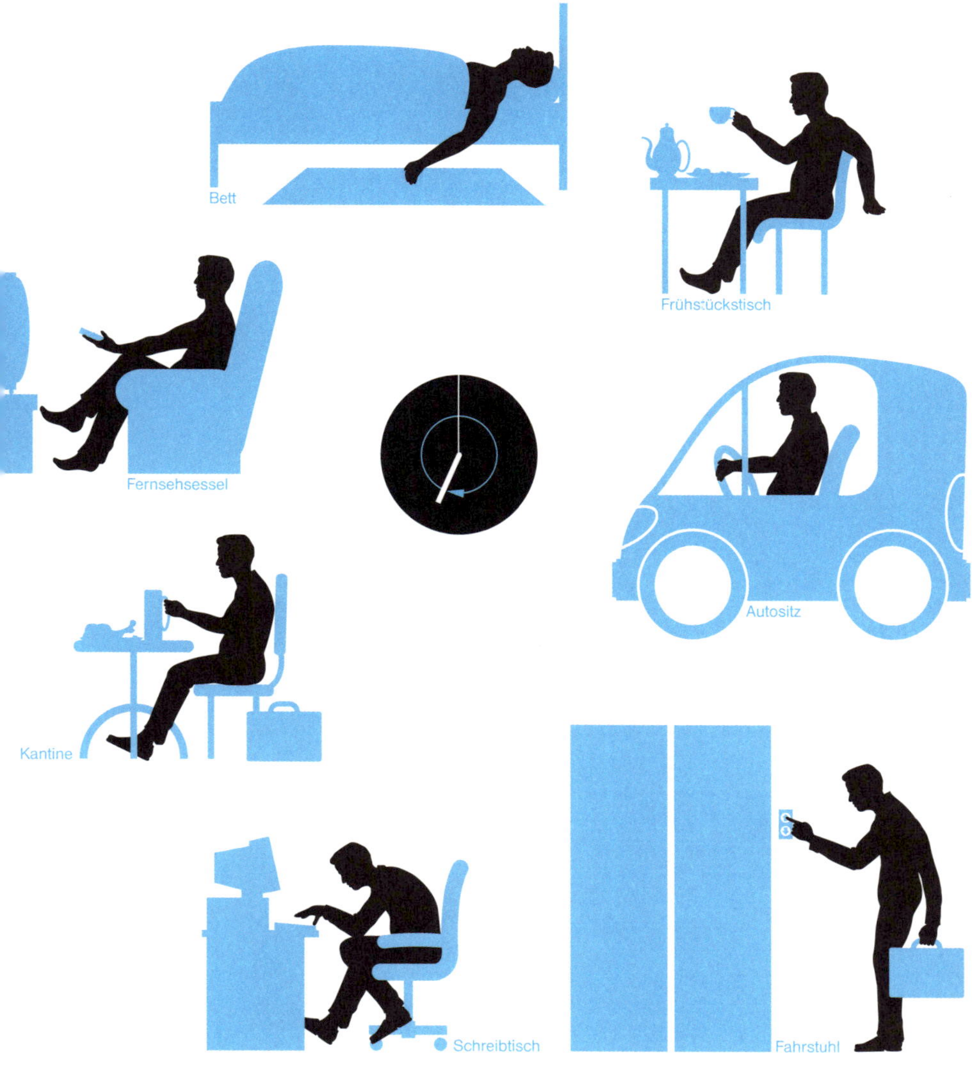

Die größte gesundheitliche Bedeutung hat regelmäßige Bewegung im mittleren und hohen Alter, allerdings hat nicht jede Bewegungsform den gleichen Effekt. Welche Sportart soll man also wählen? Hier finden Sie einen Überblick über den fast therapeutischen Charakter verschiedener Sportarten [siehe Tabelle 16]. Wenn man sich entschließt, regelmäßig Sport zu treiben, sollte dieser immer eine Mischung von Kraft-, Ausdauer-, Beweglichkeits- und Koordinationstraining zum Inhalt haben. Um durch Bewegung etwas für die Gesundheit zu tun, bedarf es weder Stoppuhr noch Trillerpfeife, und auch der Puls muss nicht ständig gemessen werden. Wichtig sind vielmehr Freude an der Bewegung, Rücksichtnahme auf Schwächere und die Natur sowie die sozialen Kontakte mit »Gleichgesinnten«.

Tabelle 16 Wirkungen und Risiken verschiedener Sportarten

Sportart	positive Wirkungen	Risiken
Ausdauer z.B. schnelles Gehen / Bergwandern / Laufen / Radfahren / Standradfahren / Schwimmen / Skilanglauf /	»Schongang« des Herz-Kreislauf-Systems: ⬇ milde Hypertonie normalisiert Fett- und Zuckerstoffwechsel ⬇ LDL ⬆ HDL ⬆ Insulinsensibilität Entspannung ⬆ körpereigene Morphine ⬆ Immunsystem (auch gegen Krebs) ⬇ Blutgerinnung ⬇ Körperfettanteil	bei falscher Dosierung / Ausrüstung: — Überlastung im Gelenk-/ Muskelsystem bei Missachtung von Kontraindikatoren (Fieber, Entzündungen der Zähne) eventuell ernsthafte kardinale Komplikationen
Kraft z.B. »Kraftgymnastik« (auch Partnerübungen) / »Gerätetraining«	wachsende Belastbarkeit des Bewegungsapparates ⬇ Gelenkschmerzen ⬇ Osteoporose ⬆ körpereigene Morphine ⬆ Muskelmasse	keine positiven Wirkungen auf das Herz-Kreislauf-System / Überlastungsgefahren für den gesamten Organismus ⬆ systolischer Blutdruck Pressatmung
Beweglichkeit z.B. Dehnungstraining (»Stretching«)	Beweglichkeitszunahme / ggf. Schmerzreduktion / Verletzungsprophylaxe	Muskelverletzungen (nur bei falscher Durchführung)
Koordination z.B. Einbeinstand / »kleine Spiele« / Sportspiele	Sauerstoffeinsparung durch Ausschaltung von »Bewegungsluxus« / Verletzungsprophylaxe / Schmerzreduktion durch optimales Muskelzusammenspiel	Verletzungen (nur bei unzureichender Erwärmung bzw. Überforderung)

4

Grünes Kapitel

Ausgewählte Lebensmittel

Schon vor mehr als 2000 Jahren schrieb der Arzt Hippokrates von Kos: »Alles, was wir zu uns nehmen, wirkt auf den Körper und verändert ihn in gewisser Weise, und von diesen Veränderungen hängt das ganze Leben ab, egal ob man gesund, krank oder rekonvaleszent ist.« In der letzten Zeit rückte die Ernährung als Voraussetzung für Wohlbefinden und Gesundheit erneut ins Visier der Forschung. Die Botschaft der Ernährungsmediziner und -wissenschaftler lautet: Bestimmte Lebensmittel sind ebenso wichtig für das Wohlbefinden wie das Vermeiden anderer, beispielsweise zu viel Fett und Zucker. Das Wissen um wertvolle Nahrungsmittel kann inzwischen durch moderne Messmethoden bestätigt werden. Viele appetitanregende Farb-, Geschmacks- und Duftstoffe, wie etwa die intensive Färbung von Karotten, Tomaten, Heidelbeeren und Roter Bete, das würzige Aroma von Kräutern, Zwiebeln oder Sellerie, sind nicht etwa nur eine angenehme Laune der Natur, sondern stammen aus Substanzen, die für unseren Organismus wichtig sind.

Unsere Nahrung stellt ein Riesenangebot an lebenserhaltenden und lebensverlängernden rezeptfreien biologischen Nahrungsmitteln dar, die wir auch als »Lebensmittel-Apotheke« bezeichnen können. Im grünen Kapitel finden Sie ausführliche Informationen über rund 90 Lebensmittel bzw. Nähr- und Wirkstoffe, von denen man annehmen kann, dass sie zur Gesunderhaltung beitragen. Zum großen Teil handelt es sich um therapeutisch wirksame Lebensmittel bzw. deren Extrakte. Einige machten sich schon unsere Vorfahren zunutze, z.B. den Apfel, die Artischocke, die Brennnessel, das Johanniskraut oder das Gelée Royale. Andere, wie etwa Cranberries, Cistus, Ginkgo biloba, Grüntee, Lapacho, Schisandra oder Shiitake, stammen aus anderen Kulturkreisen und sind erst in den letzten Jahren auch bei uns zu medizinischer Anerkennung gekommen. Sie entdecken im grünen Kapitel auch alle wichtigen Mikronährstoffe, so z.B. Kalzium, dessen Zufuhr im Zusammenhang mit der Knochengesundheit steht, die Vitamine A, C und E und das Spurenelement Selen, die als Antioxidantien bekannt geworden sind, oder die Ballaststoffe, die sich günstig auf die Darmfunktion oder auch auf die Blutfette auswirken, oder Omega-3-Fettsäuren, die unsere Gefäße schützen. Für die Gruppe der meisten Vitamine, Mineralstoffe und Spurenelemente gibt es Schätzwerte für eine angemessene Zufuhr. Dieser Wert, der auch als Tagesbedarf bezeichnet wird, ist aber lediglich ein Anhaltspunkt, denn der menschliche Bedarf lässt sich nur individuell ermitteln. Für die potenziell funktionellen Stoffe, wie z.B. L-Carnitin, Coenzym Q_{10} oder Lecithin, die weniger gut erforscht sind und bei denen keine Mangelsymptome bekannt sind, gibt es (noch) keine Zufuhrempfehlungen. Darüber hinaus werden Sie im grünen Kapitel auf Namen treffen, die Sie vielleicht schon einmal in Zeitschriften, in der Werbung oder auf Etiketten von Diät- oder Nahrungsergänzungspräparaten gefunden haben, etwa Kaliumsorbat, Natriumcyclamat, Sorbit oder Eiweißhydrolysat. Hier können Sie endlich in Ruhe nachlesen, was sich hinter diesen rätselhaften Bezeichnungen verbirgt, wozu diese Substanzen gut sind und ab wann sie eventuell schaden.

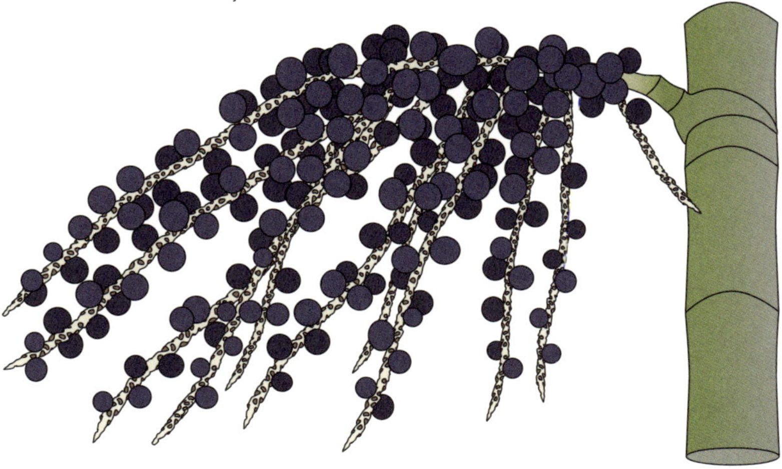

Geschichte und Vorkommen

Die Açaí-Pflanze, auch Kohlpalme genannt, ist eine Palmenart, die vor allem am Amazonas vorkommt. Neben den Früchten werden auch die zirka einen Meter langen Palmenherzen als Gemüse verzehrt. Da bei der Ernte von Palmenherzen immer die gesamte Palme abgeschlagen werden muss, führt dies jedoch vielerorts zur Dezimierung der Açaí-Bestände. Die Açaí-Palme wächst in Büscheln und kann eine Höhe von ca. 25 Metern erreichen. Ihre großen, olivgrünen Palmenblätter werden zum Abdecken von Häusern verwendet. In der Blütezeit zwischen September und Januar trägt die Açaí-Pflanze zahlreiche gelbliche Blüten, die in 3 bis 4 großen hängenden Blöcken wachsen. Nach der Blüte bilden sich an jedem dieser hängenden Blöcke etwa 3 bis 6 kg Früchte. Die Haupterntezeit ist von Juli bis Dezember am ertragreichsten, wobei im Laufe des Jahres immer wieder geerntet werden kann. Die Açaí-Beere ist eine runde, 1 bis 1,5 cm große purpurfarbene, bei Vollreife fast schwarze Frucht, die in ihrem Aussehen einer kleinen, dunklen Weintraube ähnelt. Der tropische, anregende Geschmack der Açaí-Frucht ist leicht säuerlich und nussartig und erinnert ein wenig an Brombeeren. Die Açaí-Beeren werden zu Saft und von den Indios auch zu Wein verarbeitet. Der Saft wird meist mit grob gemahlenem Maniokmehl oder Fisch vermengt gegessen.

Inhaltsstoffe, Wirkung und Anwendung

In der brasilianischen Kräutermedizin werden verschiedene Zubereitungen der Açaí-Beeren zur Behandlung von Durchfall, Hautgeschwüren und Fieber verwendet. Die Früchte der Açaí-Palme sind reich an vielen sekundären Pflanzenstoffen wie z.B. den Anthozyanen, die für die dunkelviolette Färbung der Beeren verantwortlich sind und als starke Antioxidantien die zellschädigenden freien Radikalen bekämpfen. Neben wichtigen Mineralstoffen wie Kalzium, Eisen und Phosphor enthalten Açaí-Beeren ernährungsphysiologisch wertvolle ungesättigte Fettsäuren. So helfen die Linol- (Omega-6) und die Ölsäure (Omega-9) u.a. dabei, den Cholesterinspiegel im Blut zu senken. Zudem sind die Açaí-Beeren reich an Vitamin A und Ballaststoffen

Allgemeine Hinweise

Vor etwa 10 Jahren war die Açaí-Beere fast ausschließlich der einheimischen Landbevölkerung des Amazonas bekannt. Erst Ende der 1990er Jahre startete sie von den brasilianischen Großstädten ausgehend ihren Siegeszug auf dem amerikanischen Kontinent. Inzwischen sind die verschiedenen Açaí-Produkte nicht mehr aus der Ernährung der Bevölkerung Brasiliens wegzudenken.

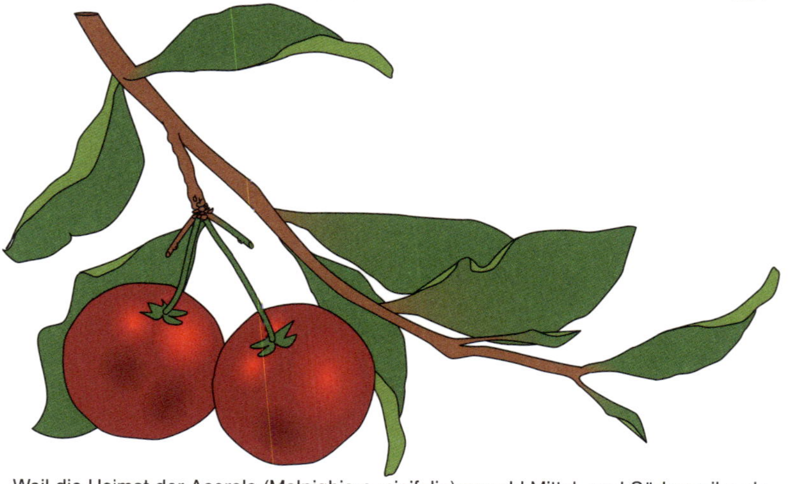

Geschichte und Vorkommen

Weil die Heimat der Acerola (Malpighia punicifolia) sowohl Mittel- und Südamerika als auch die Westindischen Inseln sind, wird sie auch Antillen-, Barbados-, Puerto-Rico- und Westindische Kirsche genannt. Ein weiterer Name ist Ahornkirsche. Ihre Form ähnelt der unserer heimischen Kirsche. Doch obwohl es sich bei beiden um Steinfrüchte handelt, sind sie botanisch nicht miteinander verwandt. Die tropische Acerolakirsche gehört zur Familie der Rosengewächse. Bereits 1887 soll sie von Kuba nach Florida gebracht worden sein und ist seitdem auch dort verbreitet. Knapp 30 Jahre später traten erstmals auf den Philippinen fruchttragende Acerolabäume auf. Nach dem Zweiten Weltkrieg erwachte in Europa das Interesse an der Pflanze, die heute auch im heimischen Gartenhandel verkauft wird.

Inhaltsstoffe, Wirkung und Anwendung

Mit einem Anteil von bis zu 3000 mg pro 100 g Fruchtfleisch ist die Acerolakirsche reicher an Vitamin C als alle anderen Früchte (der genaue Vitamin-C-Gehalt ist abhängig vom Reifegrad). Orangen enthalten im Vergleich dazu nur etwa 50 mg. Neben Vitamin C enthält die Acerola Vitamin B_1 und B_2, die Mineralstoffe Kalium, Kalzium, Phosphor, Magnesium und Eisen sowie Apfelsäure und verschiedene Zucker (Dextrose, Fruktose und Saccharose). Diese einmalige Kombination verstärkt nach heutiger Kenntnis die zellschützende Wirkung des Vitamin C in der Acerola. Weitere positive Effekte der Acerola: Stärkung des Immunsystems, der Blutgefäße, des Bindegewebes und des Zahnfleischs, Verbesserung der Wundheilung. Kein Wunder, dass sich die Acerola einen festen Platz in der Kosmetikindustrie als Ausgangsstoff für Anti-Aging- und für Hautreinigungsprodukte erobern konnte. In Brasilien werden die Früchte seit langer Zeit als natürliches Heilmittel bei Durchfall- und Fiebererkrankungen verwendet.

Allgemeine Hinweise

Die orangefarbenen bis dunkelroten Früchte des Acerolabaumes werden bis zu 3 cm groß und können drei- bis viermal pro Jahr geerntet werden. Sie enthalten drei helle Steine, die fest mit dem sauren, gelb-orangefarbenen Fruchtfleisch verwachsen sind. Die dünne, glatt-glänzende Außenhaut ist sehr empfindlich. Aus diesem Grund werden Acerolas nur als Saft exportiert.

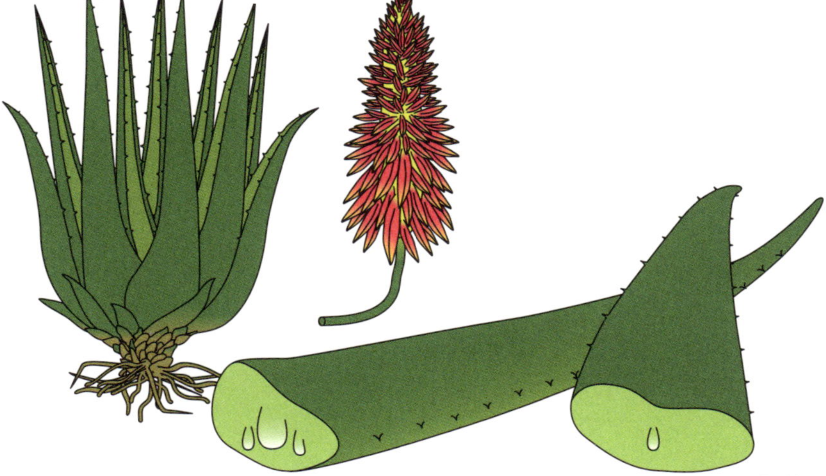

Geschichte und Vorkommen

»Pflanze der Unsterblichkeit«, »Erste-Hilfe-Pflanze« oder auch »Wüstenlilie« wird die Aloe vera (Aloe barbadensis Miller) genannt. Schon die chinesischen Kaiser wussten vor Jahrtausenden um ihren gesundheitlichen Wert. Alexander der Große ließ sie für seine Feldzüge in Wagen pflanzen, damit er immer frische Vorräte hatte und seine verletzten Soldaten damit behandeln konnte. Eine Idee, die Christoph Kolumbus Jahrhunderte später aufgriff: Er nahm Aloen in Kübeln auf seine Schiffsreisen mit. Auch die alten Ägypter kannten Aloe vera, wobei Nofretete und später Kleopatra sie zur Schönheitspflege verwendeten. Zur Gattung der Aloe-Pflanzen zählen über 300 verschiedene Arten, aber nur eine, die Aloe vera (lat. = wahre Aloe), eignet sich für Kosmetik- und Heilzwecke. Die Pflanze wird vor allem in Gebieten angebaut, in denen die Sonne viel scheint, in Mittel- und Südamerika, in der Karibik, in tropischen Ländern Asiens und auf den Kanarischen Inseln. Große Temperaturschwankungen verträgt sie schlecht. Sie beeinträchtigen ihr Wachstum und die therapeutische Qualität ihrer Wirkstoffe. Die besten Erträge werden beim Anbau in Mischkulturen erzielt. So wurde die Aloe vera schon von den alten Mayas angebaut.

Inhaltsstoffe, Wirkung und Anwendung

Bisher konnten in der Aloe vera über 160 Inhaltsstoffe nachgewiesen werden, darunter 13 Vitamine, diverse Mineralstoffe und Spurenelemente, pflanzliches Eiweiß, essenzielle Fettsäuren, Enzyme sowie Ballaststoffe (Lignine), ätherische Öle und bitter schmeckende Pflanzenstoffe (Saponine), die vor allem im Zusammenspiel heilend wirken. Der wichtigste Wirkstoff ist jedoch das langkettige Zuckermolekül Acemannan. Es stärkt die Immunkraft und sorgt zum Beispiel dafür, dass körperfremdes, Allergien auslösendes Eiweiß schnell abtransportiert wird. Weiter wirkt Acemannan Bakterien und Pilzen entgegen, schützt die weißen Blutkörperchen und das Knochenmark vor Umweltschadstoffen und stabilisiert die Darmflora. Während der Pubertät wird dieser Wirkstoff auch im menschlichen Organismus produziert, später kann er nur noch mit der Nahrung zugeführt werden. Ein weiterer wichtiger natürlicher Inhaltsstoff der Aloe vera ist Salizylsäure, der schmerzlindernde Wirkstoff in Aspirin. Verwendet werden nur die Gelmasse im Inneren der Blätter oder der Saft daraus, nie das Äußere. Das Gel ist sehr wohltuend für die Haut und unterstützt zudem die Wundheilung.

Allgemeine Hinweise

Die Aloe vera ist eine wahre Überlebenskünstlerin. Sie speichert Wasser in ihren fleischigen Blättern und kann so sehr lange Zeit in Trockenheit überleben. Zu 98 % ernährt sich die Pflanze von Luft. Doch zunächst muss sie 2 bis 3 Jahre intensiv gewässert werden, erst dann ist sie reif für die Ernte. Dabei werden jeweils nur die äußeren Blätter mit einem sauberen und vorsichtigen Schnitt von der Pflanze abgetrennt. Mindestens 12 Blätter müssen am Stock zurückbleiben, damit eine Pflanze etwa 8 bis 10 Jahre genutzt werden kann.

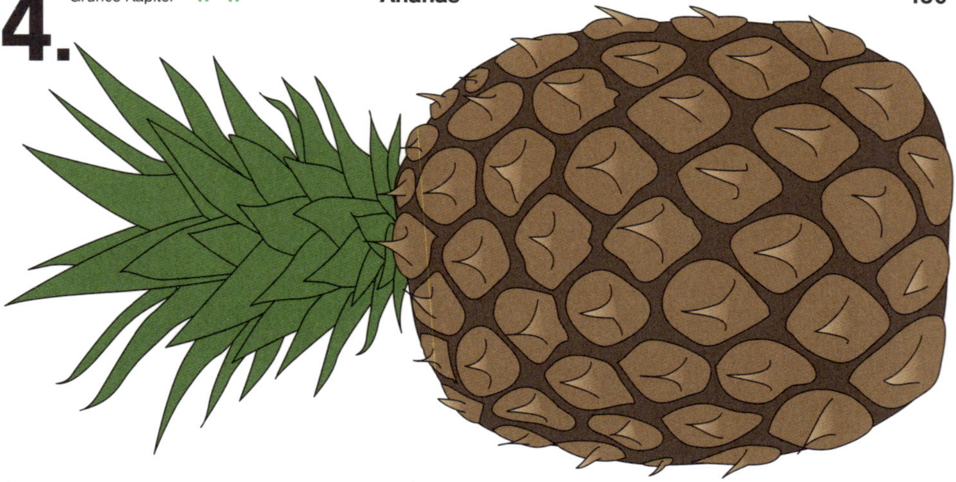

Geschichte und Vorkommen

Ursprünglich stammt die Ananas (Ananas comosus) aus dem tropischen Amerika. Kolumbus und seine Mannschaft waren 1493 die ersten Europäer, denen sie bei ihrer Landung auf Guadeloupe zur Begrüßung angeboten wurde. Die einzige Pflanze aus der Familie der Bromeliengewächse mit essbaren Früchten gedeiht überall, wo tropisches Klima herrscht. Es gibt mehr als hundert Ananassorten, die jeweils nach ihrem Herkunftsland bezeichnet werden. Die wichtigsten Anbauländer sind Brasilien, Costa Rica und Honduras. Aus Thailand und von den Philippinen kommen 30% der Weltproduktion. In kleineren Mengen wird Ananas heute auch in europäischen Gewächshäusern kultiviert.

Wirkung und Anwendung

Die frische Frucht ist reich an den Vitaminen B_1, B_2, B_6, C und Betacarotin. Sie enthält die Mineralstoffe Kalium, Kalzium und Magnesium sowie die Spurenelemente Mangan, Eisen, Kupfer und Zink. Neben anderen Enzymen ist in der Ananas das eiweißspaltende Enzym Bromelain enthalten. Es fördert nicht nur die Verdauung, sondern soll auch Entzündungen hemmen, Ablagerungen an den Gefäßinnenwänden abbauen und den Blutdruck senken — somit wirkt es den Hauptursachen der Arteriosklerose entgegen. Da der Fruchtsäuregehalt der Ananas sehr hoch ist, kann es nach ihrem Verzehr zu Reizungen der Magenschleimhaut kommen. Milder ist die Babyananas.

Allgemeines

Die Ananas wächst normalerweise auf Feldern und bildet über dem Boden zunächst eine Blattrosette mit langen, spitzen Blättern. Nach etwa einem Jahr entwickelt sich aus ihrer Mitte eine dickfleischige Blütenachse. Bis zu 200 Beeren bringen die Blüten hervor. Mit der Zeit wachsen sie zusammen und bilden einen bis zu 30 cm hohen und bis zu 4 kg schweren Fruchtverband — die Ananas. Meist wird die Frucht zum Export unreif geerntet und muss erst nachreifen. Im reifen Zustand ist die Ananas orangefarben bis hellbraun, das gelbe bis orangefarbene Fruchtfleisch schmeckt angenehm süßsäuerlich. Zu erkennen ist eine reife Frucht an ihrem Duft und daran, dass sich die grünen Blätter ganz leicht von der Frucht lösen lassen. Sie sollte nicht unter einer Temperatur von 5°C gelagert werden, da sie sonst schwarze Flecken bekommen kann. Aufzupassen ist beim Verarbeiten der Ananas mit Milchprodukten. Sie vertragen sich nicht mit dem in der Ananas enthaltenen Bromelain, und die Speisen werden bitter. Auch Gelatine wird zusammen mit frischer Ananas nicht fest.

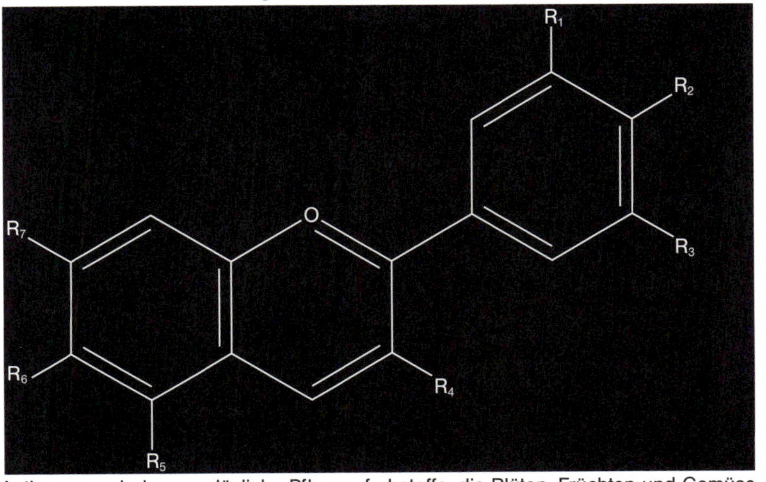

Geschichte und Vorkommen

Anthozyane sind wasserlösliche Pflanzenfarbstoffe, die Blüten, Früchten und Gemüse ihre rote, violette oder blaue Färbung geben. Sie kommen in nahezu allen Pflanzen vor. Ihr Name ist aus den griechischen Wörtern für Blume (Anthos) und dunkelblau (kyáneos) entstanden. Die Anthozyane zählen zu den sekundären Pflanzenstoffen und dort wiederum zu den Polyphenolen, die vor allem in den äußeren Randschichten der Pflanzen vorkommen. Aber auch innerhalb der Gruppe der Polyphenole gibt es noch Unterteilungen. Ganz exakt gehören die etwa 250 bekannten Anthozyane zu den Flavonoiden. Vor allem Schwarze Johannisbeeren, blaue Weintrauben und Kirschen sind sehr anthozyanreich. Auch die Färbung der Blätter im Herbst kommt durch diesen Pflanzenfarbstoff zustande, da zu dieser Zeit Fotosynthese und Chlorophyllbildung aussetzen. Als Lebensmittelfarbstoff sind Anthozyane unter der E-Nummer 163 zugelassen. Man findet sie z. B. in Fruchtgelees und Konfitüren, in Süßwaren und Obstkonserven, in Limonaden und Speiseeis.

Wirkung und Anwendung

Den Anthozyanen werden viele schützende Wirkungen zugeschrieben. Genauso wie sie Pflanzen vor schädlichen Einflüssen durch Sauerstoff (Oxidation) oder Fressfeinde (Insekten usw.) schützen, beugen sie auch zerstörerischen Reaktionen im menschlichen Körper vor. Ernährungsforscher haben erkannt, dass sie Schutz vor freien Radikalen (aggressiven Sauerstoffmolekülen) bieten und Oxidationsprozesse in den Zellen verlangsamen. So schützen sie das Erbgut, beugen vorzeitigem Altern und der Entartung von Zellen vor. In ihrem Zellschutzpotenzial sind sie stärker als die bekannten »Radikalfänger« Vitamin C und Betacarotin. Über den Zellschutzeffekt hinaus wirken Anthozyane antibakteriell, entzündungshemmend und blutdrucksenkend.

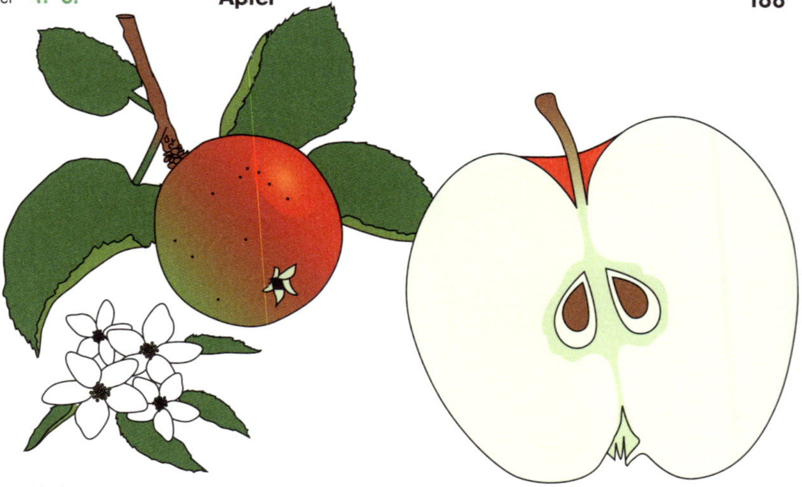

Geschichte und Vorkommen

Als Heimat des Apfels (Malus domestica) wird Kleinasien angesehen. In vielen Kulturen spielt der Apfel eine wichtige Rolle. Ob in der Bibel bei Adam und Eva, im Märchen bei Schneewittchen, in Kunst und Mythologie, er ist mehr als nur irgendeine Frucht, und das in vielen Ländern der Erde. Zudem gilt der Apfel seit frühester Zeit als lebensverlängerndes Heilmittel. Nicht von ungefähr kommt das Sprichwort: »An apple a day keeps the doctor away.« Heute gibt es Apfelplantagen in allen gemäßigten Klimazonen der Erde, allerdings nicht mehr mit allen der bis zu 20.000 Apfelsorten, die im Laufe der Apfelgeschichte gezüchtet wurden. In Deutschland ist er absolutes Lieblingsobst. Nicht nur, dass er 60% unserer Obsternte einnimmt, mit 17 kg pro Kopf und Jahr liegt er zudem eindeutig vor seinen Konkurrenten Banane und Birne.

Inhaltsstoffe, Wirkung und Anwendung

Äpfel enthalten Vitamin C und B-Vitamine, wobei besonders der Vitamin-C-Gehalt je nach Sorte schwankt. In der Regel schneiden alte Apfelsorten wesentlich besser ab als neuere Züchtungen. Beispielsweise kann der um 1880 im Rheinland gezüchtete Berlepsch mit dreimal so viel Vitamin C auf 100 g protzen wie ein Elstar, den es erst seit 1972 gibt. Bei allen Sorten gleich: 70% der Vitamine sitzen in der Schale, deshalb sollte sie immer mitgegessen werden. An Mineralstoffen bieten Äpfel viel Kalzium, Kalium, Phosphor und Natrium, an Spurenelementen Zink, Kupfer und Mangan. Neben sekundären Pflanzenstoffen, die den Apfel gegen Einflüsse von außen schützen und ihm Farbe und Aroma geben, sind seine Ballaststoffe Pektin und Zellulose wichtig. Während des Verdauungsvorgangs quellen sie auf, verstärken das Sättigungsgefühl und sind in der Lage, Gallensäuren und krebserregende Stoffe zu binden und auszuscheiden. Pektin soll zudem den Cholesterinspiegel senken.

Allgemeines

Das ganze Jahr über sind Äpfel im Handel, entweder aus eigenem Anbau oder als Importobst. Wer die gesunde Schale mitessen will, sollte jedoch zu Bioware greifen. Diese Äpfel werden weder gewachst noch mit Pestiziden behandelt. Übrigens ist nicht die Farbe eines Apfels für seine Qualität entscheidend, sondern sein Duft. Er sollte der jeweiligen Sorte entsprechend aromatisch und frisch sein. Äpfel sind sehr empfindliche Früchte, die nicht gedrückt werden sollten. Da sich beim Schälen und Zerschneiden viele Apfelsorten verfärben, hilft es, die Schnittstelle mit Zitronensaft zu beträufeln oder die Apfelstücke kurz in Wasser mit Zitronensaft zu legen. In einem Obstsalat verhindert auch die Säure von anderen Früchten wie Ananas das Dunkelwerden.

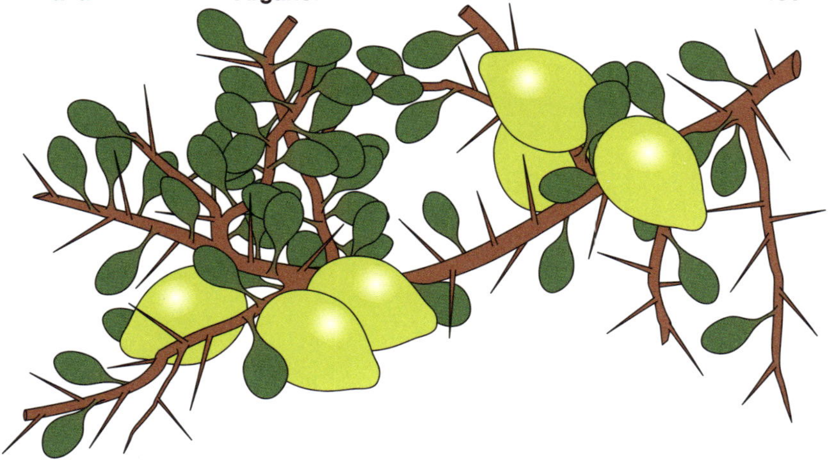

Geschichte und Vorkommen

Der Arganbaum (lat. Argania spinosa) ist ein Dornengewächs und gehört zur Familie der Sapotaceae, der Seifenbaumgewächse. Er wird auch Eisenholzbaum genannt. Früher bedeckte er weite Teile Nordafrikas und Südeuropas. Heute gibt es nur noch 20 Millionen Exemplare im Süden Marokkos im Tal des Sous im Norden der Westsahara. Um den Bestand zu sichern, wurde die gesamte Region 1998 von der UNESCO zum Biosphärenreservat erklärt. Nicht nur das Öl der Arganie kann vom Menschen genutzt werden. Der Baum hält den Vormarsch der Wüste auf, spendet Schatten, liefert Brennholz, und die Blätter dienen Ziegen als Futter. Der islamische Arzt und Botaniker Ibn al barabir erwähnte die Arganie in seiner 1219 erschienenen Schrift über Nahrungs- und Heilmittel und bezeichnete sie als die »Mandel der Berber«.

Inhaltsstoffe, Wirkung und Anwendung

Arganöl besitzt eine sehr hohe Konzentration an essenziellen Fettsäuren (über 80%) — hauptsächlich Linolsäure und Oleinsäure. Des Weiteren findet sich ein hoher Anteil natürlicher Antioxidantien zum Schutz vor schädlichen freien Radikalen. So ist Arganöl ungewöhnlich reich an Alpha-Tocopherol, einer Vitamin-E-Vorstufe. Von besonderem Interesse sind für Wissenschaftler die im Arganöl enthaltenen Sterole, wie Schottenol und auch Spinasterol. Die Berber Marokkos setzen das Öl schon lange für medizinische Zwecke ein, so z.B. zur Behandlung von Magen- und Darmproblemen, Herz- und Kreislaufschwierigkeiten aber auch bei Sonnenbrand oder zur Desinfektion von Wunden. Die traditionelle Medizin kennt die Anwendung von Arganöl bei Akne, Windpocken, Neurodermitis, Rheuma, Gelenkschmerzen und Hämorrhoiden.

Allgemeines

Nur jedes zweite Jahr trägt die Arganie Früchte, die aussehen wie gelbe Pflaumen. Sie lassen sich nicht im herkömmlichen Sinne ernten. Der Baum kann nicht mit Maschinen geschüttelt werden, und die spitzen Dornen, die ihn tausendfach bevölkern, lassen eine Handlese nicht zu. Man muss warten, bis sich die Früchte von selbst lösen und zu Boden fallen. Die Ölgewinnung ist in Marokko traditionsgemäß reine Frauensache. Nach der Lese werden die extrem harten Schalen mit Steinen zerschlagen, an der Luft getrocknet, auf offenem Feuer mild geröstet und anschließend in einer Steinmühle per Hand zermahlen. Der entstandene Brei wird mit lauwarmem Wasser zu einer Paste vermischt, aus der das Öl gewonnen wird.

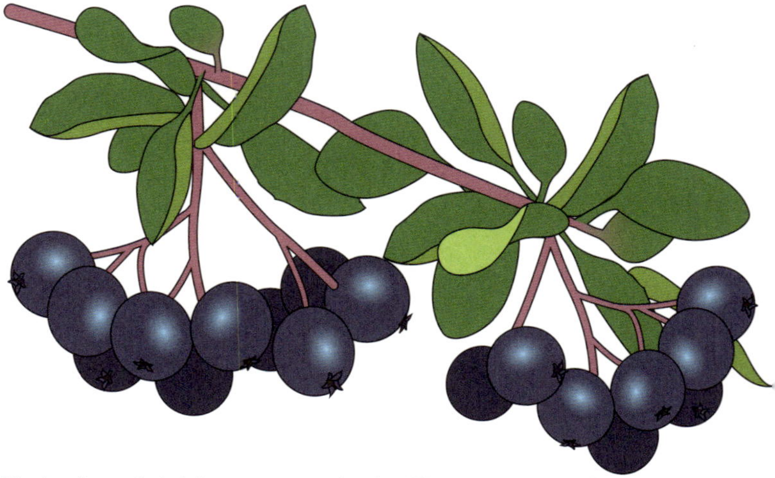

Aronia

Geschichte und Vorkommen

Die Aronia, auch Apfelbeere genannt, ist eine Pflanzengattung mit 9 Arten, die zur Unterfamilie Kernobstgewächse (Maloideae) gehört, aus der Familie der Rosengewächse (Rosaceae). Am häufigsten sind die beiden Arten A. arbutifolia und A. melanocarpa, sie werden Kahle Apfelbeere oder Schwarze Eberesche genannt. Sie stammen ursprünglich aus dem Osten Nordamerikas. Die obstbauliche Nutzung begann zu Beginn des 20. Jahrhunderts auf dem Gebiet der Sowjetunion. Der russische Biologe und Obstzüchter Iwan Mitschurin soll die Aronia um 1910 aus der Schwarzen Eberesche und dem kaukasischen Wildapfel durch Kreuzung gezüchtet oder sie zumindest veredelt haben.

Inhaltsstoffe, Wirkung und Anwendung

Die erbsengroßen, schwarzen, häufig wachsartig überzogenen Früchte, die von Mitte August bis Oktober geerntet werden können, schmecken süß-säuerlich-herb, heidelbeerähnlich. Aufgrund des hohen Flavonoid-, Vitamin-K- und Vitamin-C-Gehalts, aber auch als Lieferant von Folsäure und Mineralstoffen wie Eisen und Jod zählt die Aronia sowohl in Polen als auch in der Russland zu den traditionellen Heilpflanzen. Aus der russischen Volksmedizin ist die Aronia als Mittel gegen Bluthochdruck bekannt, gegen Hauterkrankungen, sogar bei psychischen Erkrankungen wird die Aronia eingesetzt. Die Aronia wird wegen ihrer kräftigen roten Farbe ferner als Ersatz für Lebensmittelfarben (vor allem statt Cochenillerot A) verwendet. Die Beeren werden entweder getrocknet (wie Rosinen) verwendet oder durch Dampfentsaften als Saft getrunken.

Allgemeine Hinweise

Die Aronia blüht im Mai etwa 10 Tage lang. Interessant ist, dass der Strauch für keine der bekannten Pflanzenkrankheiten anfällig ist. Die Fruchtreife der Aronia beginnt Mitte August und reicht, je nach Sorte und Herkunft, bis in den Oktober hinein. Aufgrund der Ähnlichkeit der Früchte mit großen Heidelbeeren werden die der Aronia auf Bauernmärkten zum Teil auch als große Baumheidelbeeren verkauft.

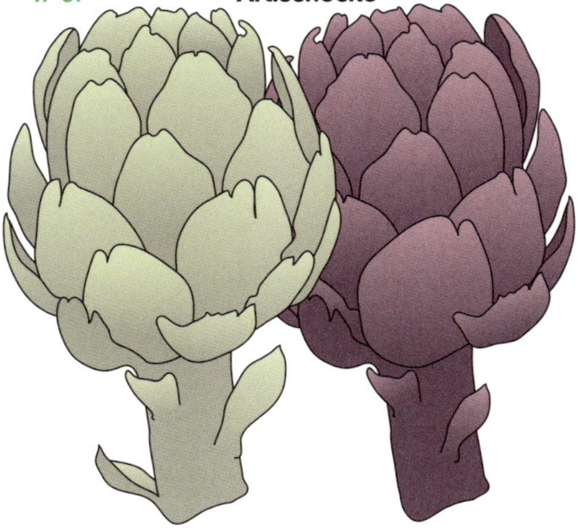

Geschichte und Vorkommen

Als Heimat der Artischocke (Cynara scolymus) gilt der Mittelmeerraum. Die Ägypter kannten die distelähnliche Schöne bereits 500 v. Chr., aber auch im Alten Rom schätzte das reiche Bürgertum sie als Delikatesse. Im 15. Jahrhundert breitete sich die Artischocke über Frankreich nach Nordeuropa aus. Inzwischen war sie ein begehrtes Aphrodisiakum. So wird berichtet, dass die Mätresse Ludwigs XV., Madame du Barry, regelmäßig die raffiniertesten Artischockengerichte zubereiten ließ, um das Begehren des französischen Königs zu entflammen. Die frostempfindliche Artischocke wird im Mittelmeerraum, auf den Kanarischen Inseln, in Nord- und Südamerika angebaut und ist das ganze Jahr über erhältlich.

Inhaltsstoffe, Wirkung und Anwendung

Artischocken sind reich an Kalium, Kalzium, Magnesium, Eisen, Kupfer und Mangan. Sie enthalten die Vitamine B_1 und C, sowie das Provitamin A. Auch der Mehrfachzucker Inulin kommt in der Artischocke vor; er hält die Darmflora gesund. In den frischen Blättern der Pflanze sind sekundäre Pflanzenstoffe und der Bitterstoff Cynarin vorhanden, der sowohl den Appetit als auch den Stoffwechsel anregt und daher in einigen Aperitifs enthalten ist. In der Naturmedizin ist die Artischocke eine unentbehrliche Heilpflanze. Ihre Extrakte senken die Blutfettwerte und schützen so vor Herz- und Schlaganfällen. Außerdem helfen die Bitterstoffe der Artischocke, die Leber und Galle zu entlasten. Sie unterstützen die Fettverdauung und können so den ungestörten Genuss üppiger Speisen ermöglichen.

Allgemeine Hinweise

Zum Verzehr eignen sich jedoch nur der fleischige Blütenboden und die zarten Ansätze der ihn umhüllenden Kelchblätter. Da sie roh ungenießbar sind, müssen sie in Salz-Zitronen-Wasser je nach Größe etwa 30 Minuten gegart werden. Dabei sollten sie vollständig von Wasser bedeckt sein, denn in Verbindung mit Sauerstoff, würden sie sofort unansehnlich dunkel werden. Die gegarten Blätter lassen sich von außen nacheinander einzeln abzupfen und in einen Dip tauchen, um danach den weichen Blattansatz mit den Zähnen von dem sonst harten Blatt abzuziehen. Der Genießer nähert sich so Blatt für Blatt dem eigentlichen kulinarischen Höhepunkt, dem Artischockenherz. Bevor man sich aber an dem wohlschmeckenden Boden der Artischocke erfreuen kann, muss man noch die Blütenfäden lösen, die in Geschmack und Konsistenz an Heu erinnern.

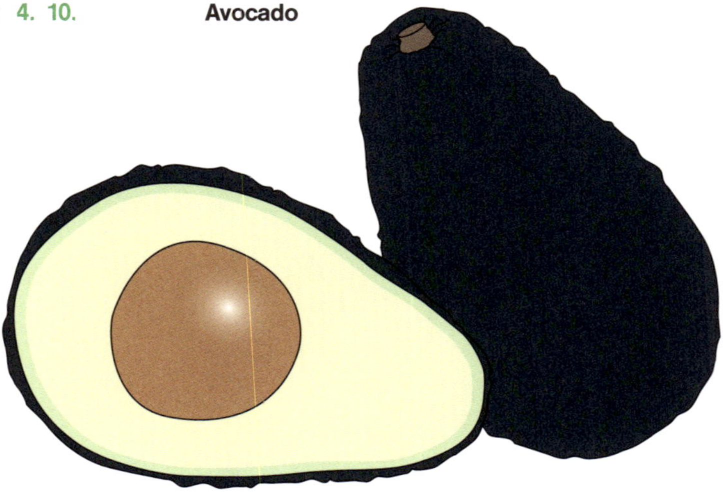

Geschichte und Vorkommen

Avocado, Alligator- oder Butterbirne, Aguacate oder Palta — das sind nur einige der vielen Namen für die Steinfrucht aus dem tropischen Mittelamerika. Dort kennen die Menschen sie vermutlich schon seit 10.000 Jahren. Der Name Avocado ist aus dem Aztekischen »ahuacatl« entstanden, was Hoden bedeutet. Durch die Spanier gelangte die Avocado (Persea americana) im 16. Jahrhundert nach Venezuela, in die Karibik, nach Chile, Madeira und auf die Kanaren. Eine weltweite Verbreitung fand sie erst etwa 300 Jahre später. Übrigens haben auch Tiere ihren Anteil an der Ausbreitung der Avocado. Forscher fanden heraus, dass inzwischen ausgestorbene Säugetiere wie das südamerikanische Riesenfaultier die Früchte mitsamt hartem Kern fraßen und diesen oftmals weit entfernt von der Mutterpflanze wieder ausschieden. »Natürliche Samenverbreitungstechnik« nennen Fachleute dieses Phänomen. In Deutschland ist die Avocado erst seit gut 30 Jahren im Obst- und Gemüseregal zu finden. Die Importfrüchte stammen meist aus Israel, Spanien, von den Kanaren, aus Südafrika und Kamerun.

Inhaltsstoffe, Wirkung und Anwendung

Mit einem Fettanteil von bis zu 32% gehört die Avocado zu den nahrhaftesten tropischen Früchten. Dieses Fett ist jedoch leicht verdaulich, weil es viele einfach und mehrfach ungesättigte Fettsäuren enthält, u.a. auch die gesunden Omega-3- und Omega-6-Fettsäuren. Dennoch dienen Avocados hauptsächlich als Nahrungsmittel und nur an zweiter Stelle der Ölherstellung. Das hellgrüne Fruchtfleisch seiner Beerenfrüchte schmeckt ein wenig nussig und lässt sich sowohl für pikante als auch süße Gerichte verwenden. Nur gekocht werden darf es nicht, weil es dann bitter schmeckt. Avocados wirken sich günstig auf den Cholesterinspiegel aus. Außerdem versorgen sie uns mit Vitamin E, B-Vitaminen, Kalium, Kalzium, Magnesium, Eisen und Kupfer. Ihr Gehalt an Folsäure, wichtig für die Zellneubildung, deckt 80% des Tagesbedarfs und ist damit außergewöhnlich hoch. Der Verzehr von Avocados verhindert die Bildung von schädlichen Bakterien im Darm und kann so gegen Durchfallerkrankungen helfen. Für Menschen, die unter Neurodermitis leiden, sind sie übrigens besonders gut verträglich. Avocadoöl wird in der Küche, aber auch in der pharmazeutischen und kosmetischen Industrie genutzt. Als Hautpflege eignet es sich besonders für trockene Haut. Seine Inhaltsstoffe schützen zudem vor Umwelteinflüssen; Vitamin E unterstützt den Zellaufbau und die Regeneration der Haut.

Allgemeine Hinweise

Avocados sind das ganze Jahr über erhältlich, jedoch meist noch hart und unreif. Bei Zimmertemperatur reifen sie jedoch in 2 bis 3 Tagen problemlos nach, am besten eingewickelt in Zeitungspapier. Erst wenn sie auf Daumendruck leicht nachgeben, entfaltet sich das feine Aroma des fast cremigen Fruchtfleisches. Dann lassen sich die Früchte gut verarbeiten. Dabei den Zitronensaft zum Beträufeln nicht vergessen, sonst färbt sich das Fruchtfleisch unappetitlich dunkel.

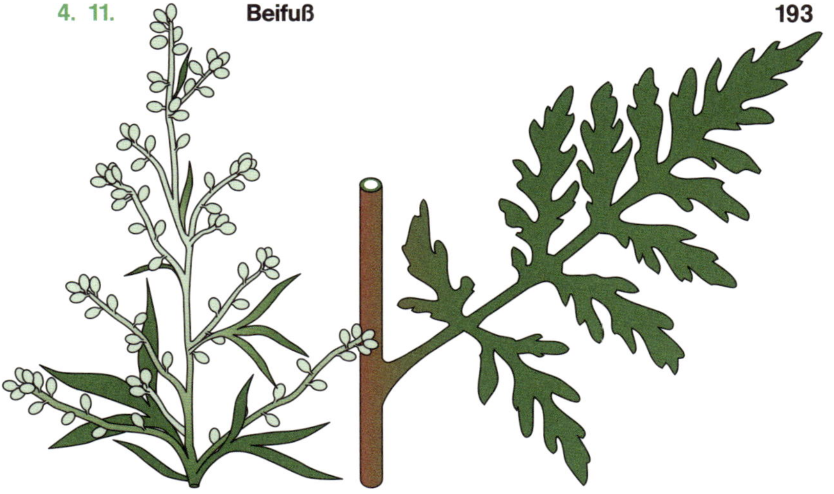

Geschichte und Vorkommen

Der Beifuß (Artemisia vulgaris L.) wird auch St.-Johannis-Kraut, Besenkraut oder wilder Wermut genannt. Das Kraut wächst in fast allen nördlichen Klimazonen der Erde. Es gedeiht am Wegesrand, auf Schuttplätzen und Bahndämmen sowie an Flussufern. Beifuß hat eine lange Tradition als Gewürz-, Heil- und Zauberpflanze. Für Wanderer und Reisende galt er als Beschützer vor allerlei Gefahren. In die Schuhe gelegt oder ans Bein gebunden sollte er dem Wanderer helfen, »gut bei Fuß« zu sein. Der lateinische Name Artemisia erinnert an die Jagdgöttin Diana, griechisch Artemis genannt, die die Heilwirkung der Pflanze als erste entdeckt haben soll. In Südeuropa und Nordafrika wird die Pflanze angebaut, weil sie das für die Parfümindustrie wichtige Öl »Essence d'Armoise« enthält.

Inhaltsstoffe, Wirkung und Anwendung

Eine Vielzahl aromatisch riechender sekundärer Pflanzenstoffe (Terpene und Terpenderivate) sind im ätherischen Öl der Pflanze enthalten, z.B. Kampfer und das nach Pfefferminz duftende Borneol. Beifuß enthält außerdem Bitterstoffe, die gut bei der Verdauung fetter Speisen helfen — daher ist das Gewürzkraut Bestandteil klassischer Füllungen für die Weihnachtsgans. Die Bitterstoffe fördern die Bildung von Magensaft und Gallenflüssigkeit, regen den Appetit an, wirken gegen Magen-Darm-Probleme und sogar Gastritis. Schon Hildegard von Bingen nutzte die Pflanze gegen Verdauungsbeschwerden. Als traditionelles Frauenkraut lindert Beifuß mit seiner entkrampfenden Wirkung Menstruationsbeschwerden. Andererseits kann er auch die Monatsblutung fördern und sollte deshalb während einer Schwangerschaft nur in geringen Dosen verwendet werden, damit es nicht zu einer Fehlgeburt kommt. Sehr wohltuend ist ein Fußbad mit einem Aufguss des Wildkrauts. Darüber hinaus ist Beifuß auch Bestandteil mehrerer Melissengeist-Rezepturen.

Allgemeine Hinweise

In der Küche sollten nur die oberen jungen Triebspitzen mit ungeöffneten Blütenköpfen verwendet werden — und das sparsam, denn ein Zuviel an Beifuß macht das Essen bitter. Achtung: Menschen mit einer Allergie gegen Korbblütler sollten Beifuß nicht verwenden.

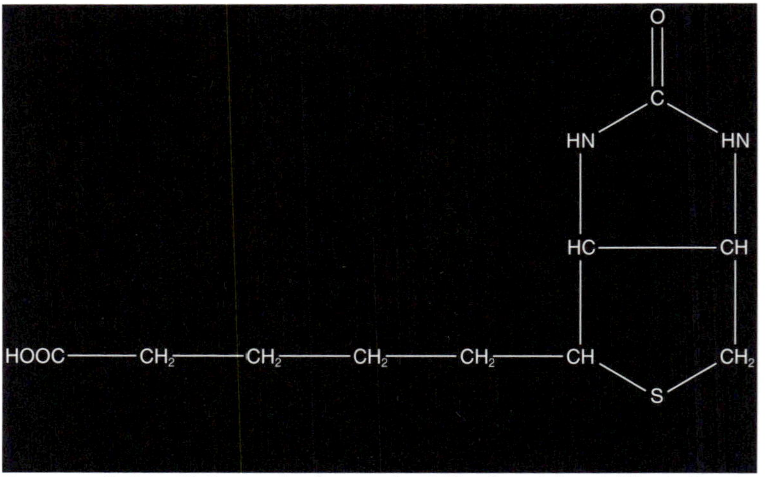

Geschichte und Vorkommen

Das wasserlösliche Biotin aus der Gruppe der B-Vitamine wird auch Vitamin B_8 oder Vitamin H genannt (H deshalb, weil es wichtig für die Gesundheit von Haut und Haaren ist). Da es als Coenzym zudem eine wichtige Rolle im menschlichen Stoffwechsel spielt, hat es auch noch den Namen Coenzym R. Entdeckt wurde das Vitamin Anfang der 1930er Jahre, erstmals aus Eidotter isoliert wurde es 1936. Biotin ist in vielen Nahrungsmitteln enthalten. Weil die benötigten Mengen gering sind, misst man das Vitamin in Mikrogramm. In tierischen Geweben wie Leber kommt es hauptsächlich an Eiweiß gebunden vor. Reich an Biotin sind außer Eigelb, Fleisch und Innereien auch Hefe, Sojabohnen, Haferflocken, Weizenkeime, Nüsse und Fisch. In gegarten Speisen geht Biotin kaum verloren, da es relativ unempfindlich gegen Hitze ist. Auch die Bakterien unserer Darmflora sind in der Lage, Biotin herzustellen. Diese Versorgungsquelle spielt jedoch nur bei veganer Ernährung eine wichtige Rolle.

Wirkung und Anwendung

Biotin ist wichtig für den Stoffwechsel. Es baut Aminosäuren ab, regt die Fett- und Kohlenhydratverwertung an und hat eine positive Auswirkungen auf den Cholesterinspiegel. Auch unser Hormonsystem benötigt Biotin, z.B. für die Produktion männlicher Sexualhormone (auch Frauen sind auf das »männliche« Sexualhormon Testosteron angewiesen). Biotin ist an der Bildung von Hautgewebe beteiligt und hält Haut, Haare und Nägel gesund. Es soll sogar helfen, frühzeitigem Ergrauen und der Bildung einer Glatze vorzubeugen. Zwischen 30 und 60µg Biotin täglich empfiehlt die Deutsche Gesellschaft für Ernährung (DGE) Jugendlichen und Erwachsenen. Die Mindestmenge ist in 30g Rinderleber, 50g Sojabohnen oder etwa in 150g Haferflocken enthalten. Ein Biotinmangel kommt nur selten vor. Gefährdet sind Raucher, Menschen, die regelmäßig Alkohol trinken, aber auch Schwangere und Stillende, die nicht ausgewogen essen. Wer große Mengen an rohem Hühnereiweiß täglich zu sich nimmt, kann ebenfalls an Biotinmangel leiden. Der Grund: Das Weiße vom Ei enthält Avidin, ein Protein, das die Biotinaufnahme verhindert. Avidin wird jedoch beim Kochen zerstört. Biotin-Mangelsymptome sind Haarspliss und -ausfall, brüchige Fingernägel sowie Hautekzeme. Bei solchen Anzeichen kann die zusätzliche Einnahme eines Biotin-Präparates aus der Apotheke oder Drogerie helfen. Nebenwirkungen sind selbst nach der Einnahme hoher Biotinmengen nicht bekannt. Als wasserlösliches Vitamin wird ein Zuviel an Biotin über den Harn wieder ausgeschieden.

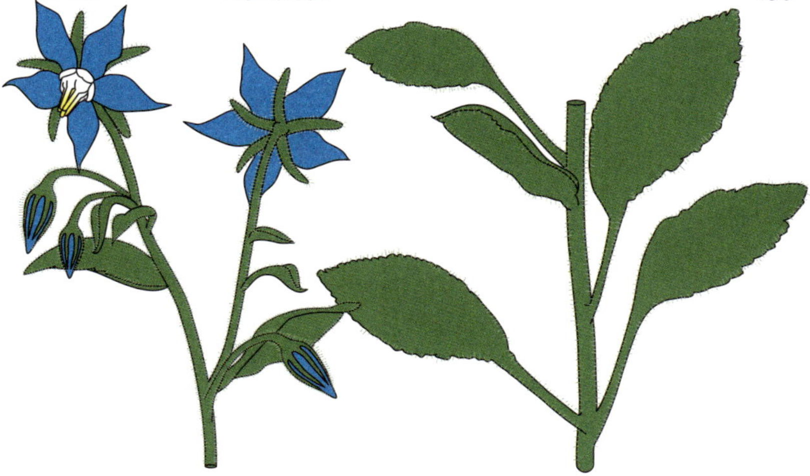

Geschichte und Vorkommen

Borretsch (Borago officinalis) mit seinen strahlend blauen Blüten ist eine der schönsten Gewürzpflanzen. Weil seine behaarten Blättchen nach grüner Gurke schmecken, wird er auch Gurkenkraut genannt. Weitere Namen sind Gurkenkönig, Wohlgemut, Borgel, Liebäugel, Herzensfreund und Himmelsstern. Zwei mögliche Erklärungen gibt es zu seinem Namen. Zum einen könnte er vom lateinischen Wort »borra« = Gewebe aus rauer Wolle abgeleitet sein und sich auf seine Behaarung beziehen. Die andere geht auf seine Eigenschaft, Schweißausbrüche hervorzurufen, zurück und besagt, dass der Name aus dem Arabischen kommt und »Vater des Schweißes« bedeutet. Araber brachten den ursprünglich aus Kleinasien stammenden Borretsch nach Europa, als sie im frühen Mittelalter Spanien besetzt hielten. Er wurde vor allem in der südwesteuropäischen Küche sehr beliebt. Die Blätter kochte man wie Spinat, die blauen Blüten wurden zur Färbung von Speisen und zur Herstellung von Farbe benutzt. Heute ist Borretsch im Mittelmeergebiet heimisch, oft wächst er dort wild. Im restlichen Europa und in Nordamerika ist er in Gärten zu finden. Borretsch wächst gern auf humusreichen, feuchten Böden an sonnigen und halbschattigen Stellen. Im Südwesten Deutschlands wird er traditionell auf Gräber gepflanzt.

Inhaltsstoffe, Wirkung und Anwendung

In der Volksheilkunde wird Borretsch wegen seiner blutreinigenden, abführenden, harn- und schweißtreibenden Wirkung geschätzt. Die Pflanze ist reich an Kalium, Kalzium, Vitamin C und Kieselsäure. Blätter und Blüten sollten jedoch nur sparsam verwendet werden, denn sie enthalten außer Gerb- und Schleimstoffen auch alkalische Stickstoffverbindungen (Alkaloide), die leberschädigend und krebserzeugend wirken können. Völlig unbedenklich ist dagegen Borretschsamenöl. Praktisch frei von den schädlichen Alkaloiden kann es äußerlich und innerlich angewendet werden. Das Öl enthält bis zu 45% der ungesättigten Linolensäure, einer für den menschlichen Körper sehr wichtigen Omega-3-Fettsäure, die er nicht selbst herstellen kann. Die Gamma-Linolensäure unterstützt die Bildung von entzündungshemmenden und krampflösenden Stoffen im Körper. Außerdem unterstützt sie das hormonelle Gleichgewicht bei Frauen. Borretschsamenöl wird zur äußerlichen Anwendung bei Neurodermitis und zur innerlichen bei dem prämenstruellem Syndrom (=PMS) und bei Rheuma empfohlen.

Allgemeine Hinweise

Borretsch ist ein wertvoller Helfer im Biogarten. Seine Blüten enthalten viel Nektar und ziehen Bienen an. Sein Kraut eignet sich hervorragend zur Gründüngung und verbessert die Bodenqualität. Borretsch ist eine wichtige Zutat für die berühmte Frankfurter Grüne Soße. Die Blättchen entwickeln ihr frisches, würziges Aroma am besten, wenn sie in feine Streifen geschnitten werden. Dafür aber besser nur junge Blätter verwenden. Um Borretsch haltbar zu machen, sollte er eingefroren werden. Beim Trocknen oder Kochen der Blätter geht das Aroma verloren.

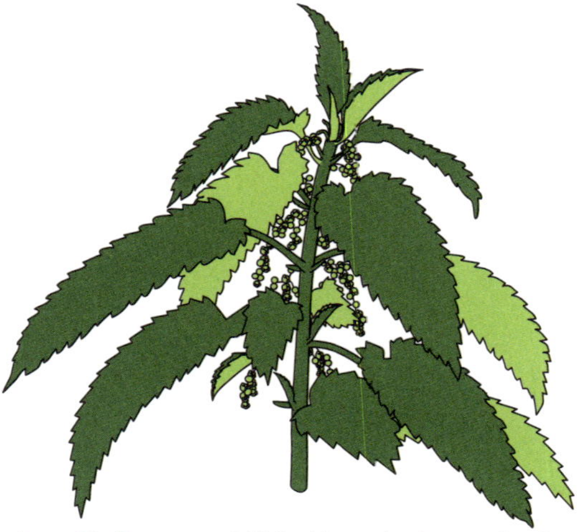

Geschichte und Vorkommen

Die Brennnessel (Urtica) kommt nahezu weltweit vor. Sie wächst überall, wo der Boden stickstoffreich und es weder zu heiß noch zu kalt ist. Man findet sie an Wegrändern, Ufern, auf Lichtungen und Schuttplätzen. Wer diese Wildpflanze auch nur ein Mal kurz angefasst hat, weiß, woher ihr Name kommt: Es brennt wie Feuer, und es bilden sich juckende Quaddeln. Schuld daran sind feine Härchen, die an den gezackten Blättern und Stängeln sitzen und bei Berührung einen biochemischen Cocktail aus Ameisensäure und Nesselgift entleeren. Bereits die alten Griechen kannten und schätzten die Brennnessel als Arzneipflanze. Dioskurides lobte sie als Mittel zur Behandlung von Drüsenschwellungen, Lungenentzündung, Geschwüren und Furunkeln. Hildegard von Bingen empfahl die junge Brennnessel als gesundes Gemüse, das nicht roh, sondern gekocht den Magen reinige. Man nutzte die Brennnessel als Aphrodisiakum und beschrieb ihre Samen darüber hinaus als fruchtbarkeitsfördernd. Zudem war die Brennnessel in der Klosterheilkunde ein Arzneimittel bei Halsentzündungen, Husten und wegen ihrer harntreibenden Wirkung bei Nierensteinen.

Inhaltsstoffe, Wirkung und Anwendung

Die Brennnessel ist eine sehr wertvolle Wildpflanze, die viel Vitamin C und Betacarotin, Kalzium, Eisen und Gerbstoffe enthält. Wegen ihres relativ hohen Nitratgehalts sollte sie jedoch nicht zu oft auf den Tisch kommen. Heilende Wirkungen haben Saft, Tee, Sirup und Tinktur aus Brennnesseln. Sie unterstützen innerlich angewandt die Nieren durch ihre nachgewiesene harntreibende (diuretische) Wirkung und helfen bei rheumatischen Beschwerden. Äußerlich werden sie bei fettiger Kopfhaut und Schuppen aufgetragen.

Allgemeine Hinweise

Man unterscheidet die große bis 150 cm hohe Brennnessel und die kleine, einjährige Brennnessel, die nur 15 bis 45 cm hoch wird. Die große Art ist zweihäusig, d. h. eine Pflanze besitzt nur männliche oder weibliche Blüten. Die kleine Art dagegen ist einhäusig: Eine Pflanze hat sowohl weibliche als auch männliche Blüten. Brennnesselblätter haben einen frischen, aromatischen Geschmack und können vom Frühjahr bis in den Sommer gesammelt werden. Sie schmecken im Salat, in Kräuterbutter und werden wie Spinat zubereitet. Am schmackhaftesten sind die jungen Blätter und Triebe des Wildkrauts, sinnvollerweise mit Gummihandschuhen geerntet. Man muss übrigens keine Angst haben, sich Lippen, Zunge oder Gaumen zu verbrennen. Die Brennhaare verlieren durch Trocknen, Erhitzen und Zerkleinern ihre Wirkung. So steht dem kulinarischen Genuss nichts mehr im Weg.

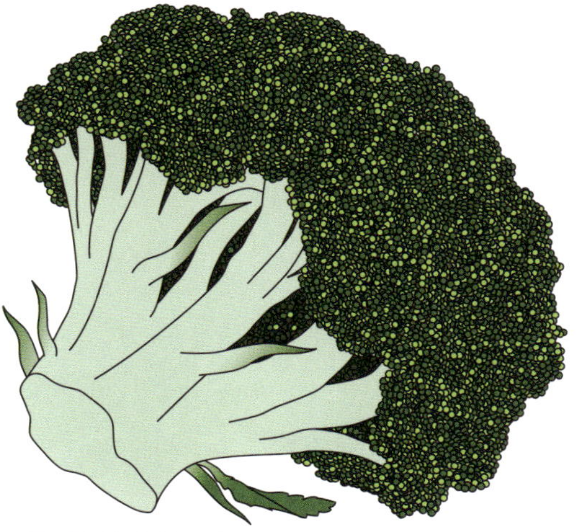

Geschichte und Vorkommen

Der Brokkoli (Brassica oleracea convar) stammt ursprünglich aus dem Vorderen Orient. Seinen Namen erhielt er von den alten Römern, die den verzweigten Kohl nach dem lateinischen Wort »brachium« = Arm oder Zweig benannten. Andere Namen für Brokkoli sind Sprossen-, Spargel- und Brökelkohl. Er ist von jeher fester Bestandteil der italienischen Küche: Katharina von Medici brachte ihn nach Frankreich. Zu Beginn des 19. Jahrhunderts führte ihn der amerikanische Präsident Thomas Jefferson als »Italienischen Spargel« in die USA ein. Auch in älteren deutschen Kochbüchern ist Brokkoli als Spargelkohl zu finden — allerdings zunächst nur bis zum Ersten Weltkrieg. Danach geriet er in Vergessenheit. Erst in den 1960er Jahren erlebte er seine Renaissance bei uns als Italien-Import. Heute ist Brokkoli so weit verbreitet, dass ein ganzjähriges Angebot möglich ist. Hauptanbaugebiete sind die USA und die westlichen Mittelmeerländer, wo Brokkoli auf tiefgründigem humushaltigem Boden an sonnigen bis halbschattigen Standorten gedeiht. Brokkoli aus Deutschland kommt im Sommer und Frühherbst in den Handel.

Inhaltsstoffe, Wirkung und Anwendung

Brokkoli enthält mehr Vitamine und Mineralstoffe als der eng mit ihm verwandte Blumenkohl. Er ist besonders reich an den Vitaminen C, B_1, B_2, B_6, E, K, Provitamin A und Folsäure und an den Mineralstoffen Kalium, Kalzium, Phosphor, Eisen, Zink und Magnesium. Verschiedene sekundäre Pflanzenstoffe in Brokkoli wirken schützend vor Krebs, indem sie zellzerstörende freie Radikale abwehren und sogar bereits vorhandene Zellschäden reparieren. Der sekundäre Pflanzenstoff Sulforaphan hat sich in Laborversuchen als wirkungsvolles Mittel gegen das Magenbakterium Helicobacter pylori erwiesen, das nach neueren Erkenntnissen für Magengeschwüre und Magenkrebs verantwortlich gemacht wird. Im Experiment greift Sulforaphan auch Bakterien an, die sich in Zellen versteckt halten und daher mit Medikamenten nur schwer erreichbar sind.

Allgemeine Hinweise

Im Gegensatz zum Blumenkohl bildet der Brokkoli keine geschlossene Einzelblume. Seine Köpfchen sitzen auf verzweigten, fleischigen Stielen und bilden einen Pflanzenstrauß mit verdickten Blüten. Sie sind meist blaugrün. Es gibt aber auch violette, gelbe und weiße Sorten. Neben den Blüten sind auch die Stiele und Blätter essbar, jedenfalls solange sie frisch und zart sind. Festere Stiele lassen sich wie Spargel schälen. Brokkoli muss gekocht oder zumindest blanchiert werden, wobei die Stiele eine längere Garzeit benötigen als die Blütenknospen. Die Frische des Brokkolis verrät seine Farbe. Blaugrün und dazu geschlossen sollten die Knospen sein. Gelbe Blüten können bitter schmecken. In Frischhaltefolie gewickelt hält sich Brokkoli im Kühlschrank 1 bis 2 Tage, im Tiefkühlfach auch länger.

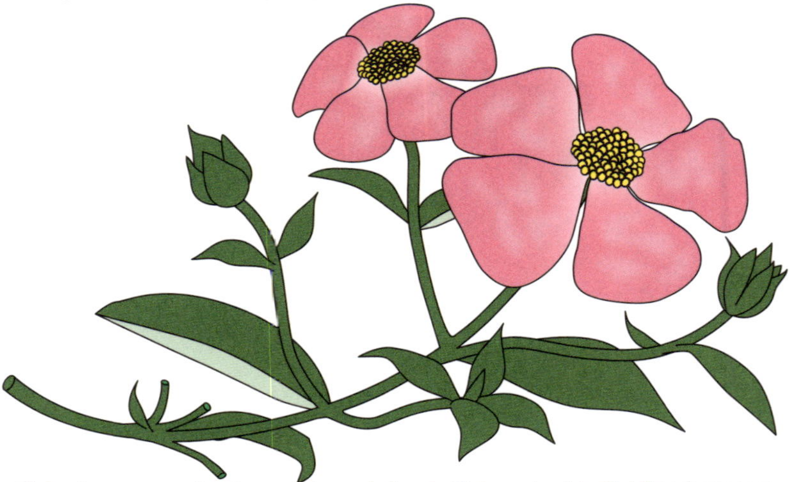

Geschichte und Vorkommen

Cistus incanus ssp. tauricus, auch graubehaarte Zistrose (sprich: Zist-Rose) genannt, kommt im östlichen Mittelmeergebiet vor, insbesondere in Griechenland. Die Pflanze wächst wild und wird nicht kultiviert. Seit 2000 Jahren hat Cistus incanus, insbesondere als Teezubereitung, seinen festen Platz in der Erfahrungsheilkunde. Die Verwendung lässt sich bis ins 4. Jahrhundert v. Chr. zurückverfolgen. In Form von mühevoll gewonnenem Harz — sogenanntes Ladanum oder Labdanum — brachten die Menschen die Pflanze nach Ägypten und in den Sudan. Dort entwickelte sie sich schnell zu einem beliebten Mittel gegen Bakterien und Pilze. Seit dieser Zeit findet Cistus auch als Genusstee Verwendung. Zum Schmunzeln regt aus heutiger Zeit die damalige Art der Harzgewinnung an: Die Hirten trieben ihre Ziegen durch das Zistrosen-Dickicht, so dass das klebrige Harz der Pflanze am Fell der Tiere hängenblieb. Anschließend schor man die Tiere und kochte die frische Wolle in Wasser. Das wertvolle Harz blieb an der Wasseroberfläche zurück. Die katholischen Kirchen kennen Harz aus Cistus incanus ssp. tauricus noch heute als einen wichtigen Bestandteil des Weihrauchs. Internationale Schlagzeilen machte die aromatische Pflanze im Jahr 1999: Eine Expertenjury zeichnete Cistus incanus ssp. tauricus als »Pflanze Europas 1999« aus.

Inhaltsstoffe, Wirkung und Anwendung

Cistus enthält mehr Polyphenole (aufgrund der Ähnlichkeit zu Vitaminen auch Vitamin P oder »Permeabilitätsvitamin« genannt) als andere europäische Pflanzen. Diese Schutzsubstanzen zählen zu den sekundären Pflanzenstoffen und sind für ihre stark antioxidative Wirkung bekannt. Sie neutralisieren freie Radikale und unterstützen damit die körpereigenen Abwehrkräfte. Polyphenole schützen das Herz und die Gefäße vor Arteriosklerose, sie bremsen vorzeitige Alterungsprozesse und beugen sogar Krebs vor. Zudem können sie Bakterien, Pilze und Viren unschädlich machen; sie dämmen den berüchtigten Helicobacter pylori ein, der Magenschleimhautentzündungen und -geschwüre verursachen kann.

Allgemeine Hinweise

Cistus enthält mehr Polyphenole als Rotwein — bislang als bester Polyphenollieferant und guter Herzschutz bekannt. Mit Cistus-Tee können Sie Ihrem Körper Gutes tun, ohne ihm das Zellgift Alkohol zuzuführen. Dafür 1 Teelöffel Kraut mit kochendem Wasser überbrühen und nach höchstens 5 Minuten abseihen, da sich sonst ein bitterer Geschmack entwickelt.

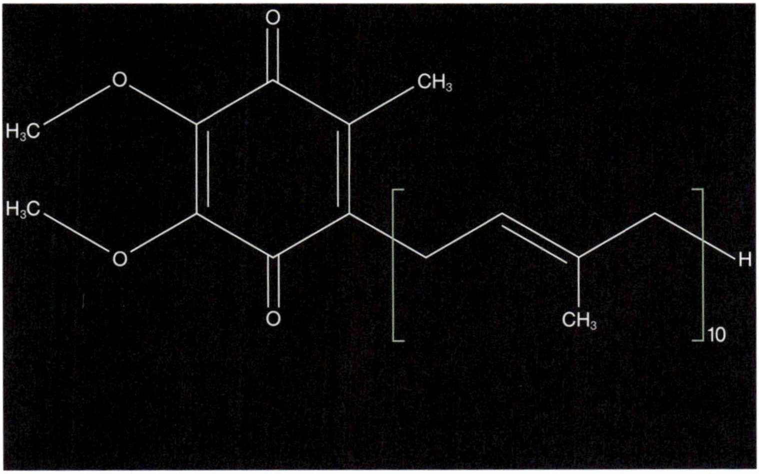

Beschreibung und Vorkommen

Coenzyme Q sind chemische Verbindungen aus Kohlenstoff-, Wasserstoff- und Sauerstoffatomen, die sich ringförmig zu einer sogenannten Chinonstruktur zusammensetzen. Da diese Substanzen in allen lebenden Zellen in der Natur vorkommen, werden sie als Ubichinone bezeichnet (lat. »ubi« = überall). In der Natur sind die Coenzyme Q_1 bis Q_{10} bekannt. Sie sind an vielen Enzymreaktionen beteiligt. Für den menschlichen Organismus ist vor allem das Coenzym Q_{10} relevant (Tiere und Pflanzen können auch die Coenzyme Q_1 bis Q_9 verwenden). Die Substanz kommt in den Zellwänden und in den Mitochondrien, den kleinen Kraftwerken der Zellen, vor. Dort ist das Coenzym an der Produktion von Energie beteiligt, indem es biochemische Reaktionen beschleunigt und hilft, ATP bereitzustellen [siehe S. 20]. Q_{10} ist in allen Zellen des menschlichen Körpers vorhanden, besonders hoch ist seine Konzentration jedoch im Herz und in der Leber. Diese beiden Organe haben den höchsten Energiebedarf und die meisten Mitochondrien. Entdeckt wurde das Coenzym 1957 in den USA. Bei der Untersuchung von Mitochondrien in Rinderherzen gelang es einem Forscherteam an der Universität von Wisconsin, das Coenzym aus den Herzmuskelzellen zu isolieren. Nach der Entschlüsselung der chemischen Formel konnte es auch im menschlichen Herz nachgewiesen werden. Seine Wichtigkeit für den Menschen war damit bald erkannt.

Wirkung und Anwendung

Coenzym Q_{10} kurbelt die Energieproduktion in den Zellen an, macht die Zellwände geschmeidig und sichert ihre Durchlässigkeit für lebenswichtige Stoffe. Es wirkt zudem als Antioxidans, bindet freie Radikale und entgiftet den Körper. Q_{10} kann im menschlichen Körper selbst produziert werden und wird auch durch die Nahrung von außen zugeführt. In der Nahrung sind verschiedene Coenzyme Q enthalten. Die Coenzyme Q_1 bis Q_9 werden durch chemische Umwandlung in der Leber zu Coenzym Q_{10} umgebaut. Das aus der Nahrung stammende Coenzym Q_{10} kann sofort verwendet werden. Etwa 3 bis 10 mg Coenzym Q_{10} nehmen wir täglich über die Nahrung auf. Die wichtigsten Lieferanten sind Fisch und Fleisch, aber auch bestimmte Gemüsesorten wie Brokkoli enthalten relativ viel Q_{10}. Wer sich ausgewogen ernährt, kann Q_{10} in ausreichender Menge selbst produzieren. Die Eigenproduktion des Coenzyms nimmt jedoch im Alter und auch bei Krankheit ab. So ist die Q_{10}-Konzentration im Körper eines 40-Jährigen bereits um 30% geringer als bei einem 20-Jährigen. Dann ist es möglich, sich zusätzlich mit Q_{10} zu versorgen. Entsprechende Präparate werden in Apotheken angeboten. Auch die kosmetische Industrie nutzt die Substanz, um Anti-Falten-Cremes damit anzureichern.

Allgemeine Hinweise

Da es sich beim Coenzym Q_{10} um eine körpereigene Substanz handelt, ist der Organismus mit ihr vertraut, und Nebenwirkungen treten bei normaler Dosierung nicht auf. Es werden lediglich die körpereigenen Q_{10}-Vorräte aufgefüllt. So ist eine optimale Q_{10}-Versorgung gesichert. Die Q_{10}-Zufuhr von außen hat dabei keinen Einfluss auf die körpereigene Q_{10}-Produktion; sie unterstützt die Herstellung und setzt sie nicht herab.

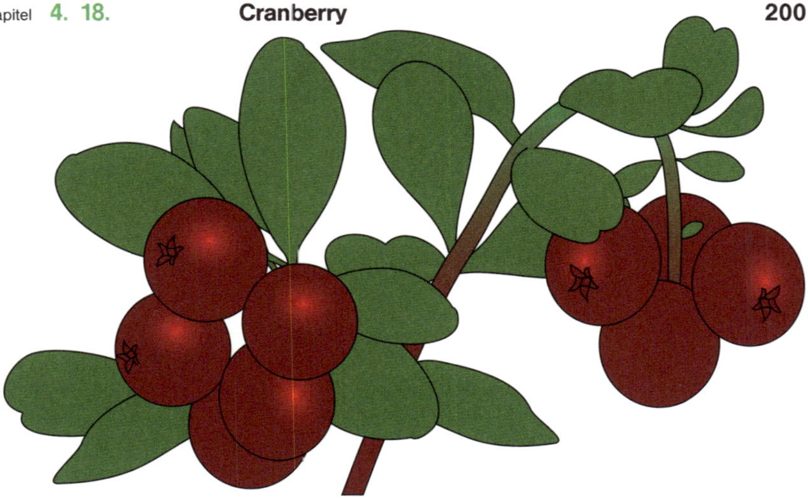

Geschichte und Vorkommen

Als die Pilgrim Fathers 1620 an der Küste von Cape Cod in New England landeten, waren sie vom Hungertod bedroht. Erst als ihnen die dort ansässigen Indianer zeigten, wie man von den einheimischen Pflanzen und von Wild leben konnte, waren sie gerettet. 1621 feierten sie ihr erstes Thanksgiving-Fest auf amerikanischem Boden und bereiteten ein Festmahl aus wildem Truthahn, Kürbis, Maisbrot und den roten Verwandten der europäischen Heidelbeere, die sie Cranberries nannten — die Cranberry-Blüte erinnerte sie an den Kopf eines Kranichs (=engl. »crane«). Die gesundheitsfördernden Eigenschaften der Cranberry (Vaccinium macrocarpon) sind in den USA seit Langem bekannt und Bestandteil volkstümlicher Überlieferungen. Dort wird sie auch Indianerbeere genannt. Die Indianer nutzten sie zum Heilen von Wunden und zum Färben von Stoffen. Während der langen Walfangreisen waren die Frachträume der amerikanischen Schiffe voll mit Cranberries, mit denen die Seeleute dem gefährlichen Skorbut vorbeugten. 1984 lieferten Forscher der Harvard Medical School dann erste wissenschaftliche Belege für die antibakterielle Wirkung der Beeren. Erst 1998 fand ein anderes Wissenschaftlerteam heraus, welche Substanzen dafür verantwortlich sind: Es sind sogenannte Proanthozyanidine, verdichtete, ausschließlich in der Indianerbeere vorkommende Tannine, die die Bakterien in die Flucht schlagen.

Inhaltsstoffe, Wirkung und Anwendung

Cranberries sind reich an Vitamin C, Kalium, Phosphor und Natrium sowie Proanthozyanidinen. Diese Substanzen, die zur Gruppe der sekundären Pflanzenstoffe gehören, halten das Escherichia-Coli-Bakterium in Schach, das u.a. zu Harnwegsinfekten führen kann. Besonders Frauen, die unter häufigen Blasenentzündungen leiden, werden von einigen Forschern ein bis zwei Gläser Saft täglich empfohlen — aber Achtung, der Saft schmeckt säuerlich-bitter und ist nicht jedermanns Sache. Die Proanthozyanidine hemmen darüber hinaus die Vermehrung des berüchtigten Magenkeims Helicobacter pylori, der für Magengeschwüre verantwortlich ist, und des Mundkeims Streptococcus mutans, der Karies und Parodontose begünstigt. Außerdem sind Proanthozyanidine wirkungsvolle Antioxidantien: Sie verlangsamen die Zellalterung und beugen Herz-Kreislauf-Erkrankungen vor. Vermutlich hemmen sie auch das Wachstum von Tumoren. Im Tierexperiment konnten Cranberry-Erzeugnisse Brustkrebs bei Tieren eindämmen.

Allgemeine Hinweise

In Nordamerika gibt es weit über 100 verschiedene Cranberry-Sorten. Sie blühen im späten Juni und frühen Juli. Die Ernte beginnt Mitte September und dauert bis Anfang November. Bei uns sind die Beeren als Tiefkühlprodukte, getrocknet, als Saft oder als Nahrungsergänzungsmittel erhältlich. Sie stammen nahezu alle aus dem US-Staat New England.

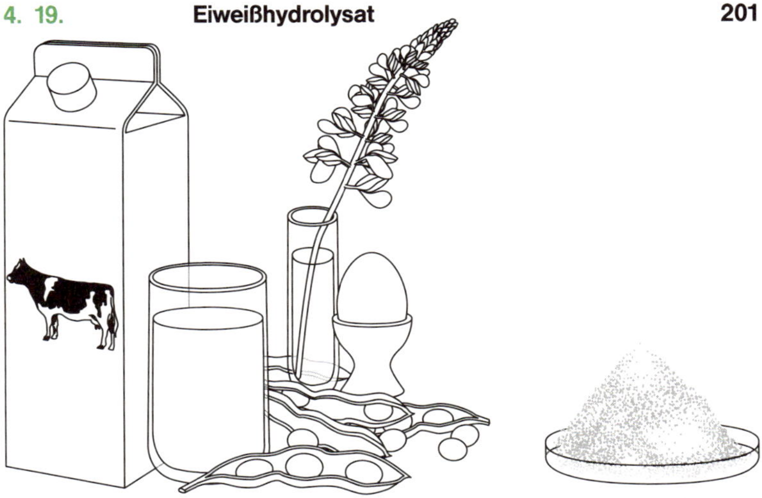

Beschreibung und Vorkommen

Eiweiß- oder Proteinhydrolysate sind flüssige, pastenförmige oder trockene Eiweißerzeugnisse. Sie werden durch den Abbau von sogenannten Eiweißträgern hergestellt, z. B. Molke, Eiern, Kartoffeln, Getreide und Hülsenfrüchten (etwa Sojasoße aus der Sojabohne). Ein sehr bekanntes Eiweißhydrolysat ist die Speisewürze der Firma Maggi. Ihr Namensgeber Julius Maggi erfand sie 1886 in der Schweiz als preiswerten Ersatz für Fleischextrakt. Auf die Idee kam er durch einen Japanaufenthalt, wo Maggi die ähnlich würzige Sojasoße kennengelernt hatte. Hergestellt wird die heimische Würzsoße mit dem Eiweiß aus Weizenkleber und Sojaschrot. Es wird durch Kochen in Salzsäure gelöst und verändert, danach mit Natronlauge neutralisiert.

Wirkung und Anwendung

Eiweißhydrolysate sind sogenannte vorverdaute Eiweiße, die dem Körper besonders schnell zur Verfügung stehen. Sie eignen sich als ergänzende Proteinquelle, deshalb sind sie ein wichtiger Bestandteil in Eiweißprodukten für Sportler und sind teilweise auch in Babynahrung enthalten. In der Kosmetik werden Eiweißhydrolysate äußerlich eingesetzt. Sie werden aus Lupineneiweiß gewonnen und gelten gemeinhin als eine wirksame Substanz gegen Falten.

Allgemeine Hinweise

Die Maggi-Würze in den traditionellen braunen Fläschchen gilt fast als Synonym für alle derartigen Würzsoßen. Ihr Geschmack erinnert an Liebstöckel, das aus diesem Grund auch Maggi-Kraut genannt wird. Enthalten ist das Küchenkraut jedoch nicht. Im Allgemeinen wird die braune Flüssigkeit zum Würzen von Suppen und anderen Speisen verwendet. Obwohl 100 g Maggi immerhin 11 g Eiweiß enthalten, eignet es sich zur Versorgung mit Eiweiß eigentlich nicht.

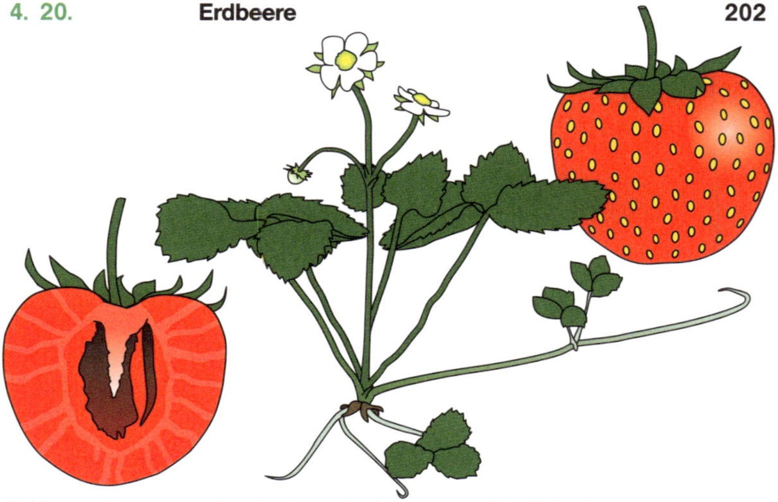

Geschichte und Vorkommen

Erdbeersorten waren schon in der Antike bekannt, von Vergil, Ovid und Plinius wurden sie »frega« oder »fregum« genannt. Im Mittelalter gab es dann große Flächen, auf denen die kleine Walderdbeere (Fragaria vesca) kultiviert wurde. Ihren deutschen Namen bekam die Pflanze, weil sie Früchte in der Nähe des Bodens trägt. Heute werden Erdbeeren in nahezu allen Ländern der Erde angebaut. Interessant ist, dass es sich botanisch gesehen bei der Erdbeere um eine Scheinfrucht handelt, denn sie ist »nur« der verdickte Blütenboden der Pflanze, auf dem sich die gelben Samenkernchen befinden. Obwohl die Pflanzen mehrjährig sind, werden sie nur ein- oder zweijährig angebaut. Der Grund: weniger Krankheiten und Schädlinge, aber auch höhere Erträge. Es gibt frühe, mittlere und späte Sorten, wobei das Aroma der letzteren Sorten oft am besten ist. Königin der Beerenfrüchte wird die aromatische Erdbeere (Fragaria) auch genannt. Dabei ist die Erdbeere, wie wir sie heute kennen, erst im 18. Jahrhundert in Frankreich aus einer eher zufälligen Kreuzung entstanden. Die kleine amerikanische Scharlach-Erdbeere und die weit größere Chile-Erdbeere, beide aus der Neuen Welt, standen Pate für das rote Früchtchen. Aus ihnen entstand die große Gartenerdbeere (Fragaria ananassa), von der heute mindestens 1000 verschiedene Sorten existieren.

Inhaltsstoffe, Wirkung und Anwendung

Erdbeeren sind reicher an Vitamin C als Orangen, enthalten aber auch Provitamin A sowie die Vitamine der B-Gruppe B_1 und B_2. Weitere Inhaltsstoffe sind Natrium, Kalium, Kalzium und Phosphor sowie viel Eisen und Folsäure — von alters her werden sie daher gegen Blutarmut eingesetzt. Der hohe Kalziumgehalt schützt die Knochen vor Osteoporose, Kalium und Magnesium schützen das Herz. Die in Erdbeeren befindlichen Phenolsäuren wirken krebsvorbeugend. Zudem enthalten Erdbeeren Salizylsäure, eine Substanz, die hochkonzentriert in Schmerzmitteln die Beschwerden bei Kopfschmerzen, Gicht oder Rheuma lindert. Für manche Menschen ist der Genuss der kleinen Vitaminbomben jedoch mit unangenehmen Begleiterscheinungen verbunden: Sie bekommen einen Bläschenausschlag oder Nesselsucht — eine allergische Reaktion, die zum Glück aber meist schnell wieder verschwindet.

Allgemeine Hinweise

Da die heutigen Kultursorten in der Regel zwittrig sind, ist eine Bestäubung immer gesichert. Neben den nur einmal tragenden Sorten gibt es insbesondere für den Liebhaberanbau Sorten, die mehrmals tragen. Zwar sind Erdbeeren mittlerweile fast das ganze Jahr über erhältlich, jedoch sind nicht alle gleich aromatisch. Vor allem Früchte mit langen Lieferwegen aus Spanien oder noch weiter entfernten Ländern schmecken lange nicht so gut wie Erdbeeren aus der heimischen Produktion. Die beginnt etwa Ende Mai und dauert 2 bis 3 Monate. Da Erdbeeren sehr schnell nachreifen und leicht verderblich sind, sollten sie so rasch wie möglich verbraucht werden. Im Kühlschrank halten sie sich allerhöchstens 2 Tage.

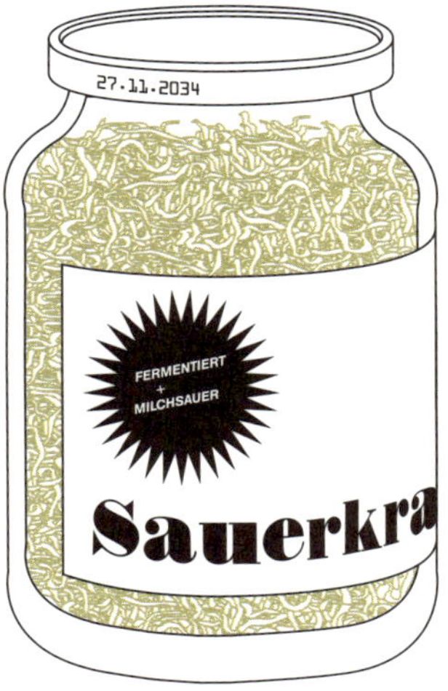

Geschichte und Vorkommen

Das Vergären von Lebensmitteln ist eines der ältesten Konservierungsverfahren. Man kann z.B. Sauerkraut aus Weißkohl machen. Auch wenn Deutschland als Heimat der Sauerkrautfreunde gilt, ist die Methode keine deutsche Erfindung. Vieles deutet darauf hin, dass das Verfahren aus dem Fernen Osten stammt. Schon beim Bau der berühmten Chinesischen Mauer aßen die Bauarbeiter täglich ihre Ration Reis mit saurem Kohl. Dokumente beweisen, dass Gärgemüse schon um 300 v. Chr. in China verbreitet war. Aus Korea stammt Kimchi, der scharfe, milchsauer vergorene Chinakohl mit Rettich, Frühlingszwiebeln, Ingwer, rotem scharfem Paprika, Knoblauch oder anderem Gemüse. Man isst dort das beliebte Gärgemüse seit über 2000 Jahren. Das erste aufgeschriebene Sauerkrautrezept stammt vom römischen Schriftsteller und Naturforscher Plinius (24 bis 79 n. Chr.). Der Kohl wurde damals in Ölkrüge gegeben, gut gesalzen und luftdicht verschlossen. Dies setzte die uns heute bekannte Milchsäuregärung in Gang, was die Menschen damals noch nicht wussten. Warum das Konservieren von Lebensmitteln auf diese Weise funktioniert und dass bei der Gärung bzw. Fermentation ein Spaltungsprozess abläuft, bei dem Zucker in Alkohol und Kohlendioxid getrennt wird und Milchsäure entsteht, beschrieb erst 1789 der Chemiker Antoine Lavoisier. 1854 entdeckte schließlich Louis Pasteur nach eingehendem Studium der Gärung die Fermentation von Rübenzucker. Bis heute wird dieses Verfahren in der Lebensmittelverarbeitung angewandt.

Wirkung und Anwendung

Die bei der Gärung entstehende Milchsäure senkt den pH-Wert eines Lebensmittels. Es wird sauer, das verhindert das Wachstum von zersetzenden Keimen. Aber es gibt weitere Vorteile: Die Vitamine bleiben erhalten, in einigen Fällen erhöht sich der Vitamingehalt sogar. So ist Sauerkraut z.B. ein Vitamin-C-Lieferant erster Güte und stärkt das Immunsystem. Durch die Milchsäuregärung sind viele Lebensmittel auch besser verdaulich und bekommen einen interessanten Geschmack. Einen großen gesundheitlichen Wert hat milchsauer vergorenes Gemüse für den Darm. Der niedrige pH-Wert stimuliert gutartige Darmbakterien, sich zu vermehren. Das baut die Darmflora auf und stabilisiert sie. So schützt sie uns vor schädlichen Eindringlingen, etwa Salmonellen.

Allgemeine Hinweise

Zur Herstellung von 4 kg Weißkohl nach dem Waschen die welken Blätter entfernen, die Köpfe vierteln, vom Strunk befreien, dann mit einem großen, scharfen Messer in feine Streifen schneiden. Einen absolut sauberen Steintopf mit kochend heißem Wasser ausspülen. Darin Kohlstreifen in etwa 10 cm Höhe schichten und einsalzen. Die erste Schicht feststampfen, bis Flüssigkeit austritt. Wieder eine Schicht Kohlstreifen einfüllen, salzen und stampfen. Diesen Vorgang wiederholen, bis der gesamte Kohl im Topf ist. Zum Salzen wird insgesamt etwa 70 g Koch- oder Meersalz ohne Jod und Fluor benötigt. Den Topf mit einem Küchentuch und einem runden Holzbrett abdecken. Einen Stein zum Beschweren auflegen und das Kraut an einem kühlen Ort 4 bis 6 Wochen gären lassen. Dann ist es das Sauerkraut fertig.

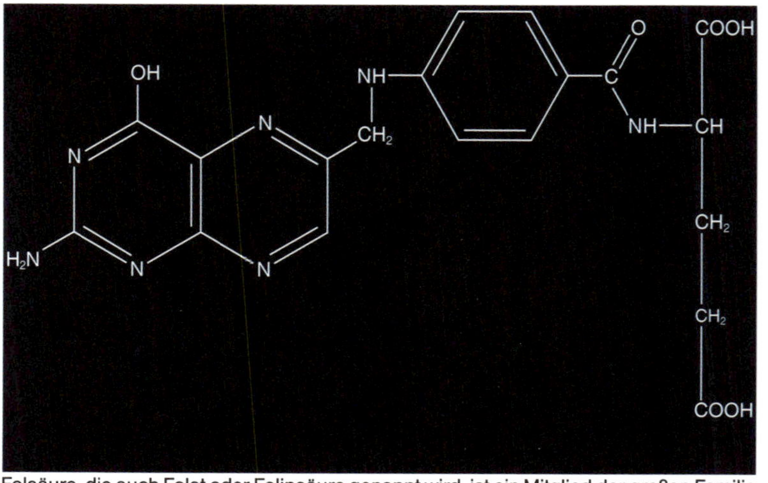

Beschreibung, Geschichte und Vorkommen

Folsäure, die auch Folat oder Folinsäure genannt wird, ist ein Mitglied der großen Familie der B-Vitamine. Das wasserlösliche Vitamin wurde 1941 entdeckt, als schwangere Frauen einen Mangel an roten Blutkörperchen durch den Verzehr von Leber und Hefeextrakten ausglichen. Isoliert wurde es jedoch erstmals aus Spinatblättern. Daher stammt auch sein Name, angelehnt an das lateinische Wort für Blatt = »folium«. Nicht nur in Leber, dunkelgrünem Blattgemüse und Salaten ist die für unseren Körper sehr wichtige Folsäure in hoher Konzentration enthalten. Auch in Vollkornprodukten, Nüssen, Tomaten, Möhren, Hülsenfrüchten, Eigelb oder in Erdbeeren kommt sie vor. Jedoch geht das Vitamin bei einer Lagerung über mehrere Tage bis zu zwei Dritteln verloren und verträgt dazu keine Hitze. Der wissenschaftliche Name für das natürlich vorkommende Vitamin lautet Folat. Synthetisch hergestellt, bezeichnet man es als Folsäure.

Wirkung und Anwendung

Der menschliche Körper kann keine Folsäure einlagern, deshalb ist eine Zufuhr durch die Ernährung extrem wichtig. Die empfohlene Tagesdosis liegt bei 400 µg und ist z.B. in 200 g Rinderleber enthalten. Allerdings nimmt laut DGE nur jeder vierte Deutsche genügend Folsäure zu sich. Zwei Drittel der Frauen kommen nicht einmal auf 300 µg pro Tag, bei Männern sieht es ein wenig besser aus. Hoher Alkoholkonsum verstärkt den Mangel an Folsäure. Das Vitamin spielt zusammen mit Vitamin B_{12} eine entscheidende Rolle bei der Zellteilung und der Bildung der roten Blutkörperchen im Knochenmark. Es ist an allen Wachstums- und Entwicklungsprozessen beteiligt, denn mit seiner Hilfe werden Bestandteile der Nukleinsäuren hergestellt, die Erbinformationen tragen. Für die Entwicklung und das Wachstum des Embryos ist Folsäure unentbehrlich; Schwangere benötigen daher mehr davon als Jugendliche und Erwachsene. Folsäuremangel während der Schwangerschaft kann gefährlich werden. Er begünstigt den »offenen Rücken« (Neuralrohrdefekt), die »Hasenscharte« oder den »Wolfsrachen« (Lippen-, Kiefer-, Gaumenspalten), angeborene Herzfehler sowie Fehlgeburten. In der Schwangerschaft wird Folsäure vier- bis fünfmal schneller als normal ausgeschieden. Also muss die schwangere Frau besonders darauf achten, dass sie genügend Folsäure zu sich nimmt (Tagesbedarf in der Schwangerschaft: 400 bis 800 µg pro Tag). Von vielen Ärzten wird schon einige Monate vor der Empfängnis und während der ersten Schwangerschaftsmonate (ungefähr bis zum Ende des ersten Drittels) eine zusätzliche Gabe von Folsäure empfohlen.

Allgemeine Hinweise

Aufgrund des verbreiteten Folsäuremangels fordern viele Gesundheitsexperten, das Vitamin industriell dem Mehl beizumischen, was in den USA, Kanada und auch Ungarn bereits gesetzlich vorgeschrieben ist. Dadurch hat sich in diesen Ländern die Versorgung mit Folsäure enorm verbessert. Für eine zusätzliche Versorgung bieten sich ansonsten Vitaminpräparate und mit Folsäure angereichertes Kochsalz an.

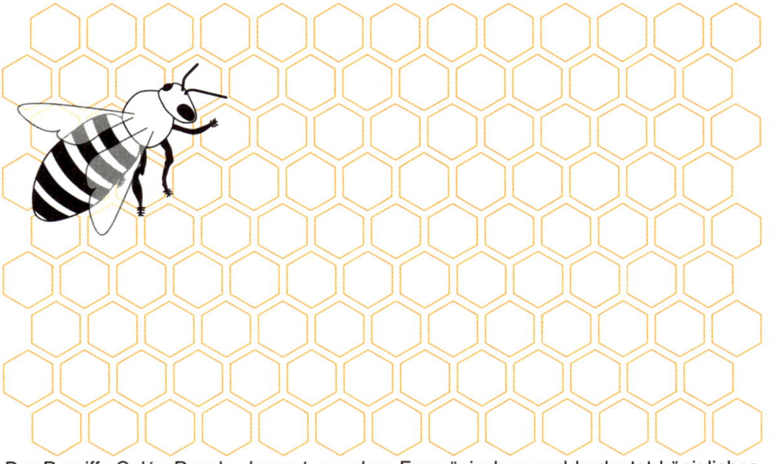

Geschichte und Vorkommen

Der Begriff »Gelée Royale« kommt aus dem Französischen und bedeutet königliches Gelee. Dabei handelt es sich um den weißlich schimmernden, gallertartigen Futtersaft für die Larven der Bienenköniginnen. Andere Namen sind Weiselfuttersaft und Brut- oder Muttermilch der Königinnen. Die nahrhaften, stärkenden und heilenden Eigenschaften von Gelée Royale werden von den Menschen schon seit Tausenden von Jahren geschätzt. Die Wirkungen der königlichen Nahrung waren laut Überlieferungen im alten Ägypten wie im alten China, in der griechischen Antike wie im Römischen Reich bekannt. Um mehr Gelée Royale als nur für eine Bienenkönigin zu erzeugen, nimmt der Imker dem Bienenvolk die Königin weg. Dafür hängt er künstliche Königinnenlarven in den Stock, die von den Ammenbienen für die abwesende Königin gehalten werden. Echt oder nicht, sie werden in jedem Fall ausschließlich mit Gelée Royale gefüttert. Nach dem Entfernen der Scheinlarven kann der Imker das Gelée Royale mit einer speziellen Pumpe absaugen, bei 200 bis 300 mg pro Zelle ein mühsames Geschäft, das ihm pro Sommer und Bienenvolk höchstens 500 g Gelée Royale beschert. Im Handel ist das legendäre Produkt als Trinkampulle oder gefriergetrocknet als Pulver erhältlich.

Inhaltsstoffe, Wirkung und Anwendung

Gelée Royale besteht zwar zu zwei Dritteln aus Wasser, dafür strotzt das restliche Drittel vor gesunden Vitalstoffen. Es ist reich an Vitaminen der B-Gruppe, die für die Regenerierung der Haut wichtig sind, an Folsäure, Biotin sowie fast allen wichtigen Mineralstoffen und Spurenelementen. Trotz des eher säuerlichen Geschmacks sind Zucker wie Fruktose, Glukose und Saccharose Bestandteil des Bienensekrets. Ebenfalls enthalten sind Eiweiß, ungesättigte Fettsäuren, Aminosäuren und Enzyme. Gelée Royale hat den Ruf, die körperliche und geistige Leistungsfähigkeit zu stärken, die Regeneration des Körpers zu fördern und ewige Jugend zu schenken. Auch aphrodisierende Wirkungen werden dem weißlichen Saft nachgesagt.

Allgemeine Hinweise

Obwohl Gelée Royale vor allem das Futter der Bienenköniginnen ist, kommen in den ersten 3 Lebenstagen alle Bienenlarven in seinen Genuss. Dadurch wachsen sie sehr schnell und legen mehr als ihr 100-Faches an Gewicht zu. Danach müssen sie mit Honig und Pollen vorlieb nehmen. Nur die Königinnen werden ihr Leben lang mit Gelée Royale gefüttert. Durch diese energiereiche Vorzugsnahrung ist die Königin viel größer als die anderen Bienen und als einzige fortpflanzungsfähig. In den bis zu 6 Jahren, die sie lebt, kann sie bis zu 2000 Eier am Tag legen. Einfache Bienen leben nur etwa 4 Monate. Gut schmeckt Gelée Royale nicht, leicht sauer und scharf mit stechendem Geruch. Gemischt mit einem Löffel Honig lässt es sich leichter einnehmen. Wichtig: Langsam im Mund zergehen lassen, damit wertvolle Inhaltsstoffe schon über die Schleimhäute im Mund aufgenommen werden können. Allergiker sollten mit Gelée Royale vorsichtig umgehen, da es ein hohes allergisches Potenzial besitzt. Im Kühlschrank lässt es sich bei einer Temperatur unter 14°C lagern oder einfrieren.

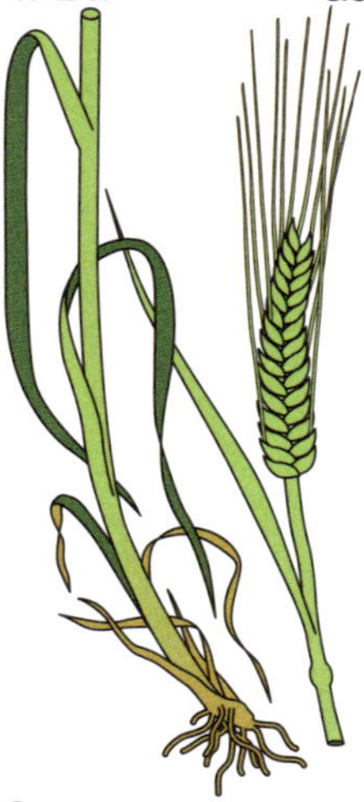

Geschichte und Vorkommen

Gerstengras ist der grüne Anteil der Gerste (Hordeum vulgare), die zu den ältesten kultivierten Getreidearten gehört. Für die Zubereitung von Brei und später Brot nutzen die Menschen zum einen die Ähren der Gerste. Aus Überlieferungen ist aber auch bekannt, dass Kelten, Mayas und Sumerer dem Verzehr von Gräsern, vor allem des Edelgrases Gerste, heilende Wirkungen zuschrieben. König Nebukadnezar (605 bis 562 v. Chr.) soll sich in den 7 Jahren während seiner Verbannung sogar ausschließlich von Gräsern ernährt haben. Auf der Suche nach dem idealen Lebensmittel für den Menschen wurde Gerstengras in Japan im 20. Jahrhundert wiederentdeckt. Der Apotheker Yoshihide Hagiwara analysierte dafür 250 Pflanzen und entwickelte letztendlich »Green Magma«, ein Nahrungsergänzungsmittel aus Gerstengraspulver. Sein Produkt findet man mittlerweile in allen Reformhäusern. Die Gerste, die dazu weiterverarbeitet wird, wächst auf naturbelassenen, nährstoffreichen Böden in Spanien, den USA oder Australien.

Inhaltsstoffe, Wirkung und Anwendung

Bis auf Vitamin D enthält Gerstengras alle Vitamine, außerdem Natrium, Kalium, Kalzium, Eisen, Magnesium, Kupfer, Zink und Selen. Der Anteil an essenziellen Fettsäuren, also solchen, die der Körper zwar benötigt, aber nicht selbst herstellen kann, ist hoch. Weitere Bestandteile des Supergrases sind Proteine, Aminosäuren, Enzyme, Bitterstoffe sowie sekundäre Pflanzenstoffe. Mit all seinen Vitalstoffen und Enzymen versetzt Gerstengras den Körper in die Lage, sich allein zu helfen, denn es aktiviert seine Selbstheilungskräfte. Es kann ernährungs- und umweltbedingte Nährstoffdefizite ausgleichen. Von den im Gerstengras nachgewiesenen Hunderten von Enzymen sticht das zellschützende Superoxid-Dismutase hervor. Als Antioxidans bremst es die schädliche Wirkung freier Radikaler und schützt unsere Zellen vor vorzeitiger Alterung und sogar vor Krebs. Gerstengras kann auch dabei helfen, den Cholesterinspiegel zu regulieren. Die mit der Nahrung aufgenommenen Säuren werden durch Gras besser verstoffwechselt und neutralisiert. Damit reduzieren sich der Kalziumabbau in den Gefäßen und die damit verbundene Ausschüttung von Cholesterin.

Allgemeine Hinweise

Der ideale Zeitpunkt für die Ernte ist gekommen, sobald das Gerstengras 15 bis 25 cm hoch ist. Dann beinhaltet es die wichtigsten Vitamine, Mineralstoffe und Proteine, die für die menschliche Ernährung notwendig sind. Gleich an Ort und Stelle werden die Blätter ausgepresst und der gewonnene Saft wird schließlich bei maximal 38 °C schonend zu einem grünen Pulver getrocknet. So bleibt die biologische Aktivität aller Vitalstoffe optimal erhalten. Zum Trinken rührt man das Pulver in Wasser an.

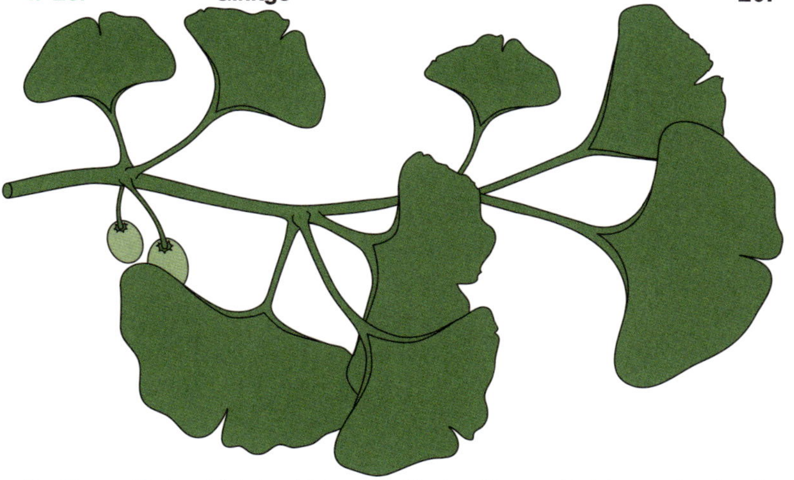

Geschichte und Vorkommen

Der Ginkgo (Ginkgo biloba) gehört zu den ältesten Bäumen. Vorfahren soll es bereits gegeben haben, bevor Saurier unsere Erde bevölkerten. Einige Wissenschaftler vermuten eine 300 Millionen Jahre dauernde Geschichte. Im Laufe der Zeit hat sich aus verschiedenen Urformen mit teilweise nadeligen und mehrfach geteilten Blättern das charakteristische zweigeteilte Ginkgoblatt mit dem tiefen Einschnitt entwickelt. Nicht nur die Blätter, auch Baumrinde und Früchte werden in China seit dem 11. Jahrhundert für Heil- und Schönheitszwecke genutzt, aber erst 1578 tauchte der Ginkgo unter der Bezeichnung Silber-Aprikose in der chinesischen Literatur auf, ein Hinweis auf seine silbrig schimmernden Samenanlagen. Sein japanischer Name Entenfußbaum = »icho« spielt auf die Blattform an. Als Heimat des Ginkgos werden China, Japan und die ehemalige Sowjetunion angesehen. Heutzutage ist er aber weltweit in vielen Gärten und Parks zu finden und gehört zu den am meisten gepflanzten Bäumen. Dass ein aus den Blättern hergestellter Extrakt gegen Durchblutungsstörungen hilft, fanden in der 1960er Jahren deutsche Wissenschaftler heraus und revolutionierten damit die Ginkgo-Forschung.

Inhaltsstoffe, Wirkung und Anwendung

Sekundäre Pflanzenstoffe, genauer Flavonoide und aromatische Terpenoide, sind die für die Gesundheit wichtigen Inhaltsstoffe der Ginkgoblätter. Einige von ihnen wurden bisher nur beim Ginkgo gefundenen (Ginkgolide A, B, C, J und M). Ob es sich bei diesen speziellen Stoffen um die eigentlichen Wirkstoffe handelt, konnten Wissenschaftler aber noch nicht beweisen. Auch Alkohole, Phenole und organische Säuren wie China- und Ascorbinsäure (Vitamin C) sind in Ginkgo enthalten. Schon lange belegt ist die durchblutungssteigernde Wirkung von Ginkgoextrakten. Sie verbessern zum einen die Fließeigenschaften des Blutes und erweitern zum anderen die Blutgefäße. So wird der gesamte Organismus besser mit Sauerstoff versorgt. Häufigste Anwendungen: bei Konzentrationsschwäche, Altersdemenz, Impotenz, aber auch Muskelschmerzen. Präparate aus Ginkgoextrakten sind als Tropfen, Tabletten und Dragees im Handel. In Hautcremes wird Ginkgo zur Straffung der Haut eingesetzt, in Shampoos und Haarwasser soll es die Kopfhaut beleben und das Haarwachstum anregen.

Allgemeine Hinweise

Ginkgo ist eingeschlechtlich. Die jungen männlichen und weiblichen Bäume lassen sich schwer voneinander unterscheiden. Erst wenn sich frühestens nach 20 Jahren die ersten Blüten zeigen, lässt sich das Geschlecht erkennen. Eine befruchtungsfähige Keimzelle bilden weibliche Blüten erst, wenn männliche Pollen sie wirklich erreicht haben. Die Früchte dieser Vereinigung sind in Japan beliebt. Sie fallen mit dem ersten Frost von den Bäumen und ähneln großen Pistazien. Zuvor müssen die grünen Ginkgonüsse aber noch aus ihrem übel riechenden Fruchtfleisch gelöst werden. Nach dem Rösten schmecken sie nussig und leicht bitter. Japaner mischen sie unter Reisgerichte oder kochen mit ihnen Pudding.

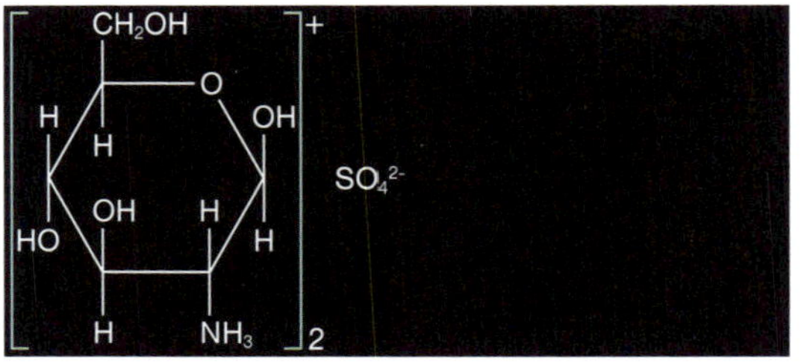

Glucosaminsulfat

Glucosaminsulfat ist die Verbindung von Glucosamin mit dem Salz der Schwefelsäure. Dieses Glucosamin, ein sogenannter Aminozucker, bildet zusammen mit dem Chondroitinsulfat die Grundsubstanz des Bindegewebes, das die Zellen und Fasern im Knorpel, in den Sehnen und Bändern umgibt. Ein gesunder Organismus bildet den Grundstoff Glucosamin selbst. Ist er aber dazu nicht in der Lage, kann Glucosaminsulfat als Nahrungsergänzungsmittel in die Lücke springen. Glucosamin für Nahrungsergänzungsmittel wird heute aus Schalentieren und Haifischknorpel gewonnen — so waren es auch Hummerschalen, aus denen die Isolierung des Stoffes 1876 zum ersten Mal gelang. Nahrungsergänzungsmittel mit Glucosamin kommen vor allem bei Gelenkerkrankungen mit rheumatischen Erscheinungen und Entzündungen der Harnblase zum Einsatz. Es gibt zwei Aufbereitungsformen, in denen Glucosamin dem Körper zugeführt werden kann: als Glucosaminsulfat und als Glucosamin-Hydrochlorid (HCl). Die meisten wissenschaftlichen Untersuchungen basieren jedoch auf dem Sulfat, da das Glucosaminsulfat eine nützliche Wirkung auf Gelenke und Gelenkfunktionen hat und das Fortschreiten einer Arthrose hemmen kann. Mittlerweile geht die Wissenschaft jedoch davon aus, dass die wohl wirksamste »Anwendung« die Kombination von Glucosaminsulfat, Chondroitinsulfat und MSM (=MethylSulfonMetacrylat) ist.

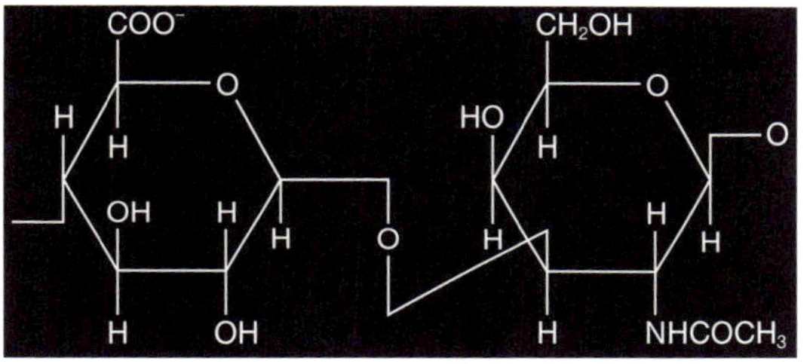

Chondroitinsulfat

Chondroitin bzw. seine bioaktive Form, Chondroitinsulfat, ist ein sulfatiertes Glycosaminoglycan (GAG), welches aus einer Kette sich abwechselnder Zuckerderivate (N-Acetyl-Glucosamin und Glucuronsäure) besteht. Gewöhnlich liegt es an Proteine gebunden als Teil eines Proteoglycan vor. Eine Chondroitin-Kette kann aus über 100 Zuckereinheiten bestehen, die unterschiedlich stark und an verschiedenen Positionen sulfatiert sein können. Chondroitinsulfatketten sind unverzweigte Polysaccharide mit variabler Länge. Sie bestehen immer aus 2 sich abwechselnden Einfachzuckern: D-Glucuronsäure (GlcA) und N-Acetyl-Glucosamin (GalNAc). Chondroitinsulfat gelangt einerseits über die Nahrung in den Körper. Es kommt in Fleisch und Meerestieren, vor allem in Muscheln und Austern vor. Andererseits kann das Glycosaminoglycan im Körper selbst gebildet werden. Für die körpereigene Synthese wird Glucosaminsulfat benötigt.

Chondroitin ist ein wichtiger Knorpelbestandteil. Seine bioaktive Form, das Chondroitinsulfat, bindet große Mengen Wasser im Bindegewebe und gibt ihm dadurch seine Elastizität und seine stoßdämpfenden Eigenschaften. Es verleiht dem Gelenkknorpel seine Struktur und ist mitverantwortlich für seine hohe Wasserbindungskapazität und seine Durchlässigkeit für Nährstoffe. Chondroitinsulfat wird wie Glucosaminsulfat zu den Chondroprotektiva — knorpelschützenden Substanzen — gezählt, welche bei degenerativen Gelenkerkrankungen eingesetzt werden. Chondroitinsulfat kann die Funktion der Bandscheiben fördern und dazu beitragen, ihrer Degeneration vorzubeugen. Des Weiteren werden ihm entzündungshemmende Eigenschaften zugesprochen. Mehrere wissenschaftliche Studien zeigen, dass Chondroitinsulfat bei Arthrose zum Rückgang der Schmerzen, der Schwellungen und zu einer verbesserten Gelenkfunktion und -beweglichkeit führt. Nach der oralen Aufnahme wird Chondroitinsulfat durch körpereigene Enzyme in seine Spaltprodukte — Mono- und Disaccharide — geteilt, die die Darmwand passieren können. Diese Spaltprodukte treten in Beziehung zu den Glucosaminglycan (GAG) enthaltenden Strukturen des Knorpels und reichern sich dort an. So werden von den Knorpelzellen alle im Knorpel vorhandenen GAG's hergestellt.

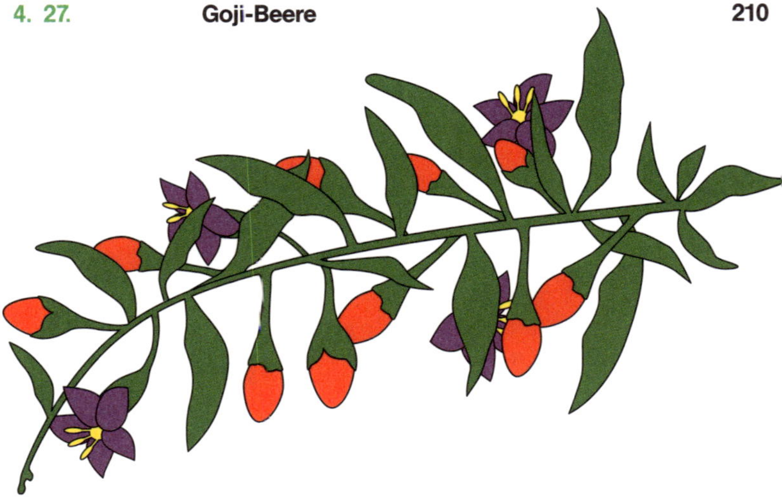

Geschichte und Vorkommen

Die Goji-Pflanze, auch Gemeiner Bocksdorn (Lycium barbarum) oder Chinesische Wolfsbeere genannt, ist ein Nachtschattengewächs. Ihr ursprünglicher Standort liegt vermutlich in China. Während die Goji-Beeren dort ein wichtiger Bestandteil der Küche und der traditionellen Medizin sind, werden die Goji-Pflanzen hierzulande weitestgehend als Ziersträucher in Gärten und als Bodenbefestigung an Straßenböschungen gepflanzt. Die Goji-Pflanze ist ein sommergrüner Strauch, der bis zu 4 Meter hoch wachsen kann. Ihre rutenförmigen, meist stacheligen Äste hängen bogenartig herab und tragen längliche graugrüne Blätter. Während der Blütezeit von Juni bis August zeigt die Goji-Pflanze ihre violetten, trichterförmigen Blüten. Nach der Blütezeit trägt sie von August bis Oktober ihre leuchtendroten oder orangegelben, länglichen bis eiförmigen Früchte. Diese können je nach Sorte süß oder auch sauer schmecken.

Inhaltsstoffe, Wirkung und Anwendung

In Zentralasien gilt die Goji-Beere als Frucht der Langlebigkeit und des Wohlbefindens. Sie schmeckt wie eine Mischung aus Cranbeeries und Kirschen. Zur Haltbarmachung werden die Beeren meist getrocknet oder zur Saftherstellung verwendet. Die Früchte der Goji-Pflanze sind besonders reich an B-Vitaminen und den Vitaminen A, C und E sowie an zahlreichen wichtigen Mineralstoffen wie Kalzium, Chrom und Zink. Des Weiteren enthalten sie viel Eiweiß, einschließlich aller essenziellen Aminosäuren. Aufgrund des hohen Gehalts an sekundären Pflanzenstoffen haben die wässrigen Extrakte der Goji-Beere starke antioxidative Eigenschaften. In der traditionellen chinesischen Naturheilkunde werden getrocknete Goji-Beeren gegen hohen Blutdruck und Blutzucker, bei Augenproblemen, zur Unterstützung des Immunsystems und zur Vorbeugung vor und Behandlung von Krebs eingesetzt. Auch in der modernen Wissenschaft wurden bereits mehrfach Hinweise darauf gefunden, dass Goji-Beeren einen positiven Gesundheitseffekt haben. So wirken die Goji-Extrakte antioxidativ, antimikrobiell und unterstützend auf das Immunsystem. Zusätzlich weisen die Ergebnisse mehrerer Laborstudien und einer klinischen Studie auf eine Wirksamkeit gegen Krebs hin. Dies muss jedoch noch durch weitere Studien belegt werden. Die desinfizierende Wirkung bei leichten Infektionen der Blase und der ableitenden Harnwege ist hingegen weitestgehend untersucht.

Allgemeine Hinweise

Verschiedene Legenden aus China besagen, dass die regelmäßige Aufnahme von Goji-Beeren ein langes Leben von weit über 100 Jahren zur Folge hat. Neben den getrockneten Früchten und dem Saft der Goji-Pflanze werden in Asien auch die Blätter von Jungpflanzen als Blattgemüse verwendet.

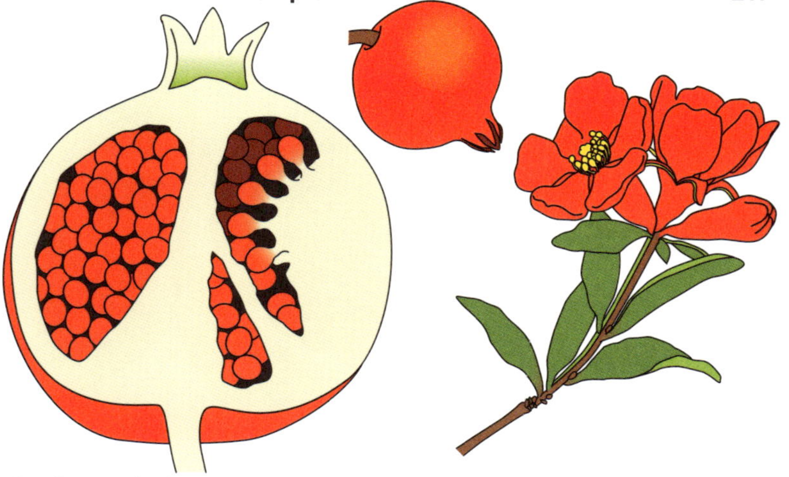

Geschichte und Vorkommen
Der Granatapfel (Punica granatum) stammt wahrscheinlich ursprünglich aus Persien und wird seit dem Altertum im Mittelmeerraum kultiviert. In der griechischen Mythologie war er als Symbol der Fruchtbarkeit den Göttinnen Demeter, Persephone, Aphrodite und Athene geweiht. Es war auch ein Granatapfel, den der Trojaner Paris der schönen Helena überreichte und damit einen 10 Jahre währenden Krieg auslöste. In Rom galt er in der Hand der Göttin Juno als Symbol der Ehe. Vermutlich handelt es sich in der biblischen Schöpfungsgeschichte bei der Frucht des Baumes der Erkenntnis ebenfalls um einen Granatapfel. Später symbolisierte er in der christlichen Kultur die Fruchtbarkeit Marias, der Mutter Jesus. Ab dem Mittelalter wurde er als Reichsapfel zum Sinnbild der Herrschertugend. Auch das bekannte Zwiebelmuster des Meißner Porzellans stellt einen Granatapfel dar. In Hollywood ist der Saft in den letzten Jahren zum Kultgetränk avanciert. Der »Pomtini«, ein Granatapfel-Martini, war offizieller Begrüßungscocktail bei der Oscar-Verleihung 2006.

Inhaltsstoffe, Wirkung und Anwendung
Der Granatapfel enthält Kalium, Kalzium, Eisen und Vitamin C. Besonders hervorzuheben ist sein hoher Gehalt an Ellagsäure, einem sekundären Pflanzenstoff, der das Immunsystem unterstützt. Wissenschaftliche Untersuchungen belegen die gesundheitliche Wirkung des Granatapfels. Danach bekämpft sein Saft Herz-Kreislauf-Erkrankungen, senkt den Blutdruck, lindert Entzündungen und Gelenkbeschwerden (insbesondere bei Arthritis), wirkt Haut-, Brust- und Prostatakrebs, Magengeschwüren, erektiler Dysfunktion sowie dem Alterungsprozess entgegen, erhöht die Potenz und die Fruchtbarkeit. Die Zeitschrift *Medical Tribune* fasste sein Wirkungsspektrum im Jahre 2006 in der Überschrift »Granatapfel schützt Herz und Penis« zusammen.

Allgemeine Hinweise
Granatäpfel gehören zur Familie der Granatapfelgewächse (Punicaceae) und gedeihen auf kleineren, 6 bis 10 Meter hohen, immergrünen, strauchartigen Bäumen, die bis zu 200 Jahre alt werden können. Die Frucht, die in Wirklichkeit eine Scheinfrucht ist, hat einen Durchmesser von bis zu ca. 8 cm und ist durchzogen von vielen Wänden. Dadurch entstehen Kammern, in denen sich zahllose bis zu 3 mm große kantige Samen befinden, die von geleeartigem, saftigem, tiefrotem bis blassrosa Fruchtfleisch umgeben sind. Diese kann man entweder mit den Fingern oder mit Hilfe eines Löffels gut herauslösen, sogleich verzehren oder Süßspeisen und Eis damit dekorieren. Granatäpfel reifen nicht nach, d. h. sie müssen reif geerntet werden. Reife Früchte erkennt man an einem metallischen Klang, überreife brechen sehr leicht auf. Granatäpfel sind lange haltbar, sogar mehrere Wochen bei 0 bis 5 °C im Kühlschrank. Die ledrige Außenhaut kann dabei etwas einschrumpeln, hält das Innere aber saftig frisch.

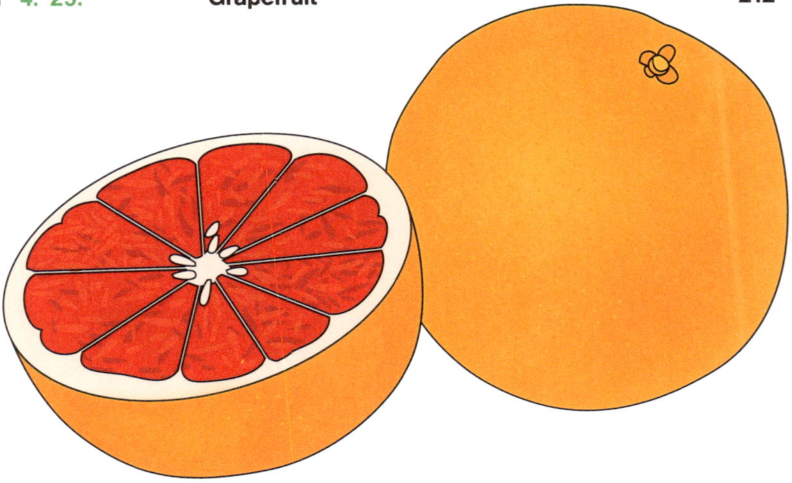

Beschreibung, Geschichte und Vorkommen

Bei dieser Zitrusfrucht handelt es sich vermutlich um eine Kreuzung aus Pampelmuse und Orange. Die Herkunft der Grapefruit (Citrus paradisi) ist bisher nie ganz aufgeklärt worden. Im 18. Jahrhundert tauchten erste Berichte über Grapefruits aus Barbados und Jamaika auf. Zu Beginn des nächsten Jahrhunderts gelangte die Grapefruit nach Florida in die USA. Den Namen erhielt sie dort wahrscheinlich wegen der traubenartigen Anordnung ihrer Früchte (engl. »grape« = Traube). In Europa kamen die ersten Grapefruits in den 1950er Jahren auf den Markt. Grapefruits sind zwischen 7 und 15 cm groß und wachsen an Bäumen. Die Färbung sowohl der Schale als auch des Fruchtfleischs variiert von gelborange bis orangerot. Es schmeckt süß-säuerlich bis leicht bitter und ist sehr saftig. Im Volksmund werden Grapefruits oft mit Pampelmusen gleichgesetzt, was nicht stimmt. Pampelmusen sind größer, haben eine viel dickere Schale, und ihr hellgelbes Fruchtfleisch ist weniger süß. Florida, wo der kommerzielle Anbau von Grapefruits 1880 begann, ist auch heute noch eines der wichtigsten Anbaugebiete. In den USA kommt Texas dazu, weitere Erzeugerländer sind Israel und Zypern.

Inhaltsstoffe, Wirkung und Anwendung

Grapefruits enthalten Vitamin C, B_1 sowie Betacarotin und die Mineralstoffe Magnesium und Kalium. Ihr Anteil an Ballaststoffen, u.a. auch Pektin, ist hoch. Das Polyphenol Naringin und das Terpen Limonoid sind für den leicht bitteren Geschmack der Grapefruit verantwortlich. Wer regelmäßig Grapefruits isst, fördert den Abbau alter roter Blutzellen und stärkt den Schutz vor Herzkrankheiten. Auch auf den Stoffwechsel, vor allem in Bezug auf Zucker, wirken sich die Zitrusfrüchte positiv aus, sie können sogar eine Diät unterstützen. In einer amerikanischen Studie fanden Forscher heraus, dass Übergewichtige besser abnahmen, wenn sie vor jeder Mahlzeit von den bitter-sauren Früchten aßen oder ihren Saft tranken. Es fiel auch auf, dass die Insulinwerte nach den Mahlzeiten niedriger ausfielen als sonst. Polnische Forscher stellten zudem fest, dass Grapefruits vermutlich die Heilung von Magengeschwüren verbessern. Auf nüchternen Magen gegessen, regen die Früchte die Verdauung an.

Allgemeine Hinweise

Grapefruits werden meist roh verzehrt. Die Frucht sollte dafür am besten quer halbiert und die Kerne entfernt werden. Mit einem speziellen Grapefruitmesser oder einem Löffel, der vorn an der Spitze eine kleine Säge hat, lässt sich das Fruchtfleisch aus den Segmenthäuten trennen. Bei Zimmertemperatur lassen sich Grapefruits bis zu 2 Wochen aufbewahren. Obwohl sie nicht im eigentlichen Sinne nachreifen, schmecken sie nach einigen Wochen Lagerzeit deutlich besser. Im Gemüsefach des Kühlschranks halten sie sich 4 bis 5 Wochen.

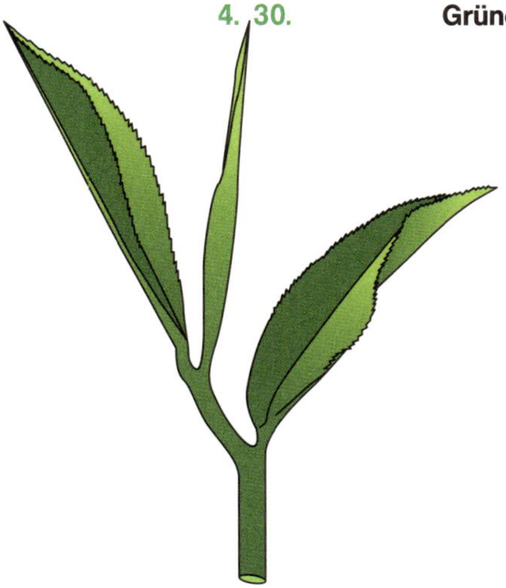

Geschichte und Vorkommen

Als Tee werden im Allgemeinen die getrockneten jungen Blätter und Blattknospen des Teestrauchs (Camellia sinensis) bezeichnet. Der lateinische Name verrät, dass es sich dabei um eine Kamelienart handelt. Im Chinesischen trägt er den Namen »lüchà«. Im Gegensatz zum Schwarztee behält grüner Tee, wenn er haltbar gemacht wird, seine Farbe. Die dunkle Farbe des schwarzen Tees entsteht beim Fermentieren. In den Gärkammern verfärben sich die Teeblätter rotbraun bis schwarz. Die Geschichte des grünen Tees ist sehr viel älter als die des schwarzen und begann vor fast 5000 Jahren in China. Allerdings wurde die Pflanze damals für Heilzwecke genutzt, etwa zur Behandlung von Kopfschmerzen, Mattigkeit und sogar Sehschwäche. Lao-Tse, der Begründer des Taoismus, schätze Tee als Stärkungs- und Erfrischungsgetränk. Etwa 500 n. Chr. brachten buddhistische Mönche den grünen Tee nach Japan. Die Formen der Teezubereitung haben sich im Laufe der Geschichte mehrfach geändert. Heute werden die Teeblätter meist mit heißem Wasser übergossen. In Europa spielte Tee erst im Laufe des 17. Jahrhunderts eine bedeutendere Rolle. Die Teepflanze gedeiht am besten in Höhen bis 2000 Meter bei durchschnittlichen 18 bis 19°C. Neben etwa 4 Sonnenstunden täglich benötigt sie viel Feuchtigkeit, der Grund, weshalb Tee vor allem in asiatischen Ländern mit Tropenklima kultiviert wird.

Inhaltsstoffe, Wirkung und Anwendung

Grüner Tee enthält die Vitamine A, B_1, B_2, B_{12} und C. An Mineralstoffen sind Kalzium, Kalium, Phosphor, Magnesium, Kupfer, Zink, Nickel und Fluor vorhanden. Letzteres härtet den Zahnschmelz und schützt vor Karies. Die sekundären Pflanzenstoffe (Polyphenole) im Grüntee schützen vor freien Radikalen und unterstützen Entgiftungsprozesse. Gerbstoffe, die beruhigend auf Magen und Darm wirken, kommen im grünen Tee häufiger vor als im schwarzen. Der Grund dafür ist die fehlende Fermentierung. Bei dieser Verarbeitung werden Anteile der Gerbstoffe in Koffein umgewandelt, was Schwarztee koffeinhaltiger macht als Grüntee. Dank seines hohen Polyphenol-Gehalts beugt grüner Tee Herz-Kreislauf-Erkrankungen vor, senkt den Blutdruck und stärkt das Immunsystem. Dass er auch krebsvorbeugend wirkt, haben Japaner mit der Entdeckung der Substanz EGCG (Epigallocatechingallat) bewiesen. In Kombination mit den anderen Inhaltsstoffen des Getränks wirkt EGCG der Entwicklung von Darmtumoren sowie Krebsmetastasen in Lunge, Magen, Leber und der Haut entgegen.

Allgemeine Hinweise

Die Teepflanze erreicht vollkommen frei von Stützen eine Höhe von bis zu 20 Metern. Sie hat weiße Blüten und grüne Früchte, die jedoch nicht genutzt werden. Von den dunkelgrünen und leicht ledrigen Blättern werden jeweils nur die beiden jüngsten Blätter sowie die Knospe der Pflanze gepflückt (Pflückregel: »two leaves and a bud«). Wichtig bei der Zubereitung von grünem Tee: Nach dem Aufkochen das Wasser erst auf 70 bis 75°C abkühlen lassen, da der Tee sonst bitter wird. Pro 100 ml Wasser reicht ein gestrichener Teelöffel, der etwa 2 Minuten ziehen sollte.

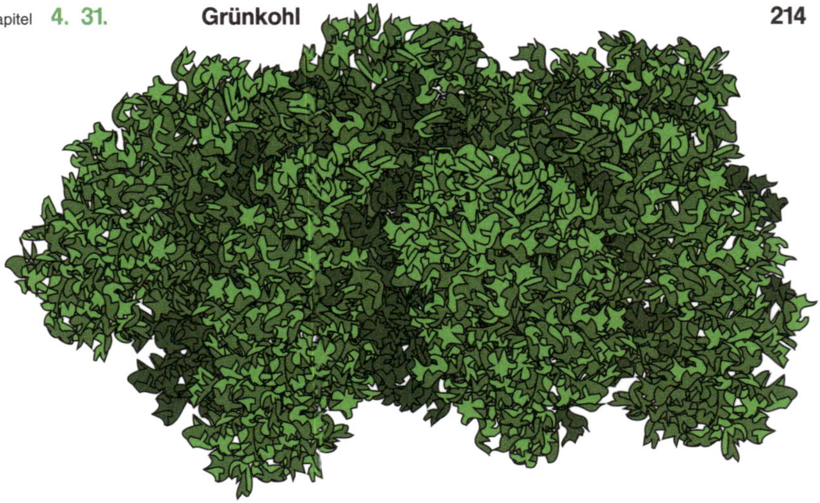

Geschichte und Vorkommen

Er heißt Grün-, Braun-, Kraus- oder Blätterkohl und ist der Lieblingskohl der Norddeutschen. Kaum vorzustellen, dass der winterharte Grünkohl (Brassica oleracea convar. acephala var. sabellica) ursprünglich aus dem Mittelmeerraum stammt und bereits bei den Römern äußerst beliebt war. Im Mittelalter avancierte der Grünkohl zu einem der wichtigsten Grundnahrungsmittel. In der kalten Jahreszeit versorgte er die Bevölkerung mit Vitaminen. Weil er beim Anbau wenig Ansprüche stellt, war er vor allem in den Ländern Nordwesteuropas als Wintergemüse weit verbreitet. Und so wird auf deutschen Märkten auch heute noch fast ausschließlich heimischer Grünkohl angeboten, hauptsächlich von Feldern in Niedersachsen, Mecklenburg-Vorpommern und Nordrhein-Westfalen. Von den rund 2500 Tonnen, die pro Jahr in Deutschland gegessen werden, verputzen die Grünkohlfans zwischen Rhein und Weser ein Drittel ganz allein. Natürlich gibt es noch mehr typische Anbaugebiete in Mittel- und Westeuropa. Auch in Nordamerika und Teilen Afrikas ist der krause Kohl beliebt.

Inhaltsstoffe, Wirkung und Anwendung

Von allen Kohlarten besitzt Grünkohl den höchsten Anteil an Eiweiß und Kohlenhydraten. Der krause Winterkohl ist zudem besonders reich an B-Vitaminen, Vitamin K, C und dem Provitamin A. Sein Vitamin-C-Gehalt lässt sich mit dem von Paprika vergleichen, eine 200-Gramm-Portion Grünkohl deckt bereits 20% des täglichen Bedarfs. Betacarotin oder Provitamin A, eine Vorstufe von Vitamin A, hat die wichtige Aufgabe, die aggressive Energie von freien Radikalen aufzunehmen und als Wärme abzuleiten. Daneben kann Provitamin A freie Radikale auch auf chemischem Wege unschädlich machen. Die Anzahl der Mineralstoffe in Grünkohl kann sich ebenfalls sehen lassen: Kalzium, Kalium, Eisen, Mangan, Magnesium und Jod. Dazu kommen dann noch sekundäre Pflanzenstoffe, beim Grünkohl Flavonoide, die zum einen die Aktivität von Vitamin C unterstützen. Andererseits wirken sie entzündungshemmend, blutdrucksenkend, antioxidativ, krebsvorbeugend, antimikrobiell, und sie stärken das Immunsystem.

Allgemeine Hinweise

Im Gegensatz zu vielen anderen Kohlarten bildet der Grünkohl keinen Kopf. Seine Blätter wachsen an dünnen, sehr holzigen Stielen von 30 bis 40 cm Länge. Grünkohl hat in den Monaten Oktober bis April Saison und ist ein typisches Wintergemüse. Er ist einer der robustesten Vertreter der Kohlfamilie und hält Temperaturen bis -15°C aus. Diese tun ihm sogar gut, denn Minusgrade wandeln die in ihm enthaltene Stärke in Zucker um. Damit schmeckt er nicht nur besser, er ist auch leichter verdaulich. Beim Kauf ist es gut darauf zu achten, dass die Blätter breit, kraus, dunkelgrün und nicht zu groß sind. Außerdem dürfen sie keine Flecken aufweisen. Insgesamt sollte der Kohl knackig aussehen. Gewaschen und gut abgetropft kann Grünkohl einige Tage im Kühlschrank aufbewahrt werden. Im Winter verträgt er auch den Aufenthalt im Freien, am besten in einem perforierten Plastikbeutel. Bei langer Lagerung nimmt jedoch sein Vitamingehalt ab und der Geschmack leidet, deshalb lieber rasch verbrauchen.

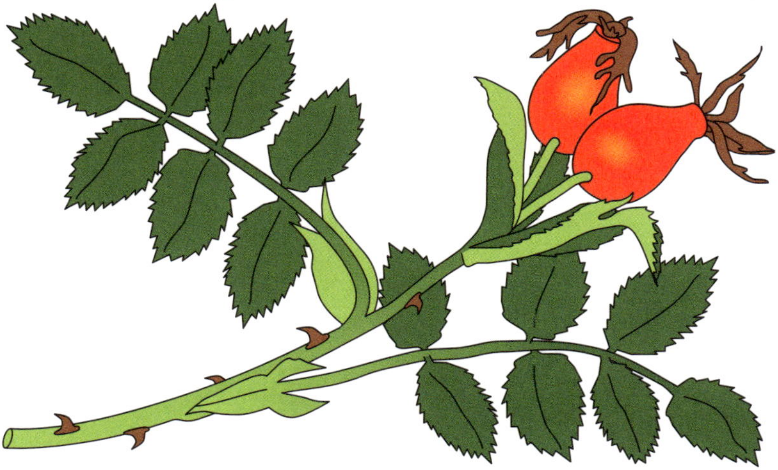

Geschichte und Vorkommen

Man nennt sie Hagebutte, Hagenbutze, Hägen oder Hiefen, und sie ist die Scheinfrucht der Wilden Heckenrose (Rosa canina) und anderer Wildrosenarten. Diese wachsen an Spazierwegen und Waldrändern, schmücken als Zierpflanzen Hauswände, Gärten und Parks. Im Mittelalter wurde die Hagebutte in der Volksmedizin gegen Magen- und Darmerkrankungen sowie Beschwerden der Galle und der Harnwege eingesetzt. Über die gesamte nördliche Halbkugel sind mehr als 200 Wildrosenarten verteilt. In den Alpen findet man Hagebutten bis zu einer Höhe von 1500 Metern. Auch in gemäßigten und subtropischen Zonen Afrikas kommen sie vor. Aber nur wenige Wildrosenarten werden gesammelt oder kultiviert.

Inhaltsstoffe, Wirkung und Anwendung

Die Scheinfrüchte sind bekannt für ihren sehr hohen Gehalt an Vitamin C, sie enthalten aber auch B_1 und B_2, Provitamin A sowie Mineralstoffe und sekundäre Pflanzenstoffe, in den Samen auch Vitamin E und Öl. Mit ihrer Vitaminpower können Hagebutten Erkältungs- und Infektionskrankheiten vorbeugen. Sie helfen bei Zahnfleischbluten und Parodontose und verbessern die Sauerstoffversorgung der Körperzellen. Ihre Pektine und Gerbstoffe reinigen den Darm. Hagebutten werden ausschließlich innerlich angewendet, meist als Tee aus frischen oder getrockneten Früchten. Auch in der Kosmetik haben Hagebutten ihren festen Platz. Das aus ihren Kernen gewonnene Öl ist ein beliebtes Hautpflegeprodukt, besser bekannt als Wildrosenöl. Es verteilt sich gut auf der Haut, hat eine entzündungshemmende und antiallergene Wirkung und ist zudem reich an Öl-, Linol- und Linolensäure. In der Pharmazie wird Hagebuttenkernöl bei schuppiger und rissiger Haut sowie zur Behandlung von Ekzemen, Narben und nach Verbrennungen eingesetzt.

Allgemeine Hinweise

Wie Erdbeeren, die ebenfalls aus der Familie der Rosengewächse stammen, zählen Hagebutten zu den Sammelnussfrüchten. Genau genommen sind nicht sie, sondern die in ihr enthaltenen Samenkörner die Früchte der Rose. Diese sind von winzigen Borsten umgeben, die den meisten von uns als »Juckpulver« bekannt sind. Hagebutten reifen im Spätsommer an der stacheligen Heckenrose und bleiben noch bis in das nächste Jahr an den Zweigen hängen. Sie eignen sich frisch zur Zubereitung von Mus, Sirup, Gelee, süßen Suppen und Kompott, getrocknet zum Backen. Auch Wein und Schnaps lassen sich aus Hagebutten herstellen.

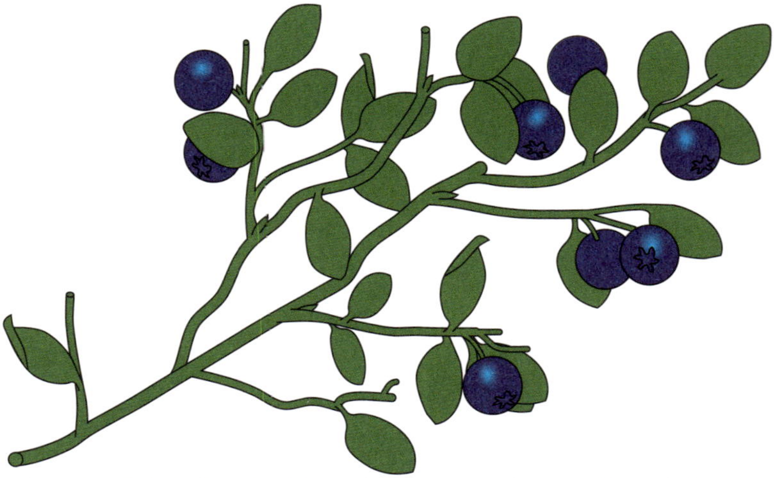

Geschichte und Vorkommen

Wegen ihrer Farbe heißt die Heidelbeere (Vaccinium myrtillus) auch Blau- oder Schwarzbeere — in Norddeutschland wird sie zudem Bickbeere genannt. Im Volksglauben sprach man ihr die Fähigkeit zu, verborgene Schätze in den Waldwohnungen der Zwerge zu schützen. Die alten Römer verwendeten ihren Saft, um die Kleidung ihrer Sklaven blau zu färben. Hildegard von Bingen beschrieb im Mittelalter als Erste die heilenden Wirkungen der Wildfrucht. Heidelbeeren wachsen in den Wäldern Mittel- und Nordeuropas, Nordasiens und Nordamerikas. Die zu den Heidekrautsträuchern gehörenden Pflanzen fühlen sich auf saurem, torfigem Boden wohl und sind sowohl in Ebenen als auch in Gebirgshöhen bis zu 2800 Metern zu finden.

Inhaltsstoffe, Wirkung und Anwendung

Die blauen Beeren sind reich an Gerbstoffen, Pektin, Zitronen- und Apfelsäure, sekundären Pflanzenstoffen (Polyphenolen) sowie den Vitaminen B, C und Provitamin A. Zudem enthalten sie Mangan, ein Spurenelement, das u.a. für die Bildung von Bindegewebe notwendig ist. Heidelbeeren sind schon seit ewigen Zeiten als Naturheilmittel gegen Durchfall bekannt (am besten getrocknet). Diese Wirkung kommt durch das Pektin und die Gerbstoffe zustande. Letztere helfen übrigens auch, Wunden zusammenzuziehen. Provitamin A, der Rohstoff für das wertvolle Augenvitamin A, beugt nicht nur Nachtblindheit vor, sondern auch Schäden durch zu viel UV-Strahlung, denn es ist eine effektive Zellschutzsubstanz. Der größte Schatz der Wildfrucht ist jedoch der tintenblaue Farbstoff (Anthozyan), der die Wände der kleinen Blutgefäße, vor allem die der Augen, zu stabilisieren vermag. Er gehört zu den sekundären Pflanzenstoffen, bioaktiven Substanzen, die schädliche Moleküle (freie Radikale) im Körper abfangen, die z.B. Krebs auslösen und Alterungsprozesse der Körperzellen beschleunigen können. Sekundäre Pflanzenstoffe wappnen die Körperzellen vor den Attacken freier Radikale. Oxidationsschutz heißt diese Fähigkeit. Er ist bei Heidelbeeren mehr als doppelt so hoch wie beim legendären Knoblauch. Und vor Herz-Kreislauf-Erkrankungen und häufig auftretenden Blasenentzündungen schützen die Pflanzenstoffe außerdem.

Allgemeine Hinweise

Sträucher mit wilden Waldheidelbeeren können bis zu 50 cm hoch werden. Die Beeren schmecken süß-säuerlich und können von Juli bis September gesammelt werden. Heutzutage sind auch Kulturheidelbeeren erhältlich, die höher wachsen und deren Früchte größer sind. Ihr Fleisch ist jedoch heller, schmeckt weniger aromatisch, und ihr Anthozyan-Gehalt ist sehr viel niedriger als der von Wildfrüchten. Kulturheidelbeeren sind sehr empfindlich. Sie können beim Transport leicht zerdrückt werden und schimmeln schnell. Im Kühlen halten sie sich einige Tage, können aber auch eingefroren werden. Die Beeren schmecken roh, in Süßspeisen und Kuchen und eignen sich für Obstwein.

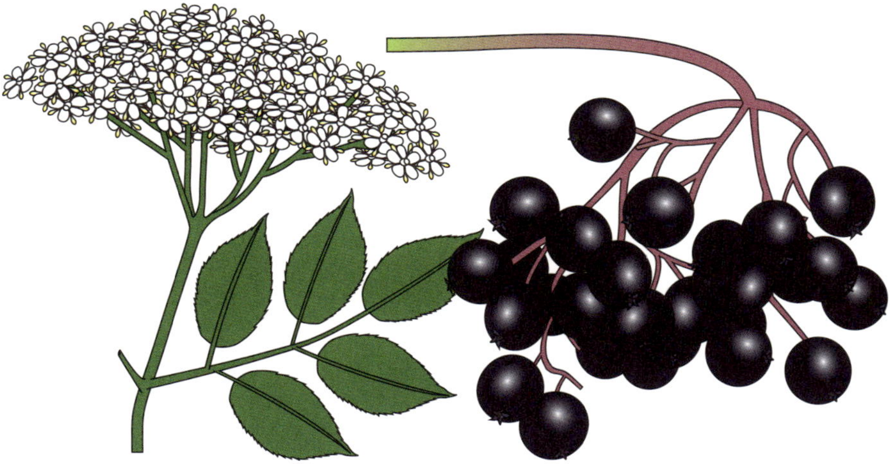

Geschichte und Vorkommen

Eine Beere (Sambucus nigra) — so viele Namen: Holunderbeere, Fliederbeere, Holderbeere, Teeholunder und Schwarzholler, wie sie in Österreich genannt wird. Falsch ist jedoch die Bezeichnung »Deutscher Flieder« für den bis zu 7 Meter hohen Strauch aus der Familie der Geißblattgewächse. In ganz Europa, Westasien und sogar in Nordafrika ist die Holunderbeere heimisch. Und das bereits seit Jahrtausenden. Archäologen fanden Reste von Holunder in vielen prähistorischen Siedlungen. Dass die Pflanze so weit verbreitet ist, wundert kaum. Noch heute scheuen sich viele Leute, einen Holunderbusch zu fällen. Im Volksglauben heißt es nämlich, Holunderbüsche schützten das Haus. Daneben wurde der Holunder schon immer als wichtige Heilpflanzen, z.B. gegen Erkältungen, genutzt. Der dunkle Saft von Holunderbeeren färbte und aromatisierte in früheren Zeiten auch weniger guten Wein. Von August bis September sind die schwarzen Beeren wild wachsender Sträucher am Rand von Hecken und Wäldern zu entdecken. Im Frühjahr bezaubern die gelblich weißen, stark duftenden Blüten der Pflanze. Sie können für die Herstellung von Sirup und Tee verwendet werden.

Inhaltsstoffe, Wirkung und Anwendung

Holunderbeeren enthalten Vitamin B, E, C, Niacin, Folsäure und die Mineralstoffe Kalium, Kalzium, Phosphor, Magnesium und Eisen. Das C-Vitamin der Beeren hilft, das pflanzliche Eisen im Körper gut aufzunehmen. Es ist wichtig für die Vermehrung der roten Blutkörperchen, die für den Sauerstofftransport im Blut sorgen. Wie alle dunklen und roten Beeren enthalten auch die vom Holunder Flavonoide, die für ihre Färbung verantwortlich sind. Diese sekundären Pflanzenstoffe hemmen Entzündungen, fangen freie Radikale ab und schützen so vor Krebs. Sie wirken auch gegen Bakterien und Gefäßverkalkung. Die rohen Beeren enthalten Sambunigrim, einen Stoff, der Durchfall, Übelkeit und sogar Erbrechen auslösen kann. Er wird jedoch beim Erhitzen der Früchte völlig zerstört. Holunderbeeren dürfen deshalb nicht roh, sondern nur gekocht verzehrt werden. Ein bewährtes Mittel bei Erkältung ist heißer Holunderbeersaft mit Honig, er treibt den Schweiß und hemmt Entzündungen, z.B. der Bronchien bei Husten. Zudem wirken die Beeren harntreibend.

Allgemeine Hinweise

Holunderbeeren sollten nur reif und schwarz glänzend geerntet werden. Man sollte allerdings darauf achten, dass die Sträucher nicht zu nah an Straßen oder gar Autobahnen stehen, da Abgase den Gesundheitswert der Früchte herabsetzen. Beim Pflücken besteht Verwechslungsgefahr mit dem Zwergholunder, dessen braunrote Beeren leicht giftig sind. Wer jedoch weiß, dass diese Pflanzen nur knapp zwei Meter hoch werden und blühen, wenn beim echten Holunder bereits erste Beeren reifen, braucht keine Angst zu haben. Die schwarzen Beeren lassen sich einfach mit einer Gabel von den Stielen streifen, um anschließend schnell in den Kochtopf zu wandern. Denn lange haltbar sind sie nicht, im Kühlschrank lassen sie sich nur einen Tag aufbewahren.

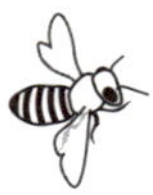

Geschichte und Vorkommen

In den süßen Genuss von Honig kamen vermutlich bereits die Steinzeitmenschen. Sie sammelten den Honig aus Bienenstöcken wild lebender Bienen. Als Imker betätigten sich Menschen erst viel später — die ersten Nachweise stammen aus dem 1. Jahrhundert v. Chr. Honig war im Altertum Opfergabe, Heil- und Schönheitsmittel. Für die alten Ägypter war er zudem ein begehrtes Handelsgut und diente zum Bezahlen von Waren. Später stellten die Germanen ihren Met aus Honig her. Vor allem aber diente Honig bis in die Neuzeit dem Süßen von Speisen. Zucker gibt es zwar seit dem späten Mittelalter, er war aber lange Zeit für kaum jemanden erschwinglich. Honig entsteht von jeher immer gleich: Bienen sammeln zunächst Blütennektar, Pflanzensäfte oder Honigtau, die zuckerreichen Ausscheidungen von an Pflanzen saugenden Insekten. Die gesammelten Säfte werden von den Bienen mit Sekreten angereichert und in Waben gespeichert, wo sie zu klarem, flüssigem Honig heranreifen.

Inhaltsstoffe, Wirkung und Anwendung

Honig besteht zu 70 bis 80% aus den Zuckerarten Fruktose und Glukose. Der Rest sind Wasser sowie kleine Mengen anderer Zucker, Enzyme, Vitamine, Mineralstoffe, Aminosäuren und mehr als 120 Aromastoffe. Letztere sind dafür verantwortlich, dass die verschiedenen Honigsorten ganz unterschiedlich schmecken. Weil im Honig auch Pollen enthalten ist, empfehlen Naturheilkundler Allergikern Honig als »Impfung« gegen Heuschnupfen. Durch regelmäßigen Genuss des süßen Goldes sollen sich die allergischen Reaktionen allmählich abschwächen. Voraussetzung ist allerdings, dass der Pollen aus der heimischen Region stammt und die dort verbreiteten Pollen enthält. In der Volksmedizin kommt Honig bei Erkältungen und Halsschmerzen zum Einsatz. Die wissenschaftliche Erklärung für die Wirkung gegen Krankheitskeime: Durch seinen hohen Zuckergehalt entzieht Honig Krankheitserregern wie Bakterien und Pilzen lebenswichtiges Wasser und wirkt damit keimtötend. Verstärkt wird diese Wirkung durch den niedrigen pH-Wert (3 bis 4) der meisten Honigsorten. Sie sind also sauer, was Bakterien ebenfalls den Garaus macht.

Allgemeine Hinweise

Honigsorten unterscheiden sich stark hinsichtlich Konsistenz, Farbe und Aroma. Ein Honig kann hell, dunkel, dickflüssig, cremig oder körnig fest sein, süß oder herb schmecken. Die Beschaffenheit hängt nicht nur davon ab, ob der Honig aus Blütennektar oder aus Honigtau entstanden ist, sondern auch davon, von welchen Pflanzen Nektar oder Tau gesammelt wurden. In jedem Fall ist Honig aus Blütennektar heller, süßer und fester als solcher aus Honigtau, wozu Tannen- und Waldhonige gehören. Wegen seines geringen Wasser- und hohen Zuckergehalts ist Honig mindestens ein Jahr haltbar. In diesem Zeitraum kann er zwar auskristallisieren, lässt sich aber im warmen Wasserbad schnell wieder verflüssigen. Nur sollte er dabei nicht über 50°C erwärmt werden, weil sonst wertvolle Inhaltsstoffe zerstört werden könnten. Deshalb gehört der Löffel Honig zum Süßen und Verfeinern auch immer zum Schluss in das Getränk oder Gericht.

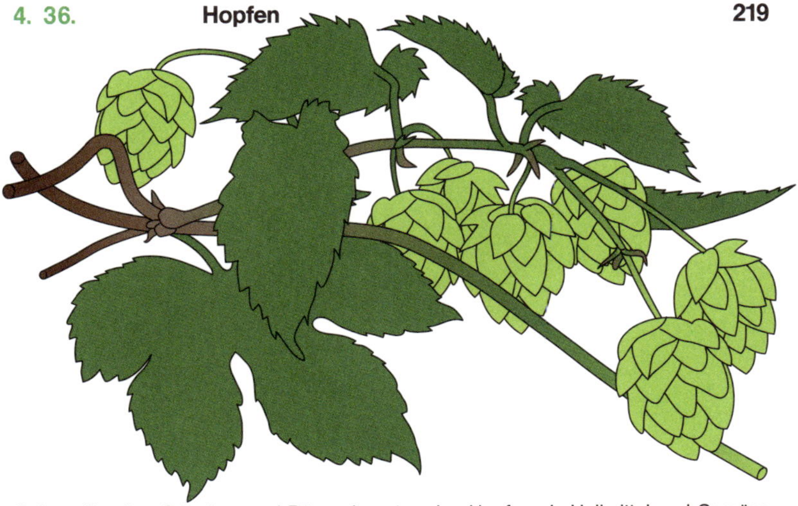

Geschichte und Vorkommen

Schon die alten Griechen und Römer kannten den Hopfen als Heilmittel und Gemüse, wobei sie für den Genuss eher die aromatischen jungen Triebe der Pflanze verwendeten. Dass sich Hopfen auch zum Würzen und Haltbarmachen von Bier eignet, scheint im Baltikum entdeckt worden zu sein. Von dort aus verbreitete sich diese Sitte wahrscheinlich zwischen dem 5. und 7. Jahrhundert Richtung Westen und wurde einige Zeit später auch hierzulande bekannt. Jedenfalls entstanden etwa 800 n. Chr. die ersten Hopfengärten. Die Heilwirkungen der Pflanze waren in der Zwischenzeit in Vergessenheit geraten und wurden erst von den Arabern wieder genutzt. Etwa 1000 n. Chr. setzten sie Hopfen gegen Fieber und Entzündungen sowie Melancholie ein. Später wurde auch die schlaf- und verdauungsfördernde Wirkung festgestellt. Seit dem 19. Jahrhundert wird Hopfen als Beruhigungsmittel eingesetzt. Drei Arten Hopfen (Humulus) gibt es, wobei der Gemeine Hopfen (H. lupulus) die wichtigste Art ist, und das nicht nur, weil seine Zapfen unser Bier würzen. Wilder Hopfen ist in Europa weit verbreitet und kommt in Gärten, Gebüschen, in Auwäldern und an Fluss- und Bachläufen vor. Er gedeiht an sonnigen bis schattigen Stellen mit lehmigem, nährstoffreichem Boden. Die wichtigsten Anbaugebiete sind die USA und Bayern in Deutschland.

Inhaltsstoffe, Wirkung und Anwendung

Hopfen enthält bittere Hartharze und mildere Weichharze, sekundäre Pflanzenstoffe und Gerbstoffe. Insgesamt sind über 150 Aromastoffe im Hopfen bekannt, wobei die Bitterstoffe am wichtigsten sind. Fachleute vermuten, dass die Bitterstoffe Humulon und Lupulon für seine beruhigende und schlaffördernde Wirkung verantwortlich sind. Dass die Bitterstoffe im Hopfen den Appetit anregen, hat dagegen jeder Biertrinker schon selbst erlebt. Sie stimulieren die Magensaftsekretion und wirken zudem noch verdauungsfördernd. Außerdem enthält Hopfen östrogenartig wirkende Substanzen. Er wird daher in der Naturmedizin bei verschiedenen Frauenleiden eingesetzt.

Allgemeine Hinweise

Der Hopfen ist eine Kletterpflanze, die sich im Uhrzeigersinn wild an Blumen und Sträuchern, kultiviert an Stangen, emporschlingt. Bis zu 30 cm kann eine Pflanze in 24 Stunden wachsen. Der Gemeine Hopfen ist mehrjährig und kann bis zu 50 Jahre alt werden. Nur weibliche Pflanzen werden in Deutschland kultiviert. Bei ihnen stehen die Blüten, die kleinen Blättern ähneln, je zwei und zwei in den Blattachseln der Deckblätter. Sie bilden den Blütenstand, die Hopfendolden. Diese sind dicht mit becherförmigen Drüsen besetzt. Sind die Dolden der weiblichen Pflanze reif, wird der Hopfen knapp über dem Boden abgeschnitten, die Dolden werden getrocknet. Danach lassen sich die Hopfendrüsen absieben und als Hopfenmehl für die Bierherstellung verwenden. Als Tee entfaltet Hopfen seine beruhigende Wirkung. Ein Teelöffel zerkleinerter Hopfenzapfen wird dafür mit 150 ml heißem Wasser aufgegossen und muss 10 Minuten zugedeckt ziehen. In den Kochtopf oder die Salatschüssel können die vitaminreichen jungen Hopfentriebe wandern — sie schmecken ähnlich wie Brokkoli.

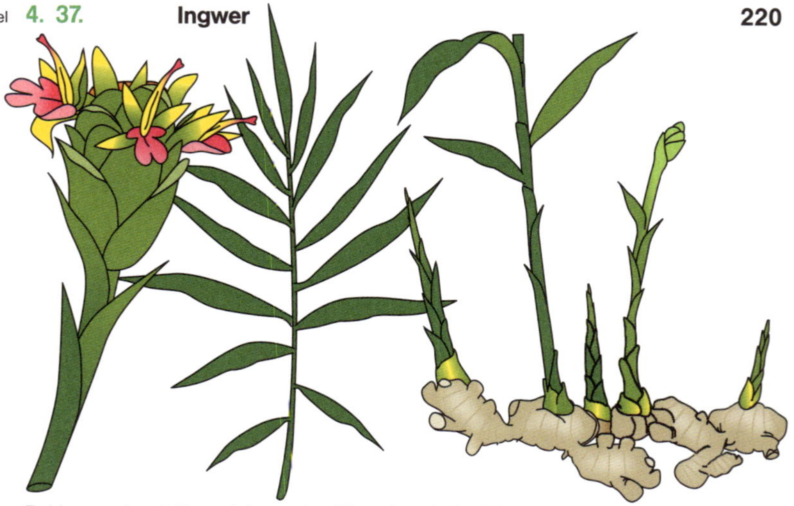

Beschreibung, Geschichte und Vorkommen

Bei Ingwer handelt es sich um den Wurzelstock der Pflanze Zingiber officinale, der oft »Ingwerwurzel« genannt wird, obwohl es sich um keine Wurzel handelt. Die Ingwerpflanze kommt ursprünglich aus Südostasien. Inzwischen wird sie jedoch im ganzen tropischen und subtropischen Asien (etwa 50 % der Welternte stammen aus Indien) und in Teilen Afrikas, Brasilien sowie auf Jamaika angebaut. Der frische Ingwerwurzelstock sieht charakteristisch geweihartig aus. Er verströmt einen erfrischenden, zitronenartigen Geruch und hat einen scharfen, warmen und leicht beißenden Geschmack. Aus dem Wurzelstock bilden sich einjährige, über einen Meter hohe Triebe, die gelbe Blüten aufweisen. Die Pflanze trägt zudem bis zu 20 cm lange, schmale Blätter. Ingwer ist in seinen Herkunftsländern eines der wichtigsten Gewürze und wird weltweit geschätzt. Lediglich in Europa wird er noch nicht sehr oft verwendet, ist aber dennoch leicht erhältlich. Viele Menschen schätzen den frischen Ingwer roh. Er wird gerieben oder fein gehackt und dann den Speisen ohne langes Kochen beigegeben. Auf diese Weise erhalten die Gerichte einen frischen, würzigen und scharfen Geschmack. Wenn frischer Ingwer lange gekocht wird, steigt seine Schärfe, verliert jedoch das frische Aroma.

Inhaltsstoffe, Wirkung und Anwendung

Der medizinisch wirksame Bestandteil des Wurzelstocks wird als Oleoresin bezeichnet und ist ein zähflüssiger Balsam. Er besteht aus ätherischen Ölen und sogenannten Scharfstoffen, den Gingerolen und Shoagolen. Diese Wirkstoffe wirken einem Brechreiz entgegen und fördern die Speichel-, Magensaft- und Gallensekretion. Des Weiteren steigert Ingwer die Peristaltik des Darms sowie die Kontraktionskraft des Herzens. Zusätzlich geht vom Ingwer eine bakterien- und pilztötende Wirkung aus. Den Wirkungen entsprechend werden ingwerhaltige Arzneimittel oder Zubereitungen zur Behandlung von beispielsweise Verdauungsbeschwerden, Übelkeit und Erbrechen und zur Vorbeugung von Reise- bzw. Seekrankheit verwendet. Zusätzlich wirkt Ingwer appetitanregend.

Allgemeine Hinweise

In heißen Ländern ist Ingwer wegen seiner anregenden Wirkung auf die Schweißbildung als Zusatz in Kaffee oder Tee beliebt. In den USA erfreut sich Ingwerbier (»ginger ale«) großer Beliebtheit. Dabei handelt es sich jedoch um kein vergorenes Bier, sondern lediglich um einen gesüßten und kohlensäurehaltigen Pflanzenextrakt. Während der Lagerung wandelt sich das Gingerole zu dem milderen Shoagole um. Somit ist die kräftige Schärfe des Ingwers ein Zeichen für Frische und Qualität.

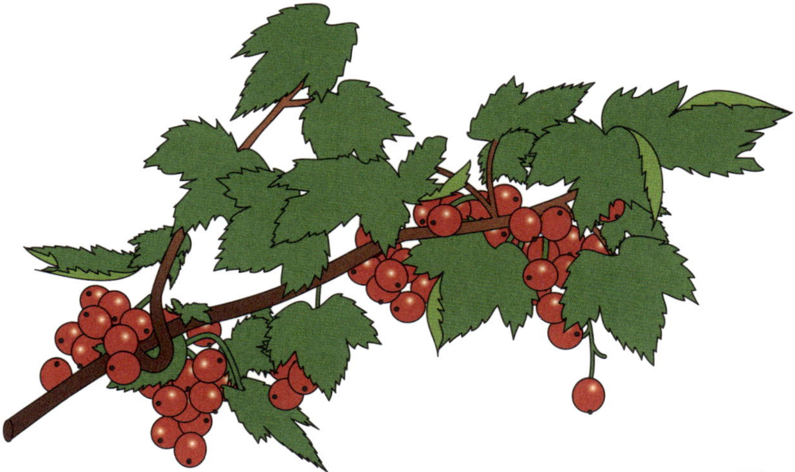

Geschichte und Vorkommen

Vor allem zwei Arten dieser in Trauben wachsenden Beeren werden schon etwa 500 Jahre kultiviert, die Schwarze Johannisbeere (Ribes nigrum) und die Rote Johannisbeere (Ribes rubrum). Beide gehören zu der Familie der Steinbrechgewächse und haben auch noch andere Namen: Ahl-, Gicht- und Cassisbeere heißt die dunkle Beere noch, Ribisel und Kostbeere die rote Schwester. Und dann gibt es auch noch die süßen Weißen, eine Kulturform der Roten Johannisbeere. In der Naturheilkunde besonders geschätzt wurde schon früh die »Schwarze Johanna«. Der Apotheker und Botaniker Tabernaemontanus (1520–1590) beschrieb ihre Wirkungen in einem Kräuterbuch: »Welchem Menschen die Zunge geschwollen wär / der solle sie reiben mit Johannisträubleinsaft / so fleusst der Speichel und Schleim heraus. Dieser Saft mit Rosenwasser vermischt / und sich damit gegurgelt / ist gut wider das geschwollene Zäpflein. Befestiget die wacklende Zähn / und stärcket das Zahnfleisch. So man an die Stirn streicht / hilft es den triefenden Augen.« Die Schwarze Johannisbeere war ursprünglich in nördlichen Gegenden Europas, im Kaukasus und in Sibirien bis hin zum Himalaja heimisch. Heute wird sie auch in Südeuropa angebaut. Die rote Art stammt aus Westeuropa. Die Pflanzen benötigen ausreichend Feuchtigkeit, Sonne sowie Schutz vor Wind.

Inhaltsstoffe, Wirkung und Anwendung

Lässt sich die Rote Johannisbeere schon als reich an Vitamin C bezeichnen, so ist die Schwarze ein wahres Vitamin-C-Wunder. Sie strotzt mit der 4-fachen Menge dieses wichtigen Vitamins, das unser Immunsystem stärkt, den Zellstoffwechsel aktiviert und vor freien Radikalen schützt. Schwarze Johannisbeeren wirken stärkend und belebend. Sie beruhigen bei Durchfall und Magenschmerzen, senken Fieber und heilen Mund- und Racheninfektionen. Beide Johannisbeerarten enthalten außerdem Vitamine der B-Gruppe, Vitamin E und Provitamin A sowie die Mineralstoffe Kalium, Eisen und Mangan.

Allgemeine Hinweise

Bis zu 2 Meter hoch werden die kräftigen Sträucher der Schwarzen Johannisbeere, die der Roten werden nicht ganz so hoch. Meist bestäuben sich die hängenden Blüten selbst. Aus den Fruchtknoten entwickeln sich die mehrsamigen Beeren. Schwarze Johannisbeeren haben eine robuste Schale und einen herben, teils säuerlich-bitteren Geschmack. Rote sind zarter und schmecken süß-säuerlich. Sie werden gern roh gegessen. Die dunklen wandern dagegen hauptsächlich in den Entsafter. Aus ihnen entsteht auch der französische Cassis-Likör, der gemischt mit Champagner zum »Kir Royal« wird. Beide Beerenarten lassen sich ohne großen Aromaverlust problemlos einfrieren.

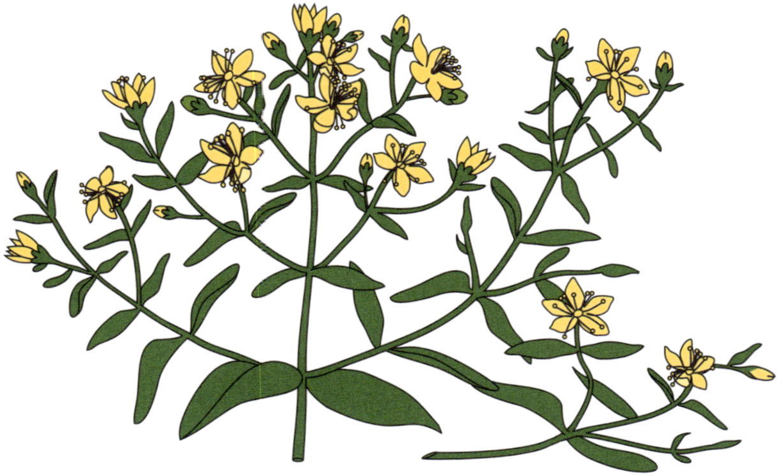

Geschichte und Vorkommen

Viele Geschichten ranken sich um das Johanniskraut (Hypericum perforatum), das bereits in der Antike zu medizinischen Zwecken verwendet wurde. Plinius d. Ä. setzte es bei Verbrennungen ein. Seinen Namen hat das Kraut dem Märtyrer Johannes zu verdanken, der für seinen Glauben auf Befehl Salomes geköpft wurde. Der Grund: Beim Drücken auf die Blüten tritt ein roter Saft aus, der das Blut von Johannes symbolisiert. Johannisblut wird die Pflanze deshalb auch genannt. Der Legende nach soll das Kraut unter dem Kreuz Christi gestanden und sein Blut aufgefangen haben. Ein weiterer Name der Pflanze ist Hexenkraut, weil sie im Mittelalter zur Teufelsaustreibung benutzt wurde. Dass Johanniskraut auch bei Trübsinn und Depression helfen kann, wusste man schon früher. Im ältesten erhaltenem Buch der Klostermedizin, dem *Lorscher Arzneibuch* aus der Zeit um 790 bis 795 n. Chr., ist darüber nachzulesen. Als natürliches Antidepressivum wird es noch genutzt. Seine positiven Wirkungen konnten inzwischen wissenschaftlich nachgewiesen werden. Johanniskraut ist von Europa und Westasien bis nach Nordafrika verbreitet. Es wächst wild an Wegen und Waldrändern, auf Böschungen und Heidekrautheiden und gedeiht auf mäßig trockenem, meist kalkfreiem, sandig-steinigem Boden oder reinen Lehmböden.

Inhaltsstoffe, Wirkung und Anwendung

Der wichtigste Inhaltsstoff des Johanniskrauts ist Hyperforin, der sonst in der Pflanzenwelt nirgendwo vorkommt. Dieser bei leichten und mittelschweren Depressionen eingesetzte Stoff kann dazu beitragen, den Serotoninspiegel auszugleichen und damit das seelische Gleichgewicht wiederherzustellen. In den Blüten und Knospen der Pflanze ist der Gehalt am höchsten. Ätherische Öle mit insgesamt 29 Bestandteilen kommen ebenfalls im Johanniskraut vor. Auch für äußere Anwendungen eignet sich das Johannis- oder Rotöl der Pflanze. Es wird traditionell zur Behandlung von Wunden, leichten Verbrennungen und Hautentzündungen verwendet. Heute werden Johanniskrautextrakte auch für Hautcremes gegen Neurodermitis genutzt. Innerlich genommen soll Johanniskraut bei Verdauungsbeschwerden helfen. Da Johanniskraut empfindlich gegen Sonneneinstrahlung macht, sollte es vor Sonnenbädern nicht eingenommen oder eingerieben werden!

Allgemeine Hinweise

Die Stauden des Johanniskrauts werden 10 bis 30 cm hoch, seine Wurzeln reichen bis in 50 cm Tiefe. An den zweikantigen markigen Stängeln sitzen längliche Blätter mit schwarzen Drüsen am Rand. Von Ende Juni bis September blüht die Pflanze leuchtend goldgelb. Zu dieser Zeit wird sie auch gesammelt. Die Blüten sind in Trugdolden angeordnet. Sie bestehen aus 5 spitzen Kelch- und 5 bis zu 12 mm langen Kronblättern. Ihre Bestäubung übernehmen meist Insekten, es kommt aber auch zu Selbstbestäubungen. Die Frucht des Johanniskrauts ist eine 1 cm lange Kapsel. Wenn sie reif ist, fallen aus ihr zylindrische, dunkelbraune Samen heraus.

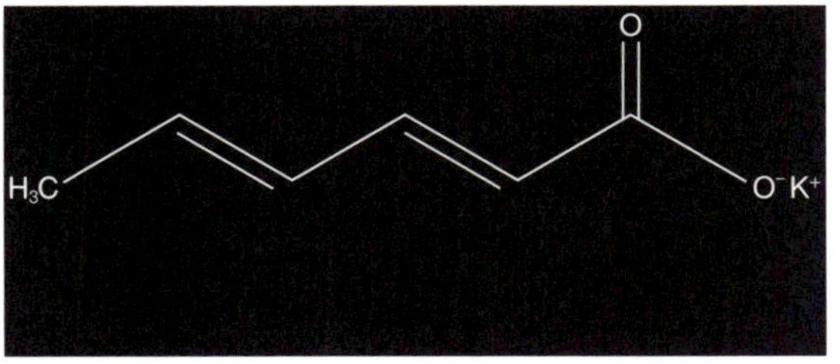

Beschreibung und Vorkommen

Kaliumsorbat ist ein Konservierungsmittel, das die Haltbarkeit von Lebensmitteln verlängert. In der Natur kommt es in Form von Sorbinöl in Vogelbeeren vor, das 1859 erstmals aus den Wildfrüchten isoliert wurde. Letztendlich ist Kaliumsorbat aber das Kaliumsalz der Sorbinsäure. Als Lebensmittelzusatzstoff hat es die E-Nummer 202, wird aber auch oft als Sorbinsäure (E-Nummer 200) deklariert. In Wasser ist es leicht löslich. Seit Mitte der 1950er Jahre werden Sorbinsäure und ihre Salze nicht mehr aus dem Sorbinöl der Vogelbeeren, sondern synthetisch hergestellt. Gegenüber anderen Konservierungsstoffen hat Kaliumsorbat den großen Vorteil, geruchs- und geschmacksneutral zu sein. Es kommt zum Einsatz bei abgepacktem Schnittbrot, bei Käse während der Reifung und bei Süßwaren, küchenfertig vorbereitetem und in Essig eingelegtem Gemüse, Kartoffelzubereitungen, Tomatenprodukten, Obstsäften u.v.a.. Auch gegen Schimmelbefall auf Rohwurst und Rohschinken wird es verwendet.

Wirkung und Anwendung

Kaliumsorbat wirkt gegen Hefepilze, Schimmelpilze und teilweise auch gegen Bakterien. Bei Mikroorganismen hemmt es die Enzymbildung und greift so in deren Stoffwechsel ein. Dabei durchdringt es die Zellwand und entfaltet im Zellinneren seine Wirkung. Es lassen sich jedoch nur einwandfreie Waren mit Kaliumsorbat konservieren. Bei bereits Angeschimmeltem ist es unwirksam. Für die Gesundheit sind sowohl die Sorbinsäure als auch ihre Salze unbedenklich — sie werden wie eine Nahrungsfettsäure verwertet. Auch als Allergieauslöser haben sich beide glücklicherweise noch nicht hervorgetan. Aus diesen Gründen werden sie immer häufiger anstelle anderer Konservierungsstoffe eingesetzt. Der ADI-Wert (acceptable daily intake) liegt bei 0 bis 25 mg pro Kilogramm Körpergewicht. Somit kann ein 80 kg schwerer, gesunder Mensch ohne Bedenken bis zu 2000 mg Kaliumsorbat täglich zu sich nehmen.

Kardamom

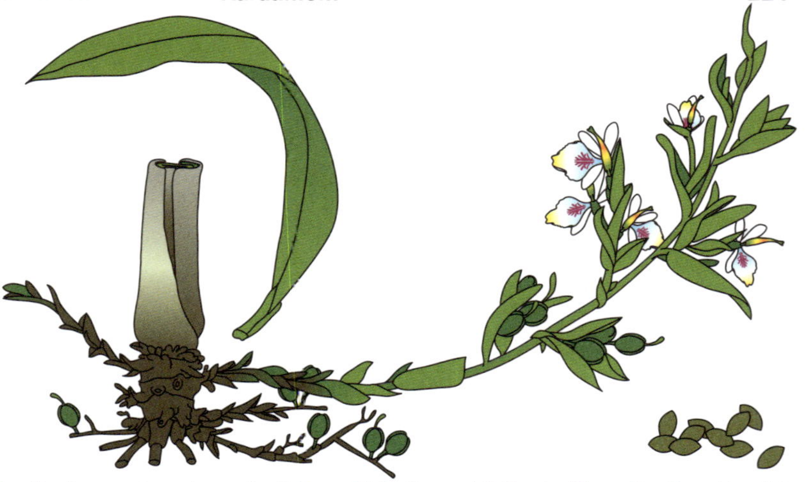

Beschreibung und Vorkommen

Kardamom stammt ursprünglich aus Südindien und Sri Lanka. Ein großes Exportland ist heute auch Guatemala, weitere Anbauländer sind Tansania und Vietnam. Kardamom ist eine mehrjährige krautige Pflanze mit einem stark bewurzelten Rhizom. Die einzelnen Halme werden in der Regel 2 bis 3 Meter hoch, vereinzelt bis 5,5 Meter. Der Blütenstiel wächst aus einem flach über dem Boden kriechenden Seitentrieb aus und wird bis zu 1,5 Meter hoch. Die Blüten sind in einer Rispe angeordnet und haben blassbläuliche Blätter mit gelbem Rand. Die Früchte sind dreigeteilte, strohige Kapseln von grünlich-gelblicher Farbe. In jedem Fach sitzen 4 bis 8 unregelmäßig geformte, grau- bis rötlich-braune Samen. Kardamom ist eine Gewürzart. In arabischen Ländern wird dem Kardamom eine aphrodisische Wirkung nachgesagt. Die Römer brachten das Gewürz nach Europa. In den Kräuterbüchern des 16. und 17. Jahrhunderts wurde Kardamom bereits als Heilmittel erwähnt, das die Verdauung fördert und den Magen stärkt.

Wirkung, Anwendung und Verfügbarkeit

Kardamom ist als Gewürz aus keinem Glühwein und Lebkuchen wegzudenken und ist auch ein wesentlicher Bestandteil des Currys. Es wirkt durch seine ätherischen Öle appetitanregend, beruhigend und stärkend auf den Magen, hilft gegen Blähungen, lindert Erkältungsbeschwerden und soll stimmungsaufhellend wirken. Darüber hinaus gilt Kardamom in der arabischen Welt als Liebesmittel. Dort genießt »Mann« es gerne im Tee oder Kaffee. In der asiatischen Medizin wird diese Pflanze bei Asthma, Magenschwierigkeiten, Hämorrhoiden und Mundgeruch verwendet. Sie soll auch einer Virenverbreitung entgegenwirken.

Allgemeine Hinweise

Am besten entwickelt der Scharfmacher sein Aroma, wenn er in einer Pfanne geröstet oder im Topf erhitzt wird. Daher empfiehlt es sich, das Gewürz bei Fleischgerichten oder Curries — wohl dosiert — von Beginn an mitzukochen. Im Handel erhältlich sind sowohl ganze Kardamomsamen und -kapseln als auch die gemahlenen Samen — mit oder ohne Schale — als rötlich- bis bräunlich-graues Pulver.

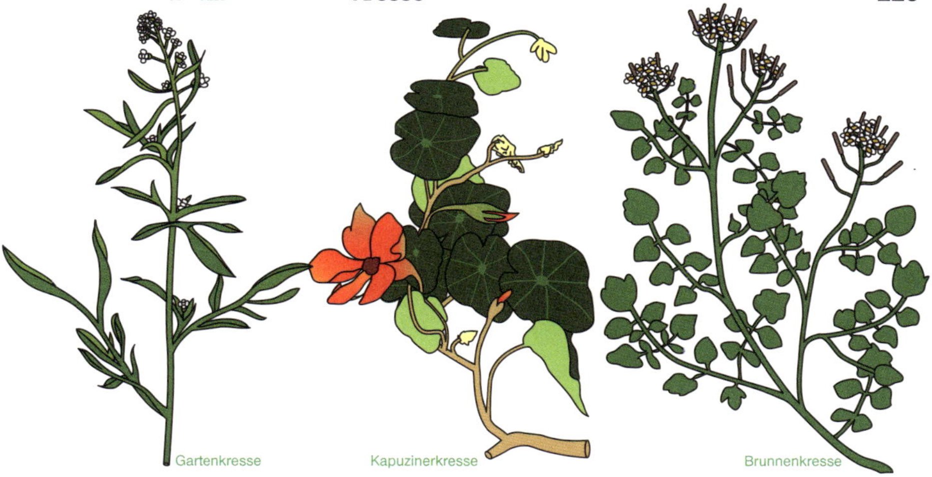

Geschichte und Vorkommen

Hinter dem Namen Kresse verstecken sich verschiedene Pflanzen, die sich jedoch alle als Kräuter oder Salatpflanzen einordnen lassen. Gartenkresse (Lepidium sativum) und Brunnenkresse (Nasturtium officinale) sind botanisch miteinander verwandt — beide sind Kreuzblütler — und in der Küche sehr beliebt. Kapuzinerkresse (Tropaeolum majus) schmückt eher Gärten und Balkons. Erfrischend scharf schmecken alle drei. Wahrscheinlich stammt die Gartenkresse aus West- oder Zentralasien, denn auch heute wächst sie dort noch wild. Kultivieren lässt sie sich fast überall, da sie sehr anspruchslos ist. Anders die rundblättrige Brunnenkresse: Wild wächst sie an Quellen und langsam fließenden Bächen mit frischem, klarem Wasser, und kultiviert braucht sie ähnliche Bedingungen. Aus Peru stammt die Kapuzinerkresse. Sie fällt durch große Blätter und gelborangefarbene, ebenso große Blüten auf, die auch essbar sind. Mit den beiden anderen Kressearten ist sie nicht verwandt, kann aber in der Salatküche ähnlich verwendet werden. Wie es zu dem Namen Kresse kam, ist nicht eindeutig nachzuweisen. Er könnte auf ein bei den Griechen bekanntes scharf schmeckendes Kraut persischen Ursprungs zurückgehen.

Inhaltsstoffe, Wirkung und Anwendung

Wie die Kreuzblütler Senf und Rauke enthalten auch die verschiedenen Kressearten Isothiocyanate. Diese Stoffe tragen nicht nur zu dem würzig-scharfen Geschmack bei, sie haben auch eine antibiotische Wirkung. Da sie sich ziemlich schnell verflüchtigen und weder Hitze noch Nässe lange aushalten, sollte Kresse immer frisch und schnell verwendet werden. Außerdem enthält Kresse viel Vitamin C, dazu B-Vitamine, Betacarotin, Schwefel, Eisen und Jod. Sie hilft, den Stoffwechsel im Körper anzukurbeln, vertreibt Frühjahrsmüdigkeit und soll die Produktion roter Blutkörperchen anregen.

Allgemeine Hinweise

Alle Kressearten eignen sich als Gewürzkraut für Salate. Sie schmecken in Brotaufstrichen, Eierspeisen, Soßen und Suppen. Um das Aroma in warmen Gerichten zu bewahren, sollte man Kresse erst kurz vor dem Servieren dazugeben.

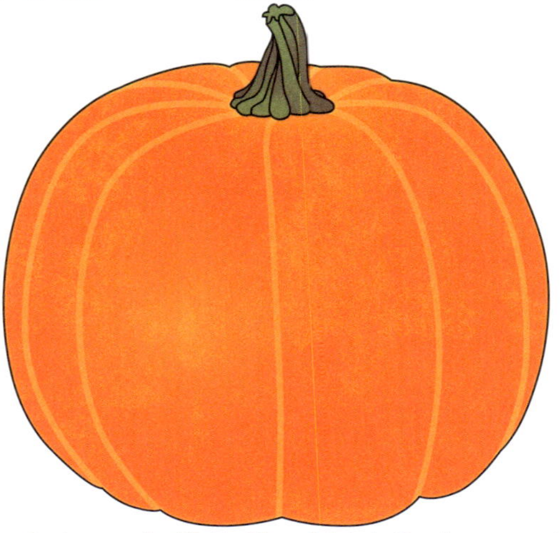

Geschichte und Vorkommen

Auch wenn der Kürbis (Cucurbita) als Gemüse angesehen wird, handelt es sich bei ihm botanisch gesehen um die größte Beere der Welt. Die Familie der Kürbisgewächse umfasst etwa 120 Gattungen und um die 800 Arten. Für uns Mitteleuropäer sind nur 3 Arten von großer Bedeutung. Einmal der Riesenkürbis (Cucurbita maxima) mit meist orangefarbenem Fruchtfleisch. Zu ihm gehören Sorten wie Gelber Zentner und der dagegen fast winzige Hokkaido. Dann der Moschuskürbis (C. moschata) mit sehr aromatischem Fruchtfleisch. Am weitesten verbreitet ist der Gartenkürbis (C. pepo). Ihn gibt es in vielen Formen und Farben. Bereits die Azteken, Inkas und Mayas kannten den Kürbis. Archäologische Funde lassen vermuten, dass er in Peru und Mexiko schon 5000 v. Chr. angebaut wurde, jedoch nicht nur zum Essen, sondern auch für Heilzwecke und um Flaschen, Schüsseln und Kellen aus ihm anzufertigen. Außerdem dienten ausgehöhlte Kürbisse als Musikinstrumente und Schwimmbojen. Als Kolumbus in Amerika landete, stieß er schon bald auf den Kürbis. Durch ihn, aber auch durch andere Eroberer gelangten Kürbissamen in alle Welt. Heutzutage wird die Riesenbeere in Europa, Asien, in Süd- und Nordamerika angebaut. In den USA ist der Kürbis zum Symbol des Halloween-Festes geworden. Jedes Jahr in der Nacht zum 1. November leuchten in den amerikanischen Vorgärten die ausgehöhlten, mit einer Kerze versehenen Früchte, in die zuvor gruselige Fratzen geschnitzt wurden.

Inhaltsstoffe, Wirkung und Anwendung

Das kalorienarme Kürbisfleisch enthält kaum Zucker, dafür jedoch viel Betacarotin sowie die Vitamine C, E und die der B-Gruppe. An Mineralstoffen kommen Kalium, Phosphor und Eisen vor. Die B-Vitamine spielen im Körper eine wichtige Rolle für Nerven und Stoffwechsel. Das Fruchtfleisch eignet sich gut als Kost für Magenkranke. Noch wertvoller als das Kürbisfleisch sind die Kerne bzw. das aus ihnen gewonnene Öl. Es besteht in der Mehrzahl aus einfach und mehrfach ungesättigten Fettsäuren, darunter Linol- und Linolensäure, die u. a. dem Verklumpen von Blutplättchen entgegenwirken. Außerdem enthalten Kürbiskerne Magnesium, Eisen, Kupfer, Selen und viel Zink. Ein weiterer herausragender Vitalstoff ist Vitamin E, ein wirksamer Schutz gegen freie Radikale. Kürbiskernen schreibt man eine positive Wirkung auf Prostataleiden und Reizblasen zu. Auch um besser zu entwässern, werden sie eingesetzt.

Allgemeine Hinweise

Kürbisse sind rasch wachsende einjährige Pflanzen. Ihr gewundener Stängel mit wechselständigen Blättern liegt am Boden oder rankt sich empor und kann mehrere Meter lang werden. Die Kürbisblüten sind leuchtend gelb und essbar. Weich und zum Mitessen ist die Schale der Sommerkürbisse, zu ihnen gehören auch alle Zucchiniarten. Kürbisse lassen sich zu Suppe, Kuchen, Chutney und traditionell als süßsaure Beilage verarbeiten. In den letzten Jahren hat sich die uralte Kulturpflanze zum Trendgemüse gemausert.

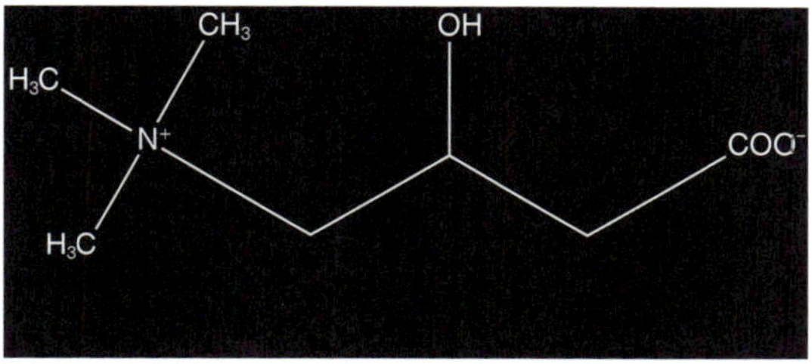

Beschreibung, Geschichte und Vorkommen

L-Carnitin gehört zur Gruppe der vitaminähnlichen Substanzen, der sogenannten Vitaminoide. Früher hatte es auch die Namen Vitamin T und Vitamin BT; andere Bezeichnungen sind Torutilin und Termitin. 1905 wurde L-Carnitin als wichtiger Bestandteil der Muskulatur entdeckt. Sein Name leitet sich von dem lateinischen Wort »carnis« (= Fleisch) ab. Die Aufgabe dieses Stoffes im Organismus entdeckte man jedoch erst 1955: Wir brauchen L-Carnitin für den Transport von Fettsäuren, damit wir aus ihnen Energie gewinnen können. Etwa 20 bis 25 g der Transportsubstanz enthält der menschliche Körper, 98 % davon befinden sich in der Skelett- und Herzmuskulatur, der Rest in Leber und Nieren. Da auch Säugetiere L-Carnitin in ihrem Körper haben, ist es Bestandteil unserer täglichen Nahrung — wenn wir nicht gänzlich auf tierische Produkte verzichten wie die Veganer. Es ist vor allem in Fleisch- und Milchprodukten enthalten. Besonders viel davon bieten Schaf- und Lammfleisch, gefolgt von Rind und Schwein. Geflügelfleisch ist eine weniger gute Quelle. Pflanzliche Lebensmittel sind carnitinarm oder -frei. Die synthetische Herstellung von L-Carnitin begann in den späten 1970er Jahren. Seither wird es als Nahrungsergänzung für Mensch und Tier eingesetzt. Das weiße Kristallpulver hat einen süßlichen Geschmack und zieht Wasser an.

Wirkung und Anwendung

L-Carnitin funktioniert in unserem Körper wie ein Taxi. Seine Fahrgäste sind langkettige Fettsäuren, Fahrziel: die Mitochondrien, wie die Kraftwerke unserer Zellen heißen [siehe S. 20]. Am Ziel angekommen, endet der Taxivergleich, denn die Fettsäuren werden zur Energiegewinnung verbrannt. Dass L-Carnitin aus diesem Grund von der Industrie auch als Wunder vollbringender »fatburner« in Sachen Gewichtsreduktion angepriesen wird, ist nachvollziehbar. Wissenschaftlich beweisen ließen sich diese Versprechungen bisher jedoch nicht. Kontroverse Meinungen gibt es auch, ob L-Carnitin Leistungen im Ausdauersport wirklich so steigert, wie die Ergänzungsmittelhersteller es anpreisen. Immerhin stellt der Körper rund 16 mg pro Tag selbst her, gleichgültig, ob es sich um einen Vegetarier handelt, der nur etwa 2 mg der Substanz täglich mit dem Essen zu sich nimmt, oder um einen »Normalköstler«. In dessen Nahrung befinden sich Tag für Tag etwa 32 mg. So tritt im Allgemeinen kein Mangel an L-Carnitin auf. Dennoch kann sich das Vitaminoid positiv auf Herzerkrankungen auswirken, die Fruchtbarkeit bei Männern verbessern und die Immunabwehr stärken.

Allgemeine Hinweise

Auch Schwangere und vor allem Stillende können von zusätzlichem L-Carnitin profitieren. Da das Baby die Substanz noch nicht selbst herstellen kann und komplett über die Muttermilch damit versorgt wird, sinkt der L-Carnitinspiegel der Mutter während der Stillzeit. Bei Säuglingsnahrung auf Sojabasis ist der Zusatz von L-Carnitin sogar seit Jahren gesetzlich vorgeschrieben.

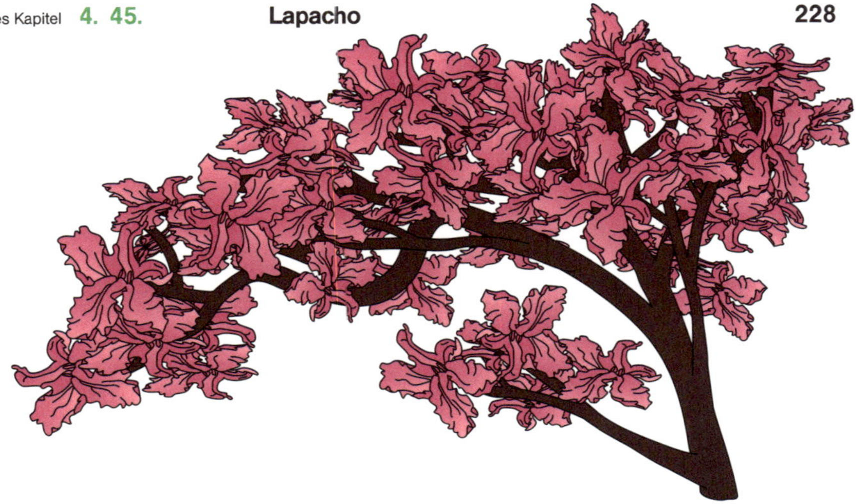

Geschichte und Vorkommen

Der Lapacho (Tabebuia avellanedeae) wird auch als Baum des Lebens bezeichnet. Seine Heimat ist in den Urwäldern Mittel- und Südamerikas, und auch heute noch wächst er vorwiegend in tropischen Regenwäldern. Indios und Inkas nutzten Tee aus seiner Rinde schon seit Urzeiten als hochwirksames Naturheilmittel. Nach Europa kam die »Wunderdroge« erstmals durch die Wikinger. Sie tauschten Lapacho-Rinde gegen Edelsteine ein und nahmen sie mit in die Alte Welt. Andere Seefahrer folgten ihrem Beispiel. Der damals sehr kostspielige Tee verbreitete sich in Europa und im Orient und wurde Menschen, die ihn sich leisten konnten, bei vielen gesundheitlichen Problemen verordnet. Aufzeichnungen aus einem mazedonischen Kloster aus dem Jahre 1305 weisen darauf hin, dass ein russischer Zar durch den täglichen Genuss einer Tasse Lapacho-Tee 130 Jahre alt geworden sein soll. Doch die Heilkraft der Lapacho-Pflanze geriet schließlich in Vergessenheit und wurde erst vor etwa 40 Jahren von brasilianischen Ärzten und Wissenschaftlern wieder neu entdeckt.

Inhaltsstoffe, Wirkung und Anwendung

Neben lebenswichtigen Mineralstoffen und Spurenelementen wie Kalium, Kalzium und Eisen sind im Lapacho-Tee ätherische Öle, Bitter- und Gerbstoffe enthalten. Eine der wichtigsten Substanzen ist Lapachol, ein sekundärer Pflanzenstoff. Lapachol wirkt antibiotisch, lindert Erkrankungen der Haut und verbessert die Wundheilung. Die Gerbstoffe im Tee unterstützen die Wundheilung, indem sie die Haut zusammenziehen. Außerdem soll Lapachol freien Radikalen im Körper entgegenwirken und das Immunsystem stärken. Lapacho-Tee wird von Naturheilkundlern sogar bei Diabetes, Allergien und Rheuma verordnet.

Allgemeine Hinweise

Der Lapacho-Baum mit seiner rundlichen, stark verzweigten Baumkrone und seinen bräunlich behaarten Zweigen, Blättern und Früchten hat eine Lebenserwartung von bis zu 700 Jahren und kann bis zu 30 Meter hoch werden. Die glatte Rinde ist außen grau. Auf der Innenseite ist sie rotbraun gefärbt. Nach dem Abschälen wächst die Rinde, die ausschließlich zur Herstellung von Tee verwendet wird, innerhalb eines Jahres wieder nach. Weder der Baum noch der Regenwald nehmen Schaden. Von Dezember bis Februar schmücken den Baum purpurfarbene Blüten. Sie ähneln Trompeten. Mit ihnen zieht der Lapacho-Baum Insekten an. Aus den Blüten entwickeln sich zylinderförmige Früchte, die bis zu 50 cm lang werden. Lapacho-Tee ist in Teegeschäften, in Apotheken und Reformhäusern erhältlich. Vielfach wird er mit Früchten aromatisiert angeboten. Er hat weniger Gerbstoffe als andere Tees und schmeckt angenehm mild. Zudem ist er koffeinfrei. Für einen Liter Tee gibt man 1 bis 2 Esslöffel Rindenstückchen in einen Liter kochendes Wasser und köchelt den Sud 5 Minuten. Anschließend müssen die Stückchen im Topf noch 15 bis 20 Minuten ziehen, dann den Sud nur noch durch ein Sieb gießen und trinken. Lapacho-Tee eignet sich auch für Mixgetränke.

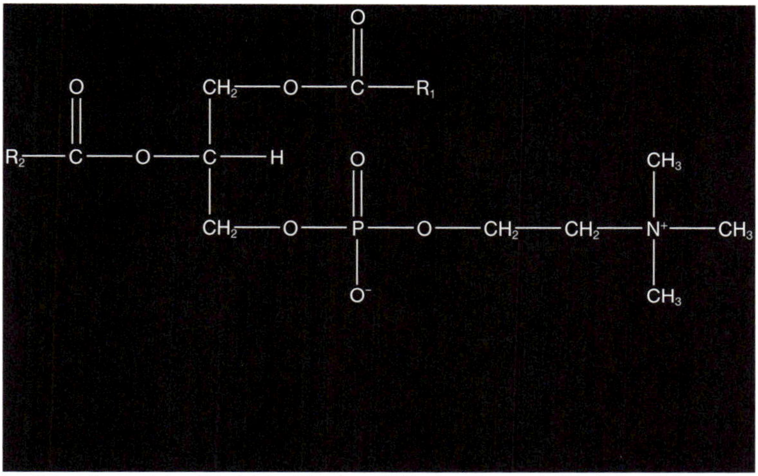

Beschreibung, Geschichte und Vorkommen

Lecithin oder auch Lezithin ist der Oberbegriff für eine Gruppe fettähnlicher Substanzen, die sowohl bei Menschen, Tieren als auch bei Pflanzen vorkommen. Sie sind wichtige Bestandteile der Zellwände im Gehirn und Nervengewebe. Zuerst entdeckt wurde das klebrige Lecithin jedoch im Eigelb und zwar 1846 von dem französischen Wissenschaftler Maurice Gobley. Daher stammt auch der Name des Eidotterfetts, denn Lecithin ist abgeleitet von dem griechischen Wort für Eigelb »lékithos«. Der Lecithin-Anteil im Ei (Ei-Lecithin) macht stattliche 68 bis 72% aus. Der menschliche Körper produziert sein Lecithin täglich selbst, und zwar in der Leber. In vielen Nahrungsmitteln ist es außerdem enthalten, nicht nur im Gelben vom Ei, sondern auch in Milch, Fleisch und Fisch. Neben allen Arten von Knollen- und Wurzelgemüse wie Sellerie und Möhren sind zudem Hülsenfrüchte und Pflanzenöle reich an Lecithin. So wird Lecithin für die Lebensmittelindustrie zumeist aus Sojabohnen bzw. Sojaöl gewonnen, wo es als Emulgator, Antioxidationsmittel, Stabilisator und Mehlbehandlungsmittel zum Einsatz kommt. Es ist z.B. oft in Mayonnaise, Salatsoßen, Margarine, Schokolade und Speiseeis enthalten. In den Zutatenlisten taucht es dann als Lecithin, Sojalecithin oder als Lebensmittelzusatzstoff E 322 auf. Insgesamt werden davon weltweit jährlich etwa 200.000 Tonnen benötigt. Sojalecithin für die Herstellung von Kosmetikartikeln wie Cremes ist in dieser Menge noch nicht enthalten.

Inhaltsstoffe, Wirkung und Anwendung

Im menschlichen Körper ist Lecithin daran beteiligt, an den Zellwänden die Durchlässigkeit für bestimmte Stoffe zu regulieren. Es hilft beim Stoffwechsel und der Fettverdauung und ist in der Gallenflüssigkeit enthalten. Mit seiner Unterstützung wird Nahrungsfett zu einer Emulsion, kann transportiert und aufgenommen werden. Als Nahrungsergänzungsmittel kann Lecithin bei leichten Störungen im Fettstoffwechsel helfen. Zudem verbessert es die Aufnahme von fettlöslichen Vitaminen. Auch zur Steigerung der Konzentration und gegen Ermüdung soll Lecithin wirken. Die Substanz gibt es als Pulver, Granulat, Tonikum und in Form von Kapseln.

Allgemeine Hinweise

Lecithin ist ein natürlicher Emulgator. Dies sind Stoffe, die es ermöglichen, Flüssigkeiten wie Wasser und Öl, die normalerweise nicht mischbar sind, gleichmäßig miteinander zu vermischen. Der Grund: Emulgatoren besitzen sowohl einen wasserliebenden (hydrophilen) als auch einen wasserabweisenden (hydrophoben) Molekülanteil. Die entstehende Mischung nennt man Emulsion.

Linde und Lindenblüten

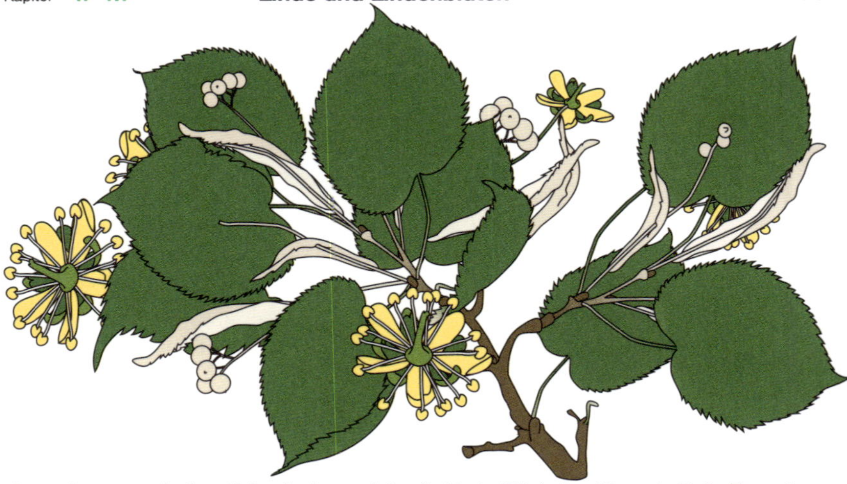

Geschichte und Vorkommen

Im germanischen Volksglauben spielte die Linde (Tilia) eine führende Rolle. Zum einen galt sie als Baum der Eintracht und des Friedens. Zum anderen war sie Frigga, der Göttin der Ehe und des häuslichen Herdes, geweiht. Im Mittelalter stellten Dorflinden das Zentrum des gesellschaftlichen Lebens dar. Sie dienten als Treffpunkt der Tanzenden und Liebenden, aber auch als Ort der Rechtssprechung. Damals kamen Blüten und Blätter des Baumes zu ihren ersten medizinischen Einsätzen bei fiebrigen Erkältungskrankheiten. Gegen Durchfälle hatte man mit Lindenholzkohle Erfolg. Linden werden in zwei Arten unterteilt: die Sommerlinde (T. platyphyllos), die auch Früh- oder Graslinde heißt, und die Winterlinde (T. cordata). Letztere ist auch als Steinlinde bekannt. Beide Arten kommen in fast ganz Europa vor, wobei das Verbreitungsgebiet der Winterlinde weiter nach Norden und Osten reicht als das der Sommerlinde. Diese Lindenart bevorzugt warme Gegenden und ist über fast ganz Europa bis nach Kleinasien verbreitet. In Skandinavien fehlt sie völlig, ebenso auf Sizilien und Sardinien.

Inhaltsstoffe, Wirkung und Anwendung

Wichtige Inhaltsstoffe in den Lindenblüten sind sekundäre Pflanzenstoffe (Flavonoide) und ätherische Öle, die für ihren angenehmen Duft verantwortlich sind. Außerdem enthalten sind Gerb- und Schleimstoffe sowie Zucker. Lindenblütentee wird traditionell als schweißtreibendes und fiebersenkendes Mittel bei Erkältungskrankheiten eingesetzt. Außerdem soll er zu hohen Blutdruck senken, Kopfschmerzen und Verspannungen lösen sowie bei Stress und Schlaflosigkeit gut tun. Die Flavonoide wirken antibiotisch bei Entzündungen und treiben die Wundheilung voran.

Allgemeine Hinweise

Die Winterlinde wird nicht ganz so groß wie die Sommerlinde, die eine stattliche Höhe von bis zu 35 Metern erreicht. Bei der Sommerlinde fallen die beidseits grünen, auf der Unterseite behaarten Blätter auf. Die Blätter der Winterlinde sind auf der Unterseite blaugrün und unbehaart. Beide Arten tragen im Juni gelblich weiße, wunderbar duftende Blüten, die Winterlinde jedoch 1 bis 2 Wochen später als ihre sommerliche Schwester. Auch die Blütenstände unterscheiden sich: Bei der Sommerlinde sind sie 2- bis 5-blütig mit hängendem, gelblich grünem Hochblatt, bei der Winterlinde 5- bis 11-blütig. Die kleinen Nussfrüchte der Sommerlinde sind stark verholzt, die der Winterlinde lassen sich zwischen den Fingern zerdrücken. Für Lindenblütentee kommen hauptsächlich die getrockneten Blüten der Winterlinde zum Einsatz. 1 bis 2 Teelöffel reichen für eine Tasse, die bei den ersten Anzeichen eines Schnupfens gute Dienste tut. Zusammen mit einem warmen Fußbad kann so durchaus das Ausbrechen einer Erkältung verhindert werden.

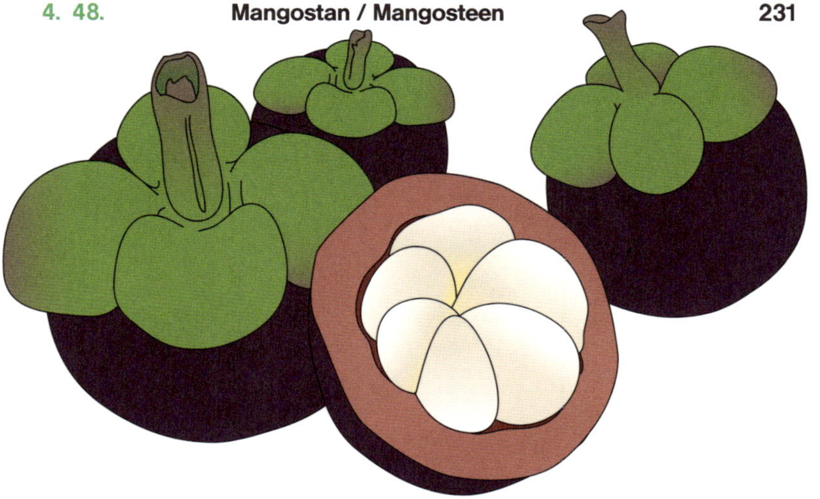

Geschichte und Vorkommen

Der Mangostanbaum stammt ursprünglich aus Südostasien, genauer von den Sundainseln. Gelegentlich wird jedoch auch die Inselwelt des Malaiischen Archipels als seine Heimat bezeichnet. Heutzutage wird Mangostan in den Tropen kultiviert. So zählen neben Indonesien, Thailand und den Philippinen auch Mittelamerika und Brasilien zu seinen Anbauländern. Der immergrüne Mangostanbaum wird 7 bis 25 Meter hoch und wächst sehr langsam. Es dauert ca. 10 Jahre, bis ein Mangostanbaum reife Früchte trägt. Die lederartigen, dicken Blätter sind länglich oval, oberseitig dunkelgrün und unterseitig stumpf gelblich grün gefärbt. Die Blüten sind gelblich grün oder rötlich. Die Früchte des Mangostanbaums sind rundlich und bis zu 8 cm groß. Sie haben eine dicke, ledrige, rötlich braune Schale, die sich im Reifezustand dunkelviolett verfärbt. Im Inneren ähnelt die Mangostan sehr einer Mandarine. Das weiße bis elfenbeinfarbene Fruchtfleisch unterteilt sich in 4 bis 7 Segmente und enthält essbare grüne Samen. Der angenehm säuerliche Geschmack der Mangostanfrucht bewegt sich zwischen Trauben, Ananas, Grapefruit und Pfirsich.

Inhaltsstoffe, Wirkung und Anwendung

Die Mangostanfrucht wird in ihrer asiatischen Heimat die »Königin der Früchte« genannt. Sie enthält sehr viele Vitamine, Mineralstoffe und Spurenelemente. Außerdem liefert Mangostan viele Ballaststoffe. Am bedeutendsten sind bestimmte Polyphenole, die in der Mangostanfrucht enthalten sind: die Xanthonen. Mangostan enthält über 40 natürliche Xanthone und ist somit eine der reichhaltigsten Früchte dieser Art. Medizinische Studien belegen, dass Xanthone u. a. gegen Entzündungen, Bakterien, Viren, Allergien und Krebsgeschwüre positiv wirken. Die Nährstoffe der Frucht unterstützen die Magen-Darm-Tätigkeit, beeinflussen das Hautbild positiv (anti-aging), stärken das Immunsystem und die Fitness, fördern die Leistungsfähigkeit, wirken schmerzlindernd, senken den Cholesterinspiegel im Blut und noch einiges mehr.

Allgemeine Hinweise

Reife Mangostanfrüchte lassen sich an ihrer purpurnen Farbe gut erkennen. Zudem sollte ihre sonst feste Schale ein wenig elastisch sein. Hat die Mangostan jedoch bereits einen sehr harten Zustand erreicht, so ist davon auszugehen, dass es sich um eine überreife Frucht handelt. In diesem Stadium ist sie bereits oft ungenießbar, was sich auch anhand von grünem Schimmel im Fruchtfleisch zeigt. Hingegen bedeuten gelbe Absonderungen am Fruchtfleisch sehr reifer Früchte keineswegs einen Verderb. Sie begünstigen vielmehr einen besonders ausgewogenen Geschmack.

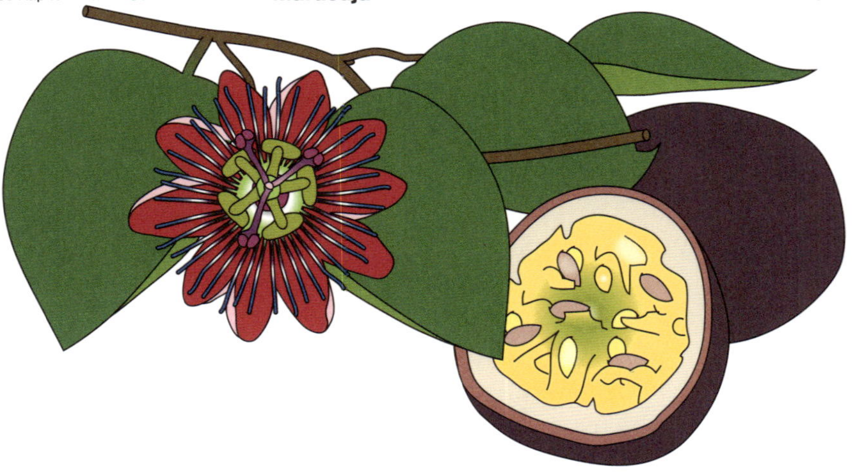

Geschichte und Vorkommen

Maracujas, auch süße Granadillas genannt, gehören zu den Passionsfrüchten — ein Sammelbegriff für etwa 400 tropische Fruchtarten, die alle aus Passionsblumen (Passiflora) entstehen. Diese Pflanzen sind ursprünglich in Süd- und Mittelamerika beheimatet. Die spanischen Seefahrer brachten einige Arten im 17. Jahrhundert erstmals nach Europa. Weil ihre wunderschönen Blüten mit ihren Staubgefäßen und Stempeln an die Dornenkrone und das Kreuz Jesu erinnern, erhielten sie den Namen Leidens- bzw. Passionsblumen. Die Ureinwohner Mittelamerikas vertrauen schon lange auf die heilenden und berauschenden Wirkungen der Passionsfrüchte. Es gibt sie in verschiedensten Größen und Farben von hellem Gelb bis zu dunklem Violett. Die wirtschaftlich bedeutendsten Passionsfrüchte sind die Purpurgranadilla (Passiflora edulis) und die Maracuja. Der Name Maracuja stammt aus dem Portugiesischen bzw. dem Indianisch-Brasilianischen und bedeutet »Pflanze, die Früchte gibt«. Maracujas gedeihen im Tropenklima am besten. Die gelbe Maracuja wird in Brasilien, Venezuela und auf Hawaii kultiviert. Die Purpurgranadilla gibt es nur in Kolumbien. Die braunlilafarbene Maracuja wird hingegen in den Tropen und Subtropen vieler Länder angebaut, dazu gehören Südamerika, Südafrika, Kenia, Ceylon, Taiwan, Australien und Neuseeland.

Inhaltsstoffe, Wirkung und Anwendung

Wichtige Mineralstoffe in Passionsfrüchten sind Kalium, Kalzium, Magnesium, Phosphor und Eisen. An Vitaminen enthält vor allem die gelbe Maracuja an großes Angebot an Betacarotinen. Vitamin C und Nicotinamid, ein Vitamin aus der B-Gruppe, sind in vielen Passionsfrüchten ebenfalls reichlich vorhanden. Nicotinamid stärkt unsere Nerven und ist am Stoffwechsel der Kohlenhydrate beteiligt. Passionsfrüchte sollen den Blutdruck senken und beruhigen. In der Naturheilkunde werden auch die Blätter der Passionsblume verwendet. Sie kommen bei nervöser Unruhe, Schlafstörungen, Angstzuständen und depressiver Verstimmung zum Einsatz. Auch bei Verspannungen sowie Magen- und Darmbeschwerden sollen sie helfen.

Allgemeine Hinweise

Die Früchte der Passionsblumen sind botanisch gesehen Beeren. Alle Arten enthalten ein weiches, grünliches bis graues und sehr saftiges Fleisch mit vielen kleinen essbaren Kernen. Das Fruchtfleisch schmeckt erfrischend süß-säuerlich und ist äußerst aromatisch. Die Früchte selbst sind rundlich oder oval, 5 bis 25 cm groß, mit einer bis zur Ernte glatten Schale, die bei der Purpurgranadilla später zu schrumpeln beginnt. Da diese Art nicht nachreift, sollten keine grünen, sondern nur Früchte mit dunkler und bereits schrumpliger Haut gekauft werden. Um an das Fruchtfleisch zu kommen, wird die Passionsfrucht quer halbiert und ausgelöffelt. Auch wenn sie weiterverarbeitet wird, ist ein Löffel das beste Besteck.

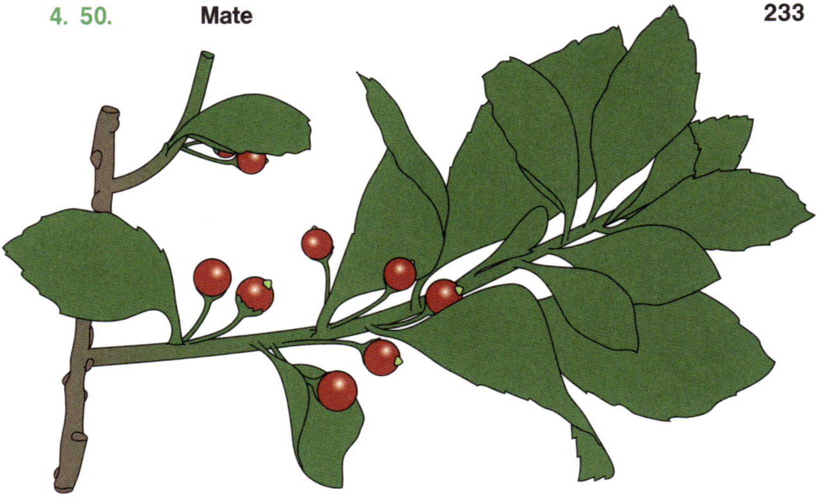

Geschichte und Vorkommen

Matetee oder einfach kurz Mate ist ein Getränk, das aus den gerösteten und zerkleinerten Blättern der Matepflanze (Ilex paraguariensis) hergestellt wird. Der Name stammt von dem Gefäß »Mati«, aus dem die Ureinwohner Südamerikas es gewöhnlich tranken. Der Legende nach hatte das gemeinsame Trinken von Mate aus nur einem Gefäß die Funktion einer Friedenspfeife, und es war ein feierliches Ritual, die fein zerstampften Blätter mit heißem Wasser zu übergießen und den Trank für alle zuzubereiten. Aber auch im Alltag wurde Mate getrunken — nicht nur, um den Durst zu löschen, sondern auch bei Erschöpfung. In Paraguay trinkt man ihn heute noch gern in der Runde bzw. schlürft ihn aus einem Saugrohr, der »Bombilla«. Den spanischen Eroberern blieb der belebende Matetee nicht lange verborgen. Als die Jesuiten im 17. Jahrhundert das heutige Paraguay besiedelten, begannen sie mit der Kultivierung der Matepflanze, die zur Gattung der Stechpalmen gehört. Bis zu ihrer Vertreibung behielten sie das Monopol in der Produktion und im Handel mit Mate. Es dauerte es nicht lange, bis sich die guten Eigenschaften des Tees auch in Europa herumgesprochen hatten. Ende des 18. Jahrhunderts wurde erstmals in Portugal Mate getrunken. Und 1885 schrieb der französische Mediziner Dr. Doublet: »Der Genuss von Mate steigert die körperliche und geistige Aktivität und sorgt für allgemeines Wohlbefinden.« Am besten gedeiht der in Südamerika beheimatete Matebaum bei feuchtwarmem Klima in einer Höhe von 400 bis 800 Metern In Paraguay, Argentinien und Südbrasilien wächst er noch immer wild.

Inhaltsstoffe, Wirkung und Anwendung

In Mateblättern sind C- und B-Vitamine sowie Folsäure enthalten, außerdem Kalium, Kalzium, Magnesium, Natrium und die Spurenelemente Eisen, Mangan, Zink und Kupfer. Zu finden sind zudem Gerbstoffe, sekundäre und bitter schmeckende Pflanzenstoffe (Saponine). Weil Saponine fettspaltend wirken, kann Matetee zur Unterstützung von Schlankheitskuren getrunken werden. Die anregende Wirkung von Matetee wird zwei Wirkstoffen zugeschrieben, dem Koffein und vor allem dem Xanthin, das in diesem Fall Matein genannt wird. Diese Substanz wirkt auf das zentrale Nervensystem, stimuliert die psychomotorischen Fähigkeiten und wirkt gleichzeitig entspannend. Matein lindert Asthma, senkt den Blutdruck und unterstützt, anders als Koffein, den ruhigen Schlaf.

Allgemeine Hinweise

Der Matebaum wird bis zu 15 Meter hoch. Weil seine Früchte eine harte Schale haben und nicht von allein keimen, müssen sie erst in Wasser gelegt und die Schale aufgeweicht werden. Dann dauert es noch bis zu 3 Monate, bis die ersten Keimlinge wachsen, und nochmals 4 Jahre bis zur ersten Ernte. Dabei werden ganze Äste des Baumes abgesägt, aber nur die bis zu 20 cm langen, eiförmigen Blätter werden verarbeitet. Matetee kann man ihn in Teegeschäften, Bioläden, Reformhäusern, Apotheken oder auch im normalen Supermarkt in Teebeuteln oder als loses Kraut kaufen. Er wird wie schwarzer Tee zubereitet.

Relative Atommasse	40,078	
Elektronenkonfiguration	[Ar]$4s^2$	
Ordnungszahl	20 Ca	Elementsymbol
Oxidationszahl	2	
Schmelzpunkt [°C]	839	1.0 Elektronegativität
Siedepunkt [°C]	1487	6.1 Erste Ionisierungsenergie [eV]
Elementname	Calcium	

Kalzium / Calcium

Das 20. Element im Periodensystem wurde erst 1808 entdeckt. Das Wort Kalzium stammt vom lateinischen Wort »calx« ab, womit die Römer Kalkstein, Kreide und daraus hergestellten Mörtel bezeichneten. In all diesen Materialien kommt der Mineralstoff allerdings nur an andere Stoffe gebunden vor, denn allein gibt es Kalzium in der Natur nicht. Im menschlichen Körper ist Kalzium gebunden an Phosphor zu 98 % im Skelett und zu 1 %, in den Zähnen zu finden. Mit etwa 1000 g ist Kalzium das häufigste Mineral in unserem Körper. Kalzium ist lebenswichtig für Bildung und Aufbau starker Knochen und gesunder Zähne und verleiht ihnen Festigkeit. Außerdem brauchen wir Kalzium für die Übermittlung von Nervenimpulsen, es sorgt für einen stabilen Herzrhythmus und sichert die Muskelfunktionen. Es senkt den Cholesterinspiegel im Blut und ist an der Aktivierung verschiedener Enzyme, z. B. des Fettverdauungsenzyms Lipase, beteiligt. Zudem ist es wichtig für die Blutgerinnung. Akuter Kalziummangel kann zu Nervosität, Krämpfen, Muskelstarre und Schlafstörungen führen. Chronischer Kalziummangel bewirkt schwache Knochen und Osteoporose. Lebensmittel, die viel Kalzium enthalten, sind Milch- und Milchprodukte. Besonders Hartkäse wie Parmesan, Emmentaler und Greyerzer liegen mit mehr als 1000 mg pro 100 g weit vorn. Aber auch grünes Blattgemüse (außer Spinat und Mangold), Zitrusfrüchte, Erbsen, Bohne und Nüsse versorgen uns mit Kalzium. Um Kalzium zu resorbieren, benötigt unser Organismus ausreichend Vitamin D. Das »Sonnenvitamin« wird mit Hilfe des UV-Lichts in unserer Haut gebildet; das setzt aber voraus, dass man sich mindestens 30 Minuten täglich im Freien aufhält. Doch auch fetter Seefisch, Eigelb, Leber und Milch enthalten Vitamin D. Daneben gibt es Substanzen, die die Kalziumaufnahme erschweren. So blockiert zum Beispiel Oxalsäure, die in Spinat, Rhabarber und Roter Bete vorkommt, die Aufnahme von Kalzium. Auch ein hohes Maß an gesättigten Fettsäuren in der Nahrung erschwert die Kalziumaufnahme, weil sie zusammen mit dem Mineralstoff unverwertbare Komplexe bilden. Viele phosphathaltige Lebensmittel (z. B. Coca-Cola, Wurst und manche Fertignahrung) haben die gleichen Auswirkungen wie Kalziummangel und führen zu einer Demineralisation der Knochen, weil sie das sensible Gleichgewicht der Knochenmineralien Phosphor und Kalzium durcheinanderbringen. Eine gute Kalziumversorgung hat eine besondere Bedeutung in der Wachstumsphase. Kleinkinder und Kinder brauchen 2- bis 4-mal so viel Kalzium pro Kilogramm Körpergewicht wie Erwachsene (Nährstoffempfehlungen: Erwachsene 800 mg, Jugendliche 900 mg, Schwangere, Stillende und Senioren 1200 mg pro Tag). Bis zum 30. Lebensjahr verfestigt sich das Skelett. Bis dahin hat man die Möglichkeit, seine »Knochenbilanz« durch eine Kombination aus kalziumreicher Ernährung und viel Bewegung zu verbessern. Wer eine negative Knochenbilanz hat, erhöht das Risiko, in späteren Jahren an Osteoporose zu erkranken.

	Mg	Cr
Relative Atommasse	24,3050	51,9961
Elektronenkonfiguration	[Ne]$3s^2$	[Ar]$3d^5 4s^1$
Ordnungszahl	12	24
Elementsymbol	Mg	Cr
Oxidationszahlen [häufigste]	2	0, 2, **3**, 6
Schmelzpunkt [°C]	649	839
Siedepunkt [°C]	1107	1487
Elektronegativität	1.2	1.6
Erste Ionisierungsenergie [eV]	7.6	6.8
Elementname	Magnesium	Chrom

Magnesium

Magnesium ist ein Mineralstoff, der in der Natur überwiegend in Verbindungen wie Chloriden, Karbonaten, Silikaten und Sulfaten vorkommt. Ganze Gebirgszüge bestehen aus magnesiumhaltigem Mineral. Bestes Beispiel dafür ist das Mineral Dolomit — aus ihm bestehen die Dolomiten. In Gewässern (und in unserem Leitungswasser) ist Magnesium zusammen mit Kalzium für die Wasserhärte verantwortlich. Die häufigste Magnesiumverbindung in der Natur befindet sich jedoch im Blattgrün der Pflanzen, dem Chlorophyll. Dass es für den Menschen lebensnotwendig ist, erkannten Forscher 1933. Selbst produzieren kann der Körper Magnesium nicht, auch wenn ein Erwachsener im Durchschnitt ca. 25 g davon im Körper gespeichert hat. Deshalb muss es über die Nahrung zugeführt werden. Es kommt hauptsächlich in pflanzlichen Lebensmitteln vor. Gute Lieferanten sind Vollkornbrot und Getreide, Nüsse und Samen, Bananen und Beeren sowie Gemüse. Auch in Milch und Milchprodukten, Geflügel, Fleisch und Fisch ist Magnesium enthalten. Magnesium ist Bestandteil der Knochen und stabilisiert sie. Weiter ist es verantwortlich für die Muskelkontraktion und für die Reizübertragung von Nerven auf Muskeln. Rund 300 Enzyme im menschlichen Körper, die wichtig für den Energiestoffwechsel sind, werden durch Magnesium aktiviert. Magnesium gilt im menschlichen Organismus als Gegenspieler von Metall: Es blockiert den Eintritt von Kalzium in die Gefäß- und Herzmuskelzellen und verhindert damit eine Verkalkung. Frauen wird die Aufnahme von täglich etwa 280 mg Magnesium, Männern von etwa 350 mg empfohlen. Durch hohe Schweißverluste erhöht sich die tägliche Ration, etwa bei großer körperlicher Anstrengung oder bei Hitze. Ein Magnesiummangel tritt eher selten auf, möglich ist er bei Schwangeren und Stillenden, bei Alkohol- oder Abführmittelmissbrauch sowie bei Durchfallerkrankungen.

Chrom

Nur selten kommt das Schwermetall Chrom in der Natur allein vor. Viel eher ist es in der Verbindung mit Eisen oder anderen Mineralien zu finden. Auch in Edelsteinen wie dem roten Rubin und dem grünen Smaragd wiesen Wissenschaftler Spuren davon nach. Den Namen Chrom, der sich von dem griechischen Wort »chromos« = Farbe ableitet, erhielt das Metall wegen der Farbvielfalt seiner Salze. Die Hauptaufgabe von Chrom im menschlichen Körper ist es, den Blutzuckerspiegel im Gleichgewicht zu halten. Erst mit seiner Hilfe kann das Hormon Insulin seine Wirkung voll entfalten und die Zellen zur Aufnahme von Glukose anregen. Ein Mangel an Chrom hat in Tierversuchen aber nicht nur zu Diabetes, sondern auch zu Arterienverkalkung und Wachstumsstörungen geführt. Denn Chrom ist wichtig für den gesamten Stoffwechsel, für einen ausgeglichenen Cholesterinspiegel, die Herstellung von körpereigenem Eiweiß und den Muskelaufbau. Bei Diäten kann es den Abbau von Fettreserven fördern. Für den Menschen ist Chrom ein lebensnotwendiges Spurenelement, das er im Allgemeinen in ausreichenden Mengen mit der Nahrung und dem Trinkwasser aufnimmt.

Relative Atommasse	55,845	54,938049
Elektronenkonfiguration	[Ar]$3d^6 4s^2$	[Ar]$3d^5 4s^2$
Ordnungszahl	26	25
Elementsymbol	Fe	Mn
Oxidationszahlen [häufigste]	-2, 0, 2, **3**, 6	-1, 0, **2**, 3, 4, 6, 7
Schmelzpunkt [°C]	1535	1244
Siedepunkt [°C]	2750	2097
Elektronegativität	1.6	1.6
Erste Ionisierungsenergie [eV]	7.9	7.4
Elementname	Eisen	Mangan

Eisen

In der Chemie als unedles Metall beschrieben, ist Eisen ein sehr wichtiges Spurenelement für den menschlichen Körper. Als Bestandteil des roten Blutfarbstoffs (Hämoglobin) hilft es mit, den Sauerstoff im Blut und in den Muskeln zu transportieren. Ca. 5 g Eisen sind im Organismus eines Erwachsenen enthalten, gespeichert vor allem in Leber, Milz, Darmschleimhaut und Knochenmark. Es wird besonders gut über Fleisch und Innereien, Hülsenfrüchte, Getreide, grünes Blattgemüse und Nüsse zugeführt. Unser Körper verwertet das Eisen tierischer Lebensmittel besser als das pflanzlicher. Deshalb kann sich eine ausreichende Eisenaufnahme für Vegetarier und Veganer als schwierig gestalten. Bestimmte in Lebensmitteln enthaltene Substanzen können die Eisenaufnahme mindern oder gar verhindern, etwa die im Spinat und Rhabarber vorkommende Oxalsäure. Vitamin C dagegen fördert die Eisenaufnahme. So hilft z. B. Orangensaft zur Mahlzeit dabei, Eisen besser zu verwerten. Männer sollten täglich ca. 10 mg Eisen zu sich nehmen, Frauen 50 % mehr. Gründe: Blutverluste durch die Regelblutung oder bei der Geburt, erhöhter Bedarf in der Schwangerschaft und während der Stillzeit. Einen erhöhten Eisenbedarf haben Kinder und Jugendliche in der Wachstumsphase sowie Blutspender. Symptome für Eisenmangel sind Blässe, Appetitlosigkeit, schnelles Ermüden und Kopfschmerzen. Auch raue Haut, Risse in den Mundwinkeln und Entzündungen der Mundschleimhaut können darauf hinweisen. Ein Eisenmangel bei kleinen Kindern kann sich negativ auf das Wachstum auswirken.

Mangan

Mangan ist ein graues, sehr hartes, aber sprödes unedles Schwermetall. Als Braunstein (Mangan-4-Oxid) war es um die Zeitenwende schon den Römern bekannt. Wirtschaftliche Bedeutung erlangte es im 19. Jahrhundert für Legierungen mit Eisen. Dass es auch für den menschlichen Organismus ein wichtiges Spurenelement ist, wurde erst Mitte des 20. Jahrhunderts bekannt. Der menschliche Körper enthält zwischen 10 und 40 mg Mangan, davon ca. 40 % in den Knochen sowie größere Mengen in Leber, Nieren und Bauchspeicheldrüse. Gute Manganquellen sind Getreideprodukte wie Haferflocken und Weizenkeime sowie Nüsse, Hülsenfrüchte, Sojamehl, Rote Bete, Ananas, Heidelbeeren und Himbeersaft. Mangan ist an der Bildung verschiedener Enzyme beteiligt. So baut es als Bestandteil des Enzyms Glykosyltransferase aus Zucker und bestimmten schwefelhaltigen Verbindungen eine Substanz auf, aus der Bindegewebe und Knorpel bestehen. Auch für das Wachstum der Knochen ist Mangan wichtig. Frauen, die an Osteoporose (brüchige Knochen, Knochenschwund) leiden, haben oft zu wenig Mangan im Blut. Die Schilddrüse benötigt das Spurenelement zur Produktion von Schilddrüsenhormonen. Mangan kann die Aufgaben von Eisen im Organismus teilweise ersetzen. Zwischen 2 und 5 mg liegt die empfohlene Tagesration. 3,5 mg sind enthalten in 75 g Haferflocken.

Relative Atommasse	78,96	
Elektronenkonfiguration	$[Ar]3d^{10}4s^{2}4p^{4}$	
Ordnungszahl	34 **Se**	Elementsymbol
Oxidationszahlen [häufigste]	-2, **4**, 6	
Schmelzpunkt [°C]	217 — 2.5	Elektronegativität
Siedepunkt [°C]	685 — 9.8	Erste Ionisierungsenergie [eV]
Elementname	Selen	

Selen

Das Halbmetall Selen kommt auf der Erde relativ selten vor und wenn, dann in verschiedenen Erscheinungsformen wie dem metallischen grauen Selen oder dem kristallinen roten Selen. Als essenzielles Spurenelement wurde das Mondmetall erst 1957 erkannt, zunächst nur für Tiere, in den 1970er Jahren schließlich auch für den Menschen. Es kommt in den Zähnen und Knochen sowie in Enzymen vor, insgesamt haben wir bis zu 15 mg in unserem Körper. Wir nehmen es über die Nahrung oder Nahrungsergänzungsmittel zu uns. Besonders selenhaltige Lebensmittel sind Meeresfrüchte, Innereien, Getreide, Fleisch und Knoblauch. Die Selenaufnahme kann jedoch je nach Region stark schwanken, da das Spurenelement aus vielen Ackerböden ausgeschwemmt ist. Deutschland gehört zu den selenarmen Zonen der Welt. Selen ist Bestandteil des Enzyms Glutathion-Peroxidase, das zu unserem körpereigenen Abwehrsystem gehört. Es schützt unsere Immunzellen, vor allem im Zusammenspiel mit Vitamin E, vor der Schädigung durch freie Radikale, reduziert aber auch die negativen Folgen von Stress. Selen ist außerdem Bestandteil von etwa 20 Eiweißen (Selenoproteinen), die nur dann optimal arbeiten, wenn eine ausreichende Menge des Spurenelements vorhanden ist. Über diese Eiweiße ist Selen nicht nur am Immunsystem, sondern z. B. auch am Stoffwechsel der Schilddrüsenhormone beteiligt. Zwischen 50 und 70 µg Selen sollten Erwachsene täglich zu sich nehmen, stillende Mütter noch ein wenig mehr. Menschen mit sehr einseitiger Ernährung, aber auch Veganer haben ein höheres Risiko, einen Selenmangel zu entwickeln. Ein solcher Mangel kann sich an einer Veränderung der Nägel, geringerer Pigmentierung der Haare und einer Verminderung der Immunabwehr zeigen. Auf lange Sicht kann ein Mangel zur Entwicklung bestimmter Herz- und Gelenkerkrankungen führen.

Relative Atommasse	65,39
Elektronenkonfiguration	[Ar]$3d^{10}4s^2$
Ordnungszahl	30
Elementsymbol	Zn
Oxidationszahl	2
Schmelzpunkt [°C]	420
Siedepunkt [°C]	907
Elektronegativität	1.7
Erste Ionisierungsenergie [eV]	9.4
Elementname	Zink

Zink

Bläulich weiß glänzt dieses Metall, das in der Natur nicht isoliert, sondern in Erzen wie Zinkblende oder Zinkspat vorkommt. Für uns Menschen ist Zink ein essenzielles Spurenelement. Nach Eisen kommt es im menschlichen Körper mit etwa 2 g am häufigsten vor. Der größte Teil davon ist in Knochen, Haut und Haaren gespeichert. Gute Zinklieferanten sind Fleisch, Seefisch und Austern, Milchprodukte und Getreide. Damit zahlreiche Enzyme im menschlichen Körper ihre Funktionen ausüben können, ist Zink sehr wichtig. Selbst enthalten ist es in 50 Enzymen. Es spielt eine wichtige Rolle im Stoffwechsel der Kohlenhydrate und der Fette. Auch Schilddrüsen-, Sexual- und Wachstumshormone können ohne das Spurenelement nicht aktiv werden. So kann es bei den Babys von Schwangeren, die unter Zinkmangel leiden, zu Fehlbildungen kommen. Auch für eine gut funktionierende Immunabwehr wird Zink benötigt. Es hilft bei der Regeneration der Haut, in Cremes für wunde Babypopos ist es meist enthalten. Oft fällt auf, dass an Neurodermitis oder Schuppenflechte Erkrankten Zink fehlt. Ein ausgeglichener Zinkhaushalt ist auch wichtig für die Stimmung. 12 bis 15 mg Zink sollten Erwachsene täglich zu sich nehmen, die kleinere Menge ist beispielsweise in 300 g Edamer oder 400 g Kalbfleisch enthalten. Zink aus tierischen Lebensmitteln ist für unseren Körper besser verwertbar als Zink pflanzlicher Herkunft. Schuld daran ist die Phytinsäure. Diese z.B. in Getreide und Hülsenfrüchten enthaltene Substanz reagiert mit Zink und verringert dessen Aufnahme im Organismus. Ähnliche Auswirkungen hat der gleichzeitige Genuss von Tee und Kaffee. Dagegen unterstützen Eiweiß und Zitronensäure die Zinkverwertung.

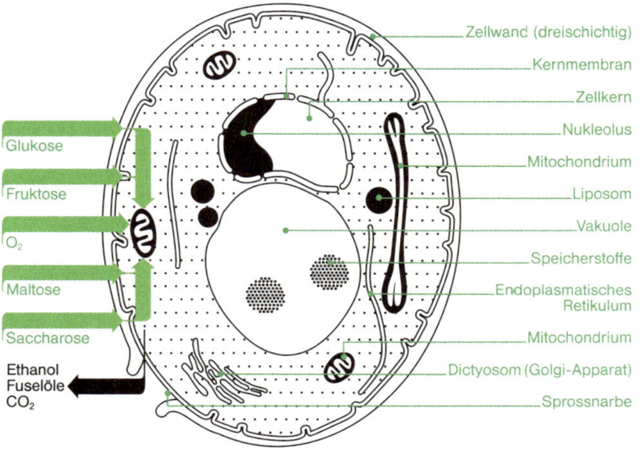

Bier- und Nährhefe

Als Hefe bezeichnet man landläufig bestimmte Arten von Pilzen (Saccharomycetes), die für die Lebensmittelproduktion und als Darmtherapeutikum (S. boullardii) von Bedeutung sind. Andere Hefen wie z.B. Candida können schädlich sein. Da Hefe Kohlenhydrate spaltet, ist sie für die Alkoholgewinnung und bei der Herstellung von Bier, Wein oder Sekt unersetzlich. Denn mit Hilfe von Hefe entsteht aus Zucker (Glukose) Alkohol. Obwohl die Bierhefe (Saccharomyces cerevisiae Meyen) ihren Namen vom Bier hat, ist sie heute aus den meisten Gerstensäften herausgefiltert. Im Hefeweizen ist sie noch vorhanden. Weil die gleiche Hefe auch beim Backen zum Einsatz kommt, heißt sie ebenfalls Back- oder Kulturhefe. Waren die Hefen zu Anfang eher zufällig in die Lebensmittel gelangt, so wurden sie schon bald darauf gezielt eingesetzt, um die Gärung besser kontrollieren zu können. Mit der Zeit wurden spezielle Hefestämme oder Kulturhefen gezüchtet, die bestimmte Eigenschaften haben und auf den jeweiligen Verwendungszweck abgestimmt sind. Der Nährhefe etwa, einer Trockenhefe in Pulver- oder Flockenform, wurde das Wasser entzogen. Mit ihrem würzigen Geschmack kann sie ohne weiteres Salz ersetzen. So ist Nährhefe wichtigster Bestandteil vieler vegetarischer Pasteten aus dem Reformhaus, und sie verbessert den Geschmack von Suppen, Salaten und Gemüse. Sowohl Bier- als auch Nährhefe sind reich an Vitaminen der B-Gruppe; auch Mineralstoffe wie Magnesium sind in ihnen zu finden. Des Weiteren enthalten beide Hefen wertvolles Eiweiß mit einem hohen Anteil an den essenziellen Aminosäuren Lysin und Tryptophan. Essenziell bedeutet in diesem Zusammenhang, dass der Körper diese Aminosäuren dringend benötigt, sie aber nicht selbst herstellen kann. So ist Lysin wichtig für Wachstum und Fortpflanzung, stärkt das Immunsystem und steigert die geistige Leistungsfähigkeit. Tryptophan dient der Erzeugung von Serotonin, einem Botenstoff, der den Appetit mindert und Depressionen vorbeugt. Hefe hat verschiedene Wirkungen auf unseren Körper. So hilft sie z.B. gegen Durchfall, indem ihre lebenden Mikroorganismen die krankmachenden Organismen im Darm verdrängen. Um eine ausreichende Versorgung mit ihren B-Vitaminen und Proteinen zu gewährleisten, empfehlen Fachleute die Einnahme medizinischer Hefen. Hefen sind einzellige Pilze, die in der Natur überall vorkommen. Sie sind sowohl in Luft und Wasser als auch im Boden oder auf Pflanzen zu finden. Hefen haben eine besonders hohe Stoffwechselrate und sind außerdem sehr dünnwandig. So können sie verschiedene Stoffe rasch aufnehmen. Gibt man dem Wachstumsmedium der Pilzkultur Spurenelemente, Mineralstoffe, Vitamine oder Enzyme zu, werden diese von den Hefen aufgenommen. Nach Trocknung der Hefe erhält man auf diese Weise organische Präparate, die vom menschlichen Darm gut verarbeitet werden können.

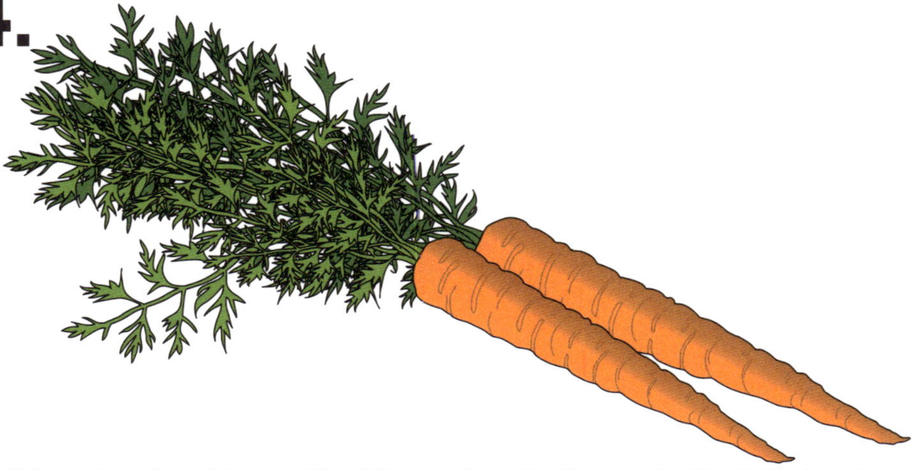

Möhre

Geschichte und Vorkommen

Je nach Region heißt sie Möhre oder Mohrrübe, Karotte, gelbe Rübe; Rübli wird sie in der Schweiz genannt und in manchen Gegenden schlicht Wurzel. Wildformen der Möhre (Daucus carota ssp. sativus) wachsen heute noch in Asien und Südeuropa, doch eigentlich ist der orangefarbene Spross aus der Familie der Doldenblütler auf der ganzen Welt zu Hause. Im kühlen Mitteleuropa wurden die ersten Möhren angebaut, und zwar bereits in der Jungsteinzeit, die bis etwa 1750 v. Chr. dauerte. Die heute als Gemüse angebaute Möhre existiert in 500 verschiedenen Sorten. Die Farbpalette der süßlich schmeckenden Rübe reicht von weiß bis dunkelrot, die meisten Exemplare sind jedoch orangefarben. Ganze 248.000 Tonnen Möhren verbrauchen wir hierzulande jährlich, etwa die Hälfte davon stammt aus deutschem Anbau. Importe kommen vor allem aus Frankreich, den Niederlanden und Italien.

Inhaltsstoffe, Wirkung und Anwendung

Betacarotin ist der wichtigste Inhaltsstoff der Möhre. Kein anderes Obst oder Gemüse enthält so viel davon wie sie. Möhren mit kräftiger Farbe haben den höchsten Anteil dieser Substanz, die in den Zellwänden der Wurzel lagert. Betacarotin wirkt als Radikalfänger. Es nimmt die aggressive Energie von freien Radikalen auf, leitet sie als Wärme ab und macht sie auf chemischem Weg unschädlich. Außerdem bietet Betacarotin einen natürlichen Lichtschutz, sowohl für die Pflanze selbst als auch für den Menschen. Durch regelmäßige Zufuhr von Betacarotin verringert sich die Sonnenbrandgefahr. Zu einer Überversorgung im Körper kann es nicht kommen, da er nur so viel Vitamin A bildet, wie er braucht. Betacarotin in hoher Dosierung kann die Haut braun färben. Es ist die Vorstufe von Vitamin A. Im menschlichen Körper wird es unter Zuhilfenahme von Fett dahin umgewandelt. Weitere Vitalstoffe in der Möhre sind die Vitamine B_1, B_2 und K, Folsäure, Kalium, Kalzium, Eisen und Mangan. Da Möhren sehr bekömmlich sind, spielen sie eine wichtige Rolle als Schonkost und als Nahrung für empfindliche Mägen und für Babys. Entgegen der volkstümlichen Meinung helfen sie nicht bei Sehschwäche.

Allgemeine Hinweise

Möhren schmecken roh und kurz gedünstet im Salat, als Beilage und in Suppen, auch zusammen mit anderen Gemüsesorten und in Olivenöl gebraten. Sogar zum Backen lassen sie sich verwenden. Möhren werden fast zu jeder Jahreszeit geerntet, außer im Winter. Im Frühling gibt es die zarten Bund- oder Frühmöhren mit Grün, von Juni an Wasch- oder Sommermöhren und ab November Spät- oder Lagermöhren. Bundmöhren halten sich im Gemüsefach des Kühlschranks einige Tage, wenn zuvor das Grün entfernt wurde. Es entzieht den Möhren die Feuchtigkeit. Die robusteren Spätmöhren halten sich an einem kühlen, dunklen Ort wie dem Keller auch länger. Damit der Organismus das Betacarotin in Möhren aufnehmen kann, sollten sie immer mit etwas Fett zubereitet und zerkleinert werden. Auch im Möhrensaft sind alle guten Inhaltsstoffe enthalten.

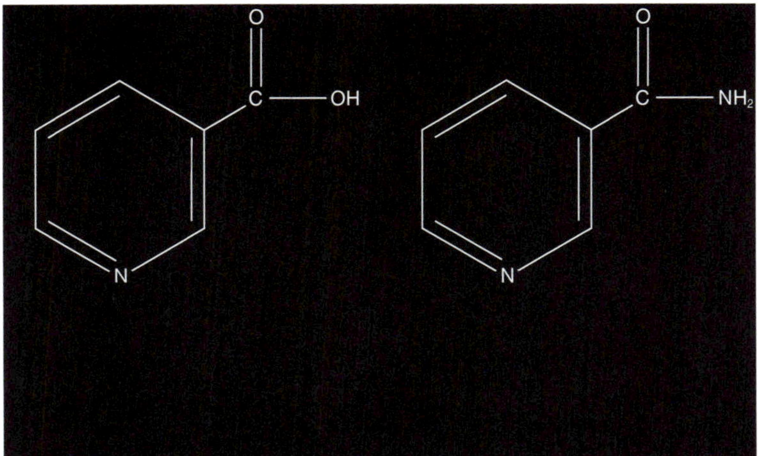

Nicotinsäure Nicotinsäureamid

Beschreibung, Geschichte und Vorkommen

Zwei Substanzen sind es, die unter dem Oberbegriff Niacin zusammengefasst werden: Nikotinsäure und Nikotinamid (Nikotinsäureamid). Sie gehören zur großen Familie der wasserlöslichen B-Vitamine, Niacin hieß deshalb früher auch Vitamin B_3. In tierischen Lebensmitteln wie Muskelfleisch und Innereien ist Niacin als Nicotinamid vorhanden, in pflanzlichen als Nikotinsäure. Große Mengen davon befinden sich in der Aleuronschicht von Getreide, direkt unter der Schale. Weitere gute Niacinquellen sind Hefe, Hülsenfrüchte, Pilze, Nüsse und grünes Blattgemüse. Das Vitamin kann jedoch auch im Stoffwechsel des Menschen gebildet werden. Es entsteht als Nebenprodukt beim Abbau der Aminosäure Tryptophan. Zum größten Teil nehmen wir es aber über unsere Nahrung auf. Gegen Hitze und Sauerstoff ist das Vitamin relativ stabil. Erstmals isoliert wurde Nikotinsäure 1914. Zu dieser Zeit war noch die Hautkrankheit Pellagra verbreitet, deren Ursache Niacinmangel ist. In Europa trat sie durch die Einführung von Mais auf. Der enthält zwar Niacin, aber so fest eingebunden, dass der Darm es nicht verwerten kann. Von den nordamerikanischen Ureinwohnern war dieses Problem durch eine Behandlung mit Kalkwasser gelöst worden. Die Europäer, die sich nun plötzlich vorwiegend mit Mais ernährten, wussten davon nichts. Mit Hilfe von Nikotinamid konnte Pellagra 1937 erstmals geheilt werden. Heute ist ein Niacinmangel kaum noch anzutreffen.

Wirkung und Anwendung

Nicht nur für unsere Haut ist Niacin unerlässlich, damit sie sich gut regenerieren kann. Wir benötigen es auch zur Produktion vieler Enzyme sowie der Coenzyme NAD und NADP, die wichtig für den gesamten Stoffwechsel sind. Ebenso trägt Niacin zur Energiegewinnung bei, bildet Neurotransmitter und kann die Blutgefäße erweitern. Es senkt die Blutfettwerte und lässt die HDL-Werte ansteigen. Eine genaue Festlegung des täglichen Bedarfs an dem Vitamin ist schwierig, da wir es auch selbst bilden können. Weil es an der Energiegewinnung beteiligt ist, sollten schwer arbeitende Menschen in jedem Fall auf eine besonders gute Niacinversorgung achten. Dies gilt auch für Schwangere und Stillende, Raucher und Menschen, die viel Alkohol trinken. Die Deutsche Gesellschaft für Ernährung (DGE) empfiehlt erwachsenen Männern 18 mg (enthalten in z. B. 110 g Kaninchenfleisch) und Frauen 15 mg pro Tag (enthalten in z. B. 100 g Erdnüssen).

Allgemeine Hinweise

Bloß 2 bis 6 Wochen kann das Vitamin von unserem Körper gespeichert werden. Es wird dem Organismus nur in den jeweils benötigen Mengen zur Verfügung gestellt. Zu einer Überdosierung von Niacin kann es durch hohe Dosen von Zusatzpräparaten ab 1,5 g pro Tag kommen.

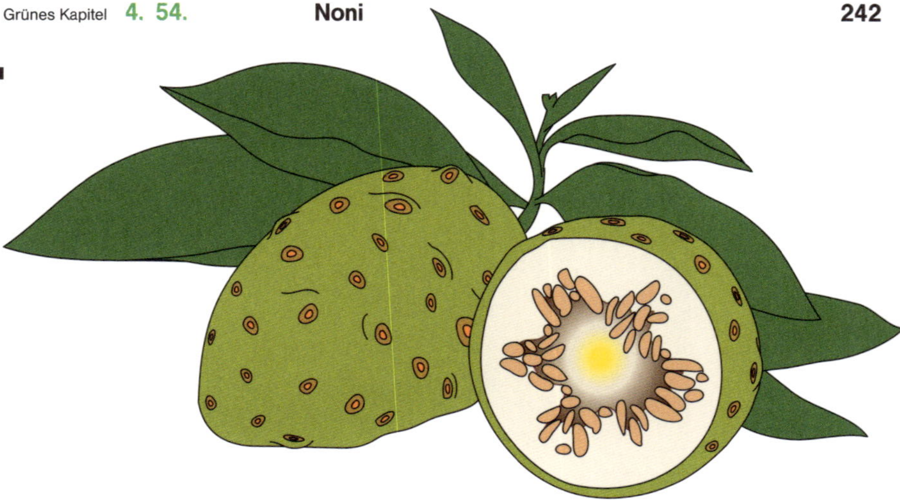

Geschichte und Vorkommen

Weil der Noni-Strauch (Morinda citrifolia) ursprünglich aus Indien stammt, wird die Noni-Frucht auch als »indische Maulbeere« bezeichnet. Heute wächst er jedoch vor allem am Rande der Regenwälder auf den französisch-polynesischen Südseeinseln. Indische Siedler brachten ihn vor etwa 2000 Jahren dorthin. Sie kannten bereits die große Heilkraft der Pflanze und kultivierten sie in ihrer neuen Heimat. Der Noni-Saft galt ihnen als ein Allheilmittel für nahezu jede Krankheit. Medizinmänner verabreichten ihn auch bei Schmerzen und seelischen Problemen. Dementsprechend trug die Frucht Beinamen wie »Frucht der Götter« oder »Schmerzkiller-Frucht«. Neben dem Noni-Strauch gibt es weitere Arten von Morinden-Gewächsen, die in der ganzen Welt vorkommen. Ihre Früchte haben ähnliche Inhaltsstoffe wie die Noni. Sie sind aber sehr viel schlechter erforscht.

Inhaltsstoffe, Wirkung und Anwendung

Vom Provitamin A bis Vitamin E, kein Vitamin fehlt in der Superfrucht. Nicht anders sieht es bei den Mineralstoffen und Spurenelementen aus. Ob Kalium, Kalzium, Phosphor, Magnesium oder Eisen, ob Chrom, Kupfer, Mangan, Selen oder Zink, alles ist vorhanden. Wir haben es mit einer regelrechten Vitalstoffbombe zu tun, die außerdem sekundäre Pflanzenstoffe wie Flavonoide und vor allem Unmengen an Enzymen bietet. Davon besitzt die Noni-Frucht 80-mal so viel wie die Ananas. Fundierte, in angesehenen Magazinen publizierte und von unabhängigen Wissenschaftlern begleitete Studien haben ergeben, dass nicht wie erwartet die Enzyme, sondern die Polysaccharide die Wirksubstanzen im Noni-Saft sind. Diese machen ca. 59% der Frucht aus. Polysaccharide sind komplexe Kohlenhydratverbindungen, die sich in den Zellwänden der Pflanze befinden. Sie tragen zur Verbesserung und Unterstützung des Immunsystems bei. Neben diesen Polysacchariden sorgen Aminosäuren, Fettsäuren, Vitamine, Mineralstoffe und Spurenelemente für Erfolgsmeldungen bei Energiearmut und Müdigkeit.

Allgemeine Hinweise

Die wilde Noni-Pflanze gibt es schon seit Jahrtausenden. Sie wird 6 bis 8 Meter groß, hat immergrüne Blätter und trägt das ganze Jahr über Früchte. Die großen, halb durchsichtigen Noni-Früchte sind fleischig und haben eine länglich ovale Form. Sie reifen 8 Monate heran und verströmen dann einen unangenehmen, leicht fauligen und ranzigen Geruch. Ihr Geschmack ist eher beißend und unangenehm. Geerntet werden daher die noch unreifen Früchte, die dann zu Saft verarbeitet werden. Das ist der Grund dafür, dass die Noni vorwiegend als Fruchtsaftzubereitung in den Handel kommt.

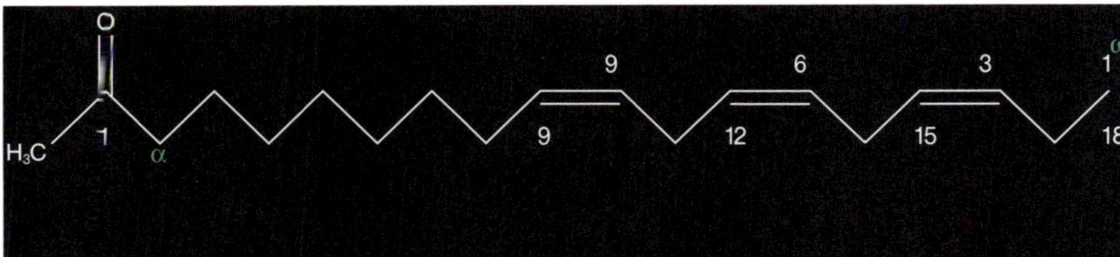

Alpha-Linolensäure

Beschreibung, Geschichte und Vorkommen

Omega-3-Fettsäuren gehören zu den mehrfach ungesättigten Fettsäuren. Wie alle Fettsäuren sind sie ein Bestandteil von Fett. Unser Körper benötigt diese Fettsäuren, kann sie aber nicht selbst herstellen. Wir müssen sie also mit der Nahrung zu uns nehmen — daher nennt man sie auch essenzielle Fettsäuren. Gute Quellen sind Pflanzenöle und fetter Seefisch. Als Forscher in den 1950er Jahren die Essgewohnheiten der Inuit auf Grönland untersuchten, waren sie sehr verwundert über die wenigen Herz-Kreislauf-Erkrankungen und die guten Blutwerte dieser Menschen, obwohl sie traditionell viel fetten Fisch zu sich nahmen und nur wenig Obst und Gemüse. Daraus folgte die Erkenntnis, dass Fett sich nicht *nur* schlecht auf die Gesundheit auswirkt und dick macht, sondern dass bestimmte Fette offenbar den Körper vor Krankheiten schützen. Die Unterscheidung in gute und schlechte Fette ließ aber noch auf sich warten. Erst in den 1990er Jahren des 20. Jahrhunderts avancierte die »Omega-3« zum Star der Fettsäuren. Mittlerweile ist bewiesen, dass sie die Gesundheit fördert. In Leinsamen, Soja und Nüssen ist sie enthalten und in Fischen, die in kaltem Meerwasser leben und sich von bestimmten Algen und Farnen ernähren. Auch in diesen »Meergemüsen« ist die Fettsäure vorhanden.

Wirkung und Anwendung

Omega-3-Fettsäuren senken den Cholesterinspiegel und beugen so Arterienverkalkung vor. Demzufolge bieten sie einen Schutz vor Herz-Kreislauf-Erkrankungen, und Patienten, die darunter leiden, helfen sie bei der Genesung. Sie sind wichtig für die Entwicklung des Gehirns, der Nervenzellen und der Netzhaut des Auges. Auch unserer Haut tun die mehrfach ungesättigten Fettsäuren gut. Sie bleibt elastischer und geschmeidiger. Äußerlich zugeführt dienen sie diesem Zweck — sie sind Bestandteil verschiedener Hautcremes. Die Versorgung mit den guten Fetten ist auf verschiedene Arten möglich: Mehrmals pro Woche Fisch auf den Speiseplan zu setzen, ist die eine, ein paar Nüsse täglich die andere. Eine Studie Bostoner Wissenschaftler besagt zum Beispiel, dass durch zweimaligen Verzehr von Nüssen in der Woche das Infarktrisiko um 47% gesenkt werden kann.

Allgemeine Hinweise

Als Alternative zu Pflanzenölen, Fisch und Nüssen bieten sich Fischölkapseln an. Sie sind hochkonzentriert und reich an Omega-3-Fettsäuren. Fleisch und Wurst mit Fetten, die gesättigte, also nicht so wertvolle Fettsäuren enthalten, müssen nicht völlig aus der Ernährung verbannt werden. Gefragt ist vielmehr ein ausgeglichener Speiseplan.

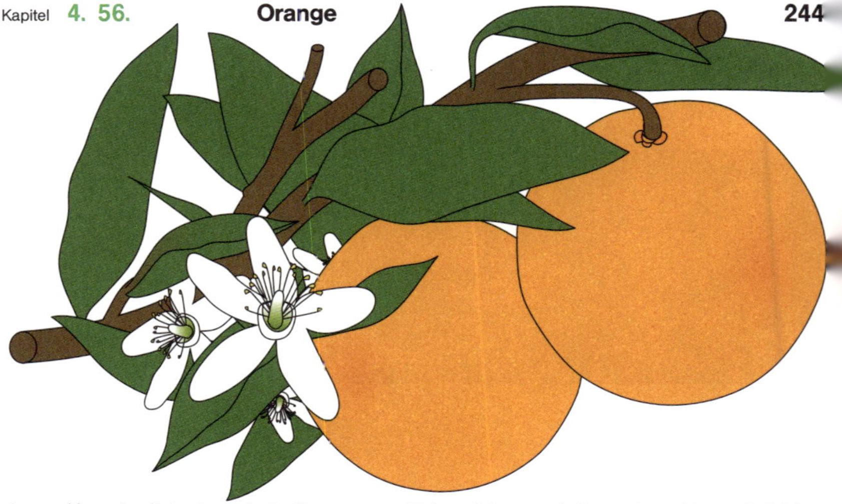

Geschichte und Vorkommen

Ursprünglich stammt die Orange aus China, daher auch ihr anderer Name Apfelsine (Citrus sinensis), Apfel aus China. Die Farbe Orange ist übrigens nach der Frucht benannt. Erst im 15. Jahrhundert kam sie nach Europa. Es wird vermutet, dass die Araber die Frucht während ihrer 5 Jahrhunderte währenden Besetzung der iberischen Halbinsel in Europa einführten. Nach Amerika gelangten die ersten Pflanzen durch Christoph Kolumbus. Diese wurden zuerst auf der Insel Hispaniola und dann 1513 in Florida gepflanzt. Orangenbäume wachsen in tropischen und subtropischen Gebieten, da sie sehr kälteempfindlich sind. Das größte Orangenanbaugebiet liegt in Florida, aber auch in Brasilien und Südafrika befinden sich große Orangenplantagen. Früchte, die in Deutschland verkauft werden, kommen hauptsächlich aus Spanien und Portugal, Blutorangen aus Sizilien.

Inhaltsstoffe, Wirkung und Anwendung

Die Orange enthält Vitamin C, B-Vitamine und Betacarotin sowie die Mineralstoffe Kalium, Kalzium, Magnesium, Phosphor und das Spurenelement Selen. Die zellschützenden sekundären Pflanzenstoffe (Flavonoide) sitzen in der weißen Haut unter der Schale. Der hohe Vitamin-C-Gehalt hilft, die körpereigenen Abwehrkräfte zu stärken, beugt so Infektionen vor und wehrt Viren ab. Außerdem schützt Vitamin C die Zellen vor freien Radikalen und vermindert dadurch das Herzinfarkt- und Krebsrisiko. Nach Fieber- und Durchfallerkrankungen ist frisch gepresster Orangensaft ideal, weil er leicht verdaulich ist und die Genesung vorantreibt. Er sollte jedoch sofort getrunken werden, weil Vitamin C lichtempfindlich ist und sich so der Gehalt innerhalb weniger Stunden reduziert.

Allgemeine Hinweise

Es gibt mehr als 400 Orangensorten, die sich in Form, Farbe, Geschmack, Saft- und Kerngehalt unterscheiden. Sie reifen an bis zu 8 Meter hohen Bäumen. Orangenbäume tragen mehr als einmal pro Jahr. Wenn die Früchte voll ausgereift geerntet werden, befinden sich bereits wieder intensiv duftende Blüten am Baum. Je nach Erntezeitpunkt werden die Früchte in Sommer- und Winterorangen eingeteilt. Bei uns sind die Vitaminspender vor allem in der kalten Jahreszeit beliebt. Im Angebot sind dann sowohl die sogenannten Blondorangen mit gelbem Fruchtfleisch als auch Halbblutorangen mit rotem Fruchtfleisch. Die beliebteste blonde Sorte ist die kernlose Navelorange. Das saftige Fruchtfleisch der Orange ist in 12 Schnitze aufgeteilt. Es schmeckt süßlich bis sauer. Vielen süßen Gerichten gibt die abgeriebene Schale ein spezielles Aroma. Für den Transport erhalten Orangen aber meist eine künstliche Wachsschicht. Damit ist die Schale nicht mehr genießbar. Um Orangenschale zu verwerten, sollte man also unbehandelte und ungewachste Früchte kaufen. Orangen gehören nicht in den Kühlschrank, sie halten sich bei Zimmertemperatur ungefähr eine Woche.

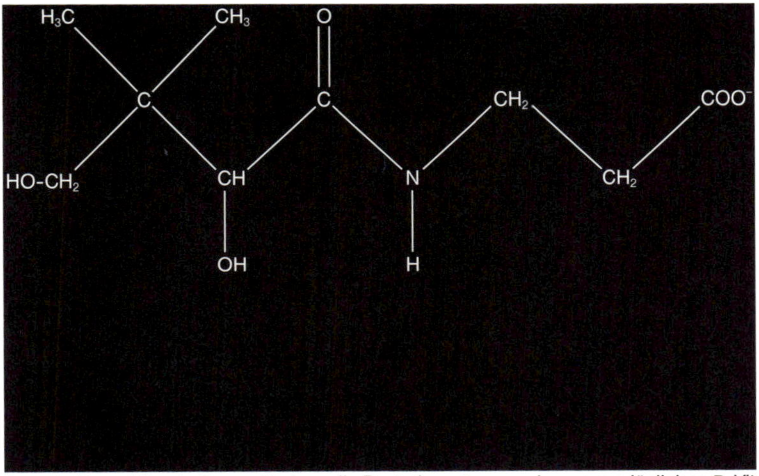

Beschreibung, Geschichte und Vorkommen

Der alte Name Vitamin B_5 verrät, dass die Pantothensäure zu den wasserlöslichen B-Vitaminen gehört. »Pantothen« kommt aus dem Griechischen (»pantos« = überall) und beschreibt sehr schön, dass dieses Vitamin in nahezu allen Lebensmitteln vorkommt. Besonders reich daran sind Hefe, Innereien, Fleisch, Fisch, Milch und Vollkorngetreide. Pantothensäure ist eine hellgelbe, zähflüssige, ölige Substanz, die hitzeempfindlich ist. Beim Kochen können bis zu 50 % des Vitamins verloren gehen. 1933 wurde das Vitamin in den USA das erste Mal aus Hefe isoliert. 6 Jahre später entschlüsselte der amerikanische Wissenschaftler Seal Harris seine chemische Struktur.

Wirkung und Anwendung

Aus Pantothensäure entsteht in den Körperzellen das Coenzym A, ein Molekül, das zentrale Bedeutung für den gesamten Stoffwechsel hat. Dieses Coenzym wird u.a. für den Auf- und Abbau von Kohlenhydraten, Eiweißen und Fetten benötigt sowie für die Energiegewinnung innerhalb der Zelle. Unerlässlich ist Coenzym A für die Produktion von Geschlechtshormonen. Pantothensäure ist ebenfalls an der Blutbildung sowie an der Bildung von Antikörpern zur Abwehr von Krankheiten beteiligt. Sie hält die Schleimhäute gesund, lässt die Haare wachsen und hilft bei psychischen Störungen. Bei Hauterkrankungen kommt das Vitamin als Inhaltsstoff von Hautcremes zum Einsatz. Der Bedarf unseres Körpers an Pantothensäure ist nicht genau bekannt. Die Deutsche Gesellschaft für Ernährung (DGE) hält die tägliche Zufuhr von 6 mg Pantothensäure für Erwachsene für ausreichend. Diese Menge ist beispielsweise in 300 g Vollkornbrot, 500 g Wassermelone oder 100 g Hering enthalten. Ein Mangel an diesem B-Vitamin tritt nur sehr selten auf.

Allgemeine Hinweise

Von zu hohen Dosen des Vitamins droht keine Gefahr. Überschüssige Pantothensäure wird mit dem Harn einfach ausgeschieden.

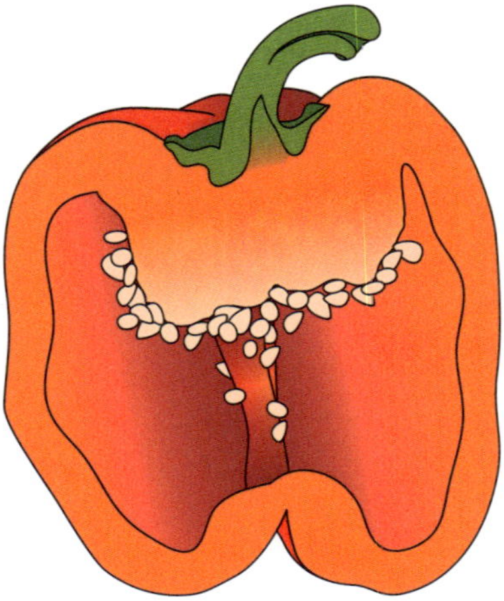

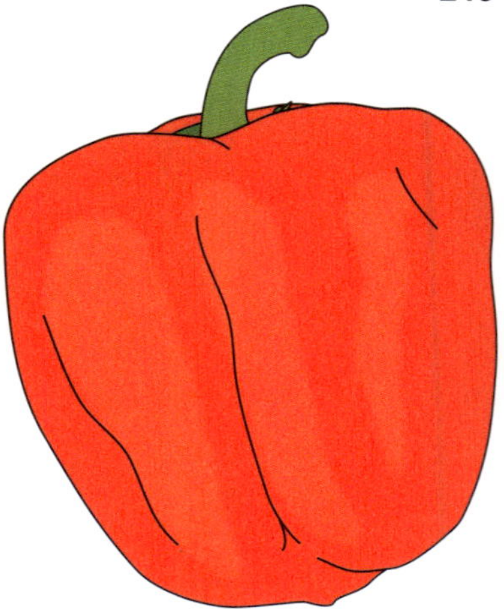

Geschichte und Vorkommen

Zum Paprika (Capsicum annuum) zählen sowohl die milden Gemüsepaprikas als auch die scharfen Peperoni und Jalapeños. »Südamerikanischer Pfeffer« werden diese Chilischoten auch genannt, denn sie stammen aus Mittel- und Südamerika und gelten als ältestes Gewürz der Welt. Bei Ausgrabungen in Mexiko wurden wilde Sorten von Chilipfeffer ans Tageslicht gebracht, die Fachleute um 7000 Jahre v. Chr. einordnen. Die Menschen versuchten also schon sehr früh, sich ihr Essen schmackhafter zu machen. Salz wurde erst viel später entdeckt. Gleich von seiner ersten Reise 1492 brachte Kolumbus eine Paprikapflanze nach Europa. Weil er sie irrtümlich für eine Pfefferverwandte hielt, gab er ihr den Namen »Pimienta«. Seinem Ziel, das damalige Monopol Venedigs im Pfeffer- und Gewürzhandel zu brechen, war er damit ein gutes Stück näher gekommen. Auch heute sind scharfe Paprikasorten als Spanischer Pfeffer bekannt. Erst bei Kolumbus' zweiter Reise gab ein Botaniker Paprika den Gattungsnamen Capsicum. Paprikapflanzen werden heute fast überall auf der Welt angebaut, wobei für aromatische Früchte ein warmes Klima wichtig ist. Europäische Hauptanbauländer sind Ungarn, die Balkanländer und Spanien.

Inhaltsstoffe, Wirkung und Anwendung

Paprika enthält viel Vitamin C — das gilt sowohl für die kleinen, scharfen Chilis als auch für milde Gemüsepaprikas. Eine mittelgroße Paprikaschote deckt bereits ein Viertel des täglichen Vitamin-C-Bedarfs eines Erwachsenen ab. Um sich mit der gleichen Menge aus Chilis zu versorgen, müssten allerdings die Geschmacksnerven schon ziemlich abgestumpft sein. Rote und orangefarbene Früchte liefern außerdem Betacarotin, die Vorstufe von Vitamin A, das wichtig für die Augen und das Wachstum ist. Der hohe Kalziumgehalt von Paprika ist gut für Knochen und Zähne. Weiter sind die Mineralstoffe Kalium, Magnesium und Eisen enthalten. Vor allem Chilis enthalten Capsaicin, einen Schärfe gebenden sekundären Pflanzenstoff. Je kleiner die Schoten sind, umso höher ist ihr Schärfegrad. Im fleischigen Gemüsepaprika ist nur wenig davon vorhanden.

Allgemeine Hinweise

Alle Paprikasorten sind mehrjährige Pflanzen. Sie zählen zu den Nachtschattengewächsen, werden bis zu 150 cm hoch und haben meist weiße, teils jedoch auch grünliche und violette Blüten. Paprikas als Schoten zu bezeichnen ist botanisch falsch, da es sich bei den Früchten um Beeren handelt. Die Beeren gibt es in vielen Formen, Farben und Größen. Je nach Sorte sind sie rot, orange, gelb oder auch weiß. Grüne Früchte sind immer unreif, am aromatischsten sind die roten, leicht süßlich schmeckenden Sorten. Die Paprikaformen reichen von schmal-zylindrisch über walzenförmig bis kugelig, die Längen von 2 bis 12 Zentimeter. Die Schale der Früchte ist etwas schwer verdaulich. Das führt bei manchen Menschen zum Aufstoßen.

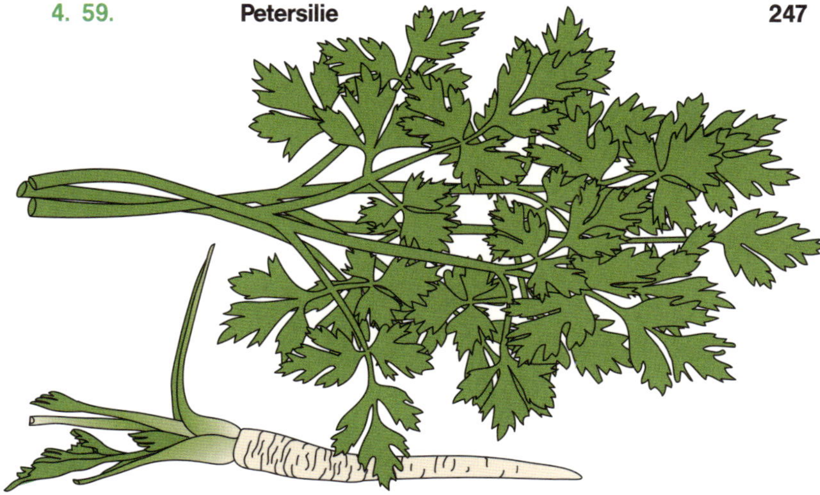

Geschichte und Vorkommen

Die Geschichte der Petersilie (Petroselinum crispum) geht bis in die Jungsteinzeit zurück. Darauf weisen Funde von Petersilienfrüchten aus diesem Zeitalter hin. Jedoch streiten sich die Wissenschaftler, ob sie ursprünglich zuerst auf Sardinien oder viel weiter östlich gewachsen ist. Keine Zweifel gibt es dagegen, dass sowohl die Blätter als auch die Wurzeln der Petersilie in der Antike eine wichtige Rolle bei den Griechen und Römern spielten. Ihr Grün wurde zur Ehrung der Sieger bei Wettkämpfen und als Kopfschmuck bei feierlichen Anlässen genutzt. Die Wurzeln fanden als »Steinsellerie« in der Küche Verwendung. Im Mittelalter spielte die Petersilie eine große Rolle. Man nannte sie Peterlein und nutzte sie vor allem wegen ihrer heilenden Wirkungen, z.B. bei Verdauungsstörungen, Erkrankungen der Harnwege oder für Abtreibungen. Auch als Aphrodisiakum war die Petersilie bekannt. Liebestränke aus ihrem grünen Extrakt sollten die männliche Lendenkraft stärken. Über die Jahrhunderte gewann die Pflanze jedoch immer mehr an Bedeutung als würziges Küchenkraut, das sich auch weniger Betuchte leisten konnten. Seit dem 16. Jahrhundert wird spezielle Wurzelpetersilie (P. tuberosum) angebaut, deren aromatische Wurzeln wie Rüben gegessen werden. Die anspruchslose Petersilie gedeiht besonders gut im Halbschatten. Sie ist ziemlich kälteresistent, verträgt jedoch keine Trockenheit. Außer auf dem Balkan und in Ägypten ist die Pflanze weit über die Grenzen des Mittelmeerraumes hinaus zu finden.

Inhaltsstoffe, Wirkung und Anwendung

Nennenswerte Vitamine in der Petersilie sind das Provitamin A sowie B-Vitamine, C und E. Außerdem enthält sie Kalium, Kalzium, Phosphor, Magnesium und Eisen. Vorwiegend in der glatten Petersilie und in der Petersilienwurzel kommt das ätherische Öl Apiol vor. Das in großen Mengen giftige Apiol kann zu erhöhten Kontraktionen von Muskelfasern der glatten Muskulatur führen, wie sie in der Gebärmutter vorkommt. So kann Petersilie sowohl menstruationsfördernd wirken als auch für Schwangerschaften gefährlich werden. Das ätherische Öl Myristicin ist in der krausen Petersilie enthalten. Es besitzt halluzinogene bzw. bewusstseinserweiternde Eigenschaften, hat eine chemische Ähnlichkeit mit Amphetaminen und wird als Grundstoff für die illegale Herstellung von Phenylethylaminen, die der »Designerdroge« Ecstasy ähneln, genutzt.

Allgemeine Hinweise

Die Petersilie ist eine zwei- bis mehrjährige Gewürzpflanze, die erst im zweiten Jahr ihre Blätter richtig ausbildet. Zwei Variationen gibt es, die aromatische glatte und die weniger aromatische krause Form. Auch die weiße Wurzel ist essbar, sie wird etwa 20 cm lang. Bei einer Aussaat im Frühjahr kann sie bereits im Oktober in den Suppentopf wandern. Oft ist sie neben Möhre, Lauch und Sellerie im typischen Suppengrün enthalten. Das kräftige Grün des beliebtesten deutschen Küchenkrauts macht klein gehackt nicht nur viele Speisen appetitlicher, sondern würzt sie auch angenehm, aber nie aufdringlich. Als Salat wird Petersilie ebenfalls genutzt. Das Küchenkraut lässt sich gut einfrieren. Es verliert dabei wesentlich weniger Aroma als beim Trocknen.

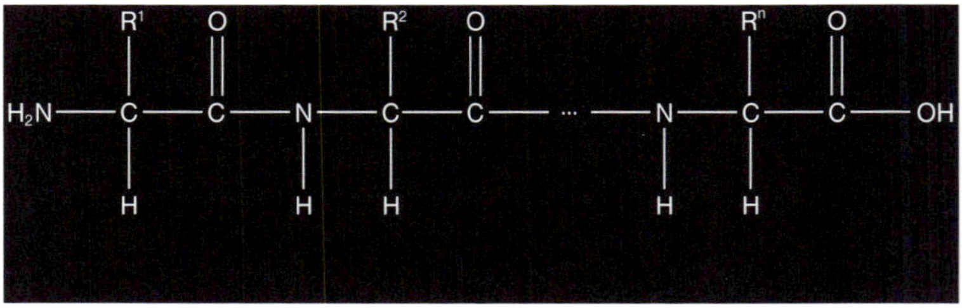

Beschreibung und Vorkommen
Peptide (griech. »peptós« = gekocht) sind den Eiweißen sehr ähnlich. Sie bestehen wie Eiweiße aus Molekülen, die sich aus Aminosäurebausteinen (ASB) zusammensetzen. Die Oligopeptide (»oligo« = wenig) setzen sich aus 2 bis 9 ASB zusammen. Wenn 10 bis 100 ASB als Kette aneinanderhängen, spricht man von Polypeptiden (»poly« = viel). Ketten von mehr als 100 ASB sind Eiweiße oder Proteine. Pflanzliche Oligopeptide stammen, wie der Name sagt, aus pflanzlichen Nahrungsquellen. Sie kommen z.B. in Getreide, Soja und Hülsenfrüchten vor. Es gibt aber auch tierische Oligopeptide — zu finden in Eiern, Molkereiprodukten, Fleisch und Fisch. Insgesamt sind heute über 200 Aminosäuren bekannt, 22 davon kann der menschliche Körper verwerten. Er kann sie jedoch nicht alle selbst herstellen. 11 von ihnen müssen mit der Nahrung zugeführt werden. Diese Aminosäuren werden als »essenziell« bezeichnet.

Wirkung und Anwendung
Eiweiße, egal ob Proteine, Polypeptide oder auch Oligopeptide, gehören zu den wichtigsten Grundbausteinen aller tierischen und pflanzlichen Zellen. Ohne sie wäre kein Leben möglich, da nur Eiweiße Zellen aufbauen und Gewebe reparieren können. Vor allem Oligopeptide sind ausgesprochen wichtig. Sie dienen dem Aufbau und der Reparatur von Zellen, sind Bestandteile von Enzymen, die bei Entgiftungs-, Transport- und Stoffwechselprozessen eine Rolle spielen, manche setzen auch Hormone frei. Weil Oligopeptide aus nur wenigen Aminosäuren bestehen, sind sie in wenigen »Schritten« aufzuspalten und können schnell Bausteine für spezielle Aufgaben liefern. Bei längerkettigen, komplexeren Eiweißen dauert das sehr viel länger.

Allgemeine Hinweise
Für eine gesunde Ernährung ist eine Versorgung mit allen Eiweißarten, also unterschiedlichen Proteinen, Polypeptiden und Oligopeptiden nötig. Denn durch die Kombination können sich die Eiweißstoffe verschiedener Nahrungsmittel, pflanzlicher und tierischer, gegenseitig ergänzen und aufwerten.

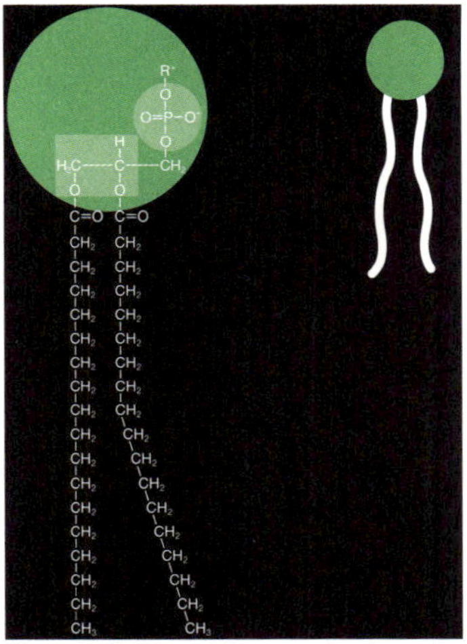

Beschreibung und Vorkommen

Phospholipide gehören zu den komplexen Fetten und fettähnlichen Stoffen (Lipide), die in jeder Zelle vorkommen. Ihr mengenmäßiger Anteil an den gesamten Fetten im Körper beträgt jedoch nur 5%. Phospholipide sind aus einfach und mehrfach ungesättigten Fettsäuren, aus gesättigten Fettsäuren sowie aus Mineralstoffen und Alkoholen zusammengesetzt. Bei einer guten Versorgung mit allen Grundbausteinen kann unser Körper sie selbst herstellen. Phospholipide sind für den Zusammenhalt der Membranen, die alle Körperzellen umschließen, verantwortlich und haben damit eine wichtige Aufgabe für den Zellstoffwechsel [siehe S. 23]. Bei den Membranen der roten Blutzellen ist der Anteil der Phospholipide mit 45 % besonders hoch. Es gibt verschiedene Phospholipide: das Phosphatidylcholin (=Lecithin, Lipamin-PC, PC), das Phosphatidylserin (Lipamin-PS, PS), das Phospatidylinositol, das ein Enzymanker auf Membranen ist, und das Phosphatidylglycerin (Cardiolipin) in Mitochondrienmembranen. Sowohl PC als auch PS sind in Eigelb und Sojaprodukten reichlich enthalten. PS befindet sich außerdem noch in Milch, Erdnüssen, Mais und Blumenkohl, Leber und Gehirn. In der Regel nehmen wir 4 bis 8g des Stoffes täglich zu uns. Phosphatidylserin ist besonders wichtig für das Gehirn. Unser Gehirn kann es normalerweise selbst herstellen, jedoch nur, wenn genügend Folsäure, Vitamin B_{12} und Methionin (eine schwefelhaltige Aminosäure) zur Verfügung stehen.

Wirkung und Anwendung

Phosphatidylcholin (PC) kann durch Cholesterin verursachte Schäden verhindern oder verringern. Bei der Verdauung hilft es, Fette zu transportieren und zu verarbeiten, es schützt vor Gallen- und Nierensteinen und bessert Zellschäden an der Leber aus, vor allem solche, die durch zu viel Alkohol entstanden sind. Bei einer Vergiftung durch Knollenblätterpilze mit Gefahr des Leberversagens hat sich PC sogar als Lebensretter erwiesen. Auch für das Nervensystem ist PC von großer Bedeutung. Im Alter kann es das Gedächtnis und die Lernfähigkeit stärken. Phosphatidylserin (PS) macht sich vor allem bemerkbar, wenn ein Mangel daran herrscht. Sowohl bei Menschen mit Depressionen als auch bei Kindern und Jugendlichen, die durch Hyperaktivität auffallen, scheint dieses Phospholipid nicht ausreichend vorhanden zu sein. Der Grund dafür ist, dass wir tierische PS-haltige Nahrungsmittel nicht mehr ausreichend zu uns nehmen. Zu wenig PS im Gehirn hat zur Folge, dass die Signalübertragung nicht richtig funktioniert. Es treten Konzentrationsstörungen auf, die Aufmerksamkeit leidet. Bei zusätzlichen PS-Gaben wurden hyperaktive Kinder ruhiger, zum Teil konnten sogar herkömmliche Medikamente abgesetzt werden. Auch bei Depressionen konnten durch PS gute Erfolge erzielt werden.

Allgemeine Hinweise

Zu einem PS-Mangel kann es dadurch kommen, dass aus Angst vor Schadstoffen oder BSE nur noch selten Leber und Gehirn verzehrt werden. Als Nahrungsergänzungsmittel wird Lipamin-PS heute ausschließlich aus pflanzlichen Rohstoffen hergestellt.

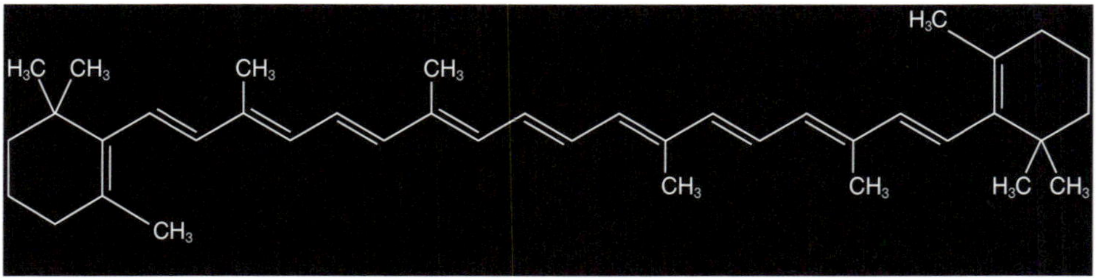

Beschreibung und Vorkommen

Die Bezeichnung »Provitamin A« zeigt an, dass es sich um eine Vorstufe des Vitamins A handelt. Der menschliche Körper wandelt Betacarotin bzw. Provitamin A in so viel Vitamin A um, wie er braucht. Ein Enzym hilft dabei, Betacarotin-Moleküle in je 2 Vitamin A-Moleküle zu spalten. Das Betacarotin hat jedoch auch eigene Wirkungen im Organismus. Während Vitamin A nur in tierischen Nahrungsmitteln enthalten ist, kommt Betacarotin nur in der Pflanzenwelt vor, jedoch nicht allein in Möhren und anderem gelben und orangefarbenen Gemüse, sondern auch in roten Früchten sowie in dunkelgrünem Blattgemüse wie Grünkohl und Spinat. Besonders reich an Betacarotin sind rote Paprikaschoten, Honigmelonen und Petersilie. Der Gehalt ist allerdings jeweils abhängig von der Sorte, dem Reifegrad, der Lagerzeit und der Anbauart. So hat etwa Biogemüse aus der Region einen höheren Betacarotin-Anteil als Treibhausware von weither. Da Betacarotin bei längerer direkter Sonneneinstrahlung zerfällt, sollten Lebensmittel mit viel Betacarotin besser dunkel gelagert werden. In der Lebensmittelindustrie und für die Herstellung von Vitaminpräparaten wird meist günstigeres, synthetisch hergestelltes Betacarotin verwendet — man bezeichnet es als »isoliert«. Zu finden ist es u.a. in Butter und Margarine, Käse, Speiseeis und Desserts sowie ACE-Drinks. Es ist in diesen Fällen mit der E-Nummer 160 gekennzeichnet.

Wirkung und Anwendung

Provitamin A wird über die Nahrung aufgenommen. Rund 15% davon verwandelt unser Organismus in Vitamin A. Der große Rest geht aber keinesfalls verloren, sondern entfaltet im Körper seine eigenen Wirkungen. So wirkt Betacarotin aus Obst und Gemüse im menschlichen Körper als Antioxidans zur Abwehr freier Radikale. Es ist in der Lage, die freie Energie dieser schädlichen Radikale aufzunehmen und als Wärme abzuleiten. Zudem kann es sie auch noch auf chemischem Weg unschädlich machen. Für die Haut übernimmt das Provitamin eine wichtige Schutzfunktion. So wie es die Pflanzen und Früchte, die wir essen, vor den schädlichen Wirkungen der Sonne schützt, tut es das auch bei uns. Durch UV-Strahlen entstandene freie Radikale werden ebenfalls eliminiert. Ernährungsexperten empfehlen eine tägliche Dosis von etwa 2 mg Betacarotin, wie sie in 30 g Möhren, 40 g gekochtem Grünkohl oder 300 g Tomaten enthalten sind. Um es besser zu verwerten, sollte das Obst und Gemüse zerkleinert und mit etwas Fett zubereitet werden.

Allgemeine Hinweise

Ein Zuviel an natürlichem Betacarotin gibt es nicht, außer dass es bei übermäßigem Konsum des Provitamins zu einer gelblichen Hautfarbe kommen kann. Der Grund: Überschüssiges Betacarotin wird im Fettgewebe unter der Haut gespeichert — bestes Beispiel dafür sind »Karottenbabies«. Die Färbung verschwindet jedoch nach etwa 3 Wochen wieder. Anders bei synthetisch hergestelltem Betacarotin: Hier kann ein Zuviel schädliche Auswirkungen auf Herz-Kreislauf-Patienten und starke Raucher haben. Bei Letzteren steigt durch überhöhte Dosen das Risiko, an Lungenkrebs zu erkranken.

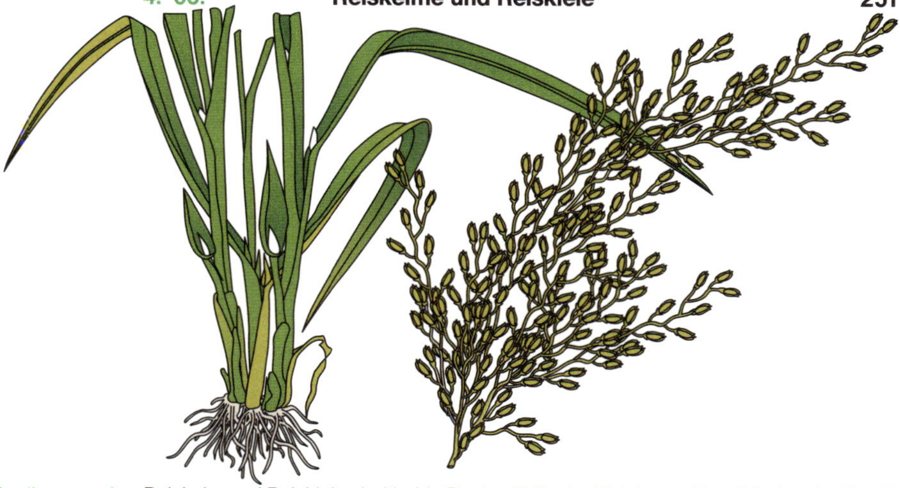

Beschreibung und Vorkommen

Reiskeim und Reiskleie sind beide Bestandteile des Reiskorns. Es wächst an breit gefächerten, 20 bis 30 cm langen Rispen — in den meisten Fällen im Wasser als Sumpfreis. Für ein Drittel der Weltbevölkerung ist Reis (Oryza sativa) das Hauptnahrungsmittel. Die bis zu 180 cm hohe Getreidepflanze stammt aus den tropischen Gegenden Asiens. Die wichtigsten Anbauländer sind China, Indien, Japan, Vietnam und Bangladesch und mittlerweile auch Brasilien. Im Inneren des Reiskorns befindet sich der Keim, aus dem ein neues Reispflänzchen entstehen kann. Eingebettet in einen stärkehaltigen Mehlkörper und geschützt durch Samen- und Fruchtschale sowie die wertvolle Aleuronschicht, lässt sich nicht ohne Weiteres an den Keim herankommen. Eine Möglichkeit ist das Mahlen zu Mehl: Dabei bleiben nicht nur Schalen und Randschicht, die sogenannte Reiskleie, übrig, sondern auch der Keimling.

Inhaltsstoffe, Wirkung und Anwendung

Im Reiskeim sind Eiweiß, Vitamine, Mineralstoffe und ungesättigte Fettsäuren enthalten. Ein weiterer Inhaltsstoff ist die Glutaminsäure, eine für den Körper nicht essenzielle Aminosäure, da er sie selbst produzieren kann, die aber in Reiskeimen in der besonders günstigen Kombination mit Vitamin B_1 und B_6 vorkommt. Die Glutaminsäure ist Baustein für einen Botenstoff, der für den Informationstransport über die Nervenbahnen und für die Verarbeitung der Sehimpulse sorgt. In der Kosmetik wird der Extrakt von Reiskeimen für Cremes verwendet, die beruhigend auf die Haut wirken. Zudem schützt Reiskeimextrakt vor UV-Strahlung und ist Bestandteil verschiedener Sonnenschutzmittel. Auch in Trockenfutter für Hunde ist es oft enthalten. Reiskleie ist reich an löslichen Ballaststoffen. Sie enthält Zellulose, die Wasser aufnehmen und Schadstoffe schneller durch den Dickdarm transportieren kann. Weitere positive Wirkungen auf den Darm: Verhinderung von Verstopfungen, Hämorrhoiden und Darmkrebs. Ebenfalls in Reiskleie enthalten ist der Faserstoff Lignin. Er verbindet sich mit Gallensäure und kann den Cholesterinspiegel senken. Das in Reiskleie enthaltene Vitamin B_6 wurde 1934 zum ersten Mal aus dem »Abfallprodukt« vom Reis isoliert.

Allgemeine Hinweise

Bei schlechter Versorgung mit Vitamin B_6 treten kaum Mangelerscheinungen auf wie bei Vitamin-C-Mangel (Skorbut), Vitamin-D-Mangel (Rachitis) oder Vitamin-B_1-Mangel (Beriberi). Lediglich auf einer Säuglingsstation in den 1950er Jahren in den USA litten die Babys unter schweren Krämpfen, Erbrechen und Übererregbarkeit. Grund: Durch die Sterilisation von Trockenmilch war das enthaltene Vitamin B_6 zerstört waren. Seitdem gibt es Trockenmilch für Babys mit Vitamin-Zusatz.

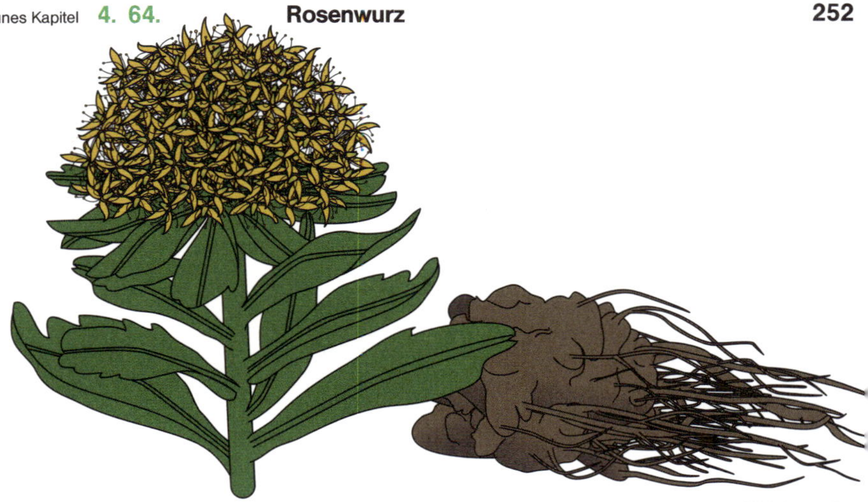

Beschreibung und Vorkommen

Rosenwurz (Rhodiola rosea) stammt aus den kalten arktischen Regionen Sibiriens. Bereits die Wikinger setzten die Pflanze als Tee oder Gemüse zur Stärkung ihrer Kräfte und Ausdauer ein — Inuit und Samen sollen sie noch heute wegen ihrer anregenden Wirkung essen. In den Bergtälern Sibiriens erhielt das Brautpaar bei der Hochzeit ein Bündel der Wurzelknollen, damit sie viele gesunde Kinder bekommen. In Mittelasien war der Tee aus Rhodiola das probate Mittel gegen Erkältung, Schnupfen und Husten während der strengen Winter. Die chinesischen Kaiser nannten sie ehrfurchtsvoll »Goldene Wurzel«. Wegen des rosenartigen Geruchs eines frisch angeschnittenen Wurzelstocks gab der schwedische Botaniker Carl von Linné dieser Pflanze den Namen Rhodiola rosea. Zwischen 1775 und 1960 erwähnt die wissenschaftliche Literatur Schwedens, Norwegens, Islands, Russlands, Frankreichs und Deutschlands verschiedene medizinische Anwendungen. Seit 1960 wurden mehr als 180 Studien über die Rhodiola rosea veröffentlicht. Da die meisten davon entweder in slawischen oder skandinavischen Sprachen vorliegen, blieben die Ergebnisse im übrigen Europa weitestgehend unbekannt.

Inhaltsstoffe, Wirkung und Anwendung

Die Verwendung von Rhodiola rosea in der traditionellen Volksmedizin ist vielfältig. Ihr Wurzelextrakt soll die körperliche Ausdauer erhöhen, die Arbeitsleistung steigern, ein langes Leben ermöglichen, Höhenkrankheit verhindern, Müdigkeit, Blutarmut, Impotenz, gastrointestinale Beschwerden, Infektionen und nervöse Störungen bekämpfen, vor geistigem und körperlichem Stress, Giften und Erkältungen schützen. Der genaue Wirkmechanismus ist noch nicht vollständig entschlüsselt. 6 Gruppen von Inhaltsstoffen sind inzwischen isoliert: Phenylethanoide, Flavonoide, Monoterpene, Triterpene, phenolische Säuren und die Phenylpropanoide. Hauptwirkstoffe scheinen das Salidrosid aus der Gruppe der Phenylethanoide sowie die Zimtalkoholderivate Rosavin, Rosin und Rosarin, auch Rosavine genannt, aus der Gruppe der Phenylpropanoide zu sein. Wahrscheinlich harmonisieren sie den Stoffwechsel wichtiger Botenstoffe im Gehirn wie Serotonin, Dopamin, Noradrenalin und Acetylcholin. Diese Botenstoffe dienen der Verarbeitung und Speicherung von Informationen. Ihr optimales Zusammenwirken ist verantwortlich für die geistige Leistung und das Gedächtnis. Antioxidative Substanzen sollen zudem die Gehirnzellen vor den schädlichen Einflüssen freier Radikale schützen. Die Inhaltsstoffe der Rhodiola rosea wirken adaptogen, d.h. sie verbessern die Anpassungsfähigkeit des Organismus an außergewöhnliche Belastungen und erhöhen die natürliche Widerstandsfähigkeit. Stressbedingte Beeinträchtigungen der Hirntätigkeit werden so reduziert und Belastungssituationen besser verkraftet.

Allgemeine Hinweise

Rhodiola-rosea-Extrakt sollte bereits einige Wochen vor der erwarteten Stresssituation und während der Dauer der Belastung eingenommen werden. Wegen ihrer anregenden Wirkung sollte die Einnahme in der ersten Tageshälfte erfolgen. Während der Schwangerschaft und Stillzeit sollten Frauen von einer Einnahme absehen.

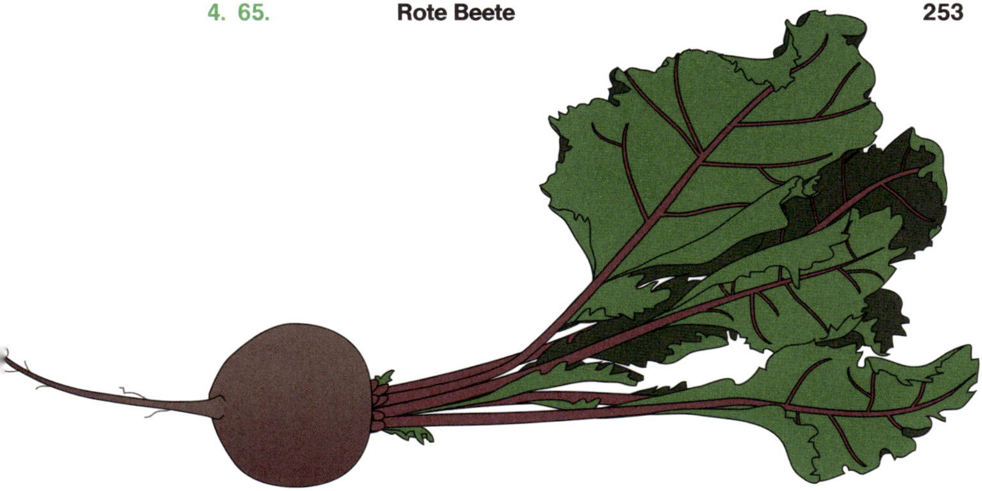

Geschichte und Vorkommen

Die Rote Bete (Beta vulgaris ssp. vulgaris var. conditiva), wie wir sie heute kennen, ist erst im 19. und 20. Jahrhundert entstanden. Sie stammt von der Wildrübe ab, deren Heimat die Küstenlandschaften des östlichen Mittelmeeres und die zentral- und nordasiatischen Steppen sind. Heilwirkungen der Rüben waren bereits vor 2500 Jahren bei den Griechen und Römern der Antike bekannt. So verordnete der griechische Arzt Dioskorides (um 100 v. Chr.) sie eingesäuert bei Hautentzündungen und Infektionskrankheiten. Paracelsus (1493 bis 1541), der Urvater der deutschen Naturheilkunde, setzte die damals noch eher länglichen Wurzeln zur Steigerung der Abwehrkräfte und bei Blutkrankheiten ein. Rote Bete, die auch Rote Rüben, Rahnen und Randen genannt werden, gedeihen in Regionen mit gemäßigtem Klima. Sie werden in vielen europäischen Ländern angebaut, vor allem in den Niederlanden, England, Frankreich, Skandinavien, Deutschland und Polen. In vielen osteuropäischen Ländern ist das Knollengemüse ein wichtiger Bestandteil der Küche und färbt nicht nur den Borschtscheintopf rot.

Inhaltsstoffe, Wirkung und Anwendung

Auffälligster Inhaltsstoff des Wurzelgemüses ist das rot färbende Betanin, das auch als Lebensmittelfarbstoff genutzt wird. Neben 6 bis 10 % Zucker und Eiweiß enthalten Rote Bete die Vitamine C, B, Niacin, Folsäure und Provitamin A, sowie Kalzium, Kalium, Magnesium, Phosphor, Natrium, Eisen, Schwefel und Jod. Eine absolute Vitalstoffbombe — könnte man meinen. Leider lassen sich viele der enthaltenen Stoffe nicht von unserem Körper aufnehmen, weil ein anderer Inhaltsstoff der roten Knollen, die Oxalsäure, es verhindert. Nichtsdestotrotz ist Rote Bete gesund. Sie fördert die Gallensekretion und wirkt appetitanregend. Die enthaltenen sekundären Pflanzenstoffe wie Flavonoide sind natürliche Antioxidantien und aktivieren die Zellatmung. Seit den 1950er Jahren wird auch eine geschwulsthemmende Wirkung der Knolle an Krebskranken beobachtet. Obwohl bisher keine wissenschaftlichen Nachweise gelangen, nutzen Ärzte die Rote Bete als Zusatzbehandlung bei Krebs sowie zur Infektionsabwehr und Kräftigung. Weniger gut für die Gesundheit ist das in den Knollen gespeicherte Nitrat. Früchte aus biologischem Anbau beinhalten jedoch weniger davon als konventionelle Ware.

Allgemeine Hinweise

Die Rote Bete ist eine Pflanze mit tief reichenden Wurzeln und daher weitgehend resistent gegen Trockenheit. Ihre Knollen wiegen zwischen 100 und 600 g, das rote Fruchtfleisch ist saftig und schmeckt aromatisch herb. Rote Bete lassen sich am besten mit Schale kochen. Nicht nur ihre Vitamine bleiben so besser erhalten, auch ihr Ausbluten wird dadurch verhindert. Die gegarten Früchte dann mit Gummihandschuhen schälen, damit die Hände nicht rot werden. Sind trotzdem einmal Flecken auf Hände oder Stoff gekommen, lassen sie sich mit heißem Wasser und Seife schnell wieder entfernen. Rote Bete hat sich in den letzten Jahren als Feinschmeckergemüse etabliert. Sie schmeckt püriert in einer Gemüsesuppe, z. B. verfeinert mit saurer Sahne oder Crème fraîche. Wie Kartoffeln lässt sie sich aber auch im Ofen backen, frittieren oder als Salat zubereiten.

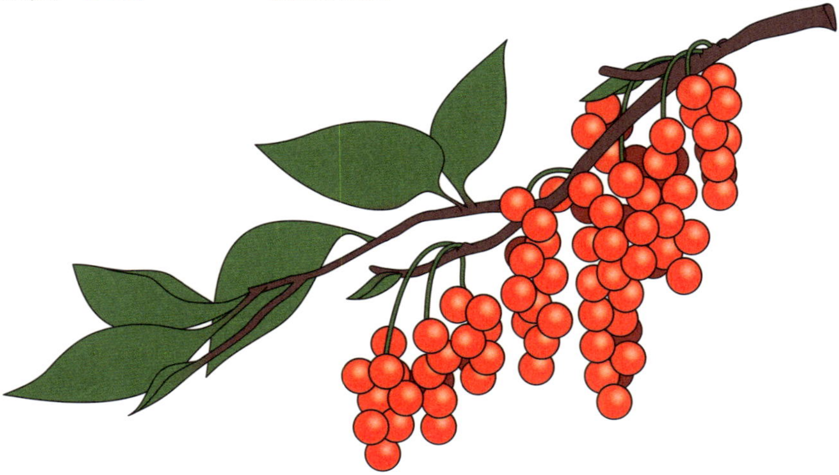

Geschichte und Vorkommen

Die Schisandra ist eine vorwiegend im Norden Chinas vorkommende Kletterpflanze, deshalb lautet ihr botanischer Name auch Schisandra chinensis. Andere Bezeichnungen sind Chinesisches Spaltkörbchen, Chi-Beere und Fünf-Geschmacks-Frucht. In der traditionellen chinesischen Medizin (TCM) gilt Schisandra als eine der wichtigsten Heilpflanzen. In Schriftrollen wird sie bereits im 2. Jahrhundert unserer Zeitrechnung erwähnt. Auch Japaner, Koreaner und Russen nutzen sie schon seit ewigen Zeiten, denn dort wächst die Kletterpflanze mit ihren vielfältigen Wirkungen ebenfalls. In Europa ist die Schisandra erst seit Mitte des 19. Jahrhunderts bekannt. Die bis zu 6 Meter hohe Kletterpflanze gedeiht an einem leicht beschatteten, geschützten Standort, z. B. einer Hauswand oder einer Pergola, benötigt aber in jedem Fall eine Kletterhilfe.

Inhaltsstoffe, Wirkung und Anwendung

Sowohl die Beeren als auch Samen, Blätter, Wurzeln und Rinde der Schisandra können genutzt werden. Die Beeren enthalten die Vitamine C, B_6 und E, Provitamin A sowie Mineralstoffe, Spurenelemente, Zucker, ätherische Öle und wichtige sekundäre Pflanzenstoffe. Zu Letzteren gehören auch die Lignane, die in ihrer Struktur den weiblichen Geschlechtshormonen ähneln. Sie sollen krebsvorbeugend wirken, vor allem bei Brust- und Prostatakrebs. Der Schisandra wird eine sowohl beruhigende als auch aphrodisierende Wirkung nachgesagt. In der chinesischen Medizin kommt sie bei Asthma, Depressionen, Husten, Stressbelastung, Herzklopfen und Schlaflosigkeit sowie bei frühzeitigem Samenerguss, sexueller Unlust und zur allgemeinen Stärkung zum Einsatz. Sie kann als Tee von getrockneten Früchten und als Extrakt aus der Apotheke eingenommen werden.

Allgemeine Hinweise

Die schmalen, grünen Blätter der Schisandra sind bis zu 12 cm lang, kurz zugespitzt, besitzen einen rötlichen Blattstiel und färben sich im Herbst gelb. Es gibt sowohl männliche als auch weibliche sowie selten zwittrige Pflanzen. Sie haben gelbliche bis zartrosa Blüten, die angenehm duften. Aus der weiblichen Blüte entwickelt sich eine bis zu 12 cm lange, ährenähnliche Sammelfrucht mit bis zu 25 roten, saftigen Beeren. Die Beeren sind essbar und schmecken von süß, sauer, scharf, bitter bis salzig. Das ist der Grund dafür, dass die Schisandra auch als »Fünf-Geschmacks-Frucht« bezeichnet wird. Allerdings ist dieser Geschmack für die mitteleuropäische Zunge etwas gewöhnungsbedürftig. Außer zu Tee lassen sich die Früchte auch zu Sirup, Konfitüre und Kompott verarbeiten.

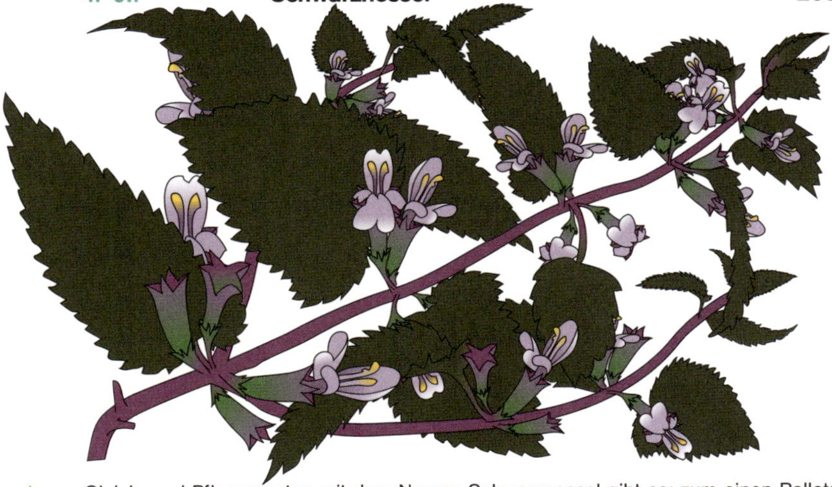

Geschichte und Vorkommen

Gleich zwei Pflanzenarten mit dem Namen Schwarznessel gibt es: zum einen Ballota nigra L, die auch Stinknessel oder Schwarzer Andorn genannt wird und aus Europa stammt. Zu finden ist sie an Wegrändern, Mauern und auf Schuttplätzen, ähnlich wie die Brennnessel. Über ihre Geschichte ist nicht viel bekannt, außer dass sie in früheren Zeiten als Beruhigungsmittel eingesetzt wurde. Zum anderen wird auch die Perilla frutescens auf Deutsch als Schwarznessel bezeichnet. Diese kostbare Pflanze ist in Ost- und Südostasien heimisch und wird in der traditionellen chinesischen Medizin seit Jahrhunderten u.a. als Husten- und Asthmamittel eingesetzt. Die Perilla hat außerdem einen festen Platz in der asiatischen Küche. Sie verfeinert Fisch- und Fleischgerichte sowie Gemüse. In Japan sind die frischen Blätter ein klassisches Sushi-Gewürz. Sie haben einen zitronenartigen, süßlichen Geschmack.

Inhaltsstoffe, Wirkung und Anwendung

Besonders das in der asiatischen Schwarznessel enthaltene ätherische Öl ist von großer Bedeutung. Mit seinem hohen Anteil an essenziellen Fettsäuren kann es die Cholesterin- und Triglyceridkonzentration im Blut senken. Aktuelle wissenschaftliche Untersuchungen bestätigen außerdem antiallergene, antimikrobielle und entzündungshemmende Eigenschaften. Aus den Samen der Pflanze wird ein aromatisches Öl gewonnen, das wertvolle Omega-3-Fettsäuren enthält. Das in der europäischen Ballota nigra L. enthaltene Öl hat hingegen einen unangenehmen Geruch. Obwohl die Pflanze heute kaum noch zu Heilzwecken verwendet wird, sagt man ihr eine beruhigende und krampflösende Wirkung nach. Sie wurde früher vorwiegend äußerlich angewendet, Tee von ihr zu trinken, kostete wegen des unangenehmen Geschmacks eine zu große Überwindung.

Allgemeine Hinweise

Die mehrjährige Ballota nigra L. hat ovale, gezähnte Blätter und einen kurzen, kriechenden Wurzelstock. Sie wird bis zu 90 cm hoch, ihre Blütenblätter sind zartrosa bis purpurfarben. Wegen ihres unangenehmen Geruchs wird sie vom Vieh gemieden. Ganz anders Bienen und Hummeln: Sie lieben den Nektar der Blüten. Wie die europäische Schwarznessel ist auch die asiatische ein Lippenblütler, von der es in Japan und China viele Kulturformen gibt. Eine japanische Variante heißt »shiso«, hat rote oder grüne krause Blätter, die nach Litschi oder Schwarzer Johannisbeere duften. Blüten bildet die Perilla erst im September. Sie verträgt zwar keinen Frost, übersteht aber noch Temperaturen knapp über dem Gefrierpunkt. In der Küche können die Blätter der Pflanze ähnlich wie Basilikum verwendet werden. Auch Pesto lässt sich aus ihnen zubereiten.

Sellerie

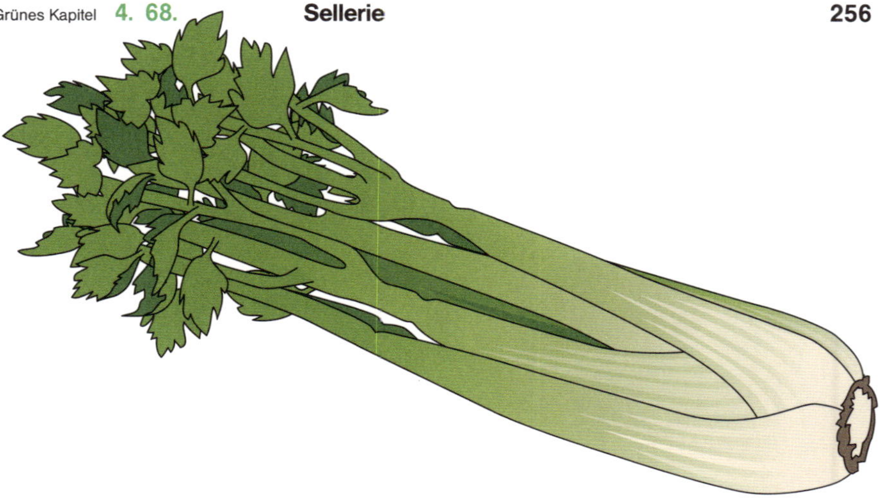

Geschichte und Vorkommen

Die Wildform des Selleries (Apium graveolens) stammt aus dem Mittelmeerraum und war bereits als Nahrungsmittel und Grabbeigabe im alten Ägypten bekannt. Homer erwähnte das Kraut in der *Odyssee*. Griechische Sieger wurden mit Selleriegrün gekränzt. Zudem hatte Sellerie im antiken Griechenland den Ruf, die Manneskraft zu stärken, was sich im Volksglauben bis heute gehalten hat. Die Römer pflanzten das Knollengemüse auf ihre Gräber, Speisen mit Sellerie gehörten außerdem zu jedem Leichenschmaus. Im frühen Mittelalter kam der Sellerie als Kulturpflanze nach Mitteleuropa. Blätter und Blüten wurden allerdings vor allem zur Herstellung von Arzneien verwendet, deshalb war er nicht wie heute in Gemüse-, sondern in Klostergärten zu finden. Im 16. Jahrhundert tauchte er in fast allen Kräuterbüchern auf. Erst seit dem 18. Jahrhundert bauten Bauern Sellerie als Gemüse an. Das würzige Gemüse kommt wild in fast allen Küstengebieten Europas vor. Als Knollen- oder Wurzelsellerie (A. gr. var. rapaceum), als über der Erde wachsender Stangen-, Stauden- oder Bleichsellerie (A. gr. var. dulce) und als Schnittsellerie (A. gr. var. secalinum) wird er in Deutschland sowie in vielen anderen europäischen Ländern angebaut.

Inhaltsstoffe, Wirkung und Anwendung

Besonders Wildsellerie ist reich an Vitamin C, bei den gezüchteten Sorten kommt es hauptsächlich in den Blättern vor. Knollen- und Stangensellerie enthalten reichlich die Vitamine B_6 und E sowie Folsäure und die Mineralstoffe Kalium und Kalzium. Stangensellerie enthält dazu beachtliche Mengen Mangan und Betacarotin. Alle Pflanzenteile liefern ätherische Öle, Flavonoide sowie Terpene. In Sachen Kaliumgehalt gehört Sellerie zu den Spitzenreitern unter den Nahrungsmitteln. Wir benötigen diesen Mineralstoff für unsere Muskeltätigkeit und unseren Wasserhaushalt — Sellerie wirkt harntreibend. Die ätherischen Öle, die dem Gemüse seinen würzigen Geruch geben, regen den Stoffwechsel an. Die zu den sekundären Pflanzenstoffen gehörenden Terpene benötigt die Pflanze, um Pilze und Bakterien abzuwehren. Ebenso wirken diese Substanzen beim Menschen. Sie töten Bakterien im Mund- und Rachenraum, helfen beim Entgiften in Leber und Darm und desinfizieren die Harnwege. Sellerie kann allerdings auch Allergien auslösen.

Allgemeine Hinweise

Sellerie gehört zur Familie der Doldenblütler. Die weißen Blütendolden erscheinen jedoch nur bei mehrjährigen Pflanzen. Da die Pflanze frostempfindlich ist, wird sie bei uns meist einjährig kultiviert. Stangensellerie passt in Salate und lässt sich gut als Rohkost mit einem Dip knabbern. Sellerieblätter eignen sich zum Würzen von Soßen, Salaten, Suppen und Eintöpfen. Sellerieknollen, die im Durchmesser bis zu 20 cm dick werden, haben eine bräunliche, derbe Schale. Sie wird vor der Zubereitung entfernt. Wie klein die geschälte Knolle geschnitten wird, hängt von der Zubereitung ab: In dicke Scheiben, um sie zu kochen und danach zu braten. In Würfel für Püree oder eine Suppe. In Stifte als Suppeneinlage oder für asiatische Gerichte. Je kleiner, umso aromatischer und umso kürzer die Garzeit. Im Kühlschrank hält sich Sellerie einige Wochen.

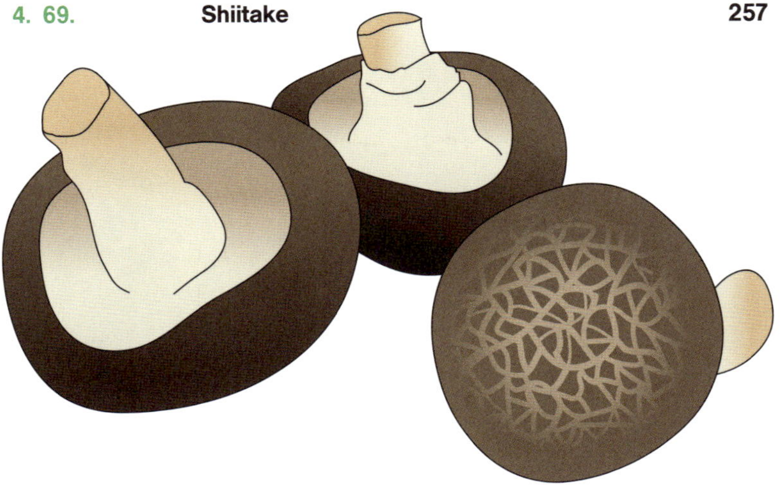

Geschichte und Vorkommen

Die aromatischen Shiitake-Pilze (Lentinula edodes) haben nicht nur einen besonders guten Geschmack, sie werden seit Jahrtausenden in Japan und China auch als Heilmittel geschätzt. Der Name des Pilzes stammt aus dem Japanischen und bedeutet schlicht Pilz am Baum, so wie er auch wild wächst. Sein chinesischer Name »Shiang Gu« bezieht sich auf seinen aromatischen Duft. In China gilt der Shiitake seit der Ming-Zeit (1368 bis 1648) als wertvolles Lebenselixier und war sogar als Geschenk für Kaiser und Könige gut genug. Schon damals züchteten chinesische Bauern den Pilz in Kulturen. In den folgenden Jahrhunderten wurden die Anbaumethoden in Japan verfeinert. Heute produzieren japanische Betriebe allein etwa 200.000 Tonnen des Hutträgers, der in den Wäldern Chinas und Japans immer noch wild vorkommt. Inzwischen wird Shiitake auch in Europa und Nordamerika kultiviert. Nach dem Champignon ist er der meistangebaute Speisepilz überhaupt, in Ostasien die Nummer eins.

Inhaltsstoffe, Wirkung und Anwendung

Shiitake-Pilze sind Lieferanten von hochwertigem Eiweiß. Sie enthalten Kalium und Zink sowie die Vitamine B_1, B_2 und D. Der medizinisch wichtigste Inhaltsstoff ist Lentinan, ein Mehrfachzucker (Polysaccharid) mit nachgewiesener Antikrebs-Wirkung. Da es beim Verzehr des Pilzes nicht ausreichend vom Körper aufgenommen werden kann, wird es zu therapeutischen Zwecken aus dem Shiitake in Reinform gewonnen. Lentinan ist in Japan als Medikament zugelassen und wird bei der Behandlung von einigen Krebsarten intravenös oder in die Bauchhöhle gespritzt. Traditionell wird der Pilz in Ostasien bei Kopfschmerzen, Entzündungen und Magenleiden, Lebererkrankungen, Bluthochdruck und Thrombosen, Diabetes, Allergien und vielen anderen Krankheiten eingesetzt.

Allgemeine Hinweise

Den Shiitake krönt ein gewölbter brauner Hut in vielen Farbnuancen, in der Mitte ist er meist etwas dunkler. Der Rand ist anfangs eingerollt, die Huthaut ist trocken, zum Teil mit tiefen Rissen und kleinen hellen bis bräunlichen Schüppchen bedeckt. Die Lamellen sind blass bis hellgelb-bräunlich, fest und weißlich-gelblich ist das Fleisch. Der helle Stiel ist etwa 1 bis 2,5 cm dick und bis zu 7 cm hoch. Shiitake-Pilze werden vorzugsweise auf hartem Holz, z. B. auf Buche, Eiche, Esskastanie, Ahorn und Walnuss, angebaut. Mit ihrem besonderen Aroma geben die Pilze vielen Gerichten, wie etwa einer klassischen Kartoffelsuppe, eine interessante Note. Sie sind kalorienarm und lassen sich braten, kochen und dünsten. Traditionell asiatisch wird Shiitake mit Reis, Sushi, Gemüse, mit Miso, der japanischen Sojapaste oder Sojasoße, serviert. Die Pilze passen jedoch ebenso in eine italienische Tomatensoße zu Pasta. Achtung: Shiitake sollte nur gut gegart genossen werden, da er wegen seiner starken immunogenen Wirkung im Rohzustand auch stark allergen wirken und zur sogenannten Shiitake-Dermatitis führen kann.

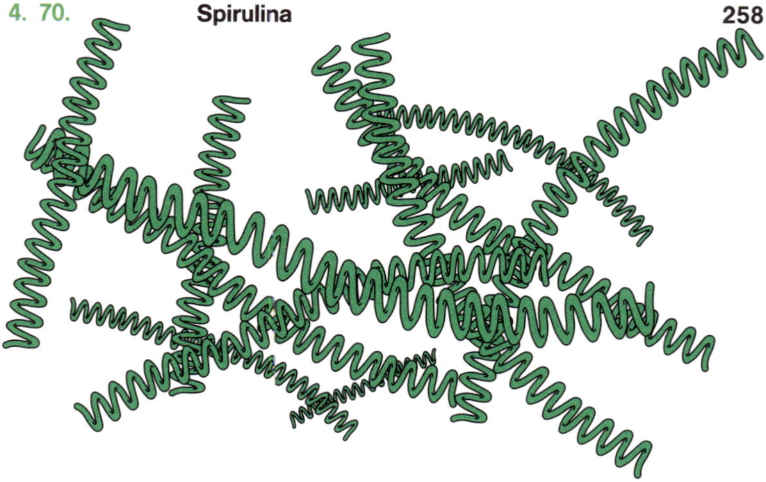

Geschichte und Vorkommen

Die blaugrüne Spirulina gehört zu den Süßwasseralgen. Der botanische Name bedeutet kleine Spirale — abgeleitet von der spiralförmigen Struktur der frei im Wasser schwimmenden, etwa 0,3 bis 0,5 mm kleinen Mikropflanze. Schon die Azteken und Mayas wussten um den gesundheitlichen Wert dieser Alge, die auch heute noch im Texcoco-See in Mexiko wächst. Sie verwendeten die Spirulina als eine Art »Supernahrung«, weil sie schnell Energie gibt und das Ausdauervermögen steigert. Als die alten Kulturen Zentralamerikas im 16. Jahrhundert infolge der spanischen Besatzung untergingen, geriet auch die Spirulina in Vergessenheit. Erst 1964 wurde die kostbare Alge von dem belgischen Botaniker Jean Leonard wieder neu entdeckt. Ausführliche Untersuchungen ergaben, dass die Spirulina zu den reichhaltigsten pflanzlichen Eiweiß-, Vitamin- und Mineralstoffquellen gehört. Auf der Welternährungskonferenz 1997 wurde dieser Schatz der Natur zur besten alternativen Nahrungsquelle der Zukunft erklärt. Da die Spirulina-Alge nur in stark alkalischem Wasser (pH-Wert ca. 9 bis 11) gedeiht, wächst sie wild ausschließlich im mexikanischen Texcoco-See sowie im afrikanischen Tschad-See. Heute wird sie in speziellen Wasserfarmen in subtropischen Gebieten kultiviert. Bedeutende Farmen befinden sich auf Hawaii, in Kalifornien, Thailand, Indien und China.

Inhaltsstoffe, Wirkung und Anwendung

Hochwertiges Eiweiß ist der wichtigste Bestandteil der Spirulina, er beträgt bis zu 70%. Es enthält alle für den Menschen wichtigen Aminosäuren. An Mineralstoffen und Spurenelementen kommen vor allem Eisen und Kalzium sowie Kalium, Magnesium, Mangan, Phosphor, Selen und Zink hinzu. Auch Vitamine bietet die Alge: B_1, B_2, B_{12}, C, E, Betacarotin, Niacin und Folsäure. Und zu guter Letzt sind auch noch mehrfach ungesättigte Fettsäuren wie Omega-3- und Omega-6-Fettsäure enthalten. Sie helfen, Bluthochdruck und Cholesterinspiegel zu senken und Herz-Kreislauf-Erkrankungen vorzubeugen. Die Spirulina kurbelt im Körper die Produktion neuer Blutzellen an. In Russland wird sie zur Behandlung von Erkrankungen durch radioaktive Strahlung eingesetzt. Langjährige Forschungen lassen hoffen, dass Spirulina vor Krebs schützen und Viruserkrankungen verhindern oder eindämmen kann.

Allgemeine Hinweise

Im Handel ist Spirulina als Pulver oder in Tablettenform erhältlich und wird hauptsächlich zur Verbesserung der allgemeinen Gesundheit verkauft. Dass die Alge auch dabei helfen soll, überflüssige Pfunde auf Dauer loszuwerden, konnte wissenschaftlich nicht nachgewiesen werden.

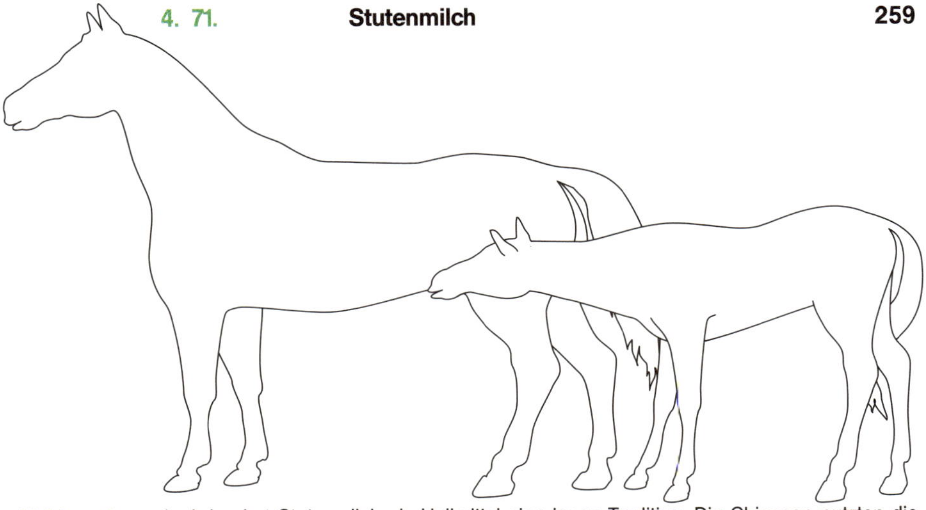

Geschichte und Vorkommen

In Asien hat Stutenmilch als Heilmittel eine lange Tradition. Die Chinesen nutzten die magen- und darmfreundliche Milch der Pferdemütter schon vor 3000 Jahren. Das Getränk hatte den Ruf, die Gesundheit zu fördern und zu enormen Kräften zu verhelfen. Alexander der Große etwa befahl seinen berittenen Soldaten, täglich ihre Ration Stutenmilch zu trinken, um unbesiegbar zu werden. Auch Griechen, Römer, Araber, Hunnen und Mongolen schätzten die kostbare Flüssigkeit als Kraftbringer. Die ägyptische Königin Kleopatra nutzte sie für die Schönheitspflege: Sie badete täglich in Stutenmilch. Erst wenn ein Fohlen 6 bis 8 Wochen alt ist und neben Milch auch festes Futter wie Heu fressen kann, können die Stuten gemolken werden. Dafür werden Mutter und Kind bis zum Abend voneinander getrennt, kommen dann aber wieder zusammen. Das ist wichtig, weil Stuten anders als Kühe nur dann Milch geben, wenn sie immer wieder Kontakt zu ihrem Nachwuchs haben.

Inhaltsstoffe, Wirkung und Anwendung

Stutenmilch ist der menschlichen Muttermilch ausgesprochen ähnlich. Allerdings enthält sie weniger Folsäure und Fett und ist deshalb kein Muttermilchersatz für menschliche Babys. Stutenmilch ist magerer als Kuhmilch, dagegen weist sie mehr Molkeeiweiß und Milchzucker auf — das ist der Grund für ihren süßlich-nussigen Geschmack. Außerdem enthält Stutenmilch eine große Menge an mehrfach ungesättigten Fettsäuren sowie die Vitamine A, B_1, B_2, B_6, B_{12}, C und E. An Mineralstoffen liefert sie Kalzium, Magnesium, Phosphor und Eisen. Jüngere Studien der Universität Jena beweisen, dass eine mehrere Wochen dauernde Stutenmilchkur bei chronischen Darmerkrankungen hilft und die Beschwerden bei Hauterkrankungen wie Neurodermitis lindert. Sie wirkt zudem antibakteriell, durchblutungsfördernd und stärkt das Immunsystem. Kosmetikprodukte mit Stutenmilch spenden Feuchtigkeit und regen den Stoffwechsel der Haut an. Die Milch kommt tiefgefroren als Rohprodukt oder in Form von Kapseln, Cremes, Bädern und Lotionen in den Handel.

Allgemeine Hinweise

Eine Stutenmilchkur sollte mindestens 4 bis 6 Wochen dauern. Dabei trinkt man den täglichen Viertelliter morgens auf nüchternen Magen oder abends vor dem Schlafengehen. Tiefgefrorene Milch lässt sich am besten im lauwarmen Wasserbad auftauen. Sie sollte nicht über 40°C erwärmt werden. Um wie Kleopatra in Milch zu baden, ist es übrigens nicht nötig, die ganze Wanne damit zu füllen. Das wäre ein teures Vergnügen. Immerhin kostet ein Viertelliter bis zu 3 Euro. Es reicht, etwa diese Menge naturbelassener Stutenmilch unverdünnt auf der Haut zu verteilen und anschließend für max. 25 Minuten in 38°C warmes Wasser zu steigen. Dann steht einem Vergleich mit der schönen Königin nichts mehr im Wege, zumindest was die streichelzarte Haut betrifft.

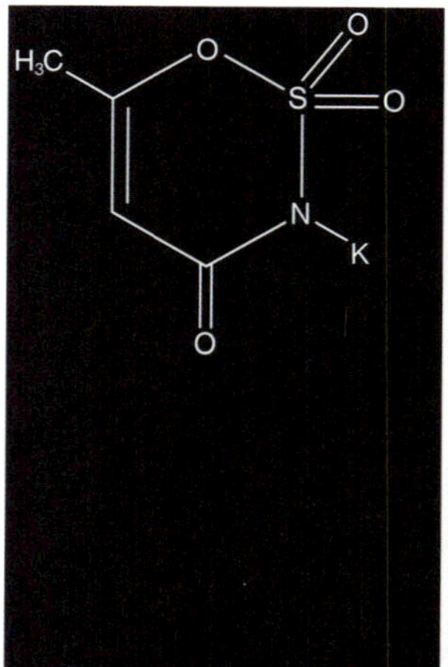

Acesulfam K

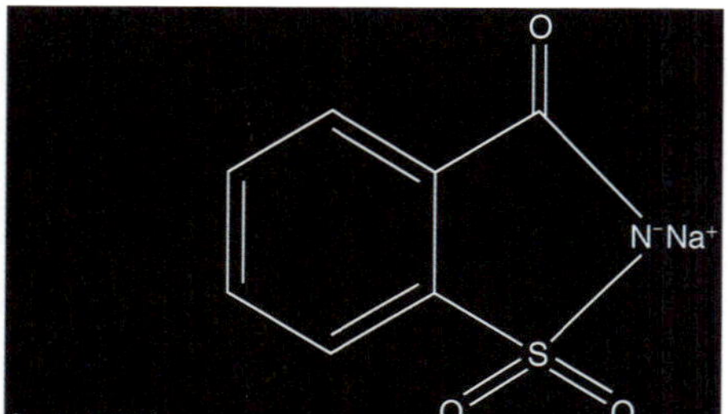

Saccharin-Natrium

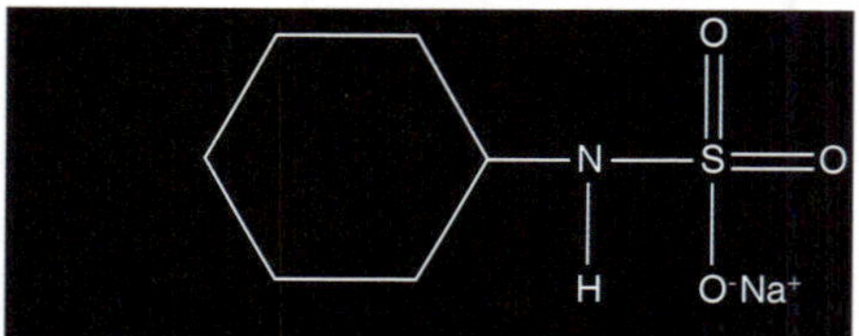

Natriumcyclamat

Acesulfam K

Acesulfam K ist ein weißer, kristalliner Feststoff, der sich in kaltem Wasser gut, in heißem Wasser jedoch noch besser lösen lässt. Weiterhin ist er ein synthetisch hergestellter, nahezu kalorienfreier Süßstoff, der 200-mal so stark süßt wie gewöhnlicher Haushaltszucker. Im Geschmack ähnelt er diesem, allerdings tritt bei sehr hoher Konzentration ein metallischer Nachgeschmack auf. Vom menschlichen Körper wird Acesulfam K schnell aufgenommen und unverändert durch die Nieren mit dem Urin wieder ausgeschieden. Meist wird Acesulfam K in Lebensmitteln mit anderen Süßstoffen kombiniert. Der Grund: Gemischt haben künstliche Süßmacher einen noch intensiveren Süßgeschmack als die einzelnen Substanzen und schmecken so auch besser.

Saccharin-Natrium und Natriumcyclamat

Beide Stoffe, Saccharin-Natrium (Salz des Saccharins) und Natriumcyclamat (Salz des Cyclamats), sind synthetische Süßstoffe, die chemisch hergestellt werden und sehr viel stärker süßen als Zucker. Da sie ohne Kohlenhydrate und praktisch kalorienfrei sind, sind sie nicht nur eine große Hilfe für Diabetiker, sondern nützen auch Menschen, die abnehmen oder einfach auf ihre Figur achten wollen. Saccharin ist 300 bis 500-mal süßer als Zucker und gut in Wasser löslich. Weil während der beiden Weltkriege Zucker knapp war, wurde Süßstoff immer bekannter und gewann an Bedeutung. Als Zusatzstoff in Lebensmittel, z.B. für Diabetiker, hat er die Nummer E 954. Natriumcyclamat hat eine geringere Süßkraft als Saccharin. Es süßt aber immerhin noch 35 bis 70-mal so stark wie Zucker — durch die Zugabe von Säure kann die Süßkraft weiter gesteigert werden. Die Cyclamate zeichnen sich durch einen besonders angenehmen Geschmack aus und lassen sich gut mit anderen Süßstoffen kombinieren. Bewährt hat sich die Mischung von 10 Teilen Cyclamat und 1 Teil Saccharin. Beide Stoffe sind hitzestabil, sehr lange lagerfähig und lassen sich gut in der Küche verwenden. Synthetische Süßstoffe werden vom menschlichen Körper schnell aufgenommen und unverändert mit dem Urin wieder ausgeschieden. Trotzdem sollte man keine Unmengen der Zuckerersatzstoffe zu sich nehmen. Die Weltgesundheitsorganisation (WHO) hat deshalb eine duldbare Menge von 5 mg pro Tag und pro Kilogramm Körpergewicht festgelegt. Bei einem 70 kg schweren Menschen entspricht das etwa 21 Süßstofftabletten täglich.

Sorbit

Sorbit ist ein hitzebeständiger Zuckeraustauschstoff, den Diabetiker anstelle von Zucker verwenden können. Er gehört zu den sogenannten Zuckeralkoholen, ist aber im Gegensatz zu den meisten synthetischen Süßstoffen wie Saccharin nicht kalorienfrei. Sein Brennwert wird mit etwa 2 kcal pro Gramm angegeben. In der Natur kommt Sorbit in Pflaumen und Vogelbeeren vor sowie in einigen Algen, Pilzen und in der Eberesche. Künstlich wird er aus Glukose hergestellt und ist dann als Pulver erhältlich. Als Ausgangsprodukte für die Sorbit-Herstellung dienen Mais-, Weizen- oder Kartoffelstärke, die mit

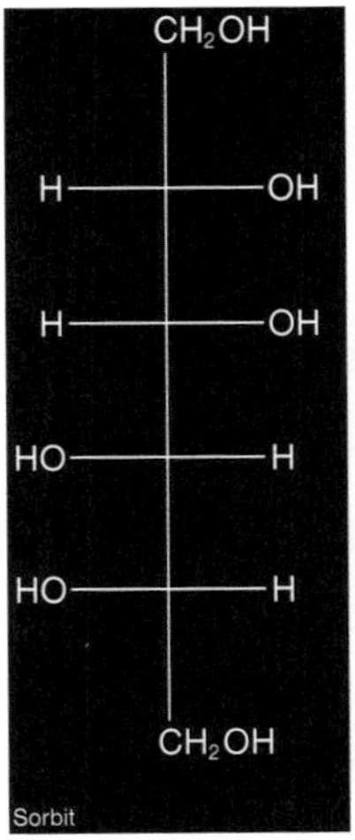

Sorbit

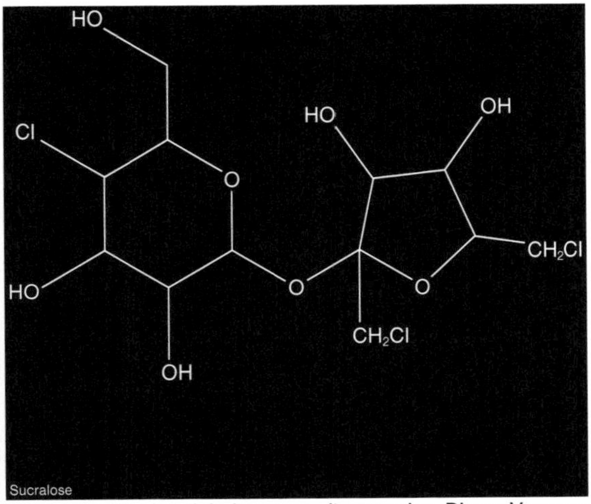

Sucralose

Hilfe von Enzymen in verschiedene Zuckereinheiten gespalten werden. Dieser Vorgang heißt Stärkeverzuckerung. Sorbit schmeckt ähnlich wie Haushaltszucker, aber da er den Blutzuckerspiegel nur geringfügig ansteigen lässt und zum Abbau im Körper kein Insulin benötigt, eignet er sich auch für Diabetiker. Außerdem löst Sorbit keine Karies aus. Oft wird er mit anderen Süßstoffen kombiniert, denn seine Süßungskraft beträgt nur 50 bis 60% des »normalen« Zuckers. Bei übermäßigem Verbrauch kann Sorbit allerdings wie andere Zuckeraustauschstoffe abführend wirken. Das liegt daran, dass Zuckeraustauschstoffe vom Körper nur sehr langsam aufgenommen werden. Oft gelangen sie unverändert in tiefere Abschnitte des Darms und binden dort Wasser, was Durchfall zur Folge haben kann. Trotzdem ist Sorbit ohne Beschränkung oder Höchstmengenangaben in Lebensmitteln zugelassen.

Sucralose

Sucralose ist chemisch eng mit dem Haushaltszucker (Saccharose) verwandt, enthält im Unterschied zu diesem allerdings einige Chloratome im Molekül. Die weißen, leicht wasserlöslichen Kristalle haben eine Süßkraft, die etwa 600-mal stärker ist als die des Zuckers. Anders als einige andere Zuckerersatzstoffe (z.B. Aspartam) hat sie keinen bitteren Nachgeschmack. Sucralose ist kalorienfrei und wird im Körper nicht verstoffwechselt, sondern unverändert wieder ausgeschieden. Forscher des Queen Elizabeth Colleges der Universität von London entdeckten Sucralose im Jahr 1976 während eines gemeinschaftlichen Forschungsprogramms mit dem Zuckerhersteller Tate & Lyle, PLC. Sucralose wird in einem patentierten aufwendigen, mehrstufigen Prozess hergestellt, an dessen Anfang Zucker (Saccharose) aus Maissirup steht. 3 Wasserstoff-Sauerstoffgruppen aus dem Zuckermolekül werden durch 3 Chloratome ersetzt. Heute ist Sucralose in mehr als 80 Ländern zugelassen. Sucralose wird vom Körper nicht als Zucker oder Kohlenwasserstoff erkannt. Daher hat sie keinerlei Auswirkungen auf die Glukoseverwertung, den Kohlenwasserstoff-Stoffwechsel, die Insulinabsonderung oder die Absorption von Glukose und Fruktose. Studien an Personen mit normalem Blutzuckerspiegel und an Personen mit Diabetes vom Typ 1 oder 2 haben belegt, dass Sucralose keinerlei Einfluss auf die kurz- oder langfristige Blutzuckerkontrolle hat. Wissenschaftliche Studien haben gezeigt, dass Sucralose das Wachstum jener Mundbakterien, die Karies verursachen, nicht unterstützt. Sucralose ist daher eine hilfreiche Alternative für Menschen, die weniger Zucker oder Kalorien zu sich nehmen möchten. Deshalb wird dieses Süßungsmittel immer häufiger als Zuckerersatzstoff in der Lebensmittelindustrie eingesetzt. Sucralose zeichnet sich durch eine lange Haltbarkeit aus. Sie weist sowohl den zuckerähnlichen Geschmack als auch jene Hitze-, Flüssigkeits- und Lagerbeständigkeit auf, die für alle Arten von Nahrungsmitteln und Getränken erforderlich ist. Sucralose kann also problemlos in Flüssigkeiten, aber auch in Backwaren verarbeitet werden.

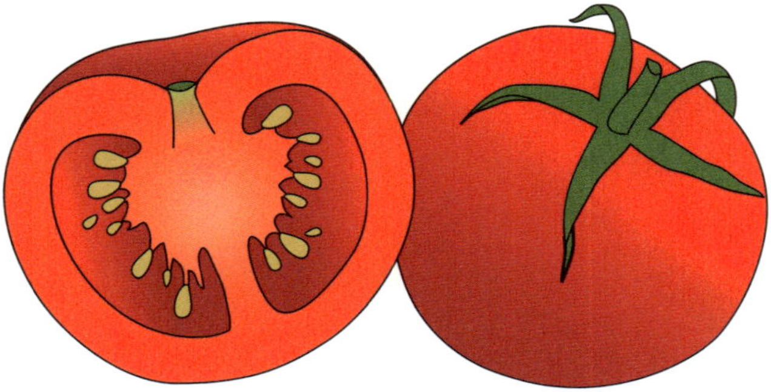

Geschichte und Vorkommen

Aus Mexiko und Peru stammt die Tomate, die zur Familie der Nachtschattengewächse gehört. Sie hat zwei botanische Namen, Lycopersicon esculentum und Solanum lycopersicum. Wie die Pflanze selbst heißt auch ihre Frucht Tomate. Noch heute findet man in Peru verschiedene Wildarten, aus denen unsere Kulturtomate hervorgegangen sein könnte. Ende des 15. Jahrhunderts kam die Tomate durch spanische Eroberer nach Europa, und nicht einmal 100 Jahre später war sie bei den Italienern schon als essbare Frucht bekannt. Weil sie damals noch gelb war, nannte man sie liebevoll »pomodoro«, was Goldapfel bedeutet. Obwohl die Tomate damals noch nicht so schmeckte wie heute, bezahlten viele Männer Unsummen für nur ein Exemplar, denn den exotischen Früchten wurden aphrodisische Kräfte nachgesagt (so kam die Tomate auch zu den Namen Liebesapfel oder Paradiesapfel, in Österreich Paradeiser). Züchtungen über 2 Jahrhunderte machten die Tomate röter, saftiger und schmackhafter, so dass sie zum Lieblingsgemüse der Italiener avancierte. Heute wird die Tomate in verschiedenen Formen und Farben nahezu weltweit angebaut. Damit ihre Früchte gut reifen, benötigen sie Sonne und Wärme, also einen gut geschützten Standort. Tomaten sind das ganze Jahr über im Handel, entweder als Freilandware oder aus dem Gewächshaus.

Inhaltsstoffe, Wirkung und Anwendung

Obwohl Tomaten zu 94% aus Wasser bestehen, sind sie reich an Vitamin C, E und Provitamin A. Dazu kommen noch Folsäure und Niacin. An Mineralstoffen enthalten sie viel Kalium sowie geringe Mengen an Phosphor, Magnesium, Kalzium und Natrium, außerdem die Spurenelemente Eisen, Kupfer und Mangan. Am wichtigsten sind jedoch die vielen roten Pflanzenfarbstoffe (Karotinoide). Zu ihnen gehören das Betacarotin und das Lycopin. Betacarotin schützt einerseits die Tomate vor der Sonne und den UV-Strahlen und schafft das zum anderen auch bei der Haut von uns Menschen. Lycopin wirkt zellschützend und senkt das Krebsrisiko — das belegen viele Studien. Jedoch wird es vom Körper besser aufgenommen, wenn die Tomaten bereits verarbeitet wurden, z.B. als Tomatenmark, -saft oder -suppe. Außerdem lässt sich mit dem Verzehr von Tomaten das Herzinfarktrisiko senken. Da sie zudem noch den Stimmungsmacher Tyramin enthalten, kann man sie nicht oft genug essen.

Allgemeine Hinweise

Mehr als 1000 verschiedene Tomatensorten sind heute bekannt — allein ihre Farbpalette reicht von rot, orange und gelb über braun bis fast schwarz. Auch in ihrem Aroma unterscheiden sich die Beerenfrüchte, manche sind süß, andere eher säuerlich. Heute werden im Handel hauptsächlich runde Tomaten, Baum- oder Strauchtomaten, große Fleischtomaten, längliche Eiertomaten und kleine Kirsch-, Party- oder Cocktailtomaten angeboten. Tomaten schmecken einfach so, in Salaten, Suppen, Soßen und als Saft. Wichtig ist, dass Sie keine unreifen Tomaten verwenden, erkennbar an ihrer grünen Farbe. Sie enthalten Solanin, das in großen Mengen giftig ist. Grüne Stellen und grüne Stielansätze lassen sich bei der Zubereitung einfach entfernen.

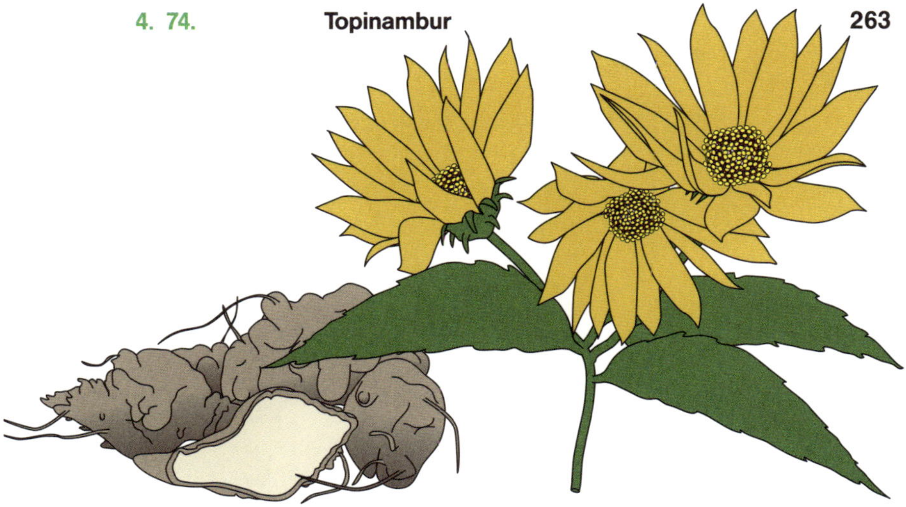

Geschichte und Vorkommen

Der Topinambur (Helianthus tuberosus) stammt aus der Neuen Welt und zählte einst zu den Hautnahrungsmittel der Indianer. Daher wird die Knolle auch Indianerkartoffel genannt. Andere Namen sind Erdschocke, -birne und Jerusalem-Artischocke. Heimkehrende Seefahrer brachten das Gemüse aus Amerika mit. Am beliebtesten wurde es in Frankreich, wo es bis heute angebaut wird. Bei uns ist es infolge der Verbreitung der Kartoffel über lange Zeit nahezu in Vergessenheit geraten. Eine Ausnahme stellt Südbaden dar, wo Schnaps aus den Knollen noch immer sehr beliebt ist. Im ökologischen Landbau kommt Topinambur nun auch im restlichen Deutschland wieder zu neuen Ehren. Zu Recht, denn die braunen Knollen der Sonnenblumen-Verwandten sind sehr wohlschmeckend. Ihr helles Fruchtfleisch erinnert an Artischocke und Schwarzwurzel.

Inhaltsstoffe, Wirkung und Anwendung

Im Topinambur enthaltene Mineralstoffe sind Kalium, Kalzium, Phosphor, Eisen und Silizium. Wichtige Vitamine sind B_1, B_2, B_6, C, D, Niacin und Folsäure. Vor allem für Diabetiker sind die Knollen interessant, denn sie enthalten den Mehrfachzucker Inulin, der im Dünndarm nicht verdaut wird. So können Diabetiker die sättigenden Knollen verzehren, ohne viele Kohlenhydrateinheiten (ehemals Broteinheiten oder BE) berechnen zu müssen. Wenn das Inulin dann in den Dickdarm gelangt, tut es auch noch Gutes: Es verbessert die Darmflora, indem es das Wachstum gutartiger Bakterien vorantreibt. Jedoch schafft es Inulin nicht, die Blutzuckerwerte zu senken. Es wirkt aber appetithemmend. Daher kann es beim Abnehmen helfen.

Allgemeine Hinweise

Topinamburpflanzen werden 2 bis 3 Meter hoch. An ihren herz- bis lanzettförmigen rauen Blättern ist die Verwandtschaft mit der Sonnenblume leicht zu erkennen. Ab September schmücken ihre dottergelben bis rotbraunen Blüten die Gärten. An den Wurzeln der Pflanze bilden sich bucklige, bewurzelte Knollen, die so groß wie Kartoffeln werden können. Im Prinzip lassen sich Topinamburs nach fast allen Kartoffelrezepten zubereiten. Zuvor sollten sie wie Kartoffeln dünn geschält oder zumindest geschrubbt werden. Die geschälte rohe Knolle vor der Zubereitung am besten in kaltes Wasser mit etwas Zitronensaft legen, weil das Gemüse schnell grau wird. Topinamburs schmecken gekocht, püriert, gebraten, frittiert, im Soufflé und als Gratin. Eine ganze Knolle ist nach etwa 20 Minuten gar, kleine Würfel nach 10 Minuten. In Sand eingegraben, halten sie sich bis zu 2 Monate. Ansonsten sollte man die Knollen nicht länger als 5 Tage im Kühlschrank aufbewahren, am besten eingeschlagen in ein feuchtes Tuch.

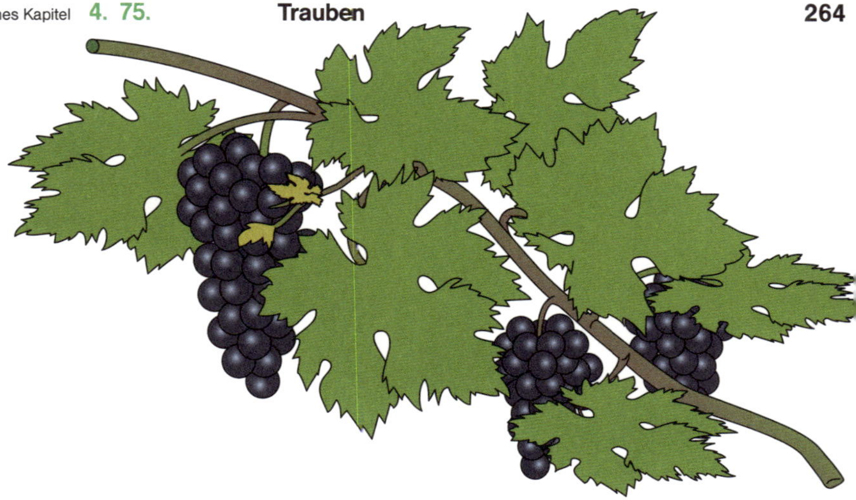

Geschichte und Vorkommen

Die Weinrebe (Vitis vinifera) gehört zu den ältesten Kulturpflanzen der Menschen. Bei ihren Früchten — den Weintrauben — handelt es sich botanisch betrachtet um Beeren. Rund 10.000 Rebsorten sind bekannt, die grünlich-gelbliche oder rote bis blaurote Trauben mit etwas festerer Schale hervorbringen. Sie werden außerdem in Tafeltrauben zum Essen und Keltertrauben zur Herstellung von Wein unterschieden. Ursprünglich stammt die Weinrebe von der Wildrebe ab, wie sie im euroasiatischen Raum vorkam. Als Kulturpflanze wächst Wein heute weltweit dort, wo es nicht zu kalt und nicht zu heiß ist. Wann genau die Menschen begannen, aus Trauben Wein zu keltern, steht bis heute nicht fest. Da hilft auch die Bibel nicht weiter, in der nachzulesen ist, wie Noah einen Weinberg pflanzte und sich mit dem Wein betrank (Buch Genesis). Als sicher gilt, dass sich Mesopotamier und Ägypter bereits im 4. Jahrtausend v. Chr. an dem berauschenden Rebensaft labten. Dabei hat es sich vermutlich um junge, nur ganz kurz gegorene Weine gehandelt. Später lernten die Griechen und dann auch die Römer Wein kennen. Etwa im 2. Jahrhundert nach Chr. brachten sie den Weinbau an Rhein und Mosel und nach Frankreich. Erst viele Jahrhunderte später entdeckten Mediziner das »französische Paradoxon«: Obwohl die klassische französische Küche alles andere als leicht ist, sind Franzosen seltener herzkrank. Der Rotwein macht's, zum Essen in kleineren Mengen getrunken schaltet er mögliche negative Wirkungen von gesättigten Fetten aus.

Inhaltsstoffe, Wirkung und Anwendung

Neben den Vitaminen C sowie B_1, B_2, B_6 und Folsäure enthalten Trauben auch Mineralstoffe wie Magnesium sowie die Spurenelemente Zink und Mangan. Dazu kommen jede Menge sekundärer Pflanzenstoffe, die als Antioxidantien wirken und der Gefäßverkalkung vorbeugen. Zu den wirksamsten gehören die Polyphenole. Sie sind vor allem in roten Trauben, in rotem Traubensaft und natürlich im Rotwein enthalten. Auch die Kerne in den Weintrauben sind wertvoll. Sie enthalten gesunde, mehrfach ungesättigte Fettsäuren wie Linolensäure und den sekundären Pflanzenstoff OPC (Oligomere Proanthozyanidine). Es schützt unsere Blut- und Lymphgefäße. Die Herstellung von Rotwein mit Schalen und Kernen garantiert, dass OPC darin ist. Weil Trauben verhältnismäßig viel Zucker enthalten, sollten Diabetiker sie mit Bedacht genießen.

Allgemeine Hinweise

Immer häufiger kommen kernlose Trauben mit hauchdünner Schale auf den Markt. Sie sind süßer und lassen sich bequemer naschen — ihnen fehlen aber auch die gesunden Inhaltsstoffe, die gerade in der dicken Schale und in den Kernen von Trauben enthalten sind. In den letzten Jahren fand man bei Stichproben des Öfteren mit Pestiziden belastete Trauben. Deshalb ist es sinnvoll, ökologisch angebauten Früchten den Vorrang zu geben. Als Sultaninen werden die Trockenbeeren der goldgelben, sehr süßen Sultanatraube bezeichnet. Von der griechischen Hafenstadt Korinth haben die getrockneten dunklen Korinthen ihren Namen. Ein kulinarischer Genuss und aufgrund seiner mehrfach ungesättigten Fettsäuren auch sehr gesund ist kaltgepresstes Öl aus den Traubenkernen.

4. 76. Vitamin B_1

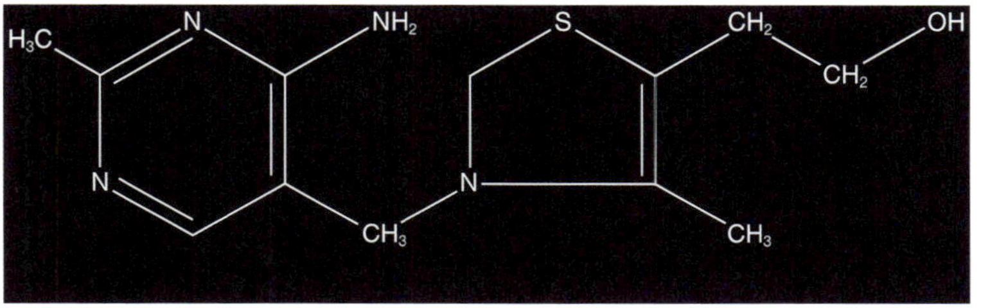

Beschreibung und Vorkommen

Thiamin, wie das erste der B-Vitamine auch genannt wird, ist wasserlöslich wie die anderen B-Vitamine auch. Entdeckt wurde es Anfang des 20. Jahrhunderts, als Forscher nach der Ursache der Beriberi-Krankheit — auf deutsch Schafsgang — forschten. Das Krankheitsbild: Die Beine der Erkrankten versteifen, dadurch wird ihr Gang dem der blökenden Vierbeiner immer ähnlicher. Die Ursache ist eine einseitige Ernährung mit poliertem Reis (also kein Vollkornreis). In Südostasien kommt die Vitamin-B_1-Mangelkrankheit auch heute noch manchmal vor. Muskelschwäche, Nervenentzündungen, Herzschwäche und Wasseransammlungen im Gewebe sind erste Hinweise auf eine Erkrankung. Wenn auch meist nur in kleinen Mengen, ist B_1 in fast allen tierischen und pflanzlichen Lebensmitteln enthalten. Die wichtigsten Quellen sind Vollkorngetreide, Hülsenfrüchte, Nüsse und Schweinefleisch. Aber auch die meisten Gemüsesorten enthalten das lebenswichtige Vitamin. Es kann im Körper kaum gespeichert und muss täglich zugeführt werden.

Wirkung und Anwendung

Vor allem für den Kohlenhydratstoffwechsel ist Vitamin B_1 unentbehrlich. Als Coenzym übernimmt es im Körper wichtige Steuerfunktionen, um Kohlenhydrate und Fette in Energie umzuwandeln. Es lässt das Nervensystem funktionieren, stärkt die Konzentration, das Gedächtnis und ebenso die körperliche Konstitution. Weil Vitamin B_1 auch vor Müdigkeit schützt, macht es seiner Bezeichnung als Vitalstoff alle Ehre. Junge Männer sollten täglich 1,4 mg B_1 zu sich nehmen, älteren reicht 1 mg, ebenso Frauen. Die kleinere Menge ist in 50 g Weizenkeimen, 500 g Pilzen oder 90 g Schweinefilet enthalten. Wie von den meisten Vitaminen benötigen Schwangere und Stillende auch von Vitamin B_1 etwas mehr, bis zu 1,7 mg sind empfehlenswert. Ein leichter Mangel an Vitamin B_1 tritt öfter auf, wird aber nicht immer erkannt. Dazu führen kann eine ungesunde Lebensweise mit zu vielen Vitaminräubern wie Weißzucker, Süßigkeiten und Alkohol. Müdigkeit, ein nachlassendes Gedächtnis, Appetitmangel und Durchfall können Anzeichen für einen versteckten Mangel sein, sind aber nicht charakteristisch.

Allgemeine Hinweise

Da das Vitamin sehr empfindlich ist, sollten die entsprechenden Lebensmittel sehr schonend behandelt werden. Wichtig bei Gemüse ist schnelles Waschen, damit es nicht ausgelaugt. Das Erhitzen möglichst kurz zu halten, tut allen thiaminreichen Lebensmitteln gut. Vorsicht ist zudem bei gleichzeitigem Genuss von rohem Fisch, Kaffee und Tee geboten, sie beeinträchtigen die Aufnahme des Vitamins. Wer es nicht schafft, seinen Bedarf mit natürlichem Vitamin B_1 zu decken, kann auch auf Zusatzpräparate zurückgreifen. Sie wirken am besten in Kombination mit der gesamten B-Gruppe. Dabei ist Angst vor einer Überdosierung kaum nötig. Zu viele B-Vitamine werden mit dem Urin wieder ausgeschieden.

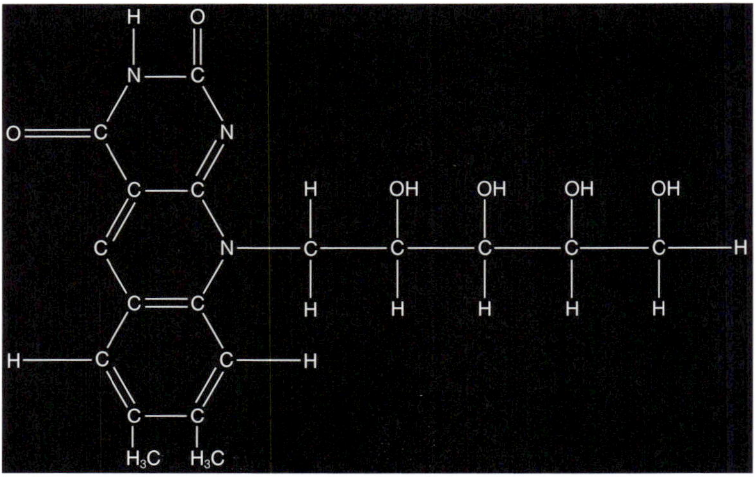

Beschreibung, Geschichte und Vorkommen

Das wasserlösliche zweite Vitamin der B-Gruppe wird von Medizinern Riboflavin genannt. Sein alter Name, der bei seiner Entdeckung vergeben wurde, ist Lactoflavin. Denn Anfang der 1930er Jahre wurde das Vitamin erstmals in Milch entdeckt. Im Gegensatz zu der weißen Flüssigkeit war das daraus isolierte Vitamin B_2 leuchtend gelb. So wurde der Name einfach aus den lateinischen Wörtern für Milch und gelb zusammengesetzt. Riboflavin bedeutet dagegen gelbes Enzym und beschreibt das Vitamin weitaus treffender. Riboflavin kommt sowohl in pflanzlichen als auch in tierischen Lebensmitteln vor, vor allem in Milch und Milchprodukten. Gute weitere Quellen sind Innereien wie Leber und Nieren, Eier, Fisch, grünes Blattgemüse, Hülsenfrüchte, Vollkornerzeugnisse und Hefe. Obwohl unser Organismus das Vitamin nicht selbst produzieren kann, ist es in fast allen Körperzellen vorhanden. Besonders große Mengen enthalten Leber, Nieren und Herz. Da es lebenswichtig ist und zugeführt werden muss, gehört es zu den essenziellen Vitalstoffen.

Wirkung und Anwendung

Vitamin B_2 ist am Stoffwechsel der Kohlenhydrate, Fette, Eiweißstoffe und Hormone beteiligt. Es wird für die Bildung roter Blutkörperchen, die Antikörper-Produktion des Abwehrsystems, die Zellatmung und das Wachstum benötigt. Deshalb heißt es im Volksmund auch Wachstumsvitamin. Aus Fettzellen kann es bei Bedarf das Fett abbauen und in den Energiestoffwechsel einschleusen. Auch für die Gesundheit der Augen ist Vitamin B_2 sehr wichtig. Es macht müde Augen wieder munter und kann Starerkrankungen am Auge vorbeugen. Zusammen mit Vitamin A erhält und verbessert es die Schleimhautfunktion im Verdauungssystem und unterstützt die Aufnahme von Eisen und Vitamin B_{12}. Männer benötigen täglich etwa 1,5 mg, enthalten z.B. in 50 g Gouda. Frauen kommen auch mit etwas weniger aus. Mehr von dem Vitamin benötigen Schwangere, Jugendliche im Wachstum, Diabetiker und Menschen, die unter chronischer Entzündung des Dünndarms leiden, ebenso Raucher und Alkoholiker. Überschüssiges Vitamin B_2 wird mit dem Harn ausgeschieden. Ein schwerer Vitamin-B_2-Mangel ist in den Industriestaaten sehr selten. Symptome für leichte Mangelerscheinungen können wunde Stellen an Mund und Zahnfleisch sein, aber auch ein Nachlassen der Sehschärfe, Müdigkeit und Arbeitsunlust. Ein Mangel an Vitamin B_2 kann durch Blut- oder Urinmessungen festgestellt werden. Er lässt sich durch Vitaminpräparate, am besten als B-Komplex angeboten, ausgleichen.

Allgemeine Hinweise

Vitamin B_2 kann in gelöster Form durch Lichteinwirkung leicht zerstört werden, Hitze hält es dagegen gut aus.

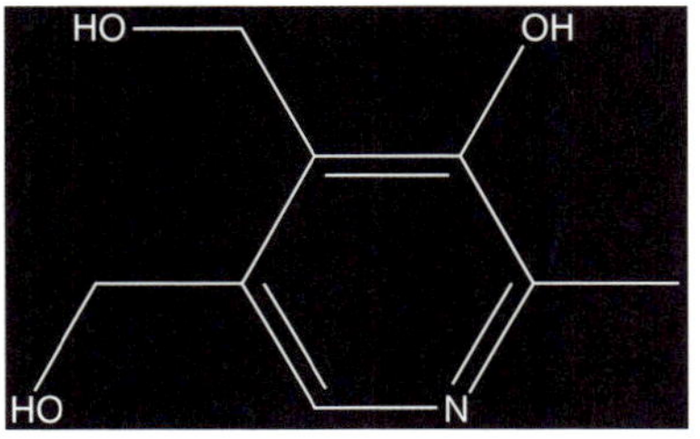

Beschreibung und Vorkommen

Die Bezeichnung Vitamin B_6 umschließt eine ganze Gruppe von B-Vitaminen, die in enger Verbindung miteinander stehen und zusammenwirken. Es sind dies die unterschiedlichen chemischen Formen des Pyridoxins: Pyridoxol (Alkohol), Pyridoxal (Aldehyd) und Pyridoxamin (Amin), die gut in Wasser löslich sind. Entdeckt wurde das Vitamin 1934, isoliert das erste Mal aus Reiskleie. In geringer Menge kommt es in so gut wie allen Lebensmitteln tierischer und pflanzlicher Herkunft vor. Gute Quellen sind Hefe, Weizenkeime, Bananen und Nüsse sowie Fleisch, Leber und einige Fische wie Makrele und Lachs. Allerdings sollte man zu frischen Produkten greifen, denn nicht nur beim Kochen, auch durch Lagerung gehen bis zu 45% des B-Vitamins verloren. B_6 aus tierischen Produkten ist noch empfindlicher als das aus pflanzlichen. Auch bei Tiefkühlware können bis zu 50% der ursprünglichen Menge fehlen, sterilisierte Lebensmittel enthalten nur noch ganz wenig Vitamin B_6. Im menschlichen Körper ist das Vitamin hauptsächlich in den Muskeln enthalten.

Wirkung und Anwendung

Erst wenn aus Vitamin B_6 im Körper das Coenzym Pyridoxalphosphat (PLP) gebildet wird, kann es seine Wirkung entfalten. Dann ist es beteiligt am Eiweiß- und Aminosäurestoffwechsel und an der Blutbildung. Auch die Funktionen des Nerven- und Immunsystems werden von ihm beeinflusst. Vitamin B_6 hilft ebenso beim Muskelaufbau. Etwa 450 g Bananen oder 200 g Lachs enthalten die täglich empfohlene Dosis für Männer, was ca. 1,8 mg Vitamin B_6 entspricht. Frauen benötigen normalerweise 0,2 mg weniger. Etwas mehr sollte es sein, wenn die tägliche Nahrung sehr eiweißreich ist. Wie bei vielen anderen Vitaminen haben auch bei B_6 Schwangere und Stillende einen erhöhten Bedarf. Er lässt sich durch Vitamin-B_6-Präparate in Form von Kapseln, Tabletten, Kautabletten oder auch Bierhefe-Produkten leicht decken. Wirkliche Mangelerscheinungen lassen sich in unseren Breitengraden jedoch selten feststellen, da das Vitamin in sehr vielen Lebensmitteln enthalten ist. Auf einen Mangel hinweisen können z.B. Muskelkrämpfe, Hautentzündungen, Konzentrations- und Wachstumsstörungen. Manchmal haben auch Depressionen ihre Ursache in einem Vitamin-B_6-Mangel.

Allgemeine Hinweise

Da Vitamin B_6 wasserlöslich ist, wird ein Zuviel davon zum großen Teil wieder ausgeschieden. Über längere Zeiträume eingenommene sehr Dosen von mehr als 2 g täglich können aber die Nerven schädigen. Schon bei geringer Überdosierung treten manchmal Symptome wie Ameisenkribbeln in Beinen und Armen sowie Taubheitsgefühle auf.

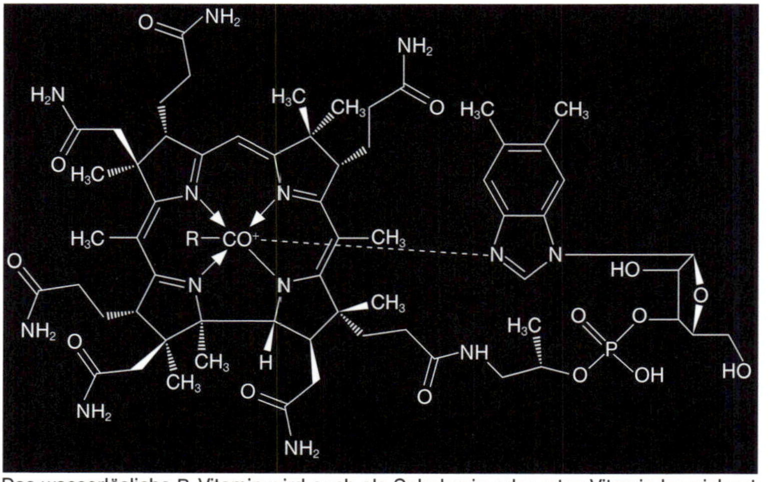

Beschreibung und Vorkommen

Das wasserlösliche B-Vitamin wird auch als Cobalamin oder rotes Vitamin bezeichnet. Für die Bildung roter Blutkörperchen ist es besonders wichtig. Dabei handelt es sich bei Vitamin B_{12} nicht um eine einzige Substanz, sondern um eine ganze Gruppe. Alle 4 dazugehörigen Substanzen haben eines gemeinsam: Ihre Moleküle enthalten jeweils ein Kobaltatom. Damit ist Vitamin B_{12} das einzige Vitamin, zu dem auch ein Spurenelement bzw. ein Mineralstoff gehört. Es wurde 1948 als letztes Vitamin entdeckt. Cobalamin oder Vitamin B_{12} kommt in allen tierischen Lebensmitteln vor. Wie bei anderen B-Vitaminen ist seine Konzentration in der Leber von Kalb, Schwein, Lamm und Geflügel besonders hoch. Auch Milch und Milchprodukte, Eier und Fisch enthalten das Vitamin. Sein Vorkommen in pflanzlichen Lebensmitteln, z. B. im Sauerkraut, hängt mit Bakterien zusammen. Gespeichert wird das Vitamin beim Menschen ebenso wie bei den Nutztieren in der Leber. Dort befindet sich im Durchschnitt ein Vorrat an Vitamin B_{12} für ganze 10 Jahre. Ein Mangel an diesem Vitamin kommt deshalb bei ausgewogener Ernährung kaum vor.

Wirkung und Anwendung

Neben seiner Aufgabe, die Bildung roter Blutkörperchen zu unterstützen, ist Vitamin B_{12} für die Funktion von Nervenzellen sowie für den Stoffwechsel von Fett, Kohlenhydraten und Nukleinsäuren notwendig. So hat das Vitamin Anteil am Aufbau der DNS, der Nukleinsäure, die unsere Erbinformationen trägt. Damit ein anderes B-Vitamin, die Folsäure, ihre Wirkung im Körper entfalten kann, ist Cobalamin ebenfalls nötig. In der Nahrung liegt Vitamin B_{12} nicht allein, sondern als ein Vitamin-Protein-Komplex vor. Aus dieser Proteinverbindung wird es im Magen zunächst freigesetzt, benötigt aber ein spezielles Magen-Protein (intrinsic factors = IF) zum Weitertransport. Der Grund: Vitamin B_{12} wird erst im Dünndarm vom Körper aufgenommen, dann ins Blut transportiert und in der Leber gespeichert. Etwa 3 µg Vitamin B_{12} sollten Erwachsene täglich zu sich nehmen. Sie sind enthalten in einem halben Liter Milch, 3 Eiern oder knapp 15 g Hühnerleber. Während der Schwangerschaft und Stillzeit benötigen Frauen etwas mehr. Extra darauf zu achten, ist normalerweise nicht nötig, weil wir im Durchschnitt täglich 5 bis 6 µg zu uns nehmen. Ein B_{12}-Mangel ist selten. Blutarmut, neurologische Störungen und Schädigungen der Mund- und Rachenschleimhaut können darauf hinweisen.

Allgemeine Hinweise

Magenerkrankungen können einen Vitamin-B_{12}-Mangel zur Folge haben, der meist erst nach Jahren bemerkt wird. Auch eine rein pflanzliche Ernährung kann zu einer Unterversorgung führen. Sauerkraut, das Milchsäurebakterien enthält, ist ein guter Lieferant von B_{12} für Vegetarier und vor allem für Veganer, die keinerlei tierische Produkte zu sich nehmen. Ein Zuviel an B_{12} ist unproblematisch. Es wird mit dem Harn wieder ausgeschieden.

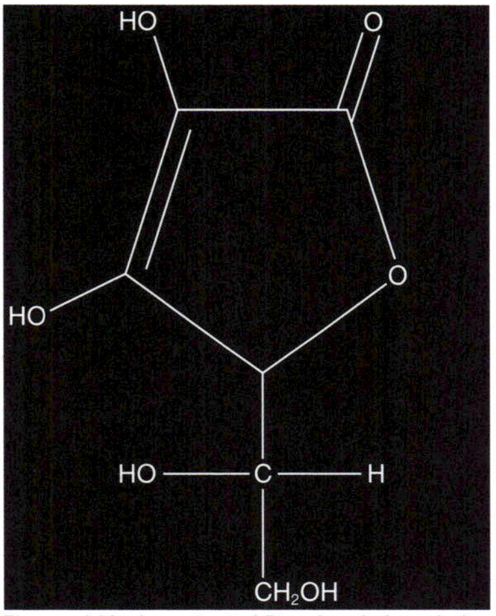

Beschreibung, Geschichte und Vorkommen

Das wohl bekannteste Vitamin wird auch Ascorbinsäure genannt und löst sich in Wasser. Dass es für den menschlichen Körper wichtig ist, entdeckte man durch das Auftreten der »Seefahrerkrankheit« Skorbut. Im 18. Jahrhundert litten Seeleute nach langer Fahrt und einseitiger Ernährung sehr häufig daran. Die Symptome waren Zahnfäule, Hautblutungen und Niedergeschlagenheit, im schlimmsten Fall starben sie sogar an den Mangelerscheinungen. Erhielten die Seeleute jedoch Obst und Gemüse, verschwanden die Symptome bzw. traten gar nicht auf. Dies war der erste Hinweis darauf, dass etwas Besonderes in Obst und Gemüse enthalten sein muss: Vitamin C. Seine Isolation gelang zwischen 1928 und 1932 verschiedenen Forschern, bald darauf glückte die synthetische Herstellung. Diese künstlich hergestellte Ascorbinsäure findet heute vor allem in der Lebensmittelindustrie Verwendung, als Vitaminzusatz, Antioxidationsmittel, Stabilisator und zur Säuerung. In Zutatenlisten taucht es dann mit der Nummer E 300 auf. Das lebenswichtige Vitamin C muss mit der Nahrung aufgenommen werden. Das war jedoch nicht immer so, denn einst konnte es der Mensch selbst herstellen. Im Laufe der Evolution ist diese Fähigkeit nicht nur bei ihm, sondern auch bei Meerschweinchen sowie einigen Vögeln und Fischen verloren gegangen. Zu den bekanntesten Vitamin-C-Lieferanten gehören Zitrusfrüchte wie Zitronen und Orangen, aber auch Schwarze Johannisbeeren, Sanddorn, rote Paprikaschoten und Sauerkraut enthalten eine Menge davon. Spitzenreiter sind jedoch Hagebutte und die Acerolakirsche.

Wirkung und Anwendung

Wichtige Aufgaben von Vitamin C sind der Zellschutz und die Abwehr von freien Radikalen, damit gehört es zu den Antioxidantien. Indem es Leberenzyme aktiviert, soll es Giftstoffe abbauen, und indem es die Blutgefäßwände glättet und somit die Cholesterineinlagerung verhindert, beugt es Arterienverkalkung vor. Weiter ist Vitamin C an der Bildung mehrerer Hormone beteiligt, baut Bindegewebe mit auf, hält Haut und Zahnfleisch gesund und unterstützt die Wundheilung. Auch Konzentrationsfähigkeit und Stimmungslage lassen sich mit Ascorbinsäure positiv beeinflussen. Ob das Vitamin wirklich vor Erkältungen schützt, ist bisher noch nicht bewiesen worden. Die Empfehlungen, wie viel Vitamin C der Mensch täglich benötigt, sind unterschiedlich. So rät die Deutsche Gesellschaft für Ernährung (DGE) zu 100 mg pro Tag, die beispielsweise in 200 g Orangen enthalten sind. Die Weltgesundheitsorganisation (WHO) beschränkt sich auf nur 30 mg. Sicher ist, dass sich für Raucher, Schwangere und Personen mit hohem Stress ein Mehr an Vitamin C auszahlt. Zudem ist eine Überdosierung kaum möglich, da zu viel Vitamin C wieder ausgeschieden wird.

Allgemeine Hinweise

Da das Vitamin empfindlich gegen Licht und Hitze ist, sich außerdem nur für kurze Lagerung eignet, sollten frische Lebensmittel vor Sonnenbestrahlung geschützt, schnell verzehrt und dafür auch nur kurz erhitzt werden.

Vitamin E

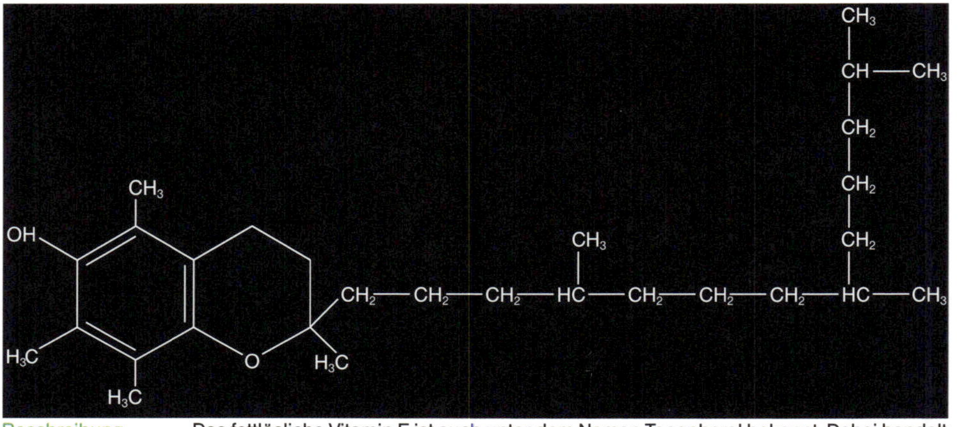

Beschreibung, Geschichte und Vorkommen

Das fettlösliche Vitamin E ist auch unter dem Namen Tocopherol bekannt. Dabei handelt es sich jedoch nicht nur um eine einzige Substanz. Insgesamt 8 chemische Verbindungen, Tocopherole genannt, verstecken sich dahinter, die in unserem Körper alle die gleichen Funktionen haben. Am bedeutendsten für den Menschen ist das Alpha-Tocopherol. Entdeckt wurde das Vitamin 1922. Noch im selben Jahr stellten Forscher bei Versuchen mit Ratten fest, dass ein Mangel an Vitamin E zu Sterilität führt, die Tiere sich aber nach seiner Beigabe zum Futter wieder vermehren konnten. Dies war dann auch der Grund für den aus dem Altgriechischen abgeleiteten Namen Tocopherol. Er bedeutet in etwa Geburt bringend, das Vitamin hat jedoch auf die menschliche Fruchtbarkeit keine Auswirkungen. Vitamin E kommt vor allem in pflanzlichen Lebensmitteln vor. Keimöle und kaltgepresste Speiseöle guter Qualität sowie Nüsse und Samen enthalten besonders viel davon. Aber auch Schwarzwurzeln, grüne Gemüsesorten und Eier sind Lieferanten des hitzebeständigen Vitamins. Als Antioxidationsmittel werden verschiedene Tocopherole auch Lebensmitteln und Kosmetika beigesetzt, gekennzeichnet mit den Nummern E 306 bis 309.

Wirkung und Anwendung

Vitamin E oder Tocopherol ist ein sehr wichtiges Antioxidans. Es lagert sich in sämtlichen Zellmembranen an und fängt freie Radikale ab. Vor allem bewahrt es die mehrfach ungesättigten Fettsäuren in den Membranen vor einer Schädigung. Dies gelingt am besten im Zusammenspiel mit Vitamin C. So kann es vor Krebs und Arteriosklerose schützen und verzögert die Alterung der Zellen. Weil Vitamin E dabei selbst oxidiert wird, muss es ständig ersetzt werden. Außerdem wirkt Vitamin E entzündungshemmend und ist an mehreren Stoffwechseln im menschlichen Körper beteiligt. Es stärkt die Muskulatur, die Gelenke und die allgemeine Leistung. Ob es das Risiko senkt, an der Alzheimer-Krankheit zu erkranken, ist umstritten. Bei etwa 12 mg liegt die empfohlene Tagesmenge. Sie ist zum Beispiel in einem knappen Esslöffel Weizenkeimöl oder in 200 g Schwarzwurzeln enthalten. Schwangere und Stillende benötigen mehr, ebenso Menschen, die Fett schlecht verwerten können. Ein Vitamin-E-Mangel tritt jedoch sehr selten auf, da in der Nahrung meist ausreichend davon vorhanden ist. Für eine zusätzliche Vitamin-E-Versorgung sind im Handel vor allem Kapseln erhältlich. Ihre Einnahme verspricht neben der Abwehr freier Radikale den Erhalt der Leistungsfähigkeit und Vitalität für Menschen über 40. Eine Tagesdosis über 200 mg sollte jedoch mit einem Arzt abgesprochen werden.

Allgemeine Hinweise

Werden Speisen schonend zubereitet, geht auch nur wenig von dem Vitamin verloren. Höhere Verluste entstehen durch Braten, Schmoren und Rösten. Weil Vitamin E Tageslicht gegenüber empfindlich ist, lohnt sich die Aufbewahrung von Keimölen in dunklen Flaschen.

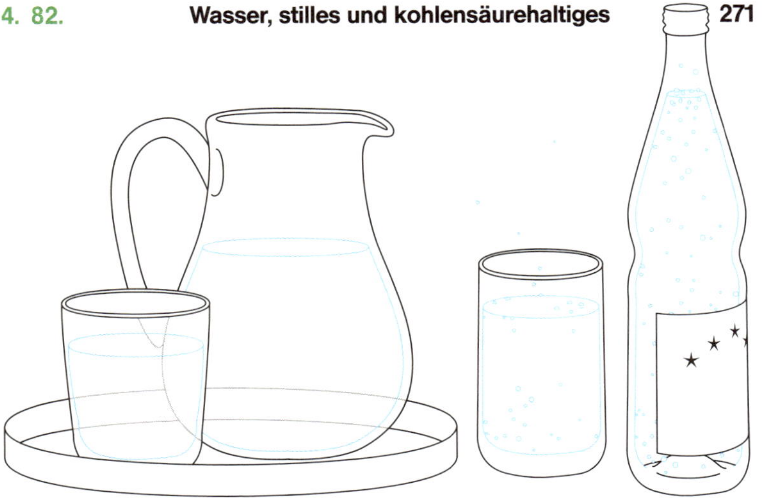

Beschreibung und Vorkommen

Wasser besteht aus den beiden Gasen Wasserstoff und Sauerstoff. Lässt man diese Gase miteinander reagieren (2 Teile Wasserstoff und 1 Teil Sauerstoff), kommt es, bevor das kostbare Nass entsteht, zunächst zu einer kleinen Explosion, weil der Sauerstoff so reaktionsfreudig ist. Zum Glück muss unser Trinkwasser nicht jedes Mal mittels lautstarken Knallens hergestellt werden. Es hat seinen Ursprung in unterirdischen, vor Verunreinigungen geschützten Wasservorkommen und wird aus natürlichen oder künstlich erschlossenen Quellen gewonnen. Es enthält für uns Menschen wichtige Mineralstoffe und Spurenelemente. Nicht nur im Mineralwasser sind sie enthalten, auch im Wasser aus dem Hahn in Küche und Bad — mal mehr, mal weniger. Nur sprudelnde Kohlensäure bietet unser Leitungswasser nicht. In natürlichem Mineralwasser, das in Flaschen abgefüllt verkauft wird, ist sie zum Teil enthalten. Dem »stillen« Mineralwasser wird die Kohlensäure vor Abfüllung entzogen.

Inhaltsstoffe und Wirkung

Mineralwasser enthalten Natrium, Kalium, Kalzium, Magnesium, Phosphor, Eisen und Chlorid und viele weitere Spurenelemente. Die Mengen sind jedoch nicht immer gleich. Manche Sorten enthalten mehr als 500 mg Gesamtmineralien pro Liter und decken die empfohlene tägliche Zufuhr beispielsweise an Magnesium zu 20 bis 25 %. Die gleiche Menge Leitungswasser hingegen liefert zumeist nur etwa 3 % des Tagesbedarfs. Bei der Mineralkonzentration gilt freilich nicht die Regel »je mehr, desto besser«. Durch ein Zuviel an Mineralien verliert das Wasser nämlich seine Fähigkeit, Giftstoffe im Körper aufzunehmen und abzutransportieren. Auch Kohlensäure beeinflusst diese Funktion des Wassers negativ. Deshalb ist stilles dem kohlesäurehaltigen Wasser vorzuziehen. Alle chemischen Reaktionen und jeder Vorgang im Körper sind von Wasser abhängig [siehe S. 21, S. 128]. Es ist Transport- und Lösungsmittel, hält die Körpertemperatur konstant und gehört neben Eiweiß und Mineralien zu den wichtigsten Baustoffen in unserem Körper. Deshalb müssen wir unseren Organismus gut mit dem wertvollen Nass versorgen — etwa 2 Liter sollte ein Erwachsener täglich trinken. Wassermangel lässt uns nicht nur alt aussehen. Schlimmer noch: Der Körper trocknet förmlich aus, unsere Zellen sterben ab, und es kann zu Erkrankungen der Nieren kommen.

Allgemeine Hinweise

Im Allgemeinen ist unser Trinkwasser aus der Leitung einwandfrei. Die Belastung durch Schwermetalle ist, wenn überhaupt, meist nur gering. Vor allem in alten Häusern, die noch mit Bleirohren ausgestattet sind, können solche Verunreinigungen auftreten. Falls ein begründeter Verdacht entsteht, schafft eine chemische Analyse Klarheit. Leitungswasser, das lange in der Leitung gestanden hat, z. B. während längerer Abwesenheit oder während der Nacht, sollte man auf jeden Fall vor dem Abfüllen zum Trinken oder Kochen erst einmal etwas länger ablaufen lassen.

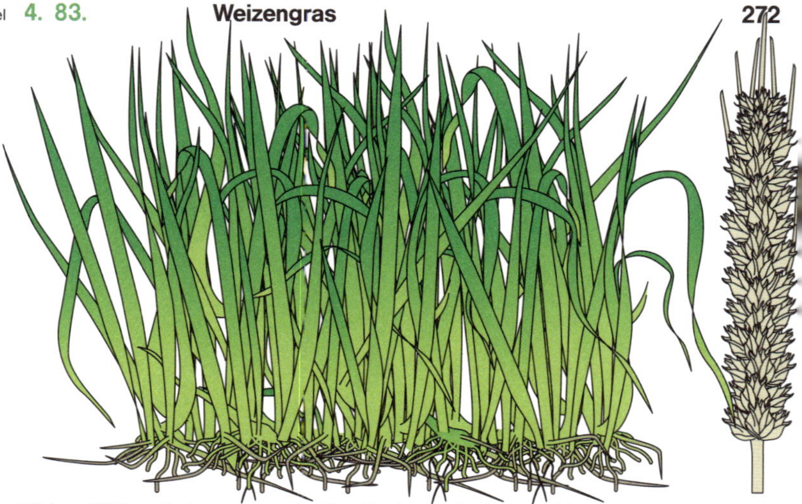

Geschichte und Vorkommen

Weizen (Triticum) stammt aus der Familie der Süßgräser und ist die am weitesten verbreitete sowie am häufigsten angebaute Getreideart. Die Urform des Weizens stammt aus Kleinasien, dort wurde er schon vor etwa 10.000 Jahren landwirtschaftlich kultiviert. Kamut heißt diese uralte Weizenart, und sie wird heutzutage in Nordamerika wieder angebaut. Viel weiter verbreitet ist heute jedoch der gewöhnliche Weizen. In allen gemäßigten und subtropischen Gegenden gedeiht das Getreide, das vor allem zu Brot verarbeitet wird. Weizengras wird das grüne Pflänzchen im Frühjahr vor der Ährenbildung genannt. Da es außergewöhnlich viele Nährstoffe gespeichert hat, ist es für Naturköstler interessant. Besonders der schonend gepresste grüne Saft aus Weizengras ist überaus gesund und beliebt.

Inhaltsstoffe, Wirkung und Anwendung

Weizengras enthält die Mineralstoffe Kalzium, Kalium, Natrium, Eisen und Magnesium, davon sogar 5-mal mehr als Bananen. Außerdem kommen Spurenelemente wie Jod, Selen und Zink vor. Wichtige Vitamine sind Betacarotin, Vitamin B_2, B_6 und C. Kaum vorzustellen, aber wahr: Die grünen Gräser bieten 5-mal so viel Vitamin C wie die gleiche Menge an Orangen! Ein weiterer interessanter Inhaltsstoff des Weizengrases ist Chlorophyll, das dem Gras seine grüne Farbe gibt. Da Chlorophyll mit dem Blutfarbstoff Hämoglobin verwandt ist, hält es das Blut gesund. Außerdem hat es eine positive Wirkung auf Herz und Nerven, beeinflusst durch seine hohen Basenwerte die Darmflora sehr positiv und fördert das Säure-Basen-Gleichgewicht des Körpers.

Allgemeine Hinweise

Wichtig für Allergiker: Weizengras ist 100 % glutenfrei. Im Handel, vor allem in Reformhäusern, werden Saft, Pulver und Tabletten aus Kamut und Weizengras angeboten.

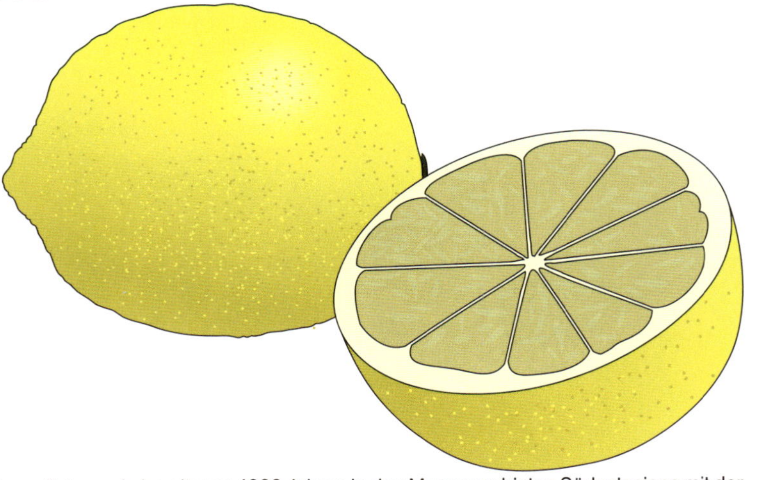

Geschichte und Vorkommen

Vermutlich wurde bereits vor 4000 Jahren in den Monsungebieten Südostasiens mit der Kultivierung der Zitrone (Citrus limon »Canaliculata«) begonnen. Naturhistoriker nehmen an, dass sie vom indischen Subkontinent den Weg in das chinesische Kaiserreich fand und von dort über Handelswege nach Persien und Arabien gelangte. Zwischen dem 10. und 13. Jahrhundert verbreitete sich die Zitrone im Mittelmeerraum. Von dort nahmen sie Seefahrer mit in alle Welt. Weil ihr Saft längst als Mittel gegen Skorbut bekannt war, dürfte sie mit Kolumbus nach Amerika gekommen sein. Die Zitrone liebt es weder zu kalt noch zu heiß. Um ihre zitronengelbe Farbe zu bekommen, braucht sie während der Reifezeit sogar einige kühle Nächte. Sie wird hauptsächlich in den Mittelmeerländern, im Nahen Osten, in den USA, in Lateinamerika und Südafrika angebaut.

Inhaltsstoffe, Wirkung und Anwendung

Der saure Zitronensaft ist besonders reich an Vitamin C und organischen Säuren, vor allem Zitronensäure. Weitere Inhaltsstoffe sind Natrium, Kalium, Kalzium, Phosphor und Magnesium. Vor allem durch ihr Vitamin C, das als Antioxidans wirkt, schützen Zitronen den Körper vor freien Radikalen. Sie wirken außerdem fiebersenkend, töten Bakterien ab und regen den Appetit an. Ihre Schale enthält in der äußeren Schicht nach Limonen duftendes ätherisches Öl. Es findet Verwendung als Aromastoff und in der Kosmetik.

Allgemeine Hinweise

Zitronen wachsen an kleinen, buschigen Bäumen, die 3 bis 5 Meter hoch werden. Der Zitronenbaum kann innerhalb eines Jahres 2-mal blühen und 3-mal Früchte hervorbringen. Als eines der ältesten Mitglieder der Familie der Rautengewächse kann er zugleich Blüten und Früchte in verschiedenen Reifegraden tragen (bei Orangenbäumen gibt es dieses Phänomen ebenso). Die Blüten sind meist weiß. Geerntet werden Zitronen erst, wenn sie eine Mindestgröße erreicht haben. Dann glänzt auch ihre Schale schön. Maximal werden die Früchte 10 cm groß und eiförmig. Ihre Schale ist mäßig dick und haftet fest am hellgelben, saftigen und sauren Fruchtfleisch. Die Früchte, die nach dem ersten Blühen wachsen und ab Dezember geerntet werden, gelten als die besten und saftigsten. Sie werden »Limoni« genannt. Zitronensaft wird zum Herstellen von Erfrischungsgetränken, für Mixgetränke und zum Würzen von Speisen verwendet. Auch die fein geriebene Schale eignet sich zum Würzen, besonders von Süßspeisen. Wie alle Zitrusfrüchte sollten Zitronen dunkel und kühl, aber nicht kalt (also nur im Gemüsefach des Kühlschranks oder im Keller) aufbewahrt werden.

Zitronenmelisse

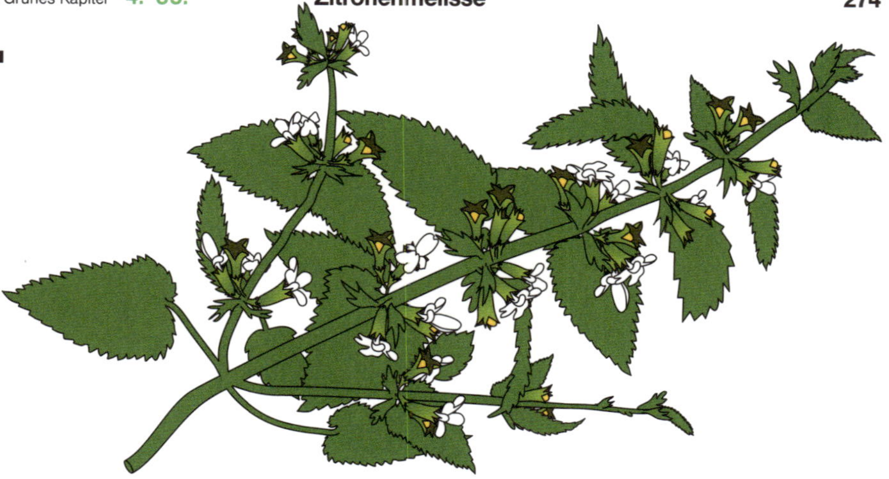

Geschichte und Vorkommen

Weil die Zitronenmelisse (Melissa officinalis) die liebste Pflanze der Bienen ist, wird sie auch Bienenkraut genannt. »Melissa« ist auch das griechische Wort für Biene — für sie wird das Heil- und Küchenkraut seit Langem als Futterpflanze angebaut. Die Heilkräfte der Zitronenmelisse sind seit mehr als 2000 Jahren bekannt. Der römische Schriftsteller und Autor des naturwissenschaftlichen Sammelwerks *Naturalis historia,* Plinius d. Ä. (24 bis 79 n. Chr.), bezeichnete das Kraut als Mittel gegen Hysterie. Arabische Ärzte schätzten ihre Wirkung gegen nervöse Angstzustände und Kopfschmerzen sowie bei Herzproblemen. Durch die Araber gelangte das Kraut im 10. Jahrhundert nach Spanien und fand so Einzug in die europäischen Klostergärten. Benediktiner brachten sie nach Deutschland. Die Äbtissin und Naturheilkundlerin Hildegard von Bingen (1098 bis 1179) sprach die folgende Empfehlung aus: »Eine Tasse Melissentee vor dem Schlafengehen getrunken, bringt gute Träume.« Paracelsus (1493 bis 1541) rühmte die Melisse später als »das beste Kräutlein für das Herz«. Ursprünglich ist die Pflanze in Südeuropa, Nordafrika und Westasien zu Hause. Heute findet man sie als Kulturpflanze auf der ganzen Welt. Sie benötigt gut durchlässige, feuchte Böden und einen sonnigen, geschützten Standort.

Inhaltsstoffe, Wirkung und Anwendung

Mit 253 mg Vitamin C auf 100 g frische Zitronenmelisse ist das Kraut ein Spitzenreiter unter den Vitamin-C-Bomben. Zum Vergleich: Die gleiche Menge Petersilie enthält 160 mg, Zitrone »nur« gut 50 g. In den Blättern der Pflanze befindet sich ätherisches Öl, das Melissenöl. Es ist wichtigster Bestandteil des legendären Hausmittels Melissengeist, das nicht nur Kopfschmerzen und Völlegefühl, sondern auch rheumatische Beschwerden lindert. Weiter sind Gerb-, Bitter- und Schleimstoffe sowie Harz in der Zitronenmelisse enthalten. Tee aus Melisseblättern hilft bei leichteren Herzbeschwerden, Störungen im Magen-Darm-Bereich und Frauenleiden. Auch gegen Schwermut wird Melisse eingesetzt. Wissenschaftlich anerkannt ist die positive Wirkung der Zitronenmelisse bei Unruhezuständen und Einschlafstörungen. Außerdem schmeckt sie mit ihrem zitronenartigen Aroma einfach gut als Genusstee. Melissenextrakt wird auch in Form einer Creme gegen Lippenherpes eingesetzt.

Allgemeine Hinweise

Die Zitronenmelisse gehört zur Familie der Lippenblütler und wird 30 bis 90 cm groß. Ihre stark nach Zitrone duftenden, leicht behaarten Blättchen wachsen an vierkantigen Stängeln und sind gezackt. Sie sollten geerntet werden, bevor die Pflanze blüht, weil sie dann am aromatischsten sind. Die Blüten können bläulich- oder gelblich-weiß sein. In der Küche lassen sich die frischen Blättchen vielfach verwenden. Sie schmecken fein gehackt in Salaten, Kräutersoßen, Fischgerichten, Lammfleisch, Süßspeisen und Sommerdrinks, sollten aber niemals mitgekocht werden.

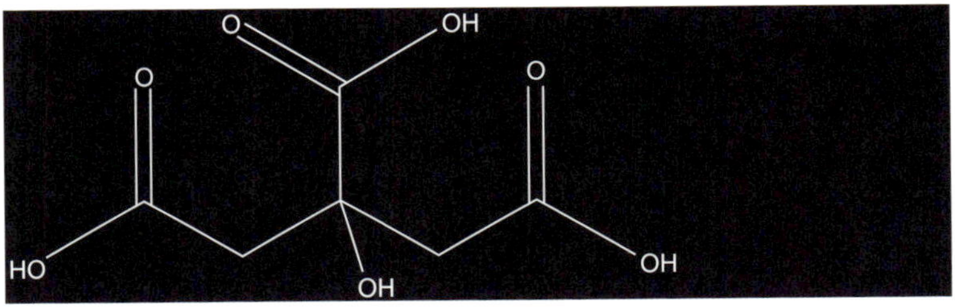

Beschreibung und Vorkommen

Die Zitronensäure ist eine Pflanzensäure, die nicht nur in Zitronen, sondern auch in anderem Obst wie Beeren, Kernobst, aber selbst in Pilzen und Nadelhölzern vorkommt. Sogar Milch enthält Zitronensäure, Kuhmilch immerhin einen Anteil von 0,2%. Zum Vergleich: Zitronensaft beinhaltet 5 bis 7%. Auch im menschlichen Körper kommt die Säure vor. Sie wird täglich in großen Mengen von etwa 2kg gebildet und wieder abgebaut. Zitronensäure wurde 1784 von Carl Wilhelm Scheele erstmals aus dem Saft der Zitrone isoliert. In festem Zustand bildet sie farblose Kristalle, die sauer schmecken und sich in Wasser gut lösen lassen. In der Lebensmittelindustrie ist Zitronensäure die am meisten verwendete Säure. Sie wird jedoch seit den 1920er Jahren aus Schimmelpilzen hergestellt, weil dies preiswerter ist — allerdings auch zu der zunehmenden Allergisierung auf Schimmelpilze beiträgt. In Lebensmitteln findet Zitronensäure als Säuerungs- und Antioxidationsmittel Einsatz. Sie ist als Zusatzstoff E 330 in Limonaden und Brausepulver ebenso zu finden wie in Konfitüren, Süßigkeiten und Backwaren. Schwer zu schluckende oder schlecht schmeckende Medikamente lassen sich in Form von Brausetabletten mit Zitronensäure leichter einnehmen.

Wirkung und Anwendung

Beim Menschen unterstützt Zitronensäure die Aufnahme von Kalzium aus der Nahrung, das wichtig für Knochen und Zähne ist. Weiter kann die Säure der Bildung von Nierensteinen vorbeugen, weil sie eine zu starke Kristallbildung im Harn und damit ein Auswachsen von kleinen Kristallen verhindert. Erstaunlich ist, dass Zitronensäure bei Sodbrennen helfen kann. Weil der Magen sie mit der selbst hergestellten Magensäure verwechselt, stellt er deren Produktion ein. Eine wichtige Aufgabe hat Zitronensäure bei der Konservierung von Blut. Lösungen mit der Säure verhindern das Gerinnen von Blutspenden.

Allgemeine Hinweise

Im Haushalt hilft Zitronensäure, lästigen Kalk loszuwerden und Rost zu entfernen. Auf unsere Zähne wirkt Zitronensäure weniger günstig. Weil sie den schützenden Zahnschmelz angreift, ist sie an der Entstehung von Karies beteiligt.

Zwiebel

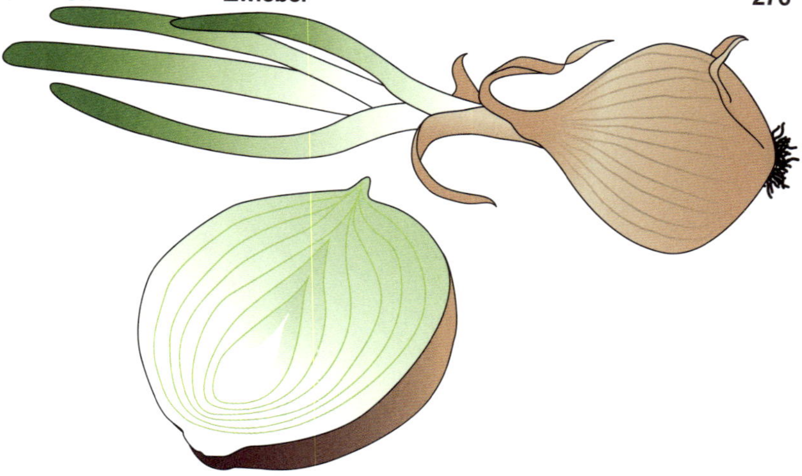

Geschichte und Vorkommen

Die Zwiebel (Allium cepa) stammt aus Westasien, wo sie schon vor etwa 5000 Jahren zur Ernährung der Sumerer gehörte. Eines der damaligen Gerichte war Brot mit Zwiebeln und Datteln. Eine wichtige Rolle spielte die uralte Gemüse- und Heilpflanze ein paar Hundert Jahre später beim Bau der Cheops-Pyramide, denn die ägyptischen Arbeiter und Sklaven wurden während dieses Mammutprojekts hauptsächlich mit Zwiebeln und Brot verpflegt. Die Priester durften allerdings keine Zwiebeln genießen, denn die Säfte der Knolle hatten den Ruf, Blut und Leidenschaft in Wallung zu bringen. Die Römer tauften die Zwiebel aus diesem Grund »salex« = geil. Wichtig waren über Jahrtausende die Heilwirkungen der Zwiebel. Wie auch heute noch wurde sie zusammen mit Honig bei Husten verwendet, als Herzschutz oder bei Insektenstichen. Es gibt zahlreiche Zwiebelsorten, die weltweit angebaut werden. Die würzigste und am meisten verwendete ist die Haushaltszwiebel mit hellbrauner Schale. Sie ähnelt der milderen, aber wesentlich größeren Gemüsezwiebel. Aus Italien stammen milde weiße und mild-würzige rote Zwiebeln. Meist sauer eingelegt werden die kleinen Perlzwiebeln. Auch Frühlings- oder Lauchzwiebeln und Schalotten gehören zur Zwiebelfamilie.

Inhaltsstoffe, Wirkung und Anwendung

Zwiebeln sind reich an Vitamin C und B, Niacin, Kalium, Kalzium, Zink, Phosphor und Mangan. In Frühlingszwiebeln ist auch Provitamin A enthalten. Der typische, scharf-würzige Geruch kommt von den schwefelhaltigen Verbindungen (Sulfiden) in der Zwiebel. Sie sind auch für die Tränen beim Pellen und Schneiden verantwortlich. Die gute Eigenschaft der Sulfide: Sie senken das Risiko, an Krebs zu erkranken, und den Cholesterinspiegel. Von den reichlich vertretenen sekundären Pflanzenstoffen in der Zwiebel hat das Flavonoid Quercetin besonders starke antioxidative Eigenschaften. Ins ektenstiche lassen sich mit Zwiebelsaft einreiben, Zwiebelringe helfen bei schmerzenden Ohren: dafür die Ringe auf das Ohr, darüber ein trockenes Tuch legen und kurz warten, bis die Zwiebel warm wird und zerfällt. Die Schmerzen sollten dann weg sein. Innerlich angewendet helfen Zwiebeln bei Kreislaufstörungen: dafür täglich 5 bis 6 Zwiebeln auf verschiedene Mahlzeiten verteilt verzehren. Schlaflosigkeit vertreiben in Milch gekochte Zwiebeln. Vergorener Zwiebelsaft kann allergisch bedingtes Asthma bessern.

Allgemeine Hinweise

Die Zwiebel selbst entwickelt sich unter der Erde und wird geerntet, sobald ihr Laub abgestorben ist. Das ist etwa im Spätsommer. Man muss sie dann nur noch zum Abtrocknen auslegen. Zwiebeln schmecken in vielen Salaten, Soßen, Suppen und Eintöpfen. Als Gemüsebeilage lassen sie sich schmoren, backen oder grillen. Zwiebeln sollten bei nicht zu hoher Temperatur angebraten und auch geschmort werden, sie werden sonst dunkel und bitter. Kaum zu verhindern ist, dass Tränen beim Zwiebelschneiden fließen. Abhilfe: Am offenen Fenster arbeiten und während des Schneidens Wasser im Mund halten. Wem es nicht zu albern aussieht, der setzt eine Taucherbrille auf.

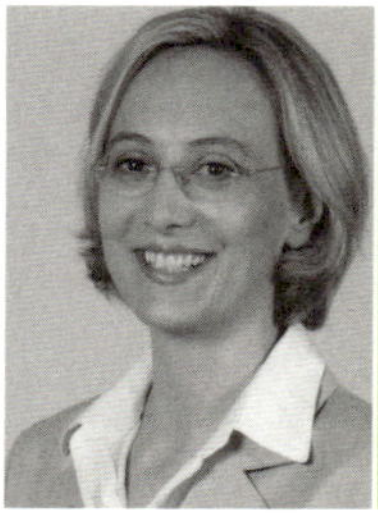

Dr. Susanne Finzel arbeitete als Produkt-, PR- und Business-Managerin bei verschiedenen Großunternehmen der Ernährungsbranche. Sie studierte Ernährungswissenschaften an der Justus-Liebig-Universität in Gießen und promovierte anschließend an den Universitäten Hohenheim und Tübingen. Seit 1992 lehrt die Autorin an der Hochschule für Angewandte Wissenschaften in Hamburg in den Bereichen Ernährungswirtschaft, Innovation und Journalismus. Nebenberuflich ist sie als Lehrkraft für besondere Aufgaben an der Universität Hamburg in den Fachbereichen Ernährung und Gesundheit tätig. Susanne Finzel arbeitete von 1999 bis 2001 als Ressortleiterin Ernährung und Food des Wellnessmagazins *vital*. Seit 2000 leistet sie ernährungs- und naturwissenschaftliche Beratung, gibt Schulungen und hält Vorträge für Marketing und Vertrieb kleinerer bis internationaler Unternehmen.

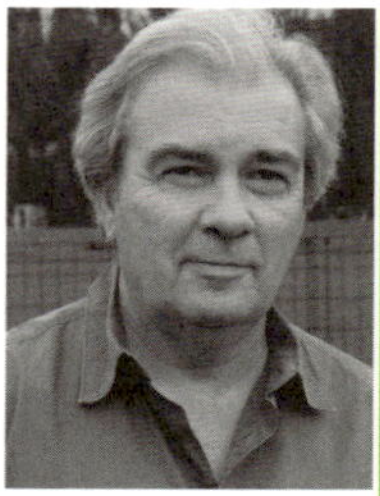

Dr. med. Cornelius Reinke arbeitet als Facharzt für Allgemein- und Sportmedizin in Berlin. Er studierte Humanmedizin an der Humboldt-Universität zu Berlin und promovierte mit einem immunologischen Thema. Bis zum Jahre 1997 arbeitete er für das Institut für Angewandte Trainingswissenschaften Leipzig (IAT) vorrangig auf leistungsmedizinischem Gebiet in verschiedenen Sportarten. Er betreute 13 Jahre lang die Nationalmannschaft im Eisschnelllauf. Sein besonderes wissenschaftliches Interesse fand die Untersuchung vegetativ-hormonell-immunologischer Regelkreisstörungen als leistungslimitierende Faktoren, deren Erkenntnisse er in seine allgemeinmedizinische Tätigkeit übertrug. Mit diesem fachlichen Schwerpunkt arbeitete er von 1997 bis 2001 in privatärztlichen Zentren in Düsseldorf und Bochum. In dieser Zeit übernahm er auch die leistungsmedizinische Betreuung des Fußballclubs Schalke 04. Seit Sommer 2001 betreibt Cornelius Reinke eine allgemeinärztlich-sportmedizinische Praxis in Berlin, in der er sich vorrangig mit dem Zusammenhang zwischen körperlicher Leistungsfähigkeit, Ernährung und Immunsystem beschäftigt. Im selben Jahr gründete er das Institut für Leistungsmedizin und Sportimmunologie Berlin, in dem Leistungs- und Freizeitsportler verschiedener Sportarten leistungs- und ernährungsphysiologisch betreut werden.

Alberts, Bruce u.a. *Molekularbiologie der Zelle* Weinheim 2004 (4. Aufl.) /// an der Heiden, Uwe »Der Organismus als selbstherstellendes dynamisches System« in: Zänker, Kurt S. (Hrsg.) *Kommunikationsnetzwerke im Körper* Heidelberg 1991, S. 127–154 /// Baltes, Werner *Lebensmittelchemie* Berlin u. a. 2005 (5., vollst. überarb. Aufl.). /// Beckmann, Gero Theo und Rüffer, Andreas *Mikroökologie des Darmes* Hannover 2000 /// Biesalski, Hans-Konrad u. a. (Hrsg.) *Ernährungsmedizin* Stuttgart / New York 1995 /// Burmester, Gerd-Rüdiger und Pezzutto, Antonio *Color Atlas of Immunology* Stuttgart / New York 2003 /// Deutsche Gesellschaft für Ernährung (DGE) *Referenzwerte für die Nährstoffzufuhr* Frankfurt am Main 2000 /// *Geo kompakt. Das Wunder Mensch* 2/2005 /// Hahn, Andreas *Nahrungsergänzungsmittel und ergänzende bilanzierte Diäten* Stuttgart 2006 (2. Aufl.) /// Heizmann, Wolfgang R. und Nolting, Siegfried *Candida — Intestinaltrakt — Immunsystem — Allergie* Hamburg 1999 /// Janeway, Charles A. u. a. *Immunologie* Heidelberg / Berlin 2002 (5. Aufl.) /// Kirchner, Thomas (Hrsg.) *Ökosystem Darm* Berlin u. a. 1999 /// Leitzmann, Claus *Ernährung in Prävention und Therapie* Stuttgart 2003 (2., überarb. Aufl.) /// Löffler Georg und Petrides, Petro E. *Physiologische Chemie* Berlin u. a. 1988 (4., überarb. und erw. Aufl.) /// Löffler, Georg und Petrides, Petro E. *Biochemie und Pathobiochemie* Berlin u. a. 1997 (6. Aufl.) /// Niestroj, Irmgard *Praxis der orthomolekularen Medizin* Stuttgart 1998 /// Pahlow, Mannfried *Das große Buch der Heilpflanzen* München 1993 (überarb. Neuausg.) /// Pape, Detlef u. a. *satt schlank gesund* Köln 2003 /// Pischinger, Alfred *Das System der Grundregulation* Stuttgart 2004 (10., durchges. Aufl.) /// Rehner, Gertrud und Daniel, Hannelore *Biochemie der Ernährung* Heidelberg / Berlin 2002 (2., überarb. und erw. Aufl.) /// Teubner, Christian *Food. Die ganze Welt der Lebensmittel* München 2001 /// Teuscher, Eberhard u.a. *Gewürzdrogen* Stuttgart 2003 /// Verband für Ernährung und Diätetik (VFED) e.V. *Praxis der Diätetik und Ernährungsberatung* Stuttgart 2002 (2., bearb. und erw. Aufl.) /// Wichtl, Max (Hrsg.) *Teedrogen und Phytopharmaka* Stuttgart 2002 (4., vollst. überarb. und erw. Aufl.)

Medizin und Ernährungswissenschaft unterliegen ständigem Wandel, Fortschritt und steten Weiterentwicklungen. Die Autoren haben sich im vorliegenden Buch an dem zum Zeitpunkt der Manuskriptlegung aktuellen Stand der Forschung orientiert. Sie haben große Sorgfalt darauf gelegt, alle Angaben dem derzeitigen Wissensstand entsprechend zu verwenden. Das gilt insbesondere für Behandlung und medikamentöse Therapie. Dies entbindet den Leser aber nicht davon, bei der Nutzung von Medikamenten / Nahrungsergänzungsmitteln die Angaben anhand des Beipackzettels verwendeter Präparate und ggf. unter Hinzuziehung eines Spezialisten kritisch zu überprüfen. Alle Angaben im Buch können keine ärztliche Beratung ersetzen. Jede Medikamentengabe und / oder Dosierung erfolgt ausschließlich auf Gefahr des Anwenders.

Susanne Finzel und Cornelius Reinke: Ernährung verstehen. Was der Körper mit der Nahrung macht / Was die Nahrung mit dem Körper macht
Verlag Pro Gesundheit 1. Auflage Hamburg 2007
Redaktionelle Bearbeitung Texterei König & König Hamburg
Gestaltung cyan Berlin Detlef Fiedler, Julia Fuchs, Daniela Haufe, Tobias Steinert
Korrektorat Almut Otto Berlin
Druck druckteam Berlin
Bindung Buchbinderei Stein + Lehmann Berlin

ISBN-13: 978-3-00-022357-0

 E-Mail verlag@pro-gesundheit.de